住院医师培训教材
全科医生培训教材

全科常见未分化疾病诊疗手册

第3版

主　审　祝墡珠

主　编　任菁菁　江孙芳

副主编　史　玲　刘晓宇　苏巧俐　郑春燕

人民卫生出版社

·北 京·

图书在版编目（CIP）数据

全科常见未分化疾病诊疗手册/任菁菁，江孙芳主编. —3 版. —北京：人民卫生出版社，2023.9

ISBN 978-7-117-35362-5

Ⅰ. ①全… Ⅱ. ①任… ②江… Ⅲ. ①疾病－诊疗－手册 Ⅳ. ①R4-62

中国国家版本馆 CIP 数据核字（2023）第 184519 号

| 人卫智网 | www.ipmph.com | 医学教育、学术、考试、健康，购书智慧智能综合服务平台 |
| 人卫官网 | www.pmph.com | 人卫官方资讯发布平台 |

全科常见未分化疾病诊疗手册

Quanke Changjian Weifenhua Jibing Zhenliao Shouce

第 3 版

主　　编：任菁菁　江孙芳
出版发行：人民卫生出版社（中继线 010-59780011）
地　　址：北京市朝阳区潘家园南里 19 号
邮　　编：100021
E - mail：pmph @ pmph.com
购书热线：010-59787592　010-59787584　010-65264830
印　　刷：三河市宏达印刷有限公司
经　　销：新华书店
开　　本：889×1194　1/32　印张：21　插页：1
字　　数：645 千字
版　　次：2016 年 8 月第 1 版　　2023 年 9 月第 3 版
印　　次：2023 年 10 月第 1 次印刷
标准书号：ISBN 978-7-117-35362-5
定　　价：89.00 元

打击盗版举报电话：010-59787491　E-mail：WQ @ pmph.com
质量问题联系电话：010-59787234　E-mail：zhiliang @ pmph.com
数字融合服务电话：4001118166　E-mail：zengzhi @ pmph.com

编者名单 （以姓氏拼音为序）

曹若瑾　首都医科大学宣武医院

陈　红　四川省医学科学院·四川省人民医院

陈向红　海南医学院第二附属医院

董国霞　济宁医学院附属医院

方　舟　绍兴第二医院医共体漓渚分院

冯桂波　重庆医科大学附属永川医院

黄岳青　苏州市立医院

江孙芳　复旦大学附属中山医院

姜　岳　清华大学第一附属医院

李　霞　新疆医科大学第五附属医院

刘翠中　湖南省人民医院

刘晓宇　河南省人民医院

罗荧荃　中南大学湘雅二医院

穆　琼　贵州医科大学附属医院

宁　宗　广西医科大学第一附属医院

邱　艳　浙江大学医学院附属第一医院

任菁菁　浙江大学医学院附属第一医院

任天成　南京市江宁医院

史　玲　上海市普陀区卫生健康事务管理中心

苏巧俐　四川大学华西医院

孙文萍　上海市松江区中心医院

王剑强　北京大学第三医院

王秋军　哈尔滨医科大学附属第二医院

吴亚楠　昆明医科大学第一附属医院

闫　巍　首都医科大学附属复兴医院

殷安康　扬州大学附属医院

尹向辉　青海红十字医院

张含之　同济大学附属杨浦医院

张永辉　北京市海淀区花园路社区卫生服务中心

郑春燕　山东大学齐鲁医院

周　敬　复旦大学附属中山医院

周　炜　浙江省台州医院

秘　书

潘　琦　浙江大学医学院附属第一医院

朱海蓉　复旦大学附属中山医院

融合教材使用说明

▪ 本教材以融合教材形式出版，即融合纸书内容与数字服务的教材，读者阅读纸书的同时可以通过扫描书中二维码查看数字资源。

如何获取数字资源

第①步：刮开二维码涂层

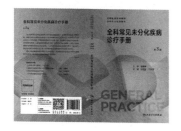

1. 找到图书封面右下角"蓝色二维码"
2. 刮开二维码涂层

第②步：微信扫一扫，点击"立即领取"

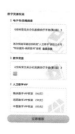

1. 微信"扫一扫"扫描二维码
2. 在新页面点击"立即领取"

第③步：授权并登录

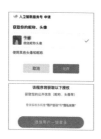

1. 根据页面提示，选择"允许"，允许人卫智数服务号获取相应信息
2. 在新页面点击"微信用户一键登录"
3. 新用户需要输入手机号、验证码进行手机号绑定

第④步：点击"查看"开始阅读

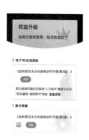

1. 点击"查看"即可查看电子书及数字资源
2. 再次阅读电子书可通过"人卫助手"微信公众号、小程序、APP，在"我的图书"查看

主编简介

任菁菁　　主任医师，博士研究生导师。现任浙江大学医学院附属第一医院全科医疗科主任，2019年吴阶平全科医生奖获奖者。中华医学会全科医学分会委员，海峡两岸医药卫生交流协会全科医学专业委员会常务委员，中国医师协会全科医师分会常务委员，中国医师协会全科医生教育培训专家委员会委员，中国医疗保健国际交流促进会全科医学分会副主任委员，中国老年医学学会公共健康服务分会副会长，浙江省医学会全科医学分会候任主任委员，浙江省数理医学学会全科未分化疾病专业委员会主任委员。

从事全科临床、教学与科研工作20余年，曾赴美国西弗吉尼亚大学与西澳全科教育培训中心等机构学习。主持国家自然科学基金、国家科技重大专项等多项课题研究，获得国家级教学成果二等奖、省级教学成果一等奖、浙江省科学技术奖一等奖，发表文章百余篇，主编、参编多部书籍与教材，担任中国医学教育题库（住院医师规范化培训题库）主编、多本杂志编委及审稿专家。

江孙芳　　全科主任医师，博士生导师。现任复旦大学上海医学院全科医学系主任；复旦大学附属中山医院全科医学科副主任，健康管理中心主任。世界家庭医生组织（WONCA）会员，中华医学会全科医学分会常委；上海市医学会全科医学分会前任主任委员；上海市医师协会全科分会副会长；海峡两岸医药卫生交流协会全科医学专业委员会常委；上海市全科医学领军人才，上海市公共卫生（全科医学）优秀学科带头人。

从事全科医学教学工作 28 年。荣获 2019 年"吴阶平全科医师奖"，中国医师协会 2019 年度"优秀全科专业指导医师"，作为主要完成人荣获 2014 年高等教育国家级教学成果奖二等奖，2013 年高等教育上海市级教学成果奖特等奖。担任《中华全科医师杂志》《中国全科医学》杂志编委，发表国内核心期刊和 SCI 论文 80 余篇。

主审寄言

　　随着传统生物医学模式向"生物 - 心理 - 社会"医学模式的转变，人民群众对于健康的要求越来越高。基于我国现阶段的医疗现状，发展全科医学，培养全科医生，加强基层卫生服务能力，是促进医疗卫生改革的重要举措。

　　未分化疾病是全科医生临床工作中面临的重大难点，相较于具体的急、慢性疾病，基层全科医生对科学处理未分化疾病的能力和技巧仍然不足，与其相关的认知和诊治水平仍较薄弱，严重影响患者的生活质量。同时，不仅造成过量医疗资源耗费，还加重患者焦虑，以致医患矛盾激化并导致一系列医疗及社会问题，对医疗保健系统和社会保障系统构成了巨大挑战。《全科常见未分化疾病诊疗手册》(第 3 版)的出版对提升全科医生诊治未分化疾病的能力有很强的针对性和指导作用。

　　上下同欲者兴，合力前行者胜。作为《全科常见未分化疾病诊疗手册》(第 3 版)主审，我向兢兢业业和全力以赴的编写团队真诚致谢。望本书能够推进我国全科医生队伍的建设，改善我国全科医生对于未分化疾病的诊疗能力，推动我国分级诊疗制度的真正落地。最后，祝愿读者们收获愉快的学习体验，也希望本书能够帮助大家成为更出色更有温度的全科医生。

2023 年 8 月 10 日

序

　　医学教育事业是人民健康事业的基石，维护和促进人民群众健康是全科医学的重要使命。近十年来，我国全科医学发展突飞猛进，促进我国全科医生制度建立和全科医生培养模式的相关指导性文件完善出台，并在全科人才队伍建设、学科建设、分级诊疗、区域医疗卫生共同体等方面继续加强，全科医学进入了全面发展的时期。至此，符合我国全科医学发展的《全科常见未分化疾病诊疗手册》问世，为助力全科医生的培养注入了新鲜力量。

　　由浙江大学医学院附属第一医院任菁菁主任和复旦大学中山医院江孙芳主任主编，联合全国全科医学领域专家秉着细心、专业的态度，将精湛的专业知识和丰富的临床经验进行整合，思第1、2版的短缺，集第1、2版的优势，孜孜不倦，群策群力，终汇编成第3版。本书针对全科医生在日常诊疗中最常见的问题——未分化疾病，进行深入浅出的解析。第3版解析依旧清晰、内容更为饱满、病种更为丰富、格式更加规范。全书将复杂多变的未分化疾病知识，结合社区医疗实际条件，以明晰详细的图表解说，能够在全科医生处理实际问题中给予指导和帮助。

　　此书博采众长，我们期望此书的面世，有助于推动全科常见未分化疾病的知识为更多同仁们所知、所学、所用。

　　本书的出版对于医学教育中全科医生的培养和教育如逢甘霖，实用性和广适性并举，不仅可以作为临床医生日常工作指导用书，还可以作为全科师资的教学辅助用书，助力各基地培养全科人才，具有较高的学术价值及社会意义。全科医生只有掌握相关诊治知识，方可提升其岗位胜任力，从而更全面地服务大众。为此，欣然命笔作序，向广大读者倾力推荐！

李国樹

2023 年 8 月 8 日

前　言

全科医疗的服务模式已被世界医学界公认为是基层医疗保健的最佳服务模式。我国于 20 世纪 80 年代后期引入全科医学，历经 30 多年不断探索和实践，我国全科医生队伍建设取得了一定的进展。《"健康中国 2030"规划纲要》中提出，建设"健康中国"，要健全基层医疗卫生服务体系和加快全科医生队伍建设。因此，培养合格的全科医生已成为目前建设健康中国的关键环节和重要任务。

全科医生具有连续性管理及持续性照顾未分化疾病患者的天然优势，因此，如何科学处理未分化疾病是全科诊疗工作开展的基石。1985 年 Slavney 和 Teitelbaum 医生提出了"医学难以解释的症状"的概念，即 medically unexplained symptoms，着重关注心身疾病症状，2014 年《全科医学与社区卫生名词》一书发布名词"未分化性疾患（undifferentiated illness）"，笔者在前二者基础之上，于 2015 年在《中国全科医学》杂志发表《常见未分化疾病的全科处理探讨》一文，文中首次提出全科医学中的"未分化疾病"。并于 2016 年出版《全科常见未分化疾病诊疗手册》（第 1 版），历经 2020 年的再版，此书收获了众多读者的肯定。我们累积了编写经验，也汇集了各位读者的建议，从第 1 版的区域性，扩展到第 2 版的代表性和全覆盖性。在此基础上，第 3 版明确了未分化疾病的定义，进一步完善了未分化疾病种，也更加注重编者的教学经验和带教能力，以更为完善、更为规范、更为全面的面貌与大家见面。在征求前两版读者及各省市全科专家意见的基础上，第 3 版在目录及体例格式上进行全新改版，本书共分为四章九十三节，内容包括"总论""未分化疾病常见症状""未分化疾病常见体征""常见辅助检查异常的未分化疾病"，从问诊、疾病评估、诊断与鉴别诊断、常见诊疗手段，到识别红旗征及转诊指征等方面进行深入浅出的解析。文末放入常见未分化疾病的病例分析部分，便于指导读者进行实践应用，兼具系统性和实用性，助力全科医生在临床实践中查阅参考。

本书由来自全国 32 位全科医学领域专家共同撰写完成，各位编者在紧张繁忙的临床工作之余，精益求精，务实高效地完成编写任务。借此，我们谨对参与本书编写工作的各位同道表达真挚的感谢。

承蒙读者厚爱，虽然竭尽全力，但因水平和能力有限，书中难免有一些疏漏和不妥之处，敬请广大读者不吝指正，如有修订建议，可发至邮箱：zyqk1999@163.com。

2023 年 8 月 6 日

目 录

第一章 总 论

总论

　　未分化疾病，可涉及身体的各个系统，呈现慢性、波动的身体不适感，影响患者正常生活和工作。患者常因无法找到明确病因而反复多处就医，不仅加剧其焦虑和痛苦，同时可能造成延误治疗，影响预后。

　　全科医学有着"以人为中心、家庭为单位，持续性、综合性和个性化的照顾"的特点，在处理与管理未分化疾病方面有着天然的优势。对于其评估、治疗与管理应全面发挥全科医学特色，与患者充分有效沟通，全面了解患者的病情、疾病认知、就医期望等，从生理、心理和社会层面全方位进行诊断鉴别，识别潜在的躯体疾病，与患者共同决策，采取相应治疗手段，并通过健康教育增强患者健康管理意识、提高患者自我管理能力，实现"评估-治疗管理-随访-评估"完整的治疗管理。

第一节　未分化疾病概述

【学习要点】　1. 掌握未分化疾病的定义和流行病学特点。

　　　　　　　2. 熟悉未分化疾病的临床特点。

　　2005 年世界家庭医生组织欧洲工作组（the World Organization of National Colleges，Academies and Academic Association of General Practitioners and Family Physicians Europe，WONCA Europe）定义了全科医生的核心能力，并将其绘制成 WONCA 树，其中强调了全科医生应具备处理早期未分化健康问题的能力。

一、定义

未分化疾病指处于疾病的任一阶段，基于其临床表现和检查结果尚不能作出明确诊断的一类疾病或病症，如乏力、消瘦与水肿等。其特征为：常因某个或多个症状、体征或实验室检查异常反复就诊；体格检查与实验室检查多正常或轻度异常；暂无法归因于明确的器质性疾病；常合并心理问题；可能与个体长期共存。临床上包括因医方主观因素及客观检查手段受限所致目前暂未明确诊断的一类疾病。其治疗和管理通常需要全科医师的长期随访，并通过对症、支持、认知、叙事及中医药等综合措施来实现。

二、发病机制

未分化疾病发病机制目前尚不明确，一般认为其受多种因素影响。除生理因素外，患者的社会人口学特征、心理健康状态、人格特征以及外部刺激因素等均可能与其发病有关。

（一）生理因素

国内外学者对未分化疾病的机制研究主要集中在两点：外周变化（如免疫、内分泌、肌肉、心脏、胃肠道）和中枢变化。部分学者认为中枢神经系统功能调节，尤其是中枢神经系统某些部位过度敏感化是其发生和维持的一个重要因素。

（二）社会心理因素

未分化疾病与社会心理压力和精神健康状态有着一定的联系和相互作用，部分患者伴有抑郁症或焦虑症，应当关注到这类问题。在95%的未分化疾病咨询中，患者均会有相关表述，因此，全科医生应当仔细倾听患者的表述，不要忽视这些线索。

三、流行病学特点

由于缺乏统一详尽的诊断标准，且研究人群和方法也不尽相同，关于未分化疾病患病率的研究结论迥异，但一般认为不低于30%。

1997年世界卫生组织对14个国家的初级保健机构调查显示，长期在初级保健机构就诊的患者躯体症状的患病率为20%。Fink等研究表明，超过60%的患者至少患有一种"医学难以解释的症状"，22.3%

的患者符合 ICD-10 躯体形式障碍标准。1989 年 Kroenke 等通过对美国一内科门诊的 1 000 个病例进行回顾性研究，发现具有胸痛、头痛等症状的患者中仅有 16% 的患者能用器质性疾病进行解释。Jelmer 等在一项研究中显示在急诊科就诊患者中，13.4% 的患者出现了医学上无法解释的身体症状。

目前国内针对未分化疾病的流行病学调查数据较为缺乏。据 2015 年在浙江大学医学院附属第一医院全科门诊的调查显示，其门诊就诊原因排名前 7 位中有 4 种（疼痛、乏力、水肿、消瘦）为未分化疾病。国内有调查显示，有无法解释的躯体症状患者在内科和神经科门诊约占 18.2%，住院患者中约占 4.15%。

四、临床特点

未分化疾病往往表现为慢性、波动的身体不适感，出现症状的原因可以躯体为主，也可以精神心理为主，或两者兼有。可涉及身体的各个系统，如乏力、疼痛、心悸、头晕和恶心等。多数患者症状轻微，部分可导致功能障碍甚至功能丧失；其可以单独发生（如头晕）、组合发生或是以综合征的形式出现（如纤维肌痛），也可出现一个或多个系统的症状。

患者常因躯体不适就诊，但针对症状进行相关体格检查或辅助检查的结果却无明显异常，无法或不足以解释症状或体征的严重程度。但这并不意味着这些症状或体征是患者的"想象"或伪装，它们真实存在，并且影响患者正常生活和工作。与此同时，无法找到相应的病因令患者更加痛苦，进而反复就医、重复检查，造成大量医疗资源的浪费。因此，对于其评估需要从生理、心理和社会全方位进行诊断鉴别，诊断评估中需注意识别潜在的躯体疾病，对于复杂案例常需要多学科、多角度的评估。

五、诊断与治疗

目前主要使用"生物 - 心理 - 社会"医学模式对未分化疾病患者进行诊断评估。对于多症状的患者，应当注意患者各症状发生的确切时序，包括症状出现的地点和时间（症状的情景），从中了解其可能诱因；包括患者的信念、顾虑和期望，疾病行为以及生活和社会环境，进而更好地理解患者及其症状的性质。

未分化疾病是一个不断发展的临床推理过程，随着时间的推移，部分患者可能表现为具体的躯体疾病。因此，需要对其长期连续性管理，一旦出现"预警"症状或症状特征发生改变，则需再次对患者进行全面评估。综上所述，科学有效地管理未分化疾病患者极具挑战性，该领域有待进一步探索。

【思考题】

未分化疾病的临床特点。

（任菁菁）

第二节　未分化疾病的接诊模式

【学习要点】　1. 掌握未分化疾病的接诊流程。
　　　　　　　2. 熟悉未分化疾病的治疗与管理。

未分化疾病是全科门诊常见的一种疾病，由于诊断的不确定性，往往会给患者带来巨大的心理负担和高额的医疗费用。如何去评估和管理这类患者，以经济合理的方式减少不确定性带来的风险，消除患者的担忧是全科医生需要掌握的重要技能。

一、接诊目标

（一）全科与专科诊疗思维的区别

未分化疾病的发病受多种因素影响，与外部刺激、患者社会人口学特征、心理健康状态、人格特征等均密切相关。与"以疾病为中心"的专科诊疗思维不同，全科医学提倡"以人为中心"的健康照顾。因此，全科医生应从患者角度看待问题，除提供常规生物医学诊治措施外，还需关注患者的社会心理因素，以经济有效的方法排查可能存在的严重疾病，给予患者合理的解释。

1. 专科诊疗思维　常以生物科学为基础，是健康与疾病二元论的思维模式。治疗是其最终目标，而确诊是疾病处理的基础，对于不能诊断的躯体疾病，则会考虑诊断为心理疾病。未分化疾病专科诊疗思维见图 1-2-1。

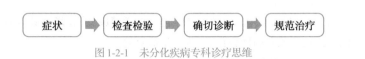

图 1-2-1　未分化疾病专科诊疗思维

2. 全科诊疗思维　以人的整体健康为最终目标，顺应"生物 - 心理 - 社会"医学模式，认为疾病是患者的一部分而并非全部，将患者的需求和期望与生理疾病视为同等重要。因此，全科医生追求的目标是以维护健康为核心，排查疾病和管理健康风险。莫塔全科安全诊断策略将全科诊疗思维分为五个步骤，即莫塔五问：①可能的诊断是什么？②必须不能忽略的严重疾病有哪些？③经常被遗漏的常见疾病（陷阱）有哪些？④患者是否可能戴着"面具"来看病？⑤患者是否想告诉我其他的事情？这五个问题可使医生在不能确诊的情况下，从重大疾病、少见病和全身性疾病三个方面逐步排查，最后通过重新分析患者的医疗需求和就诊目的来实现医患共同决策的达成。全科医生在做临床决策时会更重视患者的实际需求、更着力于培养患者的自我管理能力，同时也会更注重医疗成本与患者潜在健康获益之间的效益比。未分化疾病全科诊疗思维见图 1-2-2。

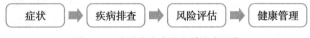

图 1-2-2　未分化疾病的全科诊疗思维

未分化疾病的特点在于主观症状往往找不到客观躯体疾病的证据，无法作出明确的诊断，这就需要去寻找其他可能的原因，并关注患者的社会心理因素。此外，大多数未分化疾病并不会导致严重的后果，只需对患者耐心解释、进行有效的健康教育，促使患者改变生活方式，其症状大多可得以缓解。但如果为追求确诊，或迫于患者压力，进行过多昂贵不必要的检查，则会大大增加医疗成本，加重患者心理负担。因此，"以人为中心"的全科诊疗思维更需被重视。

（二）接诊的目标

1. 以经济合理的方式排查疾病，控制健康风险，缓解病痛。

2. 通过有效的医患沟通，与患者就医疗决策达成共识，避免反复就诊和过度检查。

3. 通过针对性认知行为干预，提升患者健康意识，培养其自我保健能力，达到改善病情和预后，提高生活质量的目的。

4. 长期追踪随访，实现连续性健康照顾。

二、问诊与评估

（一）病情评估

1. 询问病史　不适的症状是患者前来就诊的首要原因。因此，首先要围绕症状展开病史采集，需明确症状的部位、严重程度、有无诱因、持续时间、加重和缓解因素，既往疾病史及其诊治情况，个人史、家族史，以及有无功能限制、对生活和工作的影响、有无合并心理问题等。在询问病史时，需注意首先采用开放式问诊，让患者充分表达，以便从中寻找可能的病因和预警症状。

2. 体格检查　在掌握患者病史后，应该围绕患者不适症状进行相应的体格检查。

3. 辅助检查　围绕患者的症状，合理选择必要的经济有效的检查方法，排查可能存在的疾病。

4. 症状评估　结合患者的病史资料，首先鉴别患者的健康问题是属于未分化疾病，还是疾病的早期表现，是否存在重要的不能被忽略的疾病，或一些容易被遗漏的疾病。如出现预警症状或异常辅助检查结果，则应进一步检查或转诊。如病情评估紧急危重者，应及时转诊。

（二）与症状相关个人史的评估

随着工业化、城市化和人口老龄化速度的加快，与生态环境、人群生活方式相关的健康问题日益严重。未分化疾病的诊断往往难以明确，需通过疾病排除和鉴别诊断来实现，个人生活方式及其受到的社会心理影响因素可能是其潜在诱因。因此，全科医生在排除可能的器质性疾病的同时，应系统了解与评估患者的相关个人史和社会心理因素。

1. 社会因素　一般包括社会制度、社会文化、社会经济水平，其影响着人们的收入开支情况、营养状况、居住条件、接受科学知识和受教育的机会等。此外，社会因素还包括年龄、性别、风俗习惯、宗教信仰、职业和婚姻状况等。全科医生应在与患者充分沟通的情况下，了解患者的社会相关因素，寻找潜在病因。

2. 心理因素　指在特定的社会环境条件下，导致人们在社会行为方面乃至身体、器官功能状态产生变化的因素。心理压力与紧张是人们适应环境的正常反应，但若强度过大、时间过久则会使心理活动失去平衡，继而导致神经活动的功能失调，甚至导致情感性疾病的发生，严重者还可能造成各种精神性疾病。一项研究显示，在发展中国家焦虑症或抑郁症患者中大约三分之二的女性和四分之一的男性主要表现为躯体症状。因此，对于未分化疾病患者，全科医生要注重对其心理因素的评估。

在当今"生物 - 心理 - 社会"医学模式下，医疗服务不能只关注和评估患者生理方面的变化，还需重视心理、社会因素对躯体功能的影响。因此，心理与社会评估是接诊未分化疾病患者时必不可少的环节，其评估结果对制订患者个性化、整体化的诊疗方案有着重大意义。

（三）患者的就医期望

随着医疗技术水平的提高，患者的就医期望也在不断提升。以人为本的全科特色问诊方式如 RICE（reason，ideas，concerns，expectations）问诊模式可以帮助全科医生明确患者就诊的原因（就诊原因）、对症状的想法（疾病认知）、担忧（健康信念）和期望（就医目的），进一步确认患者的痛苦感受，更好地评估可能导致患者身体不适的社会心理因素，这也是与患者就症状的理解达成共识的基础。

1. 就诊的原因　在接诊时，采用开放式问诊询问患者想要得到的帮助（如"您希望在哪方面得到我们的帮助？""能把您的情况跟我说说吗？"），再通过倾听、筛查及确认了解患者的就诊原因。

2. 疾病认知　对于疾病的认知及其程度，会影响患者的临床症状、心理健康和自我管理行为。因此，需要判断患者自知力的完整性以及其对疾病、诊断和治疗的态度。

3. 健康信念　健康信念模式认为信念可以改变行为，因此了解患者对疾病的严重程度和易感性、健康行为益处及障碍的看法，能帮助患者树立健康信念，改变不良行为。

4. 就医期望　全科医生需与患者进行深入、有效的沟通，通过医患共情而取得患者的信任，充分了解其就医期望，尤其要注意识别患者的实际需求与医生预计医疗需要之间的差异，并将其纳入诊疗决策之中。

（四）总结与归纳

问诊结束后，全科医生要对患者的病史资料、社会心理因素和就诊期望等资料进行回顾和整理。首先，排除可能的病理性原因，并对患者的社会心理因素进行评估，寻找相应的致病因素。其次，基于患者对疾病和健康的认知水平，形成个性化、有针对性的医疗需求。同时在与患者沟通和确认的过程中，让患者感觉被充分地关注和了解。最后，向患者详细解释对其病情的分析、判断和进一步处理。未分化疾病全科问诊模式见图 1-2-3。

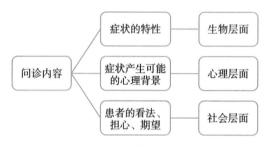

图 1-2-3　未分化疾病全科问诊模式

三、治疗与管理

由于未分化疾病病因不明确，一般治疗方案的效果常不够理想。因此，未分化疾病的处理重点应放在根据症状探索潜在的疾病风险和有效回应患者真实的就医期望上。

未分化疾病的治疗与管理主要包括：①与患者进行积极沟通，充分了解患者的想法和愿望，并向患者解释症状产生的原因和诊疗管理计划；②选择对应的治疗手段缓解患者症状；③通过健康教育增强患者健康管理意识、提高患者自我管理能力；④提供"评估 - 管理 - 随访 - 评估"一整套合理闭环的综合管理策略。

对于未分化疾病患者，全科医生需秉承"生物 - 心理 - 社会"医学模式的整体观,在排除可能的病理性因素后,积极探索社会心理因素的诱因,同时将患者的就医期望纳入临床决策,建立全面的医疗模式。此外,与患者进行充分的沟通与解释,是其管理中最关键的环节和主要治疗措施,也是医患相互信任的基础。通过有针对性的健康教育,可帮助患者树立正确的疾病认知,有效提升治疗依从性,培养自我健康管理意识,改善生活方式,消除潜在诱因,进而缓解症状。

【思考题】
1. 未分化疾病的接诊目标。
2. 未分化疾病的评估内容。

(江孙芳)

第三节　未分化疾病诊治现状和研究展望

【学习要点】　1. 熟悉未分化疾病的诊治现状。
　　　　　　　2. 了解未分化疾病的研究进展。

未分化疾病的诊治要求医生具有全科诊疗思维,以维护健康为核心,排查疾病、管理健康风险为目标。在不能确诊的情况下,从重大疾病、少见病和全身性疾病三个方面逐步排查,同时通过全面分析患者的医疗需求和就诊目的来实现疾病治疗和健康管理。

在临床决策时,需要注重潜在健康获益和医疗成本之间的权衡,要充分践行医患共同决策,重视解释病情并与患者达成共识,重视患者自我管理能力的培养,动态观察病情变化,实现长期照顾,改善预后。

一、未分化疾病的诊治现状

(一)评估与诊断

对于未分化疾病患者所表现出来的各种躯体症状,学者们有以下解释:未分化疾病是躯体疾患的伴随症状;未分化疾病是焦虑、抑郁障碍的常见主诉之一;未分化疾病自身就是疾病的核心内容,即功能性躯体综合征(functional somatic syndromes);未分化疾病是长期存在的一种行为方式。总体而言,患者往往因为没有找到器质性疾病病因来解释自己的症状而反复就诊。因此,在评估过程中需注意识别潜在的躯体疾病,对于复杂案例常需要多学科、多角度进行综合性的评估。

1. 评估整体病情　首先,围绕症状展开全面的病史采集。其次,鉴别患者的健康问题是属于未分化疾病,还是严重疾病的早期表现。与主要症状相伴随的、提示某种特定疾病的预警症状是问诊的重点。

2. 掌握相关生活史　全科医生应系统了解与各种就诊症状相关的致病因素,包括近期的应激性生活事件、不良处境,或其他外部因素(如家庭关系、工作变动、人际关系等问题);既往有无相似的症状或引起该症状的相关诱因,如头晕、头痛、睡眠不佳和情绪变化,腰痛的诱因与久坐或弯腰劳动等因素相关。

3. 患者的就医期望　首先,应了解患者对自身症状的理解,探究患者就医的原因(RICE问诊法)。其次,应了解患者多样化的医疗需求,不同生活背景和健康观念的患者对相同的病痛,会有不同的患病体验和影响,进而形成不同的医疗需求和就医期望。

4. 总结评估　问诊结束以后,全科医生要对患者的病情、生活史和就诊期望等资料进行回顾和整理。首先形成总体的病史框架;然后与患者确认和完善相关资料,此过程可让患者感觉被充分地了解和关注;最后,说明全科医生的分析和判断,并就进一步的处理进行充分的解释和沟通,进而达成医患共同决策。

（二）分级

目前未分化疾病在病因上没有明确的分类,从症状和程度上可将其分为轻、中、重三类。

1. 轻度　轻度未分化疾病指可改善的轻微但无法解释的身体症状,发作频率低,其多为1~2个身体系统的症状,多可在2周内改善。这类患者风险低,病情轻,经历躯体症状(尤其在压力较大的环境中)的时间较短,症状的严重程度低,机体功能未引起明显的受损,患者愿意和医生讨论病情及社会心理因素。症状复杂性最低,预后一般较为良好。

2. 中度　中度未分化疾病指3个月后症状仍不能解释且不伴随功能性躯体综合征,其发作频率较轻度高,可涉及2~3个身体系统的症状。这类患者存在中等风险，病情较重，躯体症状持续时间相对较长，有一定程度的功能障碍。症状有一定的复杂性，存在共病，常合并心理与精神障碍，这使得治疗方案的选择多样复杂，并容易误导医生和患者将关注点放在某个明显的躯体或精神障碍，而忽略其他因素。如果在评估时忽略这种复杂性，极大程度上会影响治疗，导致预后不佳。

3. 重度　重度未分化疾病即持续性或慢性未分化病，其症状持续时间至少为 6 个月，存在功能性躯体综合征，涉及更多系统症状，如慢性疲劳综合征、肠易激综合征等。这类高风险患者，病情严重，有持久的躯体症状，有明显的功能障碍或功能丧失。患者为改善症状频繁在医院间转诊，并可能为此住院治疗甚至接受手术，但最终效果不佳，导致医患关系出现问题。更甚者，患者可能执着于和实际情况不符的残疾补贴或其他的法律诉求。

（三）治疗

由于病因不明确，一般治疗方案效果往往不够理想。首选治疗方案应为以患者为中心的方法，侧重于症状的探索和对患者的安慰，而不是进行简单的诊断性检查。所有治疗目的均是减轻症状、缓解情绪、降低日常功能损害，以及减少不合理医疗资源消耗。

1. 非药物疗法

（1）物理疗法：旨在帮助人们通过各种运动来改善身体功能。低强度或中等强度的活动可以改善心理健康，包括情绪、疼痛阈值和睡眠。

（2）认知行为疗法：专注于解决或改变人们对其症状的认知和行为，通过改变思维方式和行为来改变不良认知，达到消除不良情绪和行为。其目的是帮助患者了解和接受症状的存在，改善患者情绪，从而使其维持正常的生活状态。这种疗法对一般的身心健康问题有积极作用。

（3）中医理疗：传统的中医理疗在一定程度和范围上也可改善患者的症状，如针灸、拔罐等。

2. 药物治疗

（1）躯体症状药物：若患者已经出现相应的躯体症状，可根据症状，选择药物对症治疗，以减轻患者的躯体症状。

（2）精神类药物：患者深受症状影响，常伴有焦虑、抑郁等症状，往往与躯体症状产生相互影响，形成恶性循环。因此，对患者使用一些小剂量的抗抑郁、抗焦虑药物能改善紧张焦虑情绪、缓解症状，如5-羟色胺再摄取抑制剂（SSRIs）、苯二氮䓬类药物等。

（3）中医中药：未分化疾病症状在中医上属于"郁病"范畴，可以通过中医望闻问切，辨证施治，从而使病情得到缓解。

（四）管理模式

1. 制订管理策略　未分化疾病在诊断上的不确定性会给患者带来不安全感，全科医生需要提供一个患者可接受、并能控制潜在疾病风险的管理策略。

（1）合理排查疾病：在全科门诊条件下，即使经过详细问诊和体格检查，充分排查预警症状，小部分患者也有发展为某种疾病的可能，这是患者担忧和反复就诊的重要原因之一。应让患者充分理解诊断过程和进一步检查的利弊，并给予适当的观察或试验性治疗。

（2）安排必要的随访和复诊：指导患者自我监测，出现新的预警症状则应进一步检查或转诊。

（3）安排固定的照顾者：全科医生应为其提供全程服务，可有效增加患者的安全感。照顾者也可以是护士或医生助理，可通过电话或微信群保持互动。

2. 分级管理

（1）轻度患者：主要治疗方法为积极的休息和释放心理压力，可通过安排放松训练、发展兴趣爱好和管理压力清单来实现。

（2）中度或重度患者：特别是出现躯体症状障碍或焦虑抑郁等精神问题的患者，应转诊到综合医院相应专科或精神科进行治疗，全科医生应与专科医生保持密切合作，全程跟进患者诊治的过程。

3. 具体实施

（1）解释病情：全科医生应尽量详细解释症状出现的可能机制，比较现有临床资料和所担忧疾病的相关性，并提出积极的自我观察和自我管理建议，提高患者对自身症状的认知，改变不良健康观念，降低反复就诊和转诊频次。

1）解释症状产生的原因：全科医生应根据患者的疾病认知水平和文化背景提供有针对性的解释，将系统化探究症状所获得的信息展示给患者，详细讲解医生对其症状的理解和判断，消除患者的担忧，形成医患共同协作的管理方案。必要时可基于文化背景进行解释，如"上火""肾虚"等概念，同样可以得到患者的积极认同。

2）解释预防性就医的目的：同样的症状对不同患者会造成不同的影响，进而产生不同的就医目的。在全科门诊，较大比例患者的就医目的不仅是改善症状，更是出于对严重疾病的担忧，因此疾病排查往往是常见的就医目的。患者健康信念所受影响的常见原因为：亲友同事患有某种严重疾病、电视或互联网等媒体渠道的不恰当信息、基于文化背景的疾病认知等。

（2）缓解症状：大多数未分化疾病的症状尚无特殊治疗，或仅通过充足的休息就可以改善。虽然患者向全科医生咨询的症状中有40%左右是无法解释的，但只有小部分会持续存在或出现功能障碍。当症状明显或持续数周以上时，医生应给予缓解症状的治疗。治疗的选择不仅基于生理原因，还要考虑药物副作用和患者的期望。如何改善症状并没有统一的规范，而是在健康获益、治疗副作用和患者偏好之间获取平衡，如缓解肌肉疼痛有药物、理疗、中医理疗等不同方法。

（3）健康教育：长期来看，生活方式的改善是缓解症状的根本途径，也是控制病情发展的主要措施。某些症状往往与社会心理因素相关联，如腰痛与久坐、头痛与情绪变化、失眠与精神压力等。因此，从筛查个体化的风险因素入手，根据患者的理解能力解释相关病因，依据患者生活和工作的实际情况，提供针对性的建议，促使其保持健康的生活方式，便可有效缓解症状、控制病情。

综上所述，在"生物-心理-社会"医学模式的基础上，把患者的就医期望纳入未分化疾病的评估内容，可建立更全面的全科诊疗思维和医学模式。在缓解症状、改善生活方式的同时，提高就诊满意度，避免反复就诊和过度转诊所造成的医疗资源浪费，对全科医疗有重要的意义。相较于药物治疗，注重非药物治疗对于患者的身心健康有积极的影响。同时对患者进行分级管理，通过解释病情和健康教育，帮助患者树立正确的认知，促使患者接纳自身症状；双方共同制订有针对性的管理方案，进而有效提升治疗的依从性、健康教育的有效性，以及对医疗过程的满意度，这样可以为未分化疾病患者提供更全面、更充分和更恰当的医疗服务。

二、未分化疾病的研究进展

（一）病因研究

未分化疾病的病因目前尚不明确，一般认为受多因素影响，如生理、心理、人格特征、社会文化、家庭环境、遗传等，当前研究主要集中在生理学、社会心理、遗传等因素。

1. 生理因素　大脑是人体的指挥官，是构成人体精神和行为活动的基础，如果其结构完整性受到破坏，则精神与行为必定受到影响。Holliday 等研究表明，原发性应激反应系统中的下丘脑 - 垂体 - 肾上腺轴（the hypothalamic-pituitary-adrenal axis，HPA）在躯体化中占重要地位。Pittinger 等通过试验研究发现，情绪障碍或压力增加会引起海马萎缩、杏仁核增生，激活 HPA 轴，导致其功能紊乱，增加中枢神经系统对应激源的过度敏感性，出现躯体化症状。可见，通过稳定情绪、减轻压力等方式对 HPA 轴进行调节，可能使未分化疾病患者中枢神经系统过度敏感化得到降低，从而改善躯体化症状。

2. 社会心理因素　患者的躯体化表现在不同的社会文化之间存在很大的差异。患者在处理躯体不适症状过程中需要考虑症状可能带来的社会影响，许多不善于表达内心想法的患者，在长期压抑后，将精神痛苦由外周感受器输入，经由中枢或心理社会因素不断放大，以躯体不适症状表现出来。Gro-palis 等研究发现，未分化疾病患者对身体健康不利的词语表现出极大的注意力偏见和敏感性。另有研究发现，反复经历的症状可增加对未来刺激的敏感性，患者的身体对刺激的反应会更强烈，这种敏感的表现受心理因素影响。因此，关注患者文化背景及心理状态，可能有助于探索疾病起因，并进行针对性干预。

3. 遗传因素　Holliday 等研究发现，未分化疾病通常共享一个遗传成分，并与许多躯体症状相关，两个神经内分泌系统（5- 羟色胺能系统和下丘脑 - 垂体 - 肾上腺轴）中 HTR2A、SERPINA6 和 TPH2 等多个基因变异与躯体症状相关，表明它们在功能性躯体综合征的共有遗传成分中具有潜在联系，为未分化疾病遗传学研究提供了重要线索。

（二）特征研究

未分化疾病是一种慢性、波动的身体不适感，缺乏相应病理表现，但患者的体验是真实的，其临床表现复杂，可涉及临床的任何一个或多个系统，患者就诊时主诉往往呈现多样化，常伴有功能受损，且症状常与心理冲突相关，多症状患者中女性占比高于男性。

与患有多种慢性疾病的患者相比，未分化疾病患者在身体功能、精神健康和负面健康认知方面的影响更大。多数患者相信自己存在生理疾病，却否认疾病的心理和社会因素，当他们认为医生擅自将疾病归类于情绪问题时，会对后续治疗产生抗拒心理，有时候甚至会对就诊医生的能力产生怀疑，从而导致医患沟通困难，甚至医患冲突。

（三）管理模式研究

由于缺乏统一的诊断标准，国内外对未分化疾病的识别率均偏低，患者面临全方位的临床筛查、重复就诊检查、反复用药干预，导致医疗费用增加，使个人及社会的负担加重。患者长期忍受病痛折磨，医患关系日渐紧张，这些现状使未分化疾病患者的管理面临困境。良好的医患关系是未分化疾病管理的基础，作为"健康守门人"的全科医生能够提供主动且持续的医疗服务，可与患者保持良好的沟通，是患者的主要管理者。

大多未分化疾病患者对自身疾病的认知有限，而医患面对面平均诊疗时间较短，缺乏有效沟通，进而使患者对治疗的依从性下降，有研究表明使用阶梯治疗的方式能够更好地给患者提供照顾，"身心方法"的学习可以培养患者的自我管理能力，使他们能够在面对生活逆境时保持弹性，维持症状自我管理。由于心理、社会等多种因素参与未分化疾病发病，相比较单纯的药物或者心理治疗，"生物 - 心理 - 社会"综合管理模式可能更快缓解症状。

三、未分化疾病面临的问题及未来展望

（一）面临问题

1. 尚无明确统一的诊断标准 未分化疾病是一个总括性术语，指不能被已知的病理机制完全解释的身体症状。这些症状可能影响身体的任何部位，从偶尔出现的轻微问题到导致功能受损的严重和持久症状不等。然而，对于未分化疾病，还没有完全明确统一的诊断标准，体格检查常没有明确的发现，辅助检查通常是正常的或轻微异常，医生无法提出明确的疾病诊断，早期识别率低。

2. 反复就诊可能导致过度医疗 由于诊断的不确定性，患者经常

反复就诊、重复检查，仍然不能明确的诊断加重患者本就焦躁的看病情绪，更致力于进一步排查。这可能造成患者的过度检查，导致医疗资源浪费，甚至引发医源性损害。

3. 管理模式有待推广　目前，我国针对未分化疾病的管理工作面临诸多挑战，大多患者对医疗期望值高，但医学知识缺乏，对自身疾病的认知有限，并且患者与医生面对面的平均诊疗时间过短，这导致医患之间缺乏有效沟通，进而使患者对治疗的依从性下降，无法得到高效率诊治。

（二）未来展望

1. 起草未分化疾病临床诊疗指南 / 专家共识，规范诊治　未分化疾病在国外的研究极为活跃，但在我国未分化疾病研究尚处于初级阶段，并未形成统一的定义标准，不利于当前流行病学研究及临床研究的开展。全科医生在未分化疾病管理中处于中心地位，但临床实践中使用的处置策略尚未形成系统规范性流程。现阶段需着眼于制订以"全科思维"为导向的未分化疾病临床路径，规范社区诊断编码，聚焦优势病种，研究适用于中国的未分化疾病评估工具和管理框架，探索适用于我国的阶梯管理方案，以"生物—心理—社会"的医学模式为基准，注重医患沟通和人文关怀，探索多元化治疗方案，完善中国未分化疾病诊疗指南 / 专家共识制订，以促进全科医生未分化疾病诊治水平同质化。

2. 加强未分化疾病岗位胜任力培训，提升全科医生首诊能力　未分化疾病是全科医学科的常见疾病之一，全科医生是未分化疾病的主要管理者。未分化疾病的高质量管理需要通过与患者建立长期良好的关系，以患者为中心进行长期跟踪随访，以有效缓解症状为主，疏导心理问题为辅，并需避免进行过度的诊断性检查。早期识别未分化疾病患者能预防医源性损害和慢性疾病的发展，对改善病情和预后有极大的帮助。于晓松教授提出将持续性管理未分化疾病患者能力纳入住院医师岗位胜任力评价标准。未来应加强全科医生的未分化疾病岗位胜任力培训，切实提升全科医生首诊能力，助力分级诊疗。

3. 创建未分化疾病与多病共存诊疗中心，联动多学科保障诊疗周亚夫等教授提出，综合医院全科医学科应当成为未分化疾病与多病共存的诊疗中心，为治疗未分化疾病和多病共存提供多学科综合性的诊疗保障。各市（县）级综合医院全科医学科应开设未分化疾病门诊，设立未分化疾病诊疗中心，发挥全科医生在未分化疾病综合管理中的优势，开展未分化疾病患者的专档建立、健康评估与随访管理等工作。同时，以互联网为媒介，通过县域医共体、跨区域医疗联盟、远程医疗信息网络等实现上下联动，成为"社区—全科—专科"分级诊疗和"医院—社区"双向转诊的枢纽与纽带，带动社区卫生服务中心联合发展，进一步规范未分化疾病诊疗路径。

4.聚焦学科交叉融合，加强未分化疾病科学研究　科学研究是全科医学学科发展的重要内生力之一。综合医院与社区卫生服务中心应加强协作，鼓励基层全科医生参与大规模、高质量的多中心未分化疾病研究，整合科研资源，聚焦学科交叉融合，提升全科学科标识度。目前，未分化疾病发生、发展的生物学基础尚不明晰，缺乏可定量表征的客观指标，呼吁通过各渠道申请在国家自然科学基金及其他科研专项中设立"全科医学"的学科代码，可使全科医生在未分化疾病病因学研究（生理、社会心理及遗传因素等）、生物标志物研究及相关病理机制研究中有所突破，推动未分化疾病表征体系的临床验证及应用。

【思考题】

1.简述未分化疾病的分级与管理。

2.简述未分化疾病的研究进展。

（任菁菁）

推荐阅读

[1] 刘娟娟,刘颖,任菁菁.常见未分化疾病的全科处理探讨.中国全科医学,2015,18（32）:3985-3987.

[2] 罗伯特·W.巴洛.医学上无法解释的症状.北京:中国轻工业出版社,2022.

[3] 潘琦,任菁菁,张萌,等.未分化疾病如何与全科医学同频共振？中国全科医学,2023,26（31）:3877-3883.

[4] 医学名词审定委员会.全科医学与社区卫生名词.北京:科学出版社,2014.

[5] 中国医师协会精神科医师分会综合医院工作委员会. "医学难以解释的症状"临床实践中国专家共识. 中华内科杂志, 2017, 56(2): 150-156.

[6] 周亚夫, 方力争, 于德华, 等. 综合医院全科医学科的定位与发展策略. 中国全科医学, 2021, 24(13): 1581-1584, 1591.

[7] AAMLAND A, MALTERUD K, WERNER EL.Patients with persistent medically unexplained physical symptoms: A descriptive study from Norwegian general practice.BMC Fam Pract, 2014, 15(107): 1471-2296.

[8] ALSMA JR, WOUW JV, JELLEMA K, et al. Medically unexplained physical symptoms in patients visiting the emergency department: an international multicentre retrospective study. Eur J Emerg Med, 2019, 26(4): 249-254.

[9] DUAN R, ZHANG Q, ZHU J, et al. The association between GLIM criteria-defined malnutrition and 2-year unplanned hospital admission in outpatients with unintentional weight loss: A retrospective cohort study. JPEN J Parenter Enteral Nutr. 2023, 47(5): 624-634.

[10] FINK P, SØRENSEN L, ENGBERG M, et al. Somatization in primary care.Prevalence, health care utilization, and general practitioner recognition. Psychosomatics, 1999, 40(4): 330-338.

[11] GUREJE O, SIMON GE, USTUN TB, et al. Somatization incross-cultural perspective: A world health organization study in primary care. Am J Psychiatry, 1997, 154(7): 989-995.

[12] KROENKE K, MANGELSDORFF AD. Common symptoms in ambulatory care: Incidence, evaluation, therapy, and outcome. The American Journal of Medicine, 1989, 86(3): 262-266.

[13] SCHAEFERT R, HAUSTEINER-WIEHLE C, HÄUSER W, et al. Non-specific, functional, and somatoform bodily complaints. Dtsch Arztebl Int, 2012, 109: 803-813.

[14] VERHAAKA PF, MEIJERA SA, WOLTERSC VG.Persistent presentation of medically unexplained symptoms in general practice. Family Practice, 2006, 23(4): 414-420.

第二章　未分化疾病常见症状

未分化疾病的
常见症状

第一节　发　　热

【学习要点】　1. 掌握发热的转诊指征和随访管理。

2. 熟悉发热的热型和常见病因。

3. 了解常见发热性疾病的治疗方法。

【定义】

发热指各种原因所致体温调节中枢功能障碍，导致体温升高超出正常范围。成人清晨安静状态下腋温为 36.0～37.0℃，口温为 36.3～37.2℃，肛温为 36.5～37.7℃。体温在不同个体之间略有差异，老年人相对低于青壮年；妇女排卵期及妊娠前期略高于正常。受机体内、外因素的影响稍有波动，下午较早晨稍高；剧烈运动、劳动或进食后也可略升高，但波动范围不超过 1.0℃；在高温环境下体温也可升高。发热按照病程的长短分为急性发热（≤2 周）、长期发热（>2 周）及慢性低热（>1 个月）。

【概述】

发热是门诊常见症状，其病因多样而复杂，可涉及全身多个系统，正确诊治常见发热病因、及时转诊复杂疑难及危重的发热患者对于全科医生来说是必备技能之一。

【病因】

发热的病因分为感染性与非感染性两大类（ER-2-1-1）。

1. 感染性发热　病原体有病毒、细菌、支原体、真菌、立克次体、螺旋体、寄生虫等。

2. 非感染性发热

（1）多见于结缔组织病及恶性肿瘤；也可见于变态反应性疾病、内分泌代谢病。

ER-2-1-1 发热常见原因

（2）吸收热：多见于血栓及栓塞疾病。

（3）中枢性发热：多见于颅内疾病，如脑出血、脑震荡、脑挫伤。

（4）功能性发热：见于自主神经功能紊乱影响正常体温调节过程。

【发热筛查】

设立发热预检分诊，询问发热患者就诊症状、流行病学史，详细登记患者信息，至发热门诊进行相关传染病的筛查。

【病史、体格检查和辅助检查】

一、询问病史

1. 起病情况　发热的诱因、起病缓急、病程长短及病情加重及缓解的因素。

2. 热度及热型　询问发病后发热的程度及体温的升降规律。按照发热程度（以口温为标准）分为低热（37.3～38.0℃）、中等度热（38.1～39.0℃）、高热（39.1～41.0℃）及超高热（41.0℃以上）。常见热型有 6 种（ER-2-1-2）。

ER-2-1-2 发热常见热型

3. 伴随症状　可为诊断及鉴别诊断提供重要线索和依据。

（1）寒战（常为感染性发热，发热前寒战见于大叶性肺炎，反复寒战常提示疟疾、败血症）。

（2）头痛（常为发热的非特异性伴随症状，但持续性剧烈头痛伴喷射性呕吐常提示颅内感染或出血）。

（3）胸痛（提示胸膜炎、肺炎、肺脓肿，需警惕心肌梗死）。

（4）腹痛（常见于急性胃肠炎、急腹症如急性阑尾炎、急性胆囊炎等）。

（5）腰痛（常提示急性肾盂肾炎、肾周脓肿）。

（6）出血（需警惕血液系统疾病及某些传染病）。

（7）伴骨痛（见于多发性骨髓瘤、恶性肿瘤骨转移）。

（8）伴肌肉痛（见于肌炎、皮肌炎、旋毛虫病、军团病、钩端螺旋体病等）。

4. 治疗经过　询问就诊经过、检查及结果、诊断及治疗，效果如何。

5. 病情演变　病情的发展变化、是否有新的症状出现等，可预测病情的走向。

6. 患病后的一般情况　精神状态、饮食改变、体重变化、睡眠与大小便情况等。

7. 既往史　糖尿病病史、免疫缺陷相关病史、慢性感染性疾病（慢性阻塞性肺疾病、慢性胆管疾病等）病史、结缔组织病病史、结核病及其他传染病病史、服用免疫抑制药物史、药物食物过敏史、外伤手术史、输血史及预防接种史。

8. 个人史　疫区居留史、发热患者接触史、鸟类及（野生）动物接触史、毒物药物接触史、吸烟饮酒史、职业暴露等情况。

9. 婚育月经史　可鉴别生理性发热与病理性发热。

10. 家族史　家族中有无类似患者，对于慢性发热者尤为重要。

二、体格检查

1. 规范测量体温，防止伪装热。

2. 选择重点部位　如发热伴咳嗽应重点关注扁桃体、呼吸系统；发热伴腹痛应特别注意腹部体征；发热伴呕吐需重点关注神经系统体征。

3. 常见的异常体征

（1）意识障碍：常见于流行性乙型脑炎、流行性脑脊髓膜炎、脑出血、巴比妥类药物中毒、中暑等。

（2）皮疹：应警惕传染病、结缔组织病、药物热等。

（3）黄疸：见于病毒性肝炎、急性胆管炎、败血症等严重感染及急性溶血。

（4）淋巴结肿大：局部淋巴结肿大伴压痛最常见于急性反应性淋巴结炎；无痛性淋巴结肿大则见于淋巴结结核、恶性肿瘤的淋巴结转移；全身性淋巴结肿大常见于传染性单核细胞增多症、白血病、淋巴瘤。

（5）口唇疱疹：多出现于急性发热性疾病，如大叶性肺炎、流行性脑脊髓膜炎、流行性感冒等。

（6）甲状腺肿大、触痛：提示亚急性甲状腺炎的可能。

（7）肺部啰音：常提示下呼吸道感染。双肺底细湿啰音提示有左心衰竭的可能。

（8）心脏杂音：新出现的心脏杂音应警惕亚急性心内膜炎。

（9）腹部体征：腹部压痛反跳痛见于腹腔内脏器感染，如麦氏点压痛阳性提示急性阑尾炎、墨菲征阳性提示急性胆囊炎；肝脾大常见于传染性单核细胞增多症、病毒性肝炎、肝及胆管感染、布鲁氏菌病、白血病、淋巴瘤、黑热病等。

（10）关节肿痛：常见于风湿热、结缔组织病、痛风等。

三、辅助检查

疑为感染性疾病时应行炎症标志物（白细胞总数及分类、血沉、C反应蛋白、降钙素原、中性粒细胞碱性磷酸酶染色）检查、尿常规、粪常规＋隐血、感染部位影像学检查及病原学检查（涂片、培养）；疑为结缔组织病时行抗核抗体谱、抗中性粒细胞胞质抗体等自身抗体及免疫学检查；疑为恶性肿瘤时行肿瘤标志物、相应部位的影像学检查。以下为全科常用的辅助检查：

1. 血常规　初步判断病原菌感染及血液系统疾病。

2. 血沉、C反应蛋白　为非特异性指标，在感染性疾病、结缔组织病中均可出现升高。

3. 降钙素原　在细菌、真菌、寄生虫感染时明显升高。

4. 中性粒细胞碱性磷酸酶染色　细菌感染时升高，可鉴别细菌与非细菌感染。

5. 尿、粪常规　可鉴别泌尿系感染及肠道感染。

6. 肝肾功能、血糖、电解质检查　了解重要脏器功能、电解质及糖代谢情况等。

7. 血及其他标本培养及涂片　可为感染性疾病的病原学诊断提供线索。

8. 影像学检查　疑为呼吸系统疾病可行胸部X线检查及胸部CT检查；肝胆疾病首选超声检查；胰腺疾病行腹部CT检查；颅脑急症首选颅脑CT检查，进一步行颅脑MRI检查。

【评估】

1. **发热的急缓评估**　急性发热常见于感染性疾病；长期发热多由感染、恶性肿瘤及结缔组织病引起；慢性低热需注意鉴别器质性疾病和功能性低热。

2. **发热的热型评估**　根据体温判定热型。

3. **器质性疾病与功能性发热的评估**

（1）器质性疾病引起的发热：体温一般≥38.0℃，常伴有相应组织器官病变及损伤的临床表现和辅助检查的异常。

（2）功能性发热：多为低热，很少超过38.0℃，常伴自主神经功能失调的其他表现；常见有原发性低热（自主神经功能紊乱所致，低热持续数月甚至数年，热型规则，体温波动范围多在0.5℃以内）、感染治愈后低热（原有感染已治愈，低热不退，因体温调节功能未恢复正常所致）、夏季低热（仅见于夏季，秋凉后自行退热，多见于幼儿）。

4. **疾病严重程度评估**　及时准确判断病情的严重程度，疑难、危重症患者及时转诊。

发热诊疗流程图见ER-2-1-3。

ER-2-1-3　发热诊疗流程图

【治疗】

一、病因治疗

明确发热病因，最常见感染性疾病；怀疑非感染性疾病，需转诊至专科治疗。

二、对症治疗

退热及支持治疗。

三、中医中药治疗

中药及针刺、刮痧等方法。

四、健康教育

1. 准确测量体温，行降温措施30分钟后复测体温。

2. 充分休息；勿穿盖过厚衣物及棉被，注意体表散热；保持空气流通；减少探视。

3. 选择高蛋白、高维生素、清淡易消化的流质或半流质食物，少食多餐；多饮水。

4. 物理降温；退热药用量不宜过大，短时间内不宜反复用药。

5. 具有传染风险疾病需做好隔离措施。

五、重视患者的心理问题

重视患者对疾病的理解与认知，及时发现其担心与忧虑，了解其需求，做好病情解释及心理疏导工作；对心理问题严重者可转诊至专科。

【红旗征及转诊指征】

1. 急危重症，如生命体征不稳、意识障碍、热抽搐、热休克、呼吸衰竭、循环衰竭、持续高热不退等。

2. 治疗效果不佳。

3. 病因不明。

4. 慢性基础疾病急性加重。

【随访计划】

1. 急性发热、诊断明确者，随访其体温、症状及疗效。

2. 慢性发热者，根据不同病因制订随访计划。

【病例分析】

患者，女性，32 岁，公司职员。间断发热 1 个月就诊。1 个月前劳累后出现发热，体温最高 39.0℃，伴畏寒，无寒战，伴咽部轻微不适，偶有咳嗽，无痰，伴乏力，食欲缺乏，无明显胸闷胸痛，无恶心、呕吐，无腹痛、腹泻，无尿频尿急尿痛。至发热门诊就诊，筛查新冠核酸、新冠抗体及胸部 CT 未见异常，血常规示白细胞计数 11.25 $\times$ 10^9/L、中性粒细胞百分比 78%、淋巴细胞百分比 27%，诊断为"支气管炎"，予头孢类抗生素联合阿奇霉素静脉输液治疗。7 天后体温有所下降，波动于 37.5～37.9℃ 之间，咳嗽症状消失，仍有乏力、食欲缺乏，继续口服头孢类抗生素治疗 7 天，症状无改善。复查血常规、C 反应蛋白、肝肾功能、抗核抗体谱、肿瘤标志物、腹部超声等检查,结果均为正常。近两周间断口服头孢类抗生素,自感乏力明显,稍活动即出汗,监测体温波动于37.1～37.8℃之间,心情郁闷烦躁,就诊于全科门诊。自起病来神清,精神稍差,食欲较前有所减少,进食较前有所减少,二便未见异常,体重无明显降低。既往体健,否认食物、药物过敏史;已接种三针新冠疫苗(第三针于3个月前接种);无烟酒嗜好;否认疫区及传染病患者接触史。未婚未育,否认家族遗传病史。

根据病史、体格检查及辅助检查结果,考虑感染治愈后体温调节中枢功能尚未恢复引起的低热。下一步与患者共同制订治疗方案:①充分休息,进食易消化食物,注意个人清洁卫生,勤洗澡更衣。②回归正常生活,不胡思乱想,适当进行锻炼。③停用抗生素,继续监测体温变化。④两周后复诊。2周后复诊,无不适主诉,近5日监测体温均已正常,回归正常生活。

【思考题】
1. 简述发热常见病因。
2. 简述发热的红旗征及转诊指征。

(曹若瑾)

第二节　咳　　嗽

【学习要点】　1. 掌握咳嗽的分类、常见病因、转诊指征和随访管理。
　　　　　　　2. 熟悉咳嗽的全科综合治疗。

【定义】

咳嗽是机体的防御性神经反射,有利于清除呼吸道分泌物和有害因子。成人咳嗽通常按时间分为急性咳嗽(<3周)、亚急性咳嗽(3～8周)和慢性咳嗽(>8周)。咳嗽按性质又可分为干咳与湿咳,一般以每天痰量>10ml作为湿咳的标准。进食或喝水时突发的咳嗽又称为呛咳。

【概述】

咳嗽正常状态下无须特殊处理,但频繁剧烈的咳嗽,会对患者的生活和社会活动造成严重影响,可引起胸痛、尿失禁、气胸、骨折等并发症,对患者和社会造成沉重的经济负担。

【病因】

一、急性咳嗽

(一)普通感冒

病毒感染是感冒的主要病因,其诊断主要依靠病史与体格检查,通常不需要进行病原学检查或影像学检查。

(二)急性气管 - 支气管炎

起病初期常以上呼吸道感染症状为主,病毒是常见病因,其次是细菌、冷空气、粉尘及刺激性气体。咳嗽一般持续 2～3 周。诊断主要依据临床表现,排查感冒、肺炎、哮喘等慢性呼吸系统疾病急性加重后诊断,通常无须行病原学检查。大部分患者呈自限性。婴幼儿和年老体弱者有可能发展为迁延性支气管炎。

二、亚急性咳嗽

(一)感染后咳嗽

当呼吸道感染的急性期症状消失后,咳嗽仍迁延不愈,持续 3～8 周,胸部 X 线检查无明显异常者称为感染后咳嗽(postinfectious cough, PIC),其中以病毒性感冒引起的咳嗽最为常见。

(二)迁延性感染性支气管炎

指一些支气管炎患者由于抵抗力低下、排痰不畅、细菌耐药等原因,病原体在支气管内不能被及时有效清除从而导致病程迁延超过 3 周。致病细菌常为流感嗜血杆菌和肺炎球菌,其次为肺炎支原体、肺炎衣原体等。血清学抗体检测是诊断支原体 / 衣原体感染最有效的手段。

(三)百日咳

对于成人急性或亚急性咳嗽患者,如果存在咳嗽后呕吐以及吸气相喘鸣还应考虑百日咳的可能。

需要注意的是，部分在此咳嗽时间就诊的患者，可能是某些慢性咳嗽的早期阶段，例如嗜酸性粒细胞支气管炎（eosinophilic bronchitis，EB）、咳嗽变异性哮喘等。

三、慢性咳嗽（>8 周）

（一）上气道咳嗽综合征

由于鼻部疾病引起分泌物倒流至鼻后和咽喉等部位，直接或间接刺激咳嗽感受器，导致以咳嗽为主要表现的临床综合征称上气道咳嗽综合征（upper airway cough syndrome，UACS）。鼻部/咽喉部的疾病，如慢性咽喉炎、变应性鼻炎、慢性鼻窦炎等也可以导致 UACS。

（二）咳嗽变异性哮喘

咳嗽变异性哮喘（cough variant asthma，CVA）是哮喘的一种特殊类型，咳嗽是其唯一或主要临床表现，无明显喘息、气促等症状，但存在气道高反应性。符合以下全部标准可确诊：①慢性咳嗽，常伴有明显的夜间刺激性咳嗽；②支气管激发试验阳性，或呼气峰流量（peak expiratory flow，PEF）平均昼夜变异率>10%，或支气管舒张试验阳性；③抗哮喘治疗有效。

（三）嗜酸性粒细胞支气管炎

EB 以气道嗜酸性粒细胞浸润为特征，痰嗜酸性粒细胞增高，常合并变应性鼻炎。症状多为白天刺激性咳嗽，无喘息、呼吸困难等。

（四）胃食管反流性咳嗽

因胃酸和其他胃内容物反流进入食管，导致以咳嗽为突出表现的临床综合征，称胃食管反流性咳嗽（gastroesophageal reflux-related cough，GERC）。患者可伴反酸、胸骨后烧灼感及嗳气等典型反流症状，但也有不少患者以咳嗽为唯一症状。体位变换时，以及进食酸性、油腻食物容易诱发或加重咳嗽。

（五）变应性咳嗽

符合下述标准（1）（2）（3）（5）及（4）中的一条可确诊变应性咳嗽（atopic cough，AC）。

（1）慢性咳嗽，多为刺激性干咳。

（2）肺通气功能正常，支气管激发试验阴性。

（3）诱导痰嗜酸性粒细胞不增高。

（4）具有下列指征之一：①有变应性疾病史或变应原接触史；②变应原皮试阳性；③血清总 IgE 或特异性 IgE 增高。

（5）糖皮质激素或抗组胺药治疗有效。

（六）药物诱发咳嗽

咳嗽是血管紧张素转换酶抑制药类（ACEI）降压药物的常见不良反应，发生率为 5%～25%。通常停药 1～4 周后咳嗽消失或明显减轻。

其他如麦考酚酸吗乙酯、呋喃妥因、β 受体阻滞剂、来氟米特、辛伐他汀等也可引起咳嗽。

（七）心理性咳嗽 / 躯体性咳嗽综合征

心理性咳嗽又称躯体性咳嗽综合征。是排他性诊断，缺乏特异性诊断标准，典型表现为日间咳嗽，专注于某一事物及夜间休息时咳嗽消失，常伴随焦虑症状。心理性咳嗽可能与中枢调节紊乱、焦虑或抑郁等精神因素有关。可适当应用抗焦虑或抗抑郁等精神类药物，辅以心理干预治疗。

四、慢性呼吸系统疾病相关性咳嗽

常见疾病包括慢性支气管炎、支气管扩张症、气管 - 支气管结核、支气管肺癌及肺间质纤维化。

五、其他

部分慢性咳嗽患者在进行了全面检查之后，病因仍无法明确，称为不明原因慢性咳嗽，既往又称为特发性咳嗽。

还有一些少见和罕见慢性咳嗽病因，如阻塞性睡眠呼吸暂停综合征、会厌发育不全、气管支气管淀粉样变、食管肿瘤、霍奇金淋巴瘤、心律失常、左心功能不全等，所占比例不高，但涉及病因繁多。

咳嗽常见病因见 ER-2-2-1。

ER-2-2-1 咳嗽常见病因

【病史、体格检查和辅助检查】

一、询问病史

1. 起病情况　发病年龄、有无诱因、起病缓急、咳嗽的持续时间等。

2. 病情特点　咳嗽的昼夜规律，季节变化；性质、音色；诱发或加重因素；体位影响等。

3. 伴随症状　是否伴有咳痰，了解痰液量、颜色及性状；是否伴有憋喘；有无心慌胸闷、胸痛、呼吸困难等；有无夜间打鼾；有无反酸、胃灼热；有无睡眠障碍、情绪焦虑等。

4. 治疗经过　做过哪些检查，什么结果；曾应用哪些药物和治疗方法，效果如何。

5. 既往史　有无吸烟史、职业或环境暴露史，有特殊职业接触史时应注意职业性咳嗽的可能；有无服用 ACEI 类药物或其他药物史；有无鼻炎、咽炎等呼吸系统、心血管系统、甲状腺疾病、胃病等。

二、体格检查

重点关注就诊者呼吸系统查体。上呼吸道：是否存在咽部黏膜充血、咽后壁淋巴小结增生（鹅卵石样改变）、黏性分泌物附着、鼻黏膜苍白水肿或充血、鼻腔分泌物等。下呼吸道：肺部听诊注意双肺呼吸音及有无哮鸣音、湿啰音和爆裂音。体形、胸廓外形等。

三、辅助检查

1. 影像学检查　建议胸部影像学检查作为慢性咳嗽患者的首选检查。

2. 肺功能检查　肺通气功能检查及支气管激发试验对慢性咳嗽的病因诊断具有重要价值。

3. 诱导痰细胞学检查　痰嗜酸性粒细胞增高是诊断 EB 的必要指标，也可用于辅助 CVA 的诊断。

4. 呼出气一氧化氮 FeNO 检测　FeNO 水平增高提示嗜酸性粒细胞性气道炎症，可用于预测慢性咳嗽患者对激素治疗的反应。

5. 变应原皮试和血清 IgE 检查　用于检测患者是否存在特应质和确定变应原类型，有助于变应性疾病如变应性咳嗽的诊断。

6. 食管反流监测　目前判断患者是否存在胃食管反流最常用、最有效的方法。其他检查手段包括胃镜、鼻咽镜、消化道钡餐、食管测压等。

7. 支气管镜检查　对于常规检查未能明确的病因，或针对常见病因治疗无效的不明原因慢性咳嗽患者，支气管镜检查可用于排除因气道病变引起的咳嗽，但不推荐作为慢性咳嗽初诊患者的常规检查。

8. 其他检查　如血液检查、鼻咽镜、咽喉反流监测等。

ER-2-2-2　慢性咳嗽诊疗思路

慢性咳嗽诊疗思路见 ER-2-2-2。

【评估】

1. 视觉模拟评分（visual analogue scale，VAS）　由患者根据自己的感受在标记 0～10cm 或者 0～100mm 的直线上划记相应刻度，以表示咳嗽严重程度。VAS 有助于治疗前后的纵向比较，以观察疗效。

2. 简易咳嗽程度评分表（cough evaluation test，CET）　包括对患者日间咳嗽程度、夜间咳嗽对睡眠的影响、咳嗽的剧烈程度、咳嗽对日常生活及心理的影响 5 个条目（表 2-2-1）。推荐 CET 用于咳嗽严重程度及其对健康影响的简易评估。

表 2-2-1　简易咳嗽程度评分表

问题条目	无	很少	有一些	经常	频繁
1. 您白天有咳嗽吗？[a]	1	2	3	4	5
2. 您会因咳嗽而影响睡眠吗？	1	2	3	4	5
3. 您有剧烈咳嗽吗？	1	2	3	4	5
4. 您会因咳嗽影响工作、学习和日常活动吗？	1	2	3	4	5
5. 您会因咳嗽而焦虑吗？	1	2	3	4	5

注：[a] 白天指晨起至入睡前这段时间。

【治疗】

一、病因治疗

咳嗽的治疗关键在于病因治疗。但必须注意，很多慢性咳嗽患者往往存在多种病因，如 CVA 合并 GERC，同时治疗才能更好控制症状。各疾病治疗方案详见相关指南。

二、对症治疗

轻度咳嗽无须镇咳治疗，但严重、剧烈的咳嗽，可适当镇咳治疗。痰多患者可予祛痰药物。

（一）镇咳药物

1. 中枢性镇咳药　依赖性镇咳药如可待因，作用明显，具有成瘾性，仅在其他治疗无效时短暂使用。非依赖性镇咳药，如右美沙芬和喷托维林等。

2. 外周性镇咳药　包括局部麻醉药和黏膜防护剂。如那可丁，作用与可待因相当，无依赖性，对呼吸中枢无抑制作用，适用于不同原因引起的咳嗽。

（二）祛痰药物

祛痰药物可提高咳嗽对气道分泌物的清除效率，如愈创甘油醚、氨溴索、乙酰半胱氨酸、羧甲司坦、桃金娘油等。

三、慢性咳嗽的经验性治疗

病因诊断是慢性咳嗽诊治成功的基础，但是当客观条件有限时，经验性治疗可以作为一种替代措施。

详细的问诊和查体对慢性咳嗽病因诊断有一定的参考价值。如患者主要表现为夜间或凌晨刺激性剧烈咳嗽，则可先按 CVA 进行治疗；咳嗽伴有明显反酸、嗳气、胸骨后烧灼感者则考虑 GERC 的治疗；如感冒后继发咳嗽迁延不愈，则可按 PIC 进行处理。咳嗽伴流涕、鼻痒、频繁清喉及鼻后滴流感者，先按 UACS 进行治疗。

经验治疗有一定的盲目性，应注意排除气管恶性肿瘤、结核和其他肺部疾病。针对潜在病因进行经验性治疗 4 周无效者，建议及时到有条件的医院进行相关检查明确病因。

四、中医中药治疗

咳嗽病名始见于《黄帝内经》，提出"五脏六腑皆令人咳，非独肺也"的观点。慢性咳嗽属于中医学"久咳""顽咳"的范畴。用于治疗咳嗽的中药组方和成药品种繁多。中医外治包括穴位贴敷、针刺、艾灸、拔罐、刮痧等。

五、健康教育

1. 某些慢性咳嗽需要长期规律治疗，需告知患者不仅要控制症状，还需预防复发，按医嘱定期复诊，规律用药。

2. 和生活方式有关的慢性咳嗽，告知患者用药同时必须改善饮食、运动等生活方式。

3. 咳嗽明显时需注意饮食的选择，不吃甜食和辛辣刺激的食物；避免热性的食物如羊肉、牛肉等；尽量不饮酒，不吸烟，不喝刺激性饮料。

4. 慢性咳嗽一般症状改善较慢，需安慰患者给予必要心理疏导。

5. 出现呼吸困难、剧烈胸痛、咯血等现象需紧急就诊。

【红旗征及转诊指征】

1. 剧烈咳嗽长时间不能缓解。

2. 咳嗽伴突发呼吸困难、胸痛、憋喘等可能危及生命的疾病。

3. 多次出现痰中带血。

4. 引起咳嗽的基础疾病病情加重，药物治疗效果不佳。

5. 咳嗽病因无法明确，或怀疑为结核病、肺内占位、胃食管反流、咳嗽变异性哮喘等需要进一步检查和专科治疗的疾病。

【随访计划】

初始治疗后建议患者1～2周复诊以观察治疗效果并协助明确诊断，调整治疗药物。已经明确慢性咳嗽病因并给予相应治疗者，按照不同疾病告知患者复诊时间和随访疗程。例如CVA，可安排患者初诊1个月后复诊，总疗程不少于8周。

【病例分析】

患者，女性，45岁，教师。反复咳嗽3个月就诊。发病无明显诱因，阵发性干咳为主，夜间明显，无发热，无明显胸闷、气促，自服"感冒"药物略有好转。之后咳嗽症状一直反复，感冒、冷空气、油烟、灰尘等诱发加重。间断社区门诊就诊，行胸部X线检查未见明显异常。口服复方甲氧那明胶囊症状可缓解。近1周因天气变化后咳嗽加重，持续咳嗽后感胸闷，伴喷嚏、流清涕，无喘息，无畏寒、发热，无胸痛、心悸。既往4年有慢性咳嗽病史，多于春季和受凉感冒后加重。有过敏性鼻炎病史 10 余年，未规范诊治。否认高血压、糖尿病病史，否认食物、药物过敏史。

患者中年女性，反复咳嗽 3 个月，属慢性咳嗽范畴。结合患者起病诱因、气道敏感性增高表现、合并过敏性鼻炎病史及胸部 X 线检查阴性，诊断可能的病因包括咳嗽变异性哮喘（CVA）、上气道咳嗽综合征（UACS）、嗜酸性粒细胞支气管炎（EB）、变应性咳嗽（AC）。

下一步首选肺功能检查、支气管激发试验、痰嗜酸性粒细胞，如有条件可行变应原皮试等检查，根据检查结果选择相应治疗，并在 2 周内评估疗效，验证诊断。注意此患者合并过敏性鼻炎，必须同时治疗。给予患者心理安慰，告知患者避免变应原，规律用药，及时复诊。

【思考题】

1. 简述慢性咳嗽的定义和常见病因。

2. 简述咳嗽变异性哮喘的诊断和治疗。

3. 简述咳嗽的转诊指征。

（郑春燕）

第三节 胸 痛

【学习要点】 1. 掌握胸痛的分类、常见病因和全科诊疗思路。

2. 掌握胸痛的转诊指征和随访管理。

3. 熟悉胸痛的全科综合治疗。

【定义】

胸痛指胸前区的疼痛和不适感，患者常主诉闷痛、紧缩感、烧灼感、针刺样痛、压榨感、撕裂样痛、刀割样痛等，以及一些难以描述的不适症状。

【病因】

根据疾病风险程度不同，可将胸痛分为致命性胸痛和非致命性胸痛。胸痛的分类与常见病因见表 2-3-1。

表 2-3-1　胸痛的分类与常见病因

分类	常见病因
致命性胸痛	
心源性	急性冠脉综合征、主动脉夹层、心脏压塞、心脏挤压伤（冲击伤）、急性肺栓塞等
非心源性	张力性气胸
非致命性胸痛	
心源性	稳定型心绞痛、急性心包炎、心肌炎、肥厚性梗阻型心肌病、应激性心肌病、主动脉瓣疾病、二尖瓣脱垂等
非心源性	
胸壁疾病	肋软骨炎、肋间神经炎、带状疱疹、急性皮炎、皮下蜂窝织炎、肌炎、肋骨骨折、血液系统疾病（急性白血病、多发性骨髓瘤）所致骨痛等
呼吸系统疾病	肺动脉高压、胸膜炎、自发性气胸、肺炎、急性气管-支气管炎、胸膜肿瘤、肺癌等
消化系统疾病	胃食管反流病、食管狭窄、食管裂孔疝、食管癌、急性胰腺炎、胆囊炎、消化性溃疡和穿孔等
心理精神源性	抑郁症、焦虑症、惊恐障碍等
其他	过度通气综合征、颈椎病等

一、常见疾病及特点

常见可引起胸痛的疾病较多，在患者症状描述时可依据疾病特点进行初步鉴别。常见的胸痛疾病及其特点见表 2-3-2。

表 2-3-2　常见引起胸痛的疾病及其特点

分类	特点
稳定型心绞痛	典型的心绞痛位于胸骨后，呈憋闷感、紧缩感、烧灼感或压榨感等，可放射至颈部、颌面部、肩背部、双上肢或上腹部，一般持续数分钟，休息或含服硝酸甘油后3～5min内可缓解。诱发因素包括体力劳动、情绪激动、运动、饱食、寒冷等。

分类	特点
急性冠脉综合征	胸痛持续时间更长，程度更重，发作更频繁，或在静息时发作，硝酸甘油治疗效果不佳，可伴有大汗、呼吸困难等表现。高龄、糖尿病等患者症状可不典型。下壁心肌梗死可出现心动过缓、低血压、晕厥等表现，多伴有消化道症状。
肺栓塞	以肺动脉血栓栓塞症最常见，下肢深静脉血栓是主要来源。呼吸困难及气促是最常见症状，还可表现为胸痛（多为胸膜炎性胸痛）、咯血、烦躁不安，甚至濒死感等；晕厥或意识丧失可以是首发或唯一症状；呼吸急促是最常见体征，可伴发绀、低热。大面积肺栓塞以低血压和休克为主要表现。
主动脉夹层	主要表现为骤然发生的剧烈胸痛，多为"撕裂样"或"刀割样"难以忍受的持续性锐痛，可伴休克表现。胸痛的部位、伴随症状及体征与夹层的起源和累及部位相关，表现复杂多样。
急性气胸	可有搬重物、剧烈活动等诱因，瘦高人群易发，多表现为单侧突发胸痛，针刺样或刀割样，持续时间短暂，继而出现胸闷和呼吸困难，伴刺激性咳嗽。张力性气胸时患者烦躁不安，出现发绀、冷汗、脉速、虚脱、心律失常，甚至意识不清、呼吸衰竭。
纵隔气肿	疼痛尖锐、强烈、局限在胸骨后，常可闻及捻发音。
急性心包炎	一般为稳定的、挤压性的胸骨后疼痛，常常伴有胸膜炎表现。咳嗽、深吸气、仰卧可使疼痛加重；而坐起则使疼痛减轻。部分可闻及心包摩擦音。
肋软骨痛	多位于前胸部，疼痛特征为锐利性而范围局限。可表现为短暂、闪电样或持续性钝痛。按压肋软骨和胸骨柄关节可致疼痛加重。Tietze综合征（肋软骨炎）时有关节红、肿和触压痛。
胃食管反流	主要表现反酸、胃灼热、吞咽时胸痛。以胸骨后烧灼感或不适为主，常在餐后30分钟出现，尤其是在饱餐后。躯体前屈上位或用力屏气时加重。反流的刺激可引起食管痉挛性疼痛；引起上食管括约肌压力升高时，表现有咽球感。

二、致命性胸痛的鉴别

临床中可根据患者的症状描述及体格检查初步鉴别致命性胸痛的疾病（表 2-3-2）。对于常见疾病，如急性心肌梗死、不稳定型心绞痛、急性肺栓塞等仍需要完善相关检查后具体评估病情。

1. 急性心肌梗死　当存在急性心肌损伤伴有急性心肌缺血的临床证据，且检出 cTn 值升高和 / 或下降、至少有一次高于 99% 正常参考值上限时，并至少存在如下情况之一：

（1）心肌缺血的症状。

（2）新发缺血性心电图改变。

（3）新出现的病理性 Q 波。

（4）影像学证据显示，与缺血性病因相一致的新的存活心肌丢失或新的节段性室壁运动异常。

（5）血管造影和尸解检出冠状动脉血栓。

2. 不稳定型心绞痛　主要标准包括缺血性胸痛、cTn 阴性，心电图表现为一过性 ST 段压低或 T 波低平、倒置，少见 ST 段抬高（如变异型心绞痛）。

3. 急性肺栓塞　对疑诊为急性肺栓塞的胸痛患者，基层医疗卫生机构可采用简化的 Wells 评分（表 2-3-3）进行临床评估并联合 D- 二聚体进行筛查。

表 2-3-3　简化 Wells 评分

条目	计分 / 分
1. 肺血栓栓塞症或深静脉血栓形成病史	1
2. 4 周内制动或手术	1
3. 活动性肿瘤	1
4. 心率≥110 次 /min	1
5. 咯血	1
6. 深静脉血栓形成的症状或体征	1
7. 其他鉴别诊断的可能性低于肺血栓栓塞症	1

注：总分 0～1 分，肺栓塞低度可能；总分≥2 分，肺栓塞高度可能。

【病史、体格检查和辅助检查】

一、询问病史

1. 起病情况 ①是否为新发的、急性的和持续性的胸痛；②胸痛的部位、性质、诱发因素和缓解因素；③胸痛的伴随症状等。

2. 胸痛特点及伴随症状 ①性质；②发作和持续时间；③部位和放射；④诱发因素；⑤缓解因素；⑥相关症状。

3. RICE 问诊

（1）Reason：内心焦虑，明确胸痛原因。

（2）Ideas：对冠心病认知尚可；对高血压及糖尿病等慢性病控制标准清楚。

（3）Concern：担心自己再次心绞痛发作。

（4）Expect：希望医生开具转诊单（某医院）。

4. 治疗经过 既往检查结果；曾使用的药物和治疗方法及其效果。

5. 既往史 有无糖尿病、高血压、高脂血症、慢性咳嗽、消化道疾病等慢病，是否长期使用药物，疗效如何。有无传染病病史，有无胸部外伤史，是否有手术史。是否有早发心血管疾病家族史。

6. 生活工作习惯 工作性质，工作时间，是否长期劳累；平时运动情况，睡眠习惯，饮食习惯和嗜好，吸烟和饮酒情况等。

二、体格检查

初始评估侧重于危及生命的原因，如 ACS、PE、主动脉夹层和食管破裂。

1. 对于无并发症的急性心肌梗死，体检可能为阴性。

2. 与肢体脉搏差异相关的突发剧烈胸痛或背痛提示主动脉夹层。

3. PE 可能导致心动过速、呼吸困难和听诊肺动脉瓣区的第二心音增强。

4. 胸痛的非冠脉原因 包括主动脉瓣狭窄、主动脉瓣关闭不全和肥厚型心肌病，可产生特征性杂音和脉搏改变。

5. 心包炎性胸痛在仰卧位时加重，可能与心包膜摩擦有关。

6. 应激性心肌病的表现方式与 ACS 相似。

7. 胸痛伴有鼓胀样腹痛可能表明有潜在危及生命的胃肠道病因，如食管破裂。

8. 肺炎可能会导致局部胸膜炎性胸痛并伴有摩擦感。

9. 气胸可伴有胸膜炎性胸痛和单侧呼吸音消失。

10. 触诊肋软骨关节的压痛可能表明肌肉骨骼原因。

11. 水疱样皮疹呈带状分布，且与神经分布一致，有针刺样等疼痛感，考虑带状疱疹。

三、辅助检查

1. 心电图　所有胸痛患者均需行心电图检查。首份心电图应在接诊患者 10 分钟内完成标准 12 导联心电图；下壁心肌梗死患者建议行 18 导联心电图检查，以明确有无右室心肌梗死。初始心电图正常，不能除外 ACS，如胸痛持续不缓解时，需每间隔 5～10 分钟复查 1 次心电图，直到其他诊断测试排除 ACS。

2. 胸部 X 线检查　胸部 X 线检查可以初步排查引起急性胸痛症状的心肺或其他疾病，包括肺炎、气胸或肋骨骨折。胸腔积液、肺动脉段扩张和浸润可能提示 PE。

3. 心肌损伤标志物　心肌肌钙蛋白（cardiac troponin，cTn）对心肌组织具有高度的敏感性及特异性。cTn 在心肌梗死 2～4 小时后由心肌释放入血，10～24 小时达到峰值，持续升高 7～14 天。无法早期确诊的胸痛患者如首次 cTn 阴性，需 4～6 小时后复查以除外心肌梗死，但是不能因等待心肌损伤标志物结果而延误治疗时机。

4. D- 二聚体和血气分析　D- 二聚体<500μg/L，可基本除外急性肺栓塞。多数急性肺栓塞患者血气分析 PaO_2<80mmHg 伴 $PaCO_2$ 下降。

5. 超声心动图　超声心动图能发现新发的室壁矛盾运动、主动脉内游离内膜瓣、右心扩大等，有助于急性心肌梗死、主动脉夹层及急性肺栓塞的诊断。极少数患者可直接发现肺动脉近端血栓或右心血栓。

6. CT　CT 对于大部分胸腹腔疾病可提供直观的诊断依据。注射对比剂选择性 CT 血管成像，已经成为主动脉夹层、急性肺栓塞等胸痛疾病的首选确诊检查。

7. 冠状动脉造影　目前仍是临床诊断冠心病的金标准。对于

ACS的患者，如无禁忌则应尽早行冠状动脉造影检查。但某些冠心病患者造影可能没有严重的冠状动脉狭窄，而存在微血管病变。

【评估】

1. 初步评估　侧重于快速识别患有立即危及生命的患者，以便可以启动正确的医疗干预。可能危及生命（紧急）的胸痛原因包括ACS、急性主动脉综合征和PE。

2. 进阶评估　初步评估后，确定是否需要进一步的检查来确立诊断或制订处置计划。

3. 对急性胸痛和疑似ACS（不包括STEMI）患者进行风险分层。

如果排除了急性心肌损伤，对于症状持续或复发的患者，应考虑其他诊断。实施临床风险评估来确定临床决策路径，是选择患者是否进一步诊断评估的关键。对于急性胸痛和疑似ACS患者，如属于低风险，患者决策辅助工具有利于增进理解并有效促进风险沟通。如属于中等风险，推荐临床医生和患者共同决定是否需要住院、观察、出院或在门诊进行进一步评估，以增进患者的理解并减少检测频次。

【治疗】

一、紧急处理

包括保持呼吸道通畅、心电监护、吸氧、建立静脉通道、维持呼吸与循环稳定、止痛等对症处理和药物治疗。如病因不明，重点对症支持处理。

二、病因治疗

如病因明确，应尽早给予原发病药物治疗。

1. ACS无禁忌应给予抗血小板、抗凝、吗啡镇痛、硝酸酯类药物等治疗。

2. 急性肺栓塞主要是血流动力学和呼吸支持，并行抗凝或溶栓等治疗。

3. 主动脉夹层紧急治疗的原则是有效镇痛、控制心率和血压。

（1）镇痛：适当肌内注射或静脉应用阿片类药物（吗啡、哌替啶）。

（2）控制心率和血压：静脉应用 β 受体阻滞剂（如美托洛尔、艾司洛尔等）是最基础的药物治疗方法，对于降压效果不佳者，可在 β 受体阻滞剂的基础上联用一种或多种降压药物。

4. 张力性气胸需尽快排气，紧急情况下可用大号针头进行胸腔穿刺直接排气，然后再采用闭式引流排气。

三、心理治疗

大多数因胸痛就诊的低风险患者没有危及生命的情况，可能属于心理症状，例如躯体化或非心源性胸痛。针对此类患者的心理治疗，使用认知行为方法最有效，有研究报道在 3 个月内，胸痛频率降低了 32%。

四、健康教育

1. 休息与运动　适当运动，保持适当的体力活动，以有氧运动为主，注意运动的强度和时间，以不致诱发疼痛症状为度。

2. 饮食指导　宜摄入低热量、低脂肪、低胆固醇、低钠饮食，多食蔬菜、水果和粗纤维素食物，如芹菜、糙米等，避免暴饮暴食。

3. 用药指导　胸痛发作时在未明确诊断前尽量避免应用镇痛药物，以免掩盖病情。心源性胸痛患者可以舌下含服硝酸甘油缓解疼痛。

4. 心理指导　仔细观察患者的心理反应，关心、理解、尊重患者，鼓励患者表达自己的疼痛感受。

5. 康复指导　调整日常生活与工作量，不可过于劳累，避免情绪激动，减轻精神压力。

【红旗征及转诊指征】

1. 胸痛患者如出现以下征象，则提示为高危胸痛，需马上紧急处理

（1）神志模糊或意识丧失。

（2）面色苍白。

（3）大汗及四肢厥冷。

（4）低血压：血压<90/60mmHg（1mmHg=0.133kPa）。

（5）呼吸急促或困难。

（6）低氧血症（SpO_2<90%）。

在抢救的同时，积极明确病因，并在条件允许的情况下迅速转诊。

无高危临床特征、生命体征稳定的胸痛患者，需警惕潜在危险，应详细询问病史。

2. 紧急转诊　应重点识别有致命性危险的疾病导致的胸痛，这部分胸痛患者应在紧急处理后及时转往上级医院进行诊治。

3. 普通转诊　慢性稳定性胸痛需要病因诊断、择期检查或治疗等处理的患者可进行普通转诊，如消化系统疾病需要进行胃镜检查、神经痛或心理精神性疾病需要专科治疗等。

【随访计划】

通过随访评估患者目前的状态及存在的问题，制订相应的措施。

1. 目前患者的症状　有无心肌缺血及其他症状；胸痛发作的频率和严重程度；体力活动能力有无改变；有无呼吸困难等；患者的心理社会状态如何。

2. 治疗情况　询问患者当前使用的所有药物，有无不良反应。

3. 生活方式　是否进行健康的生活方式；对自身疾病知识的了解程度；患者目前存在的疑虑是否对危险因素进行干预及干预效果。

4. 体格检查　有无诊断价值的体征。

5. 实验室检查　近期已完成的实验室检查及需进一步完善的检查，包括血脂、血糖、糖化血红蛋白、肝肾功能等。

6. 评估　目前患者的病情有无转诊指征，药物应用是否合理、有效，是否存在药物的不良反应，是否需要调整药物的剂量，患者危险因素控制情况，患者是否存在心理问题，患者的家庭、社会支持环境等。

7. 处理　根据患者具体情况制订不同的处理计划，约定下次随诊时间。

【病例分析】

患者，女，77岁，退休工人。间断胸痛17年，加重4天就诊。患者于17年前情绪激动后出现心前区隐痛，阵发性，每次持续约5分钟。无大汗，疼痛未向其他部位放射，无呼吸困难，休息或含服硝酸甘油5分钟后症状缓解。于某医院诊断"冠心病、心绞痛"，经过治疗后胸痛次数较前减少，偶有胸闷，可耐受。近4天无明显诱因再发胸痛，性质同前，自觉程度较前加重，含服硝酸甘油后持续不缓解。无恶心、呕吐，无大汗、呼吸困难，无黑矇、晕厥。患者自发病以来，饮食睡眠差，大小便正常。既往患高脂血症 17 年，高血压 17 年，骨关节病 5 年，失眠 2 年。否认肝炎、结核病史，否认外伤、输血史。否认食物、药物过敏史。吸烟 60 年，3 支 /d，不饮酒，饮食荤素搭配，主食约 250g/d，食盐量 5g/d。运动量少。否认家族成员有慢性病及遗传性疾病史。

根据病例所示，患者症状为情绪激动后出现的心前区隐痛，阵发性，每次持续约 5 分钟；无大汗，疼痛未向其他部位放射，无呼吸困难，休息或含服硝酸甘油 5 分钟后症状缓解。症状较典型，结合既往史等信息，诊断及处理如下。

初步诊断：冠心病、不稳定型心绞痛、心功能Ⅱ级（NYHA 分级）、高血压 2 级（极高危组）、高脂血症、骨关节病、失眠。

处理计划：

1. 紧急转诊　开具转诊单，进一步专科就诊，必要时行冠状动脉造影明确诊断。

2. 检查 / 辅助检查计划

（1）完善 24 小时动态心电图、超声心动图、心脏 CT 等检查。

（2）建议心血管内科就诊，必要时行冠状动脉造影明确诊断。

（3）定期复查血糖、血脂、肝功能、肾功能等指标。重点掌握患者应用降脂治疗后血脂控制是否达标，监测肝功能、肌酸激酶。

3. 药物治疗　阿司匹林肠溶片 0.1g，每日 1 次；酒石酸美托洛尔片 25mg，每日 2 次；阿托伐他汀钙片 20mg，每晚 1 次；单硝酸异山梨酯 40mg，每日 1 次；硝苯地平控释片 30mg，每日 1 次；厄贝沙坦氢氯噻嗪片 1 片，每日 1 次；艾司唑仑片 1mg，每晚 1 次；布洛芬缓释胶囊 0.3g，每日 2 次。

4. 非药物指导　①低盐低脂低热量饮食；②规律有氧运动：根据目前患者心功能情况，在病情稳定期可进行轻、中等强度的有氧运动；③戒烟；④减重、减腹围；⑤心理疏导，缓解焦虑情绪。

【思考题】

1. 胸痛的问诊要点。

2. 简述胸痛患者的诊疗流程。

（姜　岳）

第四节 呼 吸 困 难

【学习要点】 1. 掌握呼吸困难的全科诊疗思路。

2. 熟悉呼吸困难的常见病因、转诊指征和随访管理。

3. 了解呼吸困难的全科综合治疗原则。

【定义】

呼吸困难指患者主观上有氧气不足或呼吸费力的感觉,客观上表现为呼吸频率、深度和节律的改变。按病程分为急性呼吸困难与慢性呼吸困难:急性呼吸困难指病程数小时至数日以内的呼吸困难,慢性呼吸困难指持续了4～8周以上的呼吸困难。

【概述】

呼吸困难是未分化疾病早期的常见症状之一,在基层医疗中十分常见。呼吸困难伴意识障碍、发绀、血压不稳定等表现时提示病情危重,需要紧急抢救。

【病因】

一、急性呼吸困难

(一)气胸

临床表现为突感一侧胸痛,针刺样或刀割样,持续时间短暂,继之出现胸闷和呼吸困难。X线或CT显示气胸线是诊断依据。

(二)气道异物、气道阻塞

当气道异物阻塞,会出现急性呼吸困难。婴幼儿较为常见。一般可通过X线、CT明确诊断。

(三)急性左心衰竭

突发严重的呼吸困难,呼吸频率通常30～50次/min,强迫坐位、面色灰白、发绀、大汗、频繁咳嗽、咳粉红色泡沫痰。疑似患者可行BNP/NT-proBNP检测鉴别。

二、慢性呼吸困难

（一）支气管哮喘

典型哮喘患者常反复发作喘息、气急，胸闷、咳嗽，夜间及晨间多发，常与接触变应原、冷空气、理化刺激以及病毒性上呼吸道感染、运动等因素有关。发作时双肺可闻及散在或弥漫性哮鸣音，呼气相延长。

（二）慢性阻塞性肺疾病

此病病程较长，可有慢性咳嗽、咳痰、气短或呼吸困难、喘息和胸闷等症状。肺功能检查确定持续气流受限是诊断的必备条件，吸入支气管扩张剂后，$FEV_1/FVC<70\%$ 可诊断。

（三）胸腔积液

积液量少于 300ml 时症状不明显，大量积液时心悸及呼吸困难明显，严重时甚至呼吸衰竭。诊断性胸腔穿刺和胸腔积液检查用于明确积液性质及病因诊断。X 线是发现胸腔积液的首选影像检查；超声检查用于估计胸腔积液的深度和积液量。

三、其他原因导致的呼吸困难

（一）中毒性呼吸困难

呼吸中枢受毒物刺激或药物抑制所致。各种原因所致的酸中毒表现为深而大的呼吸困难；呼吸抑制剂如吗啡、巴比妥类等中毒时，呼吸浅而慢。

（二）血源性呼吸困难

重症贫血可致气促，尤以活动后明显；大出血或休克时因缺血及血压下降，刺激呼吸中枢而引起呼吸困难。

（三）神经精神性与肌病性呼吸困难

重症脑部疾病累及呼吸中枢、重症肌无力危象引起呼吸肌麻痹，均导致呼吸困难；癔症患者发作呼吸困难的特点是呼吸显著频速、表浅，因为呼吸性碱中毒常伴有手足抽搐症。

（四）其他疾病导致的呼吸困难

如大量腹腔积液、腹腔巨大肿瘤、妊娠后期等。

（五）肺栓塞

不明原因的呼吸困难及气促，尤以活动后明显，还可伴有胸痛、晕厥、咯血等症状。CT 肺动脉造影是确诊肺栓塞的检查手段。

呼吸困难常见病因见 ER-2-4-1。

ER-2-4-1　呼吸困难常见病因

【病史、体格检查和辅助检查】

一、询问病史

1. 起病情况　有无接触过敏原、上呼吸道感染、剧烈运动,有无服用阿司匹林、吗啡类、巴比妥类药物。

2. 症状特点　呼吸困难的缓急、程度、性质、发作频率,缓解或加重因素,与活动或体位的关系。

3. 伴随症状　是否伴哮鸣音,有无发热,是否有胸痛,是否有咳痰,是否有意识障碍。

4. 治疗经过　是否就诊,做过哪些检查及结果;曾应用哪些药物、治疗方法及疗效。

5. 既往史　有无吸烟饮酒史、职业或环境暴露史,有特殊职业接触史时,有无过敏性鼻炎,有无慢性肺部疾病,有无心脏病、肝病、肾病及糖尿病、高血压病病史,有无血液系统疾病、下肢静脉血栓病史。

二、体格检查

观察患者呼吸频率、深度、节律,有无吸气三凹征,胸廓外形有无桶状胸等。下呼吸道:肺部听诊注意双肺呼吸音及有无哮鸣音、湿啰音和爆裂音。

三、辅助检查

1. 胸部 X 线　用来明确呼吸系统病变部位、性质。

2. 胸部 CT　对于明确肺部病变部位、性质以及气管、支气管通畅程度有重要价值。

3. 血气分析　是慢性阻塞性肺疾病急性加重期评估呼吸衰竭的重要检查指标。

4. 胸部超声检查　可用于胸腔积液的诊断及穿刺定位,近胸膜病变的引导穿刺等。

5. 肺功能检查　能辅助诊断呼吸困难的病因，支气管激发试验阳性是诊断咳嗽变异性哮喘的重要标准。

6. 血液检查　细菌感染时可出现白细胞总数和／或中性粒细胞计数增高。

7. 痰液检查　可培养出致病菌。

8. 呼出气一氧化氮 FeNO 检测、变应原皮试和血清 IgE 检查。

9. 支气管镜检查　用于对常规检查未能明确的病因或针对常见病因治疗无效的不明呼吸困难患者，可排除因气道病变引起的呼吸困难，但不推荐作为常规检查。

呼吸困难的诊断流程见 ER-2-4-2。

ER-2-4-2　呼吸困难诊断流程

【评估】

慢性阻塞性肺疾病急性加重期严重程度的评估有助于治疗方案选择及疗效观察。

【治疗】

一、病因治疗

（一）支气管哮喘

1. 急性发作期　雾化吸入 SABA，或联合雾化吸入短效抗胆碱药、激素混悬液，也可静脉注射茶碱类。

病情严重时尽早静脉应用激素，病情缓解控制后改为口服。注意关注血气分析及电解质指标，必要时补碱或行机械通气治疗。

2. 慢性持续期　吸入低剂量 ICS，推荐症状明显或存在危险因素患者可中／高剂量 ICS 或低剂量 ICS/LABA 治疗；严重者推荐短程口服激素，大剂量 ICS 或中剂量 ICS/LABA 作为维持治疗。整个治疗过程需进行连续性的评估，观察疗效并适时调整治疗方案。

（二）慢性阻塞性肺疾病急性加重期

1. 确定急性加重的原因（细菌或病毒感染）。

2. 雾化吸入沙丁胺醇 500μg，或 1 000μg 加异丙托溴铵 250～500μg。

3. 低流量鼻导管或面罩吸氧,鼻导管氧流量为28%～30%。

4. 呼吸困难症状加重,咳嗽伴痰量增加、有脓痰时,根据患者所在地常见病原菌及药敏情况进行抗生素用药。

5. 泼尼松30～40mg/d,或静脉予以甲泼尼龙40～80mg,每日1次,连续7日。

6. 针对并发较为严重呼吸衰竭患者应机械通气。

二、对症治疗

(一)平喘药物

1. 复方甲氧那明 饭后口服,根据年龄与病情调整。

2. 孟鲁司特 哮喘患者应在睡前服用,季节性过敏性鼻炎患者可根据自身的情况按需服用。

(二)β受体激动剂药物

1. 沙丁胺醇 经口腔吸入使用。

2. 特布他林 口服。

(三)茶碱类药物

氨茶碱,可口服、静推、静脉滴注给药,注意使用剂量。

(四)抗胆碱类药物

如异丙托溴铵气雾剂。

(五)激素类药物

如布地奈德、丙酸氟替卡松气雾剂。

(六)正性肌力药

如地高辛。

(七)利尿剂

1. 呋塞米 起始剂量为口服20～40mg,每日1次,必要时6～8小时后追加20～40mg,直至出现满意利尿效果。注意控制用量。

2. 螺内酯 一般每日40～120mg,分2～4次服用。

三、中医中药治疗

呼吸困难多归属中医学"喘证""哮证"等范畴,成因有外感、内伤,病性有"虚"有"实",或"虚实夹杂",辨证论治当审其虚实,辨其脏腑,分清主次,权衡标本,适当处理。呼吸困难以气虚、痰热蕴肺、痰瘀阻络、风邪犯肺、痰浊阻肺以及气虚血瘀水停为主。中老年患者以虚证或本虚标实证型为主，早期识别患者的证型特点，尽早针对性地进行中医药干预，对中医药防治呼吸困难的反复发作有一定帮助。

四、健康教育

1. 运动指导　从可承受的有氧运动开始，逐渐增加运动量，忌剧烈运动，坚持每周3～5次，每次30分钟以上。

2. 饮食指导　不宜食用生冷辛辣等刺激性食物；多食含钾镁、纤维素食物，少食海鲜等易过敏食物；三餐不宜过饱、过甜。

3. 身心指导　避免过于疲劳，积极参与社会活动，愉悦心情，乐观开阔，杜绝焦虑情绪。

4. 防疫指导　寒冷季节注意保暖，预防感冒，有条件者可以接种流感疫苗和肺炎疫苗。

5. 行为指导　冬季屋内取暖绝对不能使用煤炭生火；拒绝烟草，远离烟雾，避免接触容易过敏的物质；有条件者可以定期家庭氧疗。

【红旗征及转诊指征】

1. 出现高碳酸血症或难以纠正的低氧血症。

2. 出现休克、意识状态模糊，危及生命。

3. 基础疾病病情加重，初始治疗失败。

4. 需进一步机械辅助通气、介入手术治疗者。

【随访计划】

纳入社区慢性病规范化管理，随访3～6个月一次，复查心电图、生化指标。积极预防呼吸道感染。应监督按时规律、长期遵嘱用药及自我管理。

【病例分析】

患者，女性，27岁，职员。1年来反复发作喘息，多与气候变化、接触油烟等刺激性气味有关。伴咳嗽，咳少量白痰。无胸闷、胸痛、心悸，无发热、盗汗。脱离刺激性气味后症状可自行缓解。喘息持续发作时，曾于当地诊所按"上呼吸道感染"治疗，症状可逐渐缓解。缓解期间无不适症状。1天前患者逛花鸟市场后喘息再次发作，轻微活动后感胸闷、气促，夜间症状严重，需高枕卧位。发病以来，精神、食欲、睡眠差，二便如常。否认高血压、糖尿病病史，否认食物、药物过敏史。

该患者为青年女性，反复喘息伴咳嗽、咳痰1年，大于3周，属慢性呼吸困难范畴。结合患者起病诱因、气道敏感性增高表现，合并症状多与气候变化、接触油烟等刺激性气味有关。患者无发热、黄痰，排除感染因素。无药物、职业及心理因素。支气管舒张试验阳性提示气道高反应性。诊断支气管哮喘可能性大。还应完善特异变应原检测、FeNO检测、动脉血气分析等检测，验证诊断。急性加重期予以对症治疗，症状平稳期长期使用控制性药物。给予患者呼吸康复指导，告知患者避免变应原，规律用药，定期复诊。

【思考题】
1. 简述呼吸困难的定义和常见病因。
2. 简述哮喘药物分类。

（殷安康）

第五节　打　喷　嚏

【学习要点】　1. 掌握打喷嚏的常见病因、临床评估和诊断策略、转诊指征。

　　2. 熟悉打喷嚏的治疗，包括病因治疗、健康教育和随访。

【定义】
喷嚏反射，俗称"打喷嚏"，是鼻黏膜受刺激所引起的防御性反射动作。打喷嚏时伴有面部肌肉运动、闭眼、流泪、短暂性鼻分泌物增多、鼻黏膜充血等。

【概述】

喷嚏反射的生理意义在于排出上呼吸道中的异物或过多的分泌物,清洁和保护呼吸道。引起喷嚏反射的刺激有炎性渗出物、黏液、刺激性气体、强光刺激、灰尘及其他异物等。

【病因】

一、生理性因素

当鼻腔黏膜受到冷空气、粉尘、刺激性气体等因素刺激后,可出现保护性、反射性的喷嚏反应,属于一种正常的生理现象,一般无须要采取任何措施进行治疗。

二、病理性因素

(一)鼻部疾病

1. 急性鼻炎　初期表现为鼻内干燥、灼热感或痒感和喷嚏,继而出现鼻塞、水样鼻涕、嗅觉减退和闭塞性鼻音。

2. 变应性鼻炎　以鼻痒、阵发性喷嚏、大量水样鼻涕、鼻塞为主要特征,部分患者尚有嗅觉减退等表现。特异性皮肤点刺试验阳性,血清特异性抗体 IgE 检测升高。

3. 嗜酸性粒细胞增多性非变应性鼻炎　一种以鼻分泌物嗜酸性粒细胞增多为特征的高反应性鼻炎。临床表现为阵发性喷嚏、大量的水样鼻涕、鼻痒、鼻塞,也可出现反复的嗅觉减退。鼻分泌物涂片可发现有大量嗜酸性粒细胞(>20%),变应原皮肤试验阴性,血清特异性抗体 IgE 检测阴性。

4. 血管运动性鼻炎　一般多发于中青年女性,环境因素如温度、气压和刺激性气体等均可引发鼻部症状,鼻塞、流涕、喷嚏、鼻痒等较为常见。鼻内镜检查可见鼻黏膜充血水肿等,下鼻甲表现为充血、肥大,鼻腔内常有水样或黏稠样分泌物潴留。

5. 鼻息肉　以鼻塞或鼻分泌物增多为主要表现,可伴有喷嚏、面部疼痛或肿胀、嗅觉减退甚至消失。

(二)呼吸系统疾病

流行性感冒为流感病毒引起急性呼吸道传染病,起病急,流涕、打喷嚏等鼻咽部症状较轻，但全身症状较重。快速鼻咽拭子或血清病毒PCR检查有助于早期诊断。

（三）急性传染病前驱症状

部分病毒感染性疾病，如麻疹、脊髓灰质炎等疾病初期可有鼻塞、流涕、打喷嚏、发热等感冒样症状，应予以重视。

（四）神经系统疾病

1. 三叉神经物理刺激　三叉神经支配区的物理或机械刺激可引发打喷嚏反射，包括局部麻醉下在眼科手术期间经常拉动毛发、撕掉眉毛或眼眶注射等。

2. 喷嚏性癫痫　属于自主神经性癫痫，表现为在闲谈中突然打喷嚏不止，持续1~3分钟，能自行缓解，脑电图有尖波发作。

3. 罕见的如视神经脊髓炎谱系疾病　患者可有阵发性打喷嚏的表现。

（五）遗传相关疾病

"光喷嚏反射"（ACHOO综合征）于1954年Sedan首次描述，即少数人对着太阳或在明亮环境中出现鼻痒、打喷嚏，该病属于常染色体显性遗传，且仅在首次暴露于强光后发作，重复刺激无效。

（六）心因性疾病

顽固性发作性喷嚏可见于年轻患者，且以女性居多，多由焦虑、压抑等精神障碍引起，此类喷嚏多无吸气相。通过心理或抗焦虑治疗可能有效。

【病史、体格检查和辅助检查】

一、询问病史

1. 起病情况　起病情况是否与患病时间有关、有无诱因等。

2. 病情特点　打喷嚏的特点及其发展变化情况，包括打喷嚏的病程、缓解或加剧因素以及演变发展情况、对生活工作的影响等。

3. 伴随症状　①发热、咳嗽、咳痰：要考虑流感等上呼吸道感染可能；②眼、鼻痒，流涕：感冒、变异性鼻炎可能；③眩晕、面部感觉或运动异常、肢体感觉或运动异常、吞咽困难：剧烈喷嚏可能引起椎动脉夹层，从而诱发神经系统疾病。

4. 治疗经过　发病以来诊治经过及结果记录，患者发病后接受的检查与治疗的详细经过，以及效果。

5. 既往史、个人史、家族史等　询问既往是否有类似疾病史、相关鼻炎等病史，是否有过敏史，尤其药物过敏等。家族中有无遗传性疾病、呼吸道疾病史等。

二、体格检查

1. 一般情况　体形、营养状态、急慢性面容、呼吸状态、体位、皮肤湿度、有无瘀斑。

2. 头颈部　鼻咽检查时注意鼻黏膜是否苍白、充血、肿胀，注意鼻腔分泌物性质以及鼻腔是否通畅、有无鼻息肉等。

3. 胸部　胸廓有无畸形、有无压痛，肺部听诊有无呼吸音减弱、啰音、异常呼吸音等。

4. 心脏　有无心尖异常搏动、心包摩擦感、心脏浊音界扩大，注意心脏听诊，注意心音强弱、各瓣膜区有无杂音等。

5. 其他　腹部有无压痛、反跳痛，有无触及包块、肠鸣音是否异常等；双下肢有无水肿，脊柱四肢有无异常，肢体肌力、肌张力是否正常，神经系统检查有无异常。

三、辅助检查

1. 实验室检查　如血常规、C 反应蛋白、血沉、血生化、特异性 IgE 检测、鼻腔分泌物涂片及检测、皮肤点刺试验等。

2. 影像学检查　胸部 X 线、超声心动图，排除呼吸系统疾病。

3. 鼻咽镜检查　检查鼻咽喉部有无炎症改变、过敏性改变（鼻黏膜、下鼻甲水肿等）或占位性病变等体征，判断有无过敏性鼻炎、鼻息肉等。

4. 焦虑、抑郁等量表　评估精神心理状态。

【评估】

打喷嚏的安全诊断和评估策略，可借鉴莫塔全科医学安全诊断策略五步法，见表 2-5-1。

表 2-5-1　打喷嚏的安全诊断策略表

安全诊断策略五步	可能的疾病
1. 可能的诊断	生理性反应、刺激物(光喷嚏反射)、急性鼻炎、变应性鼻炎、嗜酸性粒细胞增多性非变应性鼻炎、血管运动性鼻炎、鼻息肉、流行性感冒
2. 不能被忽视的严重疾病	椎动脉夹层、视神经脊髓炎谱系疾病、心肌梗死、肺部感染、胸膜炎等
3. 常被遗漏的疾病	急性传染病前期症状(麻疹、脊髓灰质炎等)、喷嚏性癫痫
4. 潜在的常被掩盖的疾病	心因性疾病
5. 患者试图告诉我别的什么?	工作压力、家庭问题等导致的焦虑等

【治疗】

一、病因治疗

1. 急性鼻炎　局部治疗可鼻内用减充血剂。全身治疗包括口服抗病毒药物,合并细菌感染时可应用抗生素。

2. 变应性鼻炎　常采用阶梯式治疗方法,即按照病情由轻到重,依次采用抗组胺药物、糖皮质激素等进行治疗。

3. 嗜酸性粒细胞增多性非变应性鼻炎　目前鼻内糖皮质激素是主要治疗方案,必要时可联合使用抗组胺药物或白三烯拮抗剂。

4. 血管运动性鼻炎　主要包括尽量避免接触刺激性因素、药物治疗和手术等。

5. 流行性感冒　①应对疑似和确诊患者进行隔离;②对症治疗:应用解热药、缓解鼻黏膜充血药、止咳祛痰药等;③抗病毒治疗;④支持治疗和预防并发症:注意休息、多饮水、给易于消化的饮食,纠正水电解质紊乱,密切观察、监测并预防并发症,继发细菌感染时及时使用抗生素。

6. 喷嚏性癫痫　抗癫痫药物治疗有效。

7. 心因性疾病　治疗包括心理咨询、心理辅导和心理药物等治疗。

二、中医中药治疗

打喷嚏从中医的角度来看，属"鼻鼽"范畴，主要以体质虚寒为本，肺、脾、肾亏虚，兼以风寒异气侵袭为标。通过辨证论治，中药内服调理，可改善患者体质，减轻症状，改善免疫失衡；通过针灸、穴位埋线、穴位注射、局部外用中药等外治法也有很好的防治作用。

三、健康教育

1. 远离过敏原。

2. 注意休息和营养，注意个人和鼻腔的卫生。

3. 坚持锻炼、增强抵抗力，避免受凉或感冒。

4. 多吃含维生素 C、维生素 A 的食物，如新鲜水果、胡萝卜等蔬菜；忌吃牛肉、含咖啡因饮料、巧克力等；忌吃冷饮；忌吃刺激性食物，如辣椒、芥末等。

【红旗征及转诊指征】

一、红旗征

1. 打喷嚏伴过敏症状严重，出现呼吸不畅甚至有窒息感。

2. 剧烈喷嚏后出现眩晕、面部感觉异常或表情异常，肢体感觉或运动异常，或伴有吞咽困难。

二、转诊指征

1. 打喷嚏长期反复，治疗效果欠佳或原因不清者。

2. 打喷嚏无明显伴随症状和相关器质性疾病，不能排除心理疾病者。

【随访计划】

给予初始治疗后，可建议患者 1～2 周门诊复诊以观察治疗效果，必要时调整治疗药物。已经明确打喷嚏病因并给予相应治疗者，按照不同疾病告知患者复诊时间和随访疗程。

【病例分析】

患者,男性,28 岁,因"反复打喷嚏、流清涕半年"来门诊求治。患者半年前无明显诱因下出现打喷嚏,以清晨起床后明显,阵发性发作,流较多清涕,进食后能逐渐缓解,伴有鼻痒,无流脓涕和嗅觉减退,无咳嗽咳痰,无头痛头晕,无胸闷、气促等。查体:神志清,咽部无充血,扁桃体无肿大,皮肤黏膜无黄染,双肺呼吸音清,无干湿啰音,心律齐,未闻及杂音,腹平软,无压痛,肝脾未及肿大,下肢无水肿。鼻内镜检查鼻黏膜苍白、水肿、鼻腔水样分泌物。实验室检查:血常规、血生化、胸部 X 线检查等正常,IgE 浓度 314U/ml。

患者青年男性,反复打喷嚏、流清涕半年。结合患者病史、鼻内镜检查和血 IgE 浓度检测升高,考虑变应性鼻炎,予以丙酸氟替卡松鼻喷雾剂每日 1 次、每鼻孔各 2 喷和氯雷他定片 10mg,每日一次,口服治疗。1 周后患者门诊复查症状较前缓解。

【思考题】

1. 简述打喷嚏的常见病因。

2. 简述打喷嚏的诊断和转诊指征。

(周　炜)

第六节　打　鼾

【学习要点】　1. 掌握打鼾的定义、病史特点、病因、转诊指征和管理。

2. 熟悉打鼾的全科诊疗思路和综合治疗,包括一般治疗、对症治疗。

【定义】

根据国际睡眠障碍分类（international classification of sleep disorders edition 3，ICSD-3），如果符合以下标准，则应诊断为"打鼾"：

1. 受影响的个人或他们的床伴报告睡眠中出现依赖呼吸的声音现象，通常发生在吸气相。

2. 受影响的个人没有抱怨由于打鼾造成的睡眠障碍。

3. 睡眠医学诊断没有任何迹象表明存在另一种与睡眠相关的呼吸系统疾病。

打鼾的诊断是基于主观描述，目前没有任何客观指标能够将上述声音现象定义为"打鼾"。此外，打鼾的诊断需要排除其他睡眠相关呼吸障碍（sleep-related breathing disorders，SRBD），如阻塞性睡眠呼吸暂停（obstructive sleep apnea，OSA）。

因此，鉴别是否合并 OSA 是诊断打鼾的重点。

【概述】

打鼾是上气道阻力增高和咽部塌陷增多，导致睡眠时上气道软组织振动产生的一种声音，通常发生在吸气相，也可发生在呼气相。打鼾常见于男性及肥胖人群，可能是一些疾病的伴随症状，若长期打鼾无法缓解，或影响了白天的精神状态，导致白天困倦疲劳、注意力不集中、嗜睡等问题，应及时去医院就诊。

【病因】

一、上呼吸道狭窄

包括肥胖、鼻塞、颅面异常、甲状腺功能减退、肢端肥大症和腺样体/扁桃体肥大等。治疗目标是开放上呼吸道，改善相关合并症。

二、阻塞性睡眠呼吸暂停（OSA）

在睡眠中由于上呼吸道反复发生完全阻塞（呼吸暂停）或部分阻塞（低通气）导致的睡眠呼吸疾病。

【病史、体格检查和辅助检查】

一、询问病史

由于没有客观指标能够定义打鼾，指南建议尽可能从打鼾者和床伴那里获取详细的病史，以支持打鼾的诊断，需注意询问如下打鼾相关的病史特点：

1. 打鼾的性质　打鼾的触发因素和危险因素（酒精、尼古丁、过敏性和非过敏性鼻炎、鼻呼吸障碍）；打鼾频率；打鼾性质（规则 / 不规则、吸气 / 呼气、频率、响度、噪声特性）；打鼾是否与体位相关。

2. 与睡眠障碍相关的病史　睡眠启动和维持障碍情况；从睡眠中醒来（是否呼吸困难，口 / 喉干燥）；是否有与睡眠相关的呼吸暂停；白天困倦 / 入睡倾向，是否有白天注意力降低；是否存在身体功能下降。

3. 相关合并症　超重或肥胖；心血管疾病（如高血压、心律失常、心肌梗死、卒中）；糖尿病等。

二、体格检查

许多体征能够提示打鼾的原因，如肥胖、颅面异常、鼻中隔偏曲、腺样体扁桃体肥大和鼻息肉等。之所以要对鼻腔、口咽、喉部、口腔等进行详细的体格检查，是因为这些部位的解剖异常是打鼾的常见原因，以便为后续的治疗决策提供依据。

三、辅助检查

对打鼾者进行诊断性检查的主要目的是确认或排除 OSA，因为 OSA 与一些重要的临床结局相关，并且需要长期治疗。若患者存在习惯性大声打鼾并被目睹有呼吸暂停症状，且伴有白天睡眠过多、肥胖、心脏病以及提示性颅面特征，则应考虑针对 OSA 的进一步评估。

1. 睡眠内镜　药物诱导睡眠内镜检查可在患者处于类似睡眠状态时观察上呼吸道，以便于在单纯打鼾情况下进行上呼吸道定位诊断，以及确定软腭手术治疗的适应证。

2. 多导睡眠图（polysomnography，PSG）、相关量表对患者的日间症状及睡眠质量进行评估。

【治疗】
由于目前不认为打鼾是一种疾病，因此在没有 OSA 的情况下，当患者希望尽量减少对其床伴睡眠的干扰，或希望消除打鼾所造成的困扰时，才需要对打鼾进行治疗。

一、一般治疗

主要包括减重、改变睡眠姿势以及戒烟戒酒。指南建议所有超重的打鼾者减重，降低身体质量指数（body mass index，BMI）。对于仰卧位相关的打鼾，应尝试避免仰卧位睡眠，选择侧卧位睡眠，以减少鼾声。此外，戒烟戒酒，尤其是避免在睡前几小时内饮酒，可以减少打鼾。

二、保持鼻腔通畅性

前鼻瓣区是气道最狭窄的节段之一，睡眠时该处的气流阻力最大。某些情况可部分阻塞已狭窄的气道（如鼻炎、解剖学因素等），进一步增加气流阻力，从而导致打鼾。因此，对于鼻腔狭窄的打鼾者，保持鼻腔通畅性是治疗打鼾的重要方法。

如使用外置式鼻扩张器收缩并稳定鼻翼，扩张前鼻瓣区，从而降低鼻气流阻力。当打鼾与急性鼻窦炎或鼻 - 鼻窦炎有关时，可以考虑短期使用鼻腔减充血剂以缓解鼻塞，帮助减轻打鼾。

三、口腔矫治器

也被称为下颌前移装置，可在睡眠时扩张上呼吸道，从而减少打鼾。可用于保守治疗失败且要求治疗的打鼾者。

四、外科手术治疗

通过外科手术来改善鼻腔气流，减少打鼾。手术治疗只推荐用于上述保守治疗失败的患者。

五、健康教育

1. 睡眠卫生教育　养成良好的睡眠习惯，保持生活规律。避免咖啡因、茶类饮料，吸烟和酒精。

2. 生活方式　告知患者改善饮食，规律有氧运动，保持健康的生活方式，控制体重。

3. 心理辅导　安慰患者，嘱患者保持积极乐观的心态。

【红旗征及转诊指征】

一、红旗征

1. 出现呼吸困难、憋喘。
2. 出现胸闷、胸痛等其他并发症。
3. 日间嗜睡症状明显。

二、转诊指征

1. 夜间睡眠过程中因打鼾伴突发呼吸困难、憋喘等可能危及生命的疾病。
2. 伴发明显的口鼻、呼吸道畸形影响呼吸功能。
3. 出现新的体征或原有体征加重者。

【随访计划】

给予一般治疗后，可建议患者1~2个月复诊以观察治疗效果。若效果仍不佳，则可使用鼻扩张器或下颌前移装置来改善鼻腔通常性，若保守治疗均失败可考虑外科手术治疗。

【病例分析】

患者，男性，55岁，身高164cm，体重85kg，BMI 31.6kg/m^2，打鼾10余年。10年前戒烟后体重增加，出现打鼾，夜间憋气，并开始出现气促，逐渐加重。近2年来经常因气促加重到当地医院就诊，给予氨茶碱、地塞米松及抗菌药物等治疗，3个月前行肺功能检查，示轻度阻塞性通气功能障碍。经治疗后，患者夜间憋气症状仍持续存在，无喘息，无畏寒、发热，无胸痛、心悸。既往4年有慢性咳嗽病史，多于春季和受凉感冒后加重。否认高血压、糖尿病病史。35年吸烟史，平均每天一包。否认食物、药物过敏史。

中年男性，肥胖，打鼾10余年。诊断可能的病因为：OSA。下一步首选PSG。如果符合按OSA治疗，予持续气道正压通气治疗。如果不符合，再继续进行鼻内镜检查，明确有无结构性异常或肥大，可予以鼻腔减充血剂等治疗。不管何种治疗，均应在2个月内评估疗效，验证诊断。给予患者心理安慰，规律用药，及时复诊。

【思考题】

1. 简述打鼾的定义和常见病史特点。

2. 简述 OSA 的诊断和治疗。

3. 简述打鼾的转诊指征。

（罗荧荃）

第七节 咽 痛

【学习要点】 1. 掌握咽痛的常见病因、临床评估和诊断策略、转诊指征。

2. 熟悉咽痛的治疗，包括病因治疗、健康教育。

【定义】

咽痛是咽部疾病中最为常见的症状之一，常表现为刺痛、钝痛、烧灼痛、隐痛、胀痛、跳痛等，可因咽部或邻近器官疾病所致，也可以是全身疾病的伴随症状。

【概述】

临床上，咽痛可分为自发性咽痛和激发性咽痛，前者在咽部无任何动作的平静状态时出现，常局限于咽部某一部位，多由咽部疾病所引起；后者由咽部各种活动如吞咽、进食或压舌板等器械刺激所引起。咽部感染、创伤、溃疡、异物、恶性肿瘤、茎突过长以及某些全身性病变等均有不同程度的咽痛。

【病因】

一、感染性疾病

（一）细菌感染

1. 急性扁桃体炎　乙型溶血性链球菌是本病的主要致病菌，其次为流感嗜血杆菌、肺炎球菌和葡萄球菌等。临床表现为剧烈咽痛常放射至耳部,可伴有畏寒、发热、头痛、食欲缺乏、乏力等,体温可达39℃以上。查体咽部黏膜呈弥漫性充血,腭扁桃体肿大,表面可见黄白色脓点,有时伴有颌下淋巴结肿大、压痛。

2. 扁桃体周围脓肿　其特征性表现是扁桃体周围区域明显肿胀,扁桃体组织向内侧移位,常由A组乙型溶血性链球菌或厌氧菌感染引起。典型症状是进行性吞咽和张口困难。

3. 咽后脓肿　咽后隙的化脓性炎症,小儿多见。急性期畏寒、高热、咳嗽、吞咽困难、拒食,影像学CT检查有助于诊断。

4. 咽旁脓肿　临床上主要表现为咽痛和颈侧剧烈疼痛,吞咽困难,言语不清,伴有高热、畏寒、头痛、乏力等。患者颈部僵直,患侧下颌下区及下颌角后方肿胀,触诊坚硬并有压痛。颈部B超或CT可发现脓肿形成。

5. 急性会厌炎　又称急性声门上喉炎,是一种危及生命的严重感染,可引起喉阻塞而窒息。患者常有剧烈咽痛,吞咽时加重,伴有畏寒、发热,严重者有呼吸困难,检查口咽可无异常。

6. 白喉　由白喉棒状杆菌感染所致,典型临床表现为起病隐袭,轻度发热,轻微咽喉痛和吞咽困难,查体扁桃体肿大、薄膜(通常是灰绿色)从扁桃体蔓延至咽门、软腭、咽部侧面,向下可达喉,颈部淋巴结增大,颈部软组织水肿。

（二）病毒感染

1. 急性病毒性咽炎和喉炎　由鼻病毒、腺病毒、流感病毒、副流感病毒以及肠病毒、呼吸道合胞病毒等引起。临床表现为咽痒、咽痛和灼热感,声嘶、讲话困难、可有发热或咳嗽。查体可见喉部充血、水肿,局部淋巴结轻度肿大和触痛,有时可闻及喉部的喘息声。

2. 急性疱疹性咽峡炎　由柯萨奇病毒A引起,表现为明显咽痛、发热,病程约一周。查体可见咽部充血,软腭、腭垂、咽及扁桃体表面有灰白色疱疹及浅溃疡,周围伴红晕。

3. 单纯疱疹性咽炎　在成年人中,原发性感染与严重的链球菌性咽炎相似,但溃疡常延伸到扁桃体外。

4. 急性咽结膜炎　多发于夏季,儿童多见。主要由腺病毒、柯萨奇病毒等引起。表现为发热、咽痛、畏光、流泪、咽及结膜明显充血。一般病程4～6天。

5. 传染性单核细胞增多症　主要是由 EB 病毒感染引起，典型临床三联征为发热、咽峡炎和淋巴结肿大，可合并肝脾大，外周淋巴细胞及非典型淋巴细胞增高。咽部查体可见腭部有瘀斑，扁桃体增大伴或不伴白色分泌物（非化脓性）。实验室检查外周血单核细胞显著增多，异常淋巴细胞比例通常≥10%；异嗜性凝集试验阳性，血清中可测得抗 EB 病毒抗体。

（三）其他感染

口腔念珠菌病典型表现为腭部、颊和牙龈黏膜、咽部和舌背乳白色生长物，刮后可见出血溃疡面，口腔金属味。患者常表现为咽痛、舌痛或吞咽困难。HIV 感染、糖尿病、长期使用广谱抗生素、长期服用或吸入糖皮质激素、免疫力低下等患者易发生本病。

二、非感染性疾病

1. 心血管系统　成人咽痛患者应警惕心肌梗死的可能。
2. 消化系统　胃食管反流病可引起咽喉炎导致咽痛。
3. 血液系统　粒细胞缺乏症、白血病患者易继发口咽部感染，口咽部黏膜可有坏死性溃疡而出现咽痛。
4. 内分泌疾病　亚急性甲状腺炎典型表现是颈部甲状腺区明显疼痛，可放射至咽喉、下颌及耳部，吞咽时疼痛加重。
5. 肿瘤　可见于口腔肿瘤、鼻咽癌、鼻咽淋巴瘤等。
6. 风湿免疫性疾病　白塞综合征、硬皮病等可有咽痛表现。

三、刺激物

如吸烟、锭剂抗菌剂含片等。

四、其他

如异物、过度用嗓、灼伤、张口呼吸、扁桃体结石等也可引起咽痛。

【病史、体格检查和辅助检查】

一、询问病史

1. 起病情况　急性起病者绝大部分由病毒或细菌感染引起。慢性起病者多见于慢性鼻炎、鼻窦炎鼻后滴漏、反流性食管炎、口咽肿瘤、血液系统恶病质、风湿免疫类疾病、性传播疾病、习惯性经嘴呼吸（腺样体肥大、过敏性鼻炎引起）、精神心理因素等。

2. 有无诱因　有刺激源接触史，应考虑物理或化学性刺激物所致；和进食有关者，见于胃食管反流病；有不洁性生活史者，见于梅毒等性传播疾病。

3. 部位和性质　鼻咽部疼痛，见于急性感染、鼻炎、鼻窦炎；口咽部疼痛，见于感染、胃食管反流病；喉咽部疼痛者，见于甲状腺疾病。咽痛呈肿胀感，见于急性感染；呈异物感、刺痛感，见于食管异物；呈灼热感，见于急性感染、反流性食管炎；呈压迫感，见于亚急性甲状腺炎。

4. 加重或缓解因素　注意询问咽痛发作与体位、活动、冷热刺激等关系。吞咽加重者，见于咽部感染、食管反流、异物等；进食、特殊食物（酸辣/咖喱等）、平躺加重者，见于胃食管反流病；刺激物加重者，见于化学性/物理性刺激、过敏性鼻炎、鼻窦炎鼻后滴漏等。

5. 季节因素　鼻病毒和各种副流感病毒感染以秋春季常见，呼吸道合胞病毒和冠状病毒感染以冬春季常见，肠道病毒感染夏季常见，腺病毒感染全年可见。

6. 伴随症状　①发热：扁桃体炎、咽脓肿、扁桃体周围脓肿常伴高热。②结膜充血、分泌物：腺病毒感染，过敏性鼻结膜炎。③鼻塞流涕、头痛、肌肉酸痛、乏力：常见于病毒感染。④咳嗽：病毒感染常合并咳嗽。⑤声音嘶哑：普通感冒，声带过度刺激。⑥流涎：警惕会厌炎及扁桃体周围脓肿。⑦呼吸困难：异物、会厌炎。⑧恶心/呕吐：肠道病毒感染等。⑨皮疹：一般病毒感染后可出现玫瑰疹、疱疹；性传播疾病、风湿免疫性疾病等可有特异性皮疹。⑩其他全身系统累及症状：水肿、肝脾大、腹胀、食欲减退，需考虑相关全身性疾病。

7. 治疗经过　做过哪些检查，什么结果；曾应用哪些药物和治疗方法，效果如何。

8. 既往史、个人史等　询问既往是否有类似疾病史、哮喘病史和手术史；儿童注意询问疫苗接种情况，B型流感嗜血杆菌常引起会厌炎。部分药物，如非甾体抗炎药可引起咽部不适。是否有过敏史，尤其药物过敏史，提示刺激源引起的咽痛。

9. 生活事件　注意特殊职业引起的声带过度刺激或咽痛。病史询问时需要了解患者工作、家庭情况及近期生活事件。询问咽痛对日常生活和工作影响的程度，体现"全人"照顾思维。

二、体格检查

1. 视诊　注意患者身体的一般情况，寻找特征性表现。如白血病的贫血貌、传染性单核细胞增多症的鼻塞、链球菌性咽喉炎的特征性口臭等。

2. 触诊　检查是否有甲状腺疼痛及全身浅表淋巴结肿大，检查耳部和鼻窦区有无压痛。

3. 口咽部检查　观察是否有溃疡、异常肿块和分泌物。注意腭垂和软腭、扁桃体、咽或喉是否有肿胀、充血或覆有渗出物等。

三、辅助检查

根据咽痛的初步临床诊断，选择合适的辅助检查，以帮助进一步明确诊断。

1. 考虑感染　应选血常规、C 反应蛋白、血沉、降钙素原、快速抗原检测、咽拭子检查、血培养 + 药敏、特殊抗原抗体检查、局部渗出液培养 + 药敏等。

2. 考虑血液系统疾病　应选血常规或血涂片检查，必要时行骨髓穿刺涂片细胞学检查。

3. 考虑全身系统性疾病　应选血糖、肝肾功能、血脂、电解质、甲状腺功能、抗核抗体等检查。

4. 考虑心脏疾病　应选心电图（必要时做动态心电图）、肌钙蛋白和心肌酶谱、心脏彩超（怀疑链球菌引起瓣膜性疾病）等。

【评估】

咽痛的安全诊断和评估策略，可借鉴莫塔全科医学安全诊断策略五步法，见表 2-7-1。

表 2-7-1　咽痛的安全诊断策略表

安全诊断策略五步	可能的疾病
1. 可能的诊断	病毒性咽炎、链球菌性扁桃体炎、慢性鼻窦炎伴鼻后滴涕、口腔念珠菌病
2. 不能被忽视的严重疾病	心血管疾病（心绞痛、心肌梗死），肿瘤（口咽癌、舌癌），血液病（如粒细胞缺乏症、急性白血病），严重感染（急性会厌炎、扁桃体周围脓肿、咽脓肿、白喉、HIV/AIDS）
3. 常被遗漏的疾病	异物（如鱼骨头），传染性单核细胞增多症，念珠菌感染，性传播疾病（淋病奈瑟菌性咽炎、单纯疱疹Ⅱ型、梅毒），刺激物，胃食管反流病，扁桃体结石，环咽肌痉挛，川崎病，长期张口呼吸，口腔溃疡，甲状腺炎，罕见疾病（硬皮病、白塞综合征、恶性肉芽肿）
4. 潜在的常被掩盖的疾病	抑郁症，糖尿病，药物，贫血，甲状腺疾病
5. 患者试图告诉我别的什么？	工作压力、情绪波动、家庭问题等导致的焦虑等

【治疗】

一、病因治疗

1. 急性咽炎　无全身症状或症状较轻者，可局部应用含漱液、含片及中成药，针对病因可适当选择口服抗病毒药物或抗生素。全身症状较重伴高热，可静脉应用抗病毒药物或抗生素。

2. 慢性咽炎　多因反复急性咽炎发作、呼吸道慢性炎症、烟酒过度、粉尘等因素引起。治疗上改变不良的生活习惯，可应用中成药含片，常用复方氯己定等漱口液含漱。

3. 急性喉炎　治疗上尽量少讲话，使声带休息，雾化吸入减轻喉部水肿。病情较重者，予以全身应用抗生素或糖皮质激素，或针对病毒性感染加用抗病毒治疗。

4. 急性扁桃体炎　抗生素应用为主要治疗方法，首选青霉素。

5. 慢性扁桃体炎　多由急性扁桃体炎反复发作或因扁桃体隐窝

引流不畅,窝内细菌、病毒滋生感染演变为慢性炎症。非手术治疗是抗菌药物结合免疫疗法等;手术疗法是扁桃体切除术。

6. 急性会厌炎 治疗上予以全身应用足量抗生素和糖皮质激素,如有严重呼吸困难,应立即气管切开。

7. 白喉 患者及时隔离、卧床休息。尽早应用青霉素,疗程7~10天,用至症状消失和白喉杆菌培养转阴。对青霉素过敏者可改用红霉素。

8. 传染性单核细胞增多症 本病治疗大多能自愈,以对症为主。

9. 咽异物、咽灼伤 应立即取出异物,灼伤者应立即给予中和疗法,严重者可予气管切开。

二、中医中药治疗

咽痛中医学称之为"喉痹",临床常见证候有风热侵犯证、肺胃蕴热证和正虚邪滞证。

风热侵犯证治法为清热解毒,疏风消肿;肺胃蕴热证治法为清热解毒,消肿排脓;正虚邪实证治法为益气养阴,清解余毒。其他特色中医疗法有针刺治疗、外治法、提刮疗法等。

三、健康教育

1. 注意劳逸结合,急性期卧床休息。

2. 平时多喝淡盐开水,吃容易消化的食物,保持大便通畅。

3. 避免烟、酒、辛辣、过冷、过烫、带有腥味的刺激食物,同时油腻的食物也不利于疾病恢复。吞咽困难者,宜进半流或全流饮食。

4. 患本病时,宜经常漱口。一旦成脓则及时排脓,嘱咐患者尽量将脓痰咳出,注意呼吸情况。

5. 勿大声说话,以免加重疼痛。平时可使用有清热解毒的中草药来治疗。

【红旗征及转诊指征】

一、红旗征

咽痛的重要警示性信号有持续高热、抗生素治疗失败、药物性粒细胞缺乏症、流涎、吞咽时剧痛、咽痛伴胸闷胸痛、扁桃体周围明显肿胀、念珠菌病。

二、转诊指征

当患者出现下述情况,应注意及时转诊:

1. 怀疑急性会厌炎可能,儿童急性会厌炎(常需立即抢救)。

2. 急性中毒症状,生命体征不平稳。

3. 咽后脓肿,扁桃体周围脓肿需要引流;扁桃体炎和腺样体肥大反复发作,考虑手术切除者。

4. 无法取出的异物。

5. 怀疑有HIV感染或有白喉感染证据。

6. 初步治疗无效的患者。

【随访计划】

给予初始治疗后,可建议患者1~2周门诊复诊以观察治疗效果,必要时调整治疗药物。已经明确咽痛病因并给予相应治疗者,按照不同疾病告知患者复诊时间和随访疗程。

【病例分析】

患者,女性,25岁。6天前患者无明显诱因下出现咽痛,吞咽时明显,无畏寒、发热,无鼻塞流涕等。4天前出现发热,体温38.5℃左右,无咳嗽、咳痰,无胸闷、胸痛,无腹痛、腹泻等。当地医院诊断为"急性扁桃体炎",予头孢菌素抗感染治疗,咽痛未见缓解。既往体健,否认肝炎、结核等病史,否认食物、药物过敏史。入院查体:咽部充血明显,两侧扁桃体Ⅱ度肿大,表面较多炎性渗出物,双侧颈部可及浅表淋巴结肿大,质地韧,无压痛,皮肤黏膜无黄染,双肺呼吸音清,无干湿啰音,心律齐,未闻及杂音,腹平软,无压痛,肝脾未及肿大。外院血常规检查:白细胞计数 $9.69×10^9$/L,中性粒细胞百分比24.9%,淋巴细胞百分比64.8%,血红蛋白132g/L;C反应蛋白0.5mg/L。

患者青年女性,咽痛6天、发热4天。当地医院抗感染治疗症状未见缓解。结合病史及辅助检查,血非典型淋巴细胞比例偏高,有颈部淋巴结肿大,B超提示肝脾大,初步诊断:传染性单核细胞增多症。查血抗EB病毒抗体阳性,进一步支持诊断。予以护肝等对症支持治疗,患者痊愈出院。

临床上本病易误诊为急性扁桃体炎,给予抗生素治疗无效。因此,当咽痛患者有发热和全身多处淋巴结肿大,或肝脾轻度肿大,周围血出现非典型淋巴细胞时,应高度警惕传染性单核细胞增多症的可能。

【思考题】

1. 简述咽痛的常见病因。

2. 简述咽痛的红旗征和转诊指征。

3. 简述咽痛的诊断和评估策略。

（周　炜）

第八节　胸　闷

【学习要点】　1. 掌握胸闷的常见病因、综合评估、转诊指征;胸闷的全科诊疗思路。

2. 熟悉胸闷的治疗,包括病因治疗、健康教育和随访管理。

【定义】

胸闷是一种主观胸部不适的感觉,描述取决于患者对不适感的表达,可为自觉呼吸不畅、气不够用,或有压迫、禁锢感等。

【概述】

胸闷常为非特异性症状,可见于多个系统疾病。可由器质性疾病引起,也可以由精神因素或生理性状态引发。胸闷也可为一些急危重症疾病的早期症状,常合并有其他症状,如胸痛、咳嗽、呼吸困难等,需要早期识别和处理。

【病因】

一、器质性疾病

（一）循环系统疾病

多因心肌缺血缺氧、心排血量降低或高动力循环状态引起胸闷，如冠心病、心律失常、心力衰竭、心包积液、心脏瓣膜病、先天性心脏病、心肌炎、扩张型心肌病等，此类疾病胸闷一般与运动、活动量等有关。

（二）呼吸系统疾病

多因限制性通气或换气功能障碍引发胸闷，如胸廓畸形、胸腔积液、气胸等疾病限制胸廓活动度；肺部感染、间质性肺炎、肺大疱等影响换气功能障碍，此类疾病常合并咳嗽、咳痰、呼吸困难、深呼吸时胸闷加重等症状。

（三）消化系统疾病

由胃酸反流刺激或腹压增高引起，如胃食管反流病、大量腹腔积液、腹部巨大肿瘤等。症状常与进食时间及食物种类相关，可合并反酸、胃灼热等不适，口服抑酸药后能缓解，部分患者含服硝酸甘油可缓解，需与稳定型心绞痛鉴别。

（四）神经肌肉性疾病

这类疾病除胸闷外，常合并其他症状，如肌肉无力、肢体麻木、肢体肌力减低、气促等。骨骼肌肉性胸闷可见于重症肌无力、急性多发性神经根神经炎等；颅脑疾病引发呼吸中枢功能障碍时，也可引起胸闷。

（五）全身性疾病

全身性疾病造成缺血缺氧、高动力循环状态会导致胸闷，常见有甲状腺疾病、贫血、一氧化碳中毒、药物过敏等，多以胸闷、头晕、乏力等非典型症状为主诉就诊。

二、心理精神性疾病

如焦虑症、抑郁症、惊恐发作、癔症等，常合并自主神经功能紊乱症状，如心慌、出汗、胸闷、呼吸困难或过度换气等，可通过精神症状或心理测评鉴别。

三、生理性和亚健康状态

部分生理性胸闷如妊娠、肥胖和亚健康人群也可以出现胸闷，考虑亚健康性胸闷患者必须先排除器质性疾病。

【病史、体格检查和辅助检查】

一、询问病史

1. 起病情况　发病年龄、发病时间、起病形式、有无诱因、部位和性质、持续时间、昼夜变化规律、体位影响、加重或缓解因素等。

2. 伴随症状　首先询问有无急危重症症状，如胸痛、呼吸困难、濒死感、晕厥、意识障碍等；如果有上述症状的，则需要立即处理或转诊。如果没有上述症状，则系统询问伴随症状有助于疾病诊断，如有无发热、咳嗽、咳痰、胸痛、呼吸困难、咯血等呼吸系统疾病；有无心前区疼痛、心悸、活动后气促等心血管系统疾病；有无恶心、呕吐、反酸、胃灼热等消化系统疾病；有无肌肉酸痛、肢体麻木、乏力、肌无力等神经肌肉系统疾病；有无头昏、乏力、体重异常、手抖、双下肢水肿等症状；有无失眠、焦虑、惊恐、抑郁等精神心理性疾病。

3. 诊疗经过　曾做过的检查、使用药物、治疗方法及疗效；既往是否有类似症状发作史等。

4. 既往史、个人史、家族史等　既往是否有高血压、糖尿病、冠心病、心律失常、心力衰竭、慢性阻塞性肺疾病、肺间质性疾病等病史；近期有无剧烈运动、手术、外伤史，有无食物、药物过敏史，有无初次物品接触史；家族中有无遗传性疾病、心血管疾病、呼吸道疾病、肿瘤性疾病史等。

5. 生活事件　一些胸闷与情绪、压力、亚健康状态等精神心理因素相关，病史询问时需要了解患者工作、家庭情况及近期生活事件。同时胸闷是主观感受，询问胸闷对日常生活工作影响的程度。

二、体格检查

1. 生命体征　体温、脉搏、呼吸、血压。

2. 一般情况　体形、营养状态、急慢性面容、呼吸状态、体位、皮肤湿度、有无瘀斑、浅表淋巴结有无肿大。

3. 头颈部　头面部有无外伤、畸形，睑结膜是否苍白、气管是否居中、颈静脉是否怒张，甲状腺有无肿大及结节、有无血管杂音等。

4. 胸部　胸廓起伏是否对称、有无畸形、有无压痛，肺部叩诊有无过清音、鼓音，肺下界移动度有无缩小；肺部听诊有无呼吸音减弱、啰音、异常呼吸音、胸膜摩擦音等。

5. 心脏　有无心尖异常搏动、心包摩擦感、心脏浊音界扩大，注意心脏听诊，心率、心律是否规律，心音强弱、有无异常心音或额外心音等，各瓣膜区有无杂音、心包摩擦音等。

6. 其他　腹部有无腹肌紧张、压痛、反跳痛，有无触及包块、肠鸣音是否异常、有无血管杂音等；双下肢有无水肿，脊柱四肢有无异常，肢体肌力、肌张力是否正常，神经系统检查有无异常。

三、辅助检查

1. 血常规、尿常规、大便常规、心电图、肌钙蛋白、血糖、血生化、甲状腺功能、心肌酶学、血氧饱和度、胸部 X 线、焦虑量表筛查等检查。

2. 必要时转诊上级综合性医院进一步完善动态心电图、超声心动图、运动平板试验、冠脉 CTA、冠状动脉造影、胸腹部 CT 及 MRI、支气管镜、肺功能检查、感染指标、肿瘤指标、食管反流监测、胃肠镜、肌电图等检查。

【评估】

多个系统的疾病都可表现有胸闷症状，急危重症疾病的早期症状也可出现胸闷。根据病史特点及特征、体格检查等，对患者作出及时正确的评估很重要。

1. 判断是否存在急危重症　是否合并剧烈胸痛、呼吸困难、意识障碍等急危重症状，是否合并生命体征异常，如低血压、血氧饱和度降低、四肢冰冷等。

2. 判断是否为器质性疾病　根据病史、体格检查等初步判断胸闷为器质性疾病所致，需明确诊断和治疗方案。

3. 心理精神性胸闷或生理性胸闷　根据病史、体格检查等考虑为心理精神性胸闷或生理状态性胸闷，给予针对性治疗，定期随诊，观察病情变化。

胸闷评估流程见 ER-2-8-1。

ER-2-8-1 胸闷
评估流程图

注：报警征象包括剧烈胸痛、呼吸困难、面色苍白、大汗淋漓、神志改变或意识障碍、低血压、血氧饱和度降低、不能平卧、四肢冰冷、皮肤瘀斑、气管偏移、双肺满布干湿啰音、奔马律等；生理事件包括妊娠、肥胖、亚健康等；初步筛查包括血常规、尿常规、粪常规、心电图、肌钙蛋白、随机血糖、血生化、甲状腺功能常规、心肌酶学、血氧饱和度、胸部 X 线、焦虑量表筛查等检查。

【治疗】

一、病因治疗

对于病因明确的器质性疾病患者，采用针对病因治疗；对于心理精神性疾病可予精神类药物，辅以心理干预治疗。

二、中医中药治疗

中医学认为，胸闷属于"肺痹""胸痹"范畴。外感六淫，内伤气化，责其极虚，邪气乘袭，是痹病胸闷的主要成因。病机总以气机失常、气病及水、水湿为患为主，气血水三者不循常道终致胸闷。治法以开泄宣痹为先锋直达气滞，活血利水序贯清扫实邪，升清降浊收尾通达上下。

三、健康教育

1. 定期随访　某些慢性疾病导致的胸闷需要长期规律治疗，如胸闷变异性哮喘，需告知患者不仅要控制症状，还需预防复发，按医嘱定期复诊，规律用药。

2. 生活方式指导　对高血压、冠心病、慢性基础性疾病患者，建议低盐低脂、戒烟限酒、优质低蛋白饮食、合理运动等。对胃食管反流病患者，要告知患者用药的同时必须改善饮食等生活方式。对气胸或慢性肺疾病患者，指导呼吸肌锻炼。

3. 心理疏导　心血管疾病或慢性呼吸道疾病长期胸闷会导致心

理问题，适当给予梳理与安抚，帮助患者正视疾病，积极面对，提高生活质量。

4. 及时就诊　患者一旦出现呼吸困难、剧烈胸痛、神志改变等报警症状，需要立即就近医院就诊。

【红旗征及转诊指征】

一、红旗征

胸闷合并剧烈胸痛、呼吸困难、面色苍白、大汗淋漓、神志改变或意识障碍、低血压、血氧饱和度降低、不能平卧、四肢冰冷、皮肤瘀斑、气管偏移、双肺满布干湿啰音、奔马律等。

二、转诊指征

1. 心肌梗死、主动脉夹层、张力性气胸、肺栓塞等急危重症者。
2. 器质性疾病或者较严重心理精神疾病所致胸闷者。
3. 胸闷合并严重基础疾病者。
4. 胸闷诊断不明或经治疗后效果不佳者。

【随访计划】

给予初始治疗后，可建议患者1～2周门诊复诊以观察治疗效果并协助明确诊断，调整治疗药物。已经明确胸闷病因并给予相应治疗者，按照不同疾病告知患者复诊时间和随访疗程。

【病例分析】

患者，女性，35岁。反复胸闷发作半年就诊。患者半年前无明显诱因下出现胸闷，程度不剧，阵发性发作，每次发作持续几分钟，与活动无明显关系，能自行缓解，无咳嗽、咳痰，无胸痛、发热，无气促、呼吸困难，无恶心、呕吐，无反酸、嗳气，无腹痛、腹胀等。半年来患者因胸闷反复发作多次就诊，行胸部 X 线检查、心电图和 B 超等检查未见明显异常。既往有变应性鼻炎病史，未规范诊治。否认高血压、糖尿病病史，否认食物、药物过敏史。患者的弟弟有变应性鼻炎病史。体格检查：神志清，胸廓无畸形，两肺呼吸音清，未闻及啰音，心律齐，未闻及病理性杂音，腹软，无压痛，四肢肌力、肌张力正常。门诊辅助检查：血常规、IgE 浓度、肌钙蛋白、胸部 X 线检查、心电图、心脏 B 超等正常。

患者中年女性，反复胸闷发作半年。以胸闷为唯一表现，胸闷发作和活动无明显关系，多家医院反复就诊，病因一直不能明确，属于未分化疾病。结合病史及辅助检查，既往有变应性鼻炎病史，诊断首先考虑支气管哮喘可能。行肺功能检查＋支气管激发试验示：支气管激发试验阳性，考虑胸闷变异性哮喘，予以布地奈德福莫特罗吸入剂联合孟鲁司特片口服治疗，告知患者避免接触变应原，规律用药。2 周后患者门诊随访，胸闷症状缓解，1 个月后再次复查胸闷未再发作。

胸闷变异性哮喘是以胸闷为唯一症状的不典型哮喘，患者以中青年多见，起病隐匿，胸闷可以在活动后诱发，部分患者可夜间发作，无咳嗽、咳痰，无喘息、胸痛等表现，确诊需要支气管激发/舒张试验阳性。

【思考题】

1. 胸闷的常见病因有哪些？
2. 简述胸闷的综合评估。
3. 简述胸闷变异性哮喘的定义、诊断和治疗。

（周　炜）

第九节　心　　悸

【学习要点】　1. 掌握心悸的定义和常见病因。
　　　　　　　2. 熟悉心悸的诊断和治疗。

【定义】

心悸（palpitations）是一种自觉心脏跳动的不适感或心慌感。当心率加快时感到心脏跳动不适，心率缓慢时则感到搏动有力。心悸反复发作可影响患者的生活质量及精神状况。

【概述】

正常人在运动、情绪激动、体位变化、睡眠、吸烟、饮酒或咖啡、冷热刺激等生理因素下可出现心悸，一般情况下无须特殊治疗。心悸与心血管疾病、内分泌疾病、代谢异常、药物影响、电解质紊乱、毒物或药物中毒、麻醉、手术等因素有关。当心悸症状影响到日常生活时，应及时就诊，必要时药物干预治疗。

【病因】

一、心律失常

（一）窦性心律失常

1. 心动过速　可见于健康人吸烟、饮酒或咖啡、体力劳动及情绪激动等生理状态。也可见于发热、休克、心肌缺血或应用肾上腺素、阿托品等药物时。

2. 病态窦房结综合征　常因心动过缓与心动过速交替发作引起心悸症状。

（二）房性心律失常

常见房性期前收缩、房性心动过速、心房颤动与心房扑动。

（三）室性心律失常

1. 室性期前收缩　生理及病理状态下均可发生室性期前收缩，由于提前收缩后的长间歇常引起心悸不适。

2. 室性心动过速　常发生于各种器质性心脏病患者。最常见为冠心病，其次是心肌病、心力衰竭、二尖瓣脱垂、心脏瓣膜病等。

二、心脏搏动增强

（一）生理性

健康人剧烈运动、情绪激动、吸烟、饮酒、咖啡或浓茶等生理状态。

（二）病理性

1. 器质性心脏病　常见于高血压心脏病、风湿性心脏病、肺源性心脏病、心肌病、二尖瓣脱垂、重度二尖瓣反流、主动脉瓣关闭不全、二尖瓣关闭不全引起的左心室肥大等。

2. 其他　甲状腺功能亢进、贫血、低血糖、绝经后综合征、嗜铬细胞瘤等均可引起心脏搏动增强。

（三）其他

药物或毒品的作用 如血管扩张剂、抗胆碱能药物、甲状腺素片、海洛因、尼古丁、麻黄碱等。

三、精神心理疾病

焦虑、恐慌、躯体化障碍是最常见与心悸有关的心身疾病，可以通过合理的心理疏导、缓解压力、调节情志等方法来改善症状。必要时可使用抗焦虑、抑郁药物。

【病史、体格检查和辅助检查】

一、询问病史

1. **起病情况** 有无上呼吸道感染、胸痛、剧烈运动、劳累、精神紧张。

2. **病情特点** 心悸病程长短、性质（间歇性或阵发性、持续性）、发作频率、持续时间、缓解因素、与体力活动的关系。

3. **伴随症状** 是否有心前区疼痛，是否发热，是否伴晕厥或抽搐，是否有头晕、乏力，是否有呼吸困难，有无消瘦、出汗、手抖。

4. **治疗经过** 既往的检查、使用过的药物、治疗方法及其疗效。

5. **既往史** 有无药物过敏史，既往有无类似病史，有无高血压、心脏病、慢性呼吸系统疾病、贫血、甲状腺功能亢进及神经症，有无烟酒嗜好。

二、体格检查

检查患者心率及心律，同时判断各心脏瓣膜听诊区是否存在异常。查看皮肤黏膜是否有贫血表现，进行甲状腺触诊、听诊等。

三、辅助检查

1. **心电图检查** 初发心悸症状时，需行心电图检查进行初步筛查。

2. **动态心电图检查** 该项检查对心悸的病因、性质、程度进行评估，也可用于心悸、黑矇、晕厥等症状的鉴别诊断。

3. 心电图运动负荷试验　可对已知或怀疑有心血管疾病的患者（如冠心病）进行评估。

4. 食管及心腔内心电生理检查　用于心律失常检查和治疗。

5. 基因检测　高度怀疑先天性或遗传性心脏病时，可选用该方法。

心悸的诊疗思路见 ER-2-9-1。

ER-2-9-1　心悸的诊疗思路

【心房颤动患者评估】

对于首发症状为心悸的心房颤动患者，可通过以下两项指标评估用药。

1. CHA_2DS_2-VASC 评分　对于非瓣膜性心房颤动患者，评估栓塞风险。评分为 0 分的患者，可不行抗凝治疗或仅需阿司匹林治疗。评分为 1 分的患者，优先选择口服抗凝剂或应用阿司匹林替代治疗。评分≥2 分的患者，口服抗凝剂治疗，见表 2-9-1。

表 2-9-1　CHA_2DS_2-VASC 评分

危险因素	积分 / 分
充血性心衰 / 左室功能障碍	1
高血压	1
年龄≥75 岁	2
糖尿病	1
卒中 /TIA/ 血栓栓塞病史	2
血管性疾病	1
年龄 65～74 岁	1
性别（女性）	1
总积分	9

注：TIA. 短暂性脑缺血发作。

2. HAS-BLED 评分　抗凝治疗开始前需要评估出血风险。HAS-BLED 评分≥3 分的视为高危患者，应规律复诊，及时纠正未被控制出血危险因素，严密观察以防止出血事件，见表 2-9-2。

表 2-9-2　HAS-BLED 评分

危险因素	评分 / 分
高血压	1
异常的肝肾功能各计 1 分	1 或 2
卒中	1
出血	1
INR 值不稳定	1
老年>65 岁	1
药物、饮酒各计 1 分	1 或 2

注：INR. 国际标准化比值。

【治疗】

一、病因治疗

（一）心律失常

1. 祛除诱发因素　如感染、贫血、甲亢等。

2. 针对病因治疗　冠心病患者需规范抗血小板、调脂、改善心肌供血等药物治疗，必要时行冠状动脉介入治疗。心衰患者给予利尿、RAAS 抑制剂、强心药物等治疗。治疗过程中，β 受体阻滞剂、地高辛可引起心动过缓或低钾血症等可引起心律失常。

3. 抗心律失常药物　如盐酸普罗帕酮、盐酸美西律、美托洛尔、胺碘酮、地尔硫䓬等，用药期间应监测肝、肾功能及定期复查心电图。

4. 手术治疗

（1）导管射频消融手术：阵发性室上性心动过速首选射频消融治疗。

（2）缓慢型心律失常：窦房结功能障碍、高度房室传导阻滞者可行起搏器植入治疗。

5. 除颤或复律治疗　快速型心律失常如房性心动过速、心房扑动、心房颤动、室性心动过速患者，当出现低血压、血流动力学障碍时应立即除颤或复律。心室颤动、心房颤动合并预激患者,应即刻电除颤。

（二）心脏搏动增强

1. 生理性　改善生活方式和环境因素,减少心血管危险因素。

2. 病理性　有心脏疾病者尽快改善心功能;贫血患者应积极抗贫血治疗;发热患者进行抗感染和降温处理;甲亢患者应给予抗甲状腺药物及其他对症治疗。

二、中医中药治疗

心悸虚证由脏腑气血阴阳亏虚、心神失养所致者,治当补益气血,调理阴阳,以求气血调畅、阴平阳秘,并配合应用养心安神之品,促进脏腑功能的恢复。药方:安神定志丸,归脾汤。心悸实证常因痰饮、瘀血等所致,治当化痰、涤饮、活血化瘀,并配合应用重镇安神之品,以求邪去正安、心神得宁。药方:桂枝甘草龙骨牡蛎汤。临床上需根据实际情况辨证论治。

三、健康教育

1. 倡导健康生活方式。

2. 指导患者学会自测脉搏;了解自己的病情,保持良好心情;对有应激性生活事件、焦虑或抑郁症状的患者,应建议心理治疗。

3. 用药指导　嘱患者不能随意停减药物,注意定期复查,根据医嘱调整用药剂量。

【红旗征及转诊指征】

一、红旗征

1. 出现恶性心律失常如室性心动过速、心室颤动。

2. 出现呼吸困难、憋喘。

3. 出现胸闷、胸痛。

4. 出现晕厥、抽搐。

二、转诊指征

1. 阵发性室上性心动过速治疗后仍频繁发作者。

2. 发作持续性室性心动过速者。

3. 房性心动过速、心房扑动及心房颤动伴快速心室率者。

4. 缓慢性心律失常伴有黑矇或晕厥者。

5. 疑为甲状腺功能亢进症者。

6. 其他原因不明的心悸者。

7. 器质性心脏病引起的心悸应对症处理后转诊。

8. 初诊频发房性期前收缩、频发室性期前收缩、房性心动过速、心房扑动、心房颤动等。

【随访计划】

1. 对于无器质性病变的心悸患者，1 年内如果出现不适，可及时就诊。

2. 如安装心脏永久起搏器者，出院后 1、3、6 个月各随访一次，情况稳定后每半年随访一次。

【病例分析】

患者，女性，55 岁，工人。"反复胸闷、心悸 10 年，加重 1 个月"就诊。患者 10 年前无明显诱因开始出现反复胸闷、心悸，每次持续 2～3 分钟，可自行缓解。近 10 年内症状进行性加重，时感头昏、头晕，无明显黑矇、晕厥，无胸痛，无气促及呼吸困难。患者诉既往至医院就诊查心电图提示"阵发性房颤"，未予以正规治疗。1 个月前症状发作频繁，且性质较前加重，持续 5 分钟左右可缓解。发病以来，患者饮食睡眠可，二便如常，体重未出现明显变化。既往有高血压病病史 10 年，平素收缩压最高可达 180mmHg，规律服用苯磺酸氨氯地平 5mg，每日 1 次，血压控制情况不详。否认冠心病、糖尿病病史，否认食物、药物过敏史。无高血压家族史，无烟酒等不良嗜好，平时缺乏运动，配偶体健，育有 2 女，体健。

患者中老年女性，结合患者症状及既往检查结果，目前诊断为：心房颤动。应进一步完善动态心电图，其次完善心脏彩超等相关影像学检查排除是否有瓣膜病变，如确定为非瓣膜病变患者，应针对病情进行风险评估，同时完善凝血功能，进一步抗凝治疗。告知患者规律服用药物，及时复查肝肾功能电解质、凝血功能，如有牙龈出血或粪便隐血症状,应及时就诊。同时对患者进行健康教育,告知疾病的危险因素,给予患者心理安慰,要求患者及时复诊。

【思考题】

1. 简述心悸定义和常见病因。
2. 简述心悸的诊断和治疗。
3. 简述心悸的转诊指征。

（殷安康）

第十节　恶心与呕吐

【学习要点】　1. 掌握呕吐的常见病因与分类、转诊指征和随访管理。
2. 掌握恶心与呕吐的全科诊疗思路。
3. 熟悉恶心与呕吐的全科综合治疗。

【定义】

恶心通常为上腹部不适和紧迫欲吐的感觉,可伴有迷走神经兴奋的症状,如皮肤苍白、出汗、流涎、血压降低及心动过缓等,常为呕吐的前奏。一般恶心后,随之呕吐,但也可仅有恶心而无呕吐或仅有呕吐而无恶心。

呕吐是人的一种本能反应,通过胃的强烈收缩,将食入胃或部分小肠的内容物经食管、口腔排出体外的现象。呕吐一般对机体有保护作用,但频繁、剧烈的呕吐,会妨碍饮食,导致脱水、电解质紊乱、酸碱失衡、营养障碍等,造成对机体的危害。

【概述】

恶心与呕吐是一种常见症状,可见于任何年龄组。呕吐中枢位于延髓,延髓有两个不同作用机制的呕吐机构:神经反射中枢-呕吐中枢和化学感受器触发区。

恶心与呕吐症状持续时间超过1个月,称为慢性恶心、呕吐。呕吐次数在3次及以上,称为反复性呕吐。恶心与呕吐症状常见于轻微的自限性疾病，但也可能是危及生命的疾病前兆。

【病因】

恶心与呕吐的病因诊断范围很广泛，恶心与呕吐按照病程，可分为急性和慢性两类。具体病因常见如下：

一、急性恶心与呕吐

（一）胃肠道感染和毒素作用

胃肠炎、肝炎、食物中毒等。

（二）药物作用

化疗药物、抗生素、麻醉镇痛药等。

（三）内脏疼痛

胰腺炎、阑尾炎、胆绞痛、急性小肠梗阻、肾绞痛、肠缺血、心肌梗死等。

（四）影响中枢神经系统的疾病

迷路炎、运动/空间病、头部外伤、卒中、Reye综合征、脑膜炎、颅压增高相关的疾病。

（五）代谢性疾病

妊娠、酮症酸中毒、尿毒症等疾病。妊娠前3个月，大部分孕妇存在恶心、呕吐。

（六）放疗

大部分腹部放疗患者有恶心、呕吐症状。

二、慢性恶心与呕吐

（一）胃部疾病

机械性梗阻或胃动力障碍，如幽门狭窄、胃轻瘫及消化不良等。

（二）小肠运动功能障碍

假性肠梗阻、硬皮病等。

（三）代谢性疾病

妊娠、甲状腺功能亢进症、肾上腺皮质功能不全等。

（四）影响中枢神经系统的疾病

肿瘤、炎性假瘤、脑水肿或各类脑病造成的颅压增高。

（五）心因性疾病

心因性厌食症又称神经性厌食症，通常是一种由心理因素引起的慢性饮食障碍。

（六）周期性呕吐综合征

一种以周期性或反复发作的严重恶心和呕吐为特征，间歇期无任何症状，无器质性疾病为基础的精神障碍。多见于儿童，也可见于成年人。

除上述病因外，在接诊婴幼儿患者时，要特别注意，儿童摄入有毒物质的可能性要高于成人。如反复出现恶心、呕吐症状，除需考虑生理性胃食管反流可能，诊断范围应扩大到先天性疾病，如肠旋转不良、幽门狭窄、消化道闭锁等。

呕吐还可按照发病机制进行分类，可分为反射性呕吐、中枢性呕吐、前庭功能障碍性呕吐等三大类。反射性呕吐常见于咽部刺激、胃肠道疾病、肝胆胰疾病、腹膜及肠系膜疾病等，也可发生于肾结石、急性尿路感染、异位妊娠破裂、急性心肌梗死、青光眼等。中枢性呕吐常见于神经系统疾病、全身性疾病、药物反应、中毒及精神因素等。前庭功能障碍性呕吐常见于迷路炎、梅尼埃病及运动病等。

恶心与呕吐常见病因见 ER-2-10-1。

ER-2-10-1 恶心与呕吐常见病因

【病史、体格检查和辅助检查】

一、询问病史

1. 起病情况　发病时间、病程，特别注意引起恶心、呕吐的诱因，如体位、进食、药物、精神因素及咽部刺激等。

2. 病情特点　了解主要症状的特点及其发展情况。重点询问呕吐发生的时间、频率、持续时间、呕出物情况及与饮食之间的关系等。

3. 伴随症状　有无头晕、头疼、发热、寒战、乏力、黄疸、腹胀、腹痛、腹泻等症状。

4. 治疗经过　详细询问发病以来，做过哪些检查，结果如何；曾应用哪些治疗，效果如何。

5. 既往史　有无高血压、糖尿病、冠心病、胃肠道相关疾病等病史。有无化学毒物及传染病接触史。有无腹部手术史。有无肿瘤手术、放化疗史。有无晕车晕船史。近期有无服用药物史。

6. 生活方式及社会心理因素　详细询问饮食结构和运动方式，是否有特殊饮食偏好及吸烟酗酒史。了解患者对恶心、呕吐的自我看法，是否存在焦虑情绪。了解患者的家庭情况，家庭结构是否完整，家庭关系是否和谐。了解患者的社会关系是否融洽，人际关系是否良好。

7. 恶心与呕吐患者的 RICE 问诊（表 2-10-1）

表 2-10-1　恶心与呕吐患者的 RICE 问诊

	问题	实施
R（reason）	请问有什么需要我帮助吗？请告诉我第一次发生这个症状的情形	开放式提问，让患者描述不适情况，适当引导
I（idea）	您认为自己恶心、呕吐的原因是什么？	了解患者对自身问题的看法
C（concern）	有人说过您的恶心、呕吐吗？您最担心的是什么？	了解患者的担心，适时安抚患者
E（expectation）	希望在我这里得到什么样的帮助？	探寻患者的期待

二、体格检查

除一般生命体征以外，根据问诊情况，对初步诊断、鉴别诊断涉及的部位做针对性查体。查体过程中，应注意患者神志、营养状态，有无脱水、循环衰竭表现。心肺听诊，心脏有无病理性杂音，肺部有无干湿啰音。腹部查体，有无胃型、蠕动波、振水音等幽门梗阻表现。有无肠型、肠鸣音亢进等肠梗阻表现。有无压痛、反跳痛及肌紧张，有无包块、疝等。检查四肢肌力，检查有无神经系统病理反射引出。检查有无眼球震颤、眼底有无视盘水肿，测量眼压等。

三、辅助检查

常规进行血尿粪三大常规、粪隐血及呕吐物隐血等化验，以及肝肾功能、电解质、血糖等生化全套检查。必要时查血尿淀粉酶、肿瘤全套等。育龄妇女查尿或血清人绒毛膜促性腺激素妊娠试验。根据病情诊断需要,可进一步完善心电图、胃镜、腹部超声、消化道钡剂 X 线、CT、磁共振检查等。

恶心与呕吐的诊断流程图见 ER-2-10-2。

ER-2-10-2 恶心、呕吐的诊断流程图

【评估】

引起呕吐的疾病很多,翔实的病史资料和体格检查一般可以明确急性恶心与呕吐病因。慢性恶心与呕吐的原因较难确定,需要更多检查,必要时需要心理科医生共同参与。在病情评估过程中,未明确病因之前,应避免使用作用于中枢的强镇吐药物。

【治疗】

一、病因治疗

在未明确病因之前,不应盲目使用止吐类药物。明确病因后,积极针对病因进行治疗。

二、经验性治疗

针对具体病因,可使用以下药物:

1. 5-HT$_3$ 受体拮抗剂　通过与外周及中枢 5-HT$_3$ 受体相结合而发挥止吐作用。常用于化疗引起的呕吐,包括昂丹司琼等。

2. 多巴胺受体拮抗剂　甲氧氯普胺可用于多种原因引起的呕吐,但长期或大剂量使用,可能引起锥体外系反应。

3. 吩噻嗪类　氯丙嗪抗呕吐作用强大,但对运动病引起的呕吐无效,可引起过度镇静。

4. 抗组胺药和抗胆碱药　苯海拉明、东莨菪碱等,此类药物止吐作用较弱,可用于预防运动病引起的呕吐。

5. 糖皮质激素　地塞米松可以和其他药物联合治疗化疗引起的呕吐。

三、对症治疗

1. 纠正水、电解质紊乱和酸碱平衡。

2. 心理调适　患者如存在恐惧、焦虑等心理不适,要注意心理疏

导,帮助患者建立正确的健康观。

四、中医中药治疗

呕吐在中医学中指由于胃失和降、气逆于上,迫使胃内容物从口而出的病证,临床一般分为外邪犯胃证、饮食停滞证、痰饮内阻证等六大证型,以和胃、降逆、止呕为基本原则治疗。建议呕吐且欲求中医治疗的患者,在经过专业中医师的辨证后,遵医嘱用药。此外,中药配合针灸治疗呕吐,效果较好。

五、健康教育

1.让患者保持乐观态度及良好的精神状态。

2.由于呕吐对机体会产生不良影响,应告知患者补充水分的重要性,可给予清淡、可口、少油腻、易消化食物,少食多餐。平时不吃不洁食物,避免刺激性食物。饭前、饭后尽量少喝水。

3.指导患者及家属,在呕吐时要采用正确姿势,以防呕吐物不慎被吸入呼吸道,呕吐后漱口。

4.注意观察呕吐物性质。

5.做好环境卫生,保持室内安静,无不良气味。

6.化疗患者化疗前1~2小时不进食,化疗当天早饭提前、晚饭延后,拉开反应时间。

【红旗征及转诊指征】

1.患者呕吐症状严重,有严重水电解质紊乱、酸碱平衡失调等情况,生命体征不稳定,应马上转诊。

2.考虑急症,需第一时间转诊,包括中枢系统感染、消化道出血、脑部疾病、败血症、急性肝炎、胆囊炎、腹膜炎、幽门梗阻及肠梗阻等。

3.对常见感染性疾病伴呕吐者,如抗感染治疗无效或病情加剧时,应转上级医院进一步治疗。

4.怀疑是肿瘤或其他器质性病变引起呕吐,建议转上级医院明确病因。

5.患者症状持续超过1个月,治疗效果不佳,建议转诊。

【随访计划】

全科医生与患者共同制订随访计划，重点监测患者用药依从性、药物不良反应和辅助检查随访结果，监测患者饮食、运动、心理等变化情况。一般患者建议1～2周复诊，观察治疗效果并协助明确诊断，调整治疗药物。中枢系统感染、消化道急重症疾病等患者，应及时转诊上级医院，并及时做好患者住院期间与出院后随访。

【病例分析】

患者，男性，70岁，退休工人。因"恶心、呕吐3天"就诊。患者3天前无明显诱因下出现进餐后恶心、呕吐，呕吐呈非喷射样，呕出物为胃内容物，量较多，伴有腹部隐痛，呕吐后不适症状缓解。3天内上述症状持续存在。询问病史，患者既往有脾切除手术史，否认进食不洁食物，否认近期有饮食习惯改变，否认畏寒、发热、腹泻、便秘等情况，否认吸烟饮酒史。否认食药过敏史。否认高血压、糖尿病病史。

患者老年男性，有脾切除手术史，出现恶心、呕吐3天。查体发现患者腹部膨隆，脐周轻压痛，可见肠型，左上腹可见一手术瘢痕。完善相关辅助检查，生化、肿瘤全套、血常规、血尿淀粉酶均在正常范围内，腹部X线片提示有肠梗阻。初步诊断为：手术后粘连性肠梗阻。

治疗上首先考虑非手术治疗，通过禁食、胃肠减压、中医针灸等治疗。如上述治疗效果不佳，症状持续加重，考虑手术治疗。治疗过程中，维持水电解质及酸碱平衡，预防感染。

全科医生对该患者进行必要的健康教育，如日常饮食多摄入易消化和促排便的食物，伴有血糖、血脂异常时，要注意稳定血糖和降低胆固醇的摄入。目前该患者，建议住院观察，禁食。如在后续检查过程中，发现其他健康问题，应及时处理。治疗过程中，全科医生特别要关注患者的心理状况，及时心理疏导，并积极争取家人、同事的理解和支持。

【思考题】

1. 简述恶心与呕吐的常见病因。

2. 简述恶心与呕吐的诊断和治疗。

3. 简述恶心与呕吐的转诊指征。

（方　舟）

第十一节　嗳气与呃逆

【学习要点】　1. 掌握常见病因与分类、转诊指征和随访管理。

2. 掌握嗳气与呃逆的全科诊疗思路。

3. 熟悉嗳气与呃逆的全科综合治疗方案。

【定义】

嗳气指有气体自胃肠道向上直至咽喉，从口中逸出，常伴有胃胀，症状常在进食后出现或加重，通常为消化不良、胃肠功能紊乱或菌群失调所致。呃逆则多由膈肌及上腹部腹壁肌肉迅速而有力地收缩，引起胃贲门、食管、咽喉发出较为短促的响声，可伴有少量的气体逸出。通常由受寒、紧张等刺激因素诱发，局部神经功能紊乱、肌肉痉挛、中枢神经系统疾病、肿瘤等亦可导致。

【概述】

嗳气与呃逆在实际生活中非常常见，一般俗称为"打嗝"，多见于消化道疾病，常同时出现，难以区分。健康人也可发生一过性呃逆，一般与饮食有关，特别是进食过快过饱时容易出现。呃逆频繁或持续 24 小时以上，称为难治性呃逆，需排查原发病因。

【病因】

引起嗳气与呃逆的原因很多，病因诊断可根据病史、查体、辅助检查逐步进行排查。

一、嗳气常见病因

嗳气常见于快速吞咽干燥食物同时较少饮水时，或在饱餐、饮酒、过度吸烟、精神过度紧张、咳嗽、大笑等情况之后出现。一般持续时间不长，多可自行消失。如考虑为病理性原因，嗳气多见于消化道疾病，一般伴随有腹胀、腹痛、反酸、胃灼热等症状。甲状腺疾病、中枢神经系统疾病也可引起嗳气。

糖尿病患者服用二甲双胍等降糖药物后，也可能引起嗳气。一般在服药一段时间后,嗳气症状会逐渐减少。

当患者处于焦虑、紧张、抑郁状态下,也有引起嗳气的可能。

二、呃逆常见病因

按照发病机制,可分为功能性呃逆、中枢神经性呃逆和周围神经性呃逆三大类。具体病因常见如下:

(一)功能性呃逆

多数是正常人在饭后、酒后或突然受到某种刺激而引起。这种呃逆一般持续时间较短暂,多由于食物通过食管时刺激膈肌所致。还有一种心因性呃逆也属功能性,多由于受到某种精神刺激或不良暗示所致,可伴有各种不同程度的其他症状,如感觉、运动功能障碍等。

(二)中枢神经性呃逆

1. 神经性疾患　多见于脑部病变,包括脑炎、脑膜炎、脑肿瘤、脑积水及脑血管意外。亦见于累及神经系统的全身性疾病,如狂犬病、破伤风等。当上述病变波及延髓出现频繁呃逆时,往往提示病情恶化。

2. 中毒性疾患　见于酒精、环丙烷、铅及巴比妥类等中毒、全身性感染伴有毒血症如伤寒和中毒性痢疾等,痛风伴有肾衰竭等。上述病因均可引起呃逆,同时提示疾病预后差。

(三)周围神经性呃逆

1. 胸肺部疾患　包括纵隔肿瘤、食管肿瘤、纵隔淋巴结肿大、心包炎、脏胸膜或支气管疾患等。

2. 膈肌疾患　包括肺炎并膈胸膜炎、膈疝等。

3. 腹腔内疾患　能使腹内压增高或使膈肌受刺激的任何原因均可引起呃逆,如饮食过饱、胃炎、胃癌、肠梗阻、肝胆疾患、腹部手术后腹胀、急性阑尾炎、弥漫性腹膜炎等。腹部因素可引起神经反射性呃逆,也可因刺激膈肌引起。

嗳气与呃逆常见病因见 ER-2-11-1。

【病史、体格检查和辅助检查】

一、询问病史

1. 起病情况　发病时间、病程,特别注意引起嗳气、呃逆的诱因,

ER-2-11-1　嗳气
与呃逆常见病因

如饮酒、进食、药物、精神因素等。

2. **病情特点**　了解主要症状的特点及发展情况。重点询问症状发生时间、发作频率、持续时间、与饮食之间的关系。

3. **伴随症状**　有无反酸、胃灼热、腹胀腹痛等局部症状，有无发热、寒战、头痛、头晕等全身症状，饮食习惯有无改变。

4. **治疗经过**　详细询问发病以来，做过哪些检查，什么结果；曾应用哪些药物和治疗方法及疗效。

5. **既往史**　有无心、肺、脑、胃肠道等实质性疾病，有无肿瘤史，有无腹部手术史，有无放化疗史，有无化学毒物接触史。近期有无服用药物史，如有服用，详细了解药物的品种、剂量、不良反应等情况。

6. **生活方式及社会心理因素**　详细询问饮食结构和运动方式，是否有特殊饮食偏好。是否有吸烟酗酒史。了解患者对嗳气呃逆的自我看法，是否存在焦虑、抑郁等不良情绪。了解患者的家庭情况和工作环境。了解患者的社会关系是否融洽，人际关系是否良好。

二、体格检查

除一般生命体征测定外，对初步诊断、鉴别诊断涉及的部位做针对性查体。查体过程中，应注意患者神志、营养状态。心肺听诊，心脏有无病理性杂音，肺部有无干湿啰音。胸部有无胸腔积液体征，有无胸膜摩擦音。腹部查体，有无肝脾大，有无胃型、蠕动波、振水音等表现。有无肠型、肠鸣音亢进等表现。腹部有无压痛、反跳痛、肌紧张，有无包块、疝等。检查四肢肌力，检查肢体活动情况，检查有无神经系统病理反射引出。检查有无眼球震颤、眼底有无视盘水肿，测量眼压等。

三、辅助检查

常规进行血常规、生化全套、粪常规、隐血试验、心电图等检查。如考虑消化系统疾病，可完善上消化道钡餐、胃肠镜及腹部彩超等检查。如考虑中枢神经系统疾病，可行颅脑 CT 或头颅磁共振检查。如考虑肺部疾病，可行胸部 X 线或胸部 CT 检查。如考虑心脏疾病，可行心超等。考虑中毒，可行毒物筛查。

嗳气与呃逆的诊断流程图见 ER-2-11-2。

ER-2-11-2　嗳气与呃逆的诊断流程图

【评估】

短暂的嗳气、呃逆,在正常人群中非常常见,一般不用特别处理。持续性的嗳气、呃逆,可通过翔实的病史资料、体格检查及辅助检查,初步判定病因,制订后续治疗措施。由于引起嗳气、呃逆的病因很多,少数情况下,病因很难确定,对该类疾病的管理造成挑战,必要时,需要心理医生共同参与。

【治疗】

一、病因治疗

对于轻度或短期的嗳气、呃逆发作,一般无须治疗,通常可自然停止。对于顽固性呃逆或者嗳气,则需要明确病因,针对不同的病因采取相应治疗措施。

二、经验性治疗

1. 非药物治疗　让患者深呼吸后屏住呼气,用力呼气(腹部用力鼓起,但不要呼出空气),10 秒以上再呼出气体,这种方法可以重复很多次。或者用棉签或压舌板、筷子等刺激咽后壁或腭垂,诱发患者恶心、呕吐,可反射性使呃逆突然停止。

2. 胃肠道促进剂　如果考虑胃肠道胀气或胃肠蠕动减弱引起的呃逆,可以应用胃肠道促进剂。

3. 抗分泌药物和胃肠黏膜保护剂　如果考虑反流性食管炎、消化性溃疡等疾病,可选择抗分泌药物和胃肠黏膜保护剂进行治疗。

4. 沙甲酯注射液　该药物是一种作用较弱的呼吸中枢兴奋剂。对于大多数顽固性呃逆患者,高血压、冠心病或脑血管疾病患者应慎用或禁用。

5. 利多卡因或氯丙嗪　对于少数顽固性呃逆患者,其病因暂时无法确定。当上述方法无效时,可以考虑利多卡因或氯丙嗪静脉滴注治疗。

三、对症治疗

1. 关注原发疾病的其他症状,重点注意水、电解质紊乱和酸碱平衡失调。

2. 做好心理调适，患者如存在恐惧、焦虑、抑郁等心理不适，在对患者进行治疗时，要注意心理疏导，解释病情，帮助患者建立正确的健康观念。

四、中医中药治疗

中医认为正常的胃气应该下行，若胃气不降反而上升动膈，就会导致呃逆。呃逆病机是胃失和降、胃气上逆导致的，导致胃失和降原因包括饮食不洁、情绪不好、正气亏虚等。

1. 中药治疗　治疗以调和胃气为大法，辅佐以消积导滞，疏肝解郁，补气正气。

2. 针刺治疗　主要是采用针刺穴来达到治疗目的，取穴为膈俞、中脘、内关、足三里、巨阙、膻中，能够起到宽膈和胃、降逆调气的作用。

3. 点穴治疗　耳穴膈区是治疗呃逆的一个特效穴，将王不留行贴压在耳穴上，每两个小时按压一下，即可起到止呃逆的效果，一般可贴两天甚至更长时间。

4. 艾灸治疗　通过艾灸治疗来起到止呃逆的目的，主穴取胃俞、膈俞、上脘，配穴取足三里，将艾条放在穴位上面进行熏烤，使得皮肤产生温热，至皮肤出现红晕，能够起到温中散寒、降逆止呃的效果。

五、健康教育

1. 改变不良生活习惯　进食时，尽量不说话，细嚼慢咽，避免暴饮暴食。多摄入容易消化、清淡、不容易产生气体的食物。避免进食辛辣刺激、生冷、难消化的食物。平时注意腹部保暖。

2. 调整自身情绪　不要过度紧张，注意放松心情。

3. 积极治疗原发疾病。

【红旗征及转诊指征】

1. 考虑为以下疾病，需第一时间转诊：脑部病变、酒精中毒、药物毒物中毒、肠梗阻、腹膜炎、精神疾病等。

2. 患者呃逆频繁或持续 24 小时以上，发病原因可能与中枢性、外周性因素、消化道疾病有关，建议转诊，明确病因。

3. 患者嗳气过多，考虑与胃食管反流病、食管裂孔疝等消化道疾病有关，社区积极治疗后，效果不佳或者无明显效果时，建议转诊。

【随访计划】

全科医生与患者共同制订随访计划，重点关注患者症状、饮食、心理等变化情况。一般患者建议3～4天复诊，观察治疗效果并协助明确诊断，调整治疗药物。如患者出现疗效不佳、症状加重或考虑严重原发疾病，应第一时间转诊至上级医院治疗，并及时与上级医院专科医生取得联系，做好患者随访。

【病例分析】

患者，女性，50岁，销售员。因"频繁呃逆2周"就诊。患者2周前进食冷饮后出现呃逆，当时未予以重视，自诉数分钟后症状自行缓解。近2周来，呃逆症状仍时有发生，具有症状加重趋势，特别是进食后或者情绪激动时出现明显，每日发作2～3次，最多一日发生5次左右，每次症状持续时间在10～20分钟，严重影响正常工作和生活。询问病史，患者否认畏寒、发热，否认恶心、呕吐，否认胸闷、气促，否认腹痛、腹泻。近2周，因担心呃逆，进食量较平时有减少。患者既往有"胃病"病史，具体不详，未规范治疗。否认吸烟饮酒史。否认食物、药物过敏史。否认高血压、糖尿病等病史。

患者中年女性，有"胃病"史，出现频繁呃逆2周。查体无明显异常。完善相关辅助检查，血常规、生化、粪便常规及隐血试验均在正常范围内。患者初步诊断为：慢性胃炎，难治性呃逆。治疗上首先予调整饮食习惯，平时注意细嚼慢咽，进食易消化的食物，同时，注意控制情绪。该患者可经验性选择铝碳酸镁、奥美拉唑等药物治疗，也可推荐针刺、点穴、艾灸等中医中药治疗。如上述治疗不佳或者症状加重，建议查胃镜，进一步明确病因，必要时转上一级医院专科诊治。全科医生对该患者进行必要的健康教育，如改变不良生活习惯、调整自身情绪等。目前该患者建议门诊随访。如在后续检查过程中，发现有其他健康问题，及时对症处理。治疗过程中，全科医生特别要关注患者的心理状况，及时对其进行心理疏导，并积极争取家人、同事对其的理解和支持。

【思考题】

1. 简述嗳气与呃逆的常见病因。

2. 简述嗳气与呃逆的诊断流程。

3.简述嗳气与呃逆的转诊指征。

（方　舟）

第十二节　吞　咽　困　难

【学习要点】　1.掌握吞咽困难的定义和常见病因。

　　　　　　　2.熟悉吞咽困难的诊疗路径。

【定义】

吞咽困难（dysphagia）指食物从口腔经食管至胃、通过贲门运送过程中受阻而产生的系列症状，以咽部、胸骨后或剑突部分的梗阻停滞感多见，可伴有胸骨后疼痛。

【概述】

吞咽是复杂的反射性动作，是口咽部随意肌群收缩、食管括约肌松弛以及食管肌节律性蠕动等一系列有顺序而协调的动作。吞咽困难较易在儿童及老年人群体中发生，因其吞咽功能的不完善或退化，亦可因误食异物或吞咽肌肉的运动障碍导致，但更主要见于疾病因素。吞咽困难可引起吸入性肺炎甚至窒息而危及生命，因此，对吞咽困难及早识别、准确诊断、及时治疗很有必要。

【病因】

吞咽困难根据部位可分为口咽性、食管性、神经肌肉疾病；发病机制可分为机械性或动力性。如为机械性吞咽困难，判定为良性或恶性及其具体定位；如为动力性吞咽困难，应鉴别是神经性、肌源性、代谢或免疫性疾病引起的。

注意鉴别假性吞咽困难，此类患者并无食管梗阻的基础病变，仅诉咽部、胸骨后有团块样堵塞感，但往往不能明确指出具体部位，且进食流质或固体食物均无困难，常伴有躯体化障碍的其他症状。

1.口咽性吞咽困难　指食物团块难以从咽部进入食管，流质尤难通过咽部，伴有经鼻反流、呛咳等。多发性硬化、硬皮病、甲状腺功能亢进或减退，可使咽、咽下部及食管上括约肌（upper esophageal sphincter, UES）发生功能障碍。而横纹肌的病变（如皮肌炎、多发性肌炎、肌萎缩等）可累及咽肌和食管横纹肌，使咽肌收缩减弱，UES 压力及近端食管收缩幅度均下降，以上疾病均可引起口咽性吞咽困难。

2. 食管性吞咽困难　指食物团块通过食管发生障碍，可分为机械性及动力性两类。

（1）机械性：出现在吞咽大块或其他固体食物时，吞咽饮料尚无困难。食管肿瘤、良性狭窄，肿大的纵隔淋巴结，或先天性主动脉弓畸形均可出现吞咽困难，有时食管癌尚未使食管梗阻，但已侵及肌层神经节细胞，引起动力障碍性吞咽困难。

（2）动力性：吞咽困难无液体、固体之分。

吞咽困难常见病因（表 2-12-1）。

表 2-12-1　吞咽困难常见病因

部位	发病机制	常见疾病
口咽部	机械性	咽炎，扁桃体炎 口咽部损伤 咽后壁脓肿或者肿块
	动力性	口咽部炎症、脓肿、肿瘤、外伤 咀嚼疼痛 唾液缺乏：干燥综合征等 肌无力：运动障碍、咽肌收缩无力 上食管括约肌开放不全 环咽肌失弛缓症
食管部	机械性	食管炎：反流性、腐蚀性、放射性、真菌性等 良性肿瘤：平滑肌瘤、脂肪瘤、血管瘤、息肉等 恶性肿瘤：食管癌、贲门癌、肉瘤、淋巴瘤等 外压性狭窄：甲状腺极度肿大、纵隔占位等 食管蹼：缺铁性吞咽困难 黏膜环：食管下端黏膜环 食管裂孔疝
	动力性	原发食管平滑肌及神经病变 贲门失弛缓症、胃食管反流、弥漫性食管痉挛

续表

部位	发病机制	常见疾病
神经肌肉		帕金森病、延髓麻痹、运动神经元疾病、脊髓空洞症、重症肌无力等神经系统疾病
		硬皮病、多发性肌炎、酒精中毒性肌病
精神心理	抑郁症、躯体化障碍	

【病史、体格检查和辅助检查】

一、询问病史

1. 起病情况　吞咽困难是进行性加重还是间歇发生,急性还是慢性起病,吞咽困难有无液体、固体之分。食管狭窄引起的吞咽困难一般呈进行性加重,外压性狭窄一般以局部病变为主,症状出现一般较轻、较晚,而弥漫性食管狭窄症状往往更重。

2. 病情特点　在年轻患者中,口咽性吞咽困难常由肌肉疾病、食管蹼或食管环引起;在老年患者中,则常由中枢神经系统疾病引起;癔症多见于中青年女性。有无明确吞咽困难的部位定位;发作有无诱因,是否受情绪因素影响;吞咽困难的程度;缓解因素。

3. 伴随症状　发热常提示感染性病变;伴吞咽疼痛者多见于口咽部炎症或溃疡、食管炎症或溃疡、食管贲门失弛缓症等;伴呃逆者常提示食管下段病变如贲门癌、贲门失弛缓症、膈疝等;伴呕血者见于食管癌、肉芽肿性病变、食管溃疡等;头痛、偏瘫、构音不良、意识障碍提示神经系统疾病;口干、皮肤肿胀增厚、肌肉酸痛无力提示结缔组织病;咀嚼无力、呼吸困难提示神经肌肉疾病;口咽性吞咽困难常有呛咳,甚至液体反流入鼻腔引起吸入性肺炎;贫血、消瘦警惕缺铁性吞咽困难。

4. 治疗经过　做过检查及结果;曾应用哪些药物和治疗方法,效果如何。

5. 既往史　有无外伤史、异物误食,强酸、强碱吞入病史,长期应用抗生素或免疫抑制剂病史。

二、体格检查

皮肤黏膜情况,有无苍白、出血或者溃疡。浅表淋巴结特别是颈部和锁骨上淋巴结有无肿大。口腔、咽部检查,牙齿情况,有无黏膜肿胀、出血、包块、隆起等,扁桃体有无肿大。鼻腔检查,黏膜情况,鼻腔通气是否正常。颈部检查,甲状腺有无肿大及血管杂音。神经肌肉查体,肌力、肌张力,病理反射、步态等。

三、辅助检查

1. 血液检查 血常规、肿瘤标志物、甲状腺功能、维生素 B_{12}、肌酸激酶、风湿免疫血管炎指标等。

2. 影像学检查 胸部 CT、颅脑 MRI、胸部 X 线检查、颈部超声等。

3. 内镜检查 在食管性吞咽困难时,内镜可确定炎症或癌性狭窄,必要时用超声内镜或食管纵隔 CT 扫描以确定病变来自黏膜下或食管外,并了解病变侵及的深度。纤维喉镜观察鼻咽部和吞咽功能。

4. 食管 pH 监测 诊断反流性疾病的标准。

5. 食管测压 适用于动力性吞咽困难。

6. 肺功能检查 协助评估有无神经肌肉疾病。

【评估】

吞咽困难评估通常是对吞咽困难严重程度的分级,并对患者的吞咽能力进行动态监测。建议对所有存在吞咽困难或有吞咽困难风险者,尤其是严重面瘫、严重构音障碍、严重失语或严重神经功能缺损(神经功能缺损评分≥10 分)的卒中患者应尽快进行吞咽困难评估。

评估吞咽困难的量表可根据需要选择。如:

1. 洼田饮水试验 分级明确清楚,操作简单,利于选择有治疗适应证的患者并可进行治疗疗效判断。但该检查要求患者意识清楚并能够按照指令完成试验,根据患者主观感觉,与临床和实验室检查结果不一致的较多。

患者端坐,喝下 30ml 温开水,观察所需时间和呛咳情况。

1 级(优)能顺利地 1 次将水咽下。

2 级(良)分 2 次以上,能不呛咳地咽下。

3 级(中)能 1 次咽下,但有呛咳。

4 级(可)分 2 次以上咽下,但有呛咳。

5级（差）频繁呛咳，不能全部咽下。

正常：1级，5秒之内；可疑：1级，5秒以上或2级；异常：3～5级。

疗效判断标准：

治愈：吞咽障碍消失，饮水试验评定1级。

有效：吞咽障碍明显改善，饮水试验评定2级。

无效：吞咽障碍改善不显著，饮水试验评定3级以上。

2. 标准吞咽功能评价量表（standardized swallowing assessment, SSA） 专门用于评定患者的吞咽功能，具有良好的信度和效度。不仅可以作为早期识别吞咽障碍的有效工具，还可作为是否拔出胃管的判断标准。

【治疗】

一、病因治疗

根据患者的症状、体格检查和辅助检查尽快明确吞咽困难的病因，病因治疗有助于解除患者吞咽困难症状。对于难以根除的病因如卒中后吞咽困难，建议多学科联合给予患者综合治疗。

二、综合治疗

1. 营养管理　若无禁忌，推荐使用肠内营养，流质或半流质饮食。对于肠内营养不能满足需求或有禁忌证的，可选择部分或全肠外营养。吞咽障碍患者营养的管理不仅需要考虑营养的量，而且需要考虑营养的供给方式、食物的性状、膳食的合理调配等内容。

2. 促进吞咽功能恢复　通过行为干预，对患者进行吞咽训练，如提高吞咽肌肉收缩力量、速率和肌肉的协调能力，以达到安全有效的吞咽。

3. 代偿性方法　用一定的方式代偿口咽功能，改善食物团块摄入，而并不会改变潜在的吞咽生理的治疗技术。

4. 药物干预　对于卒中后吞咽困难和吞咽功能受损的患者，建议考虑辣椒碱受体1激动剂和多巴胺能药物以改善吞咽安全性。

5. 手术治疗　对于经康复治疗或代偿无效的严重吞咽障碍、反复误吸的患者，可采取外科手术治疗。

6. 吞咽康复护理　口腔保健尤为重要。患者唾液分泌减少或增多、口腔内自净能力下降、食物残渣存留、定植菌不能有效清除等，都是误吸所致吸入性肺炎的影响因素。

三、健康教育

1. 进餐环境　进餐前 30 分钟休息，做好进食的准备，环境宜安静、舒适。

2. 进餐体位　如为卧位，将躯干上抬 30°，头颈前屈，偏瘫侧肩部以枕垫起，减少鼻腔逆流的危险同时也减少误咽。如为坐位使其躯干前倾约 20°，颈部稍向前屈曲，使舌骨肌张力增高，喉上抬，使食物易进入食管，防止误咽易诱发吞咽反射。

3. 进食餐具　推荐小的、表浅的圆头勺子。杯子采用杯沿一边高一边低或缺口杯，有助于防止颈部过伸，减少误吸。

4. 注意口腔保健和卫生。

【红旗征及转诊指征】
1. 吞咽困难伴呕血或者咯血。
2. 初步评估无法明确吞咽困难的病因。
3. 营养状况极差或营养状况迅速恶化伴多脏器功能损害。
4. 异物或者强酸、强碱引发的吞咽困难。
5. 严重疾病导致的急性吞咽困难如卒中。
6. 反复发生肺炎。
7. 意愿行神经调控干预或外科干预的患者。

【随访计划】
依据吞咽困难的病因制订随访计划。对于需要长期随访的患者如卒中后吞咽困难患者，应对吞咽困难的严重程度和治疗效果进行定期评估。

【病例分析】
患者，男性，56 岁。进行性吞咽困难半年就诊。患者半年前无明显诱因出现食物吞咽后阻碍感，初期经增加咀嚼时间和饮水量可改善，后症状逐渐加重，现仅能进半流质饮食。近 1 个月出现胸骨后灼热、疼痛感，有时活动后呼吸困难。无咳嗽、发热、憋喘等不适。无不洁或特殊食物接触史。近半年体重下降约15斤。大便次数较前减少，3~4天1次，颜色性状尚正常。小便无异常。查体：口唇黏膜无异常，全身浅表淋巴结未及肿大。双肺呼吸音清，心律齐，各瓣膜听诊区未闻及病理性杂音。双下肢无水肿。

患者中年男性，吞咽困难进行性加重且出现了胸骨后灼热、疼痛感和体重下降，首先考虑食管性吞咽困难。行胃镜检查，见食管中段占位性病变，活检病理示鳞癌。完善胸部CT、心肺功能评估等检查无手术禁忌证，转外科行手术治疗。术后患者恢复良好，吞咽困难消失，转入社区，给予饮食等生活方式指导，嘱定期复查。

【思考题】

1. 简述吞咽困难的定义和常见病因。
2. 卒中后吞咽困难患者的综合治疗措施。

（郑春燕）

第十三节　口　　臭

【学习要点】　1. 掌握口臭的分类、常见病因、转诊指征和随访管理。

2. 熟悉口臭的全科诊疗思路。

3. 了解口臭的全科综合治疗。

【定义】

口臭指呼吸时出现的令人不愉快的气体，对患者的心理、社会交往等造成一定的影响。口臭发生的病理生理主要是口腔释放氨。

【概述】

口臭最常见的病因是继发于口腔卫生不良和饮食不当造成的齿-口疾病。牙齿细菌性腐败和食物残渣以及牙龈炎症，是造成口臭的主要原因，吸烟、饮酒、口干会加重口臭症状。目前，WHO已将口臭作为一种疾病来报道，调查显示中国口臭的患病率为27.5%，男性的发生率高于女性。

【病因】

一、生理性口臭

正常人口腔中几乎都有一定的气味，在进食大蒜、葱、韭菜等食物后，口腔中的异常气味就会更加严重。同时，不良生活方式也会造成口臭，如长期吸烟、长期饮酒、失眠、熬夜、不规律刷牙等。

二、病理性口臭

病理性口臭指机体病理性改变引起口腔异味。根据病变部位分类，可以分为口源性口臭和非口源性口臭，非口源性口臭又分为胃肠源性、呼吸系统源性及其他源性口臭。

（一）口源性口臭

80%~90%的口源性口臭来源于口腔局部感染，感染造成口腔中挥发性硫化物增加，造成口臭。

（二）胃源性口臭

胃部疾病造成胃内容物反流，造成咽部黏膜的损伤，引起口咽部的炎症感染，口腔中的有害菌滋生，腐败反流物导致口腔酸臭味。

（三）肠源性口臭

肠道疾病产生氨类刺激性气体，直接引起口臭。营养性肥胖症、脂肪肝、2型糖尿病等代谢性疾病，会造成肠道菌群紊乱，有害菌大量滋生，其发酵食物残渣，产生大量挥发性硫化物，造成口臭。便秘患者也会引起口臭。

（四）呼吸系统源性口臭

鼻腔、咽部、肺部疾病均可引起口臭。鼻炎、鼻窦炎患者口腔中一般会有异味。气管和支气管感染、慢性支气管炎的患者呼气时也可能存在臭味。肺脓肿患者，尤其是厌氧菌造成的肺脓肿，可能呼出臭鸡蛋或烂肉的特殊臭味。

（五）其他源性口臭

药物、肾病、血液病、肿瘤放疗、女性月经期、重金属中毒、维生素缺乏、精神因素等，可引起口臭。二甲基硫化物、奎宁、抗组胺药、吩噻嗪类药物在体内代谢，产生具有挥发性的刺激性气味，产生一过性口臭，停药后可消失。肾功能不全患者口气中含有三甲胺成分，产生氨类刺激性气味。舍格伦综合征和肿瘤放疗后均可引起唾液减少以及口腔黏膜病等，产生口臭。女性月经期，体内性激素水平较低，导致抵抗力下降，引起口腔病变，产生口臭。

口臭常见病因见 ER-2-13-1。

ER-2-13-1　口臭常见病因

【病史、体格检查和辅助检查】

一、询问病史

1. 起病情况　起病情况和发病时间，有无诱因，起病缓急、持续时间等。

2. 病情特点　主要症状的特点及其发展情况，症状有无昼夜规律，减缓或加重因素有哪些，对家庭、社交等影响程度如何。

3. 伴随症状　有无伴有口干、牙龈肿胀、牙龈出血、牙周炎、龋齿等；有无伴有鼻塞、流涕、咳嗽、咳痰等；有无伴有胸闷、气促等；有无伴有腹痛、腹胀、腹泻、便秘等。

4. 治疗经过　做过哪些检查，什么结果；曾应用哪些药物和治疗方法，效果如何。

5. 既往史　有无吸烟史；有无食物、药物过敏史；有无服用特殊药物史；有无口腔黏膜病变、呼吸道、消化道病变等，女性要详细记录月经情况。

二、体格检查

除一般生命体征以外，重点检查口腔部位，如口腔黏膜有无水肿溃疡；有无龋齿；牙龈有无萎缩、出血；双侧扁桃体有无肿大，有无脓性分泌物。心肺听诊，心脏有无病理性杂音，肺部有无干湿啰音。腹部查体，有无压痛、反跳痛、肌紧张，有无包块等。检查四肢肌力，检查有无神经系统病理反射引出。

三、辅助检查

1. 实验室检查　血常规、肝功能、肾功能、血糖、血酮等血液化验，碳-13/碳-14尿素呼气试验，明确病因。

2. 影像学检查　对检查龋齿，发现牙槽骨缺陷有帮助；胃肠镜检查、B超对于消化系统源性口臭的病因诊断有一定帮助。

3. 其他检查（选择其一）

（1）塑料勺试验：将无气味的塑料勺在舌背部轻刮几下，5秒后放在鼻前5cm处闻气味，判断有无口臭，主要反映舌背后区气味。

（2）舔腕试验：用舌尖垂直舔腕部，5秒后检查，在其3cm处嗅气味，判断是否有口臭，主要反映舌背前区气味。

（3）牙间隙气味：用不含蜡的牙线穿过牙邻面后，在鼻前3cm处嗅气味，判断是否有口臭。

（4）唾液气味：受试者吐1～2ml唾液在小试管中，马上封闭试管，37℃培养5分钟，距检查者4cm处嗅气味，判断是否有口臭。

4. 精神心理评价　评估患者的心理状况和治疗需求，辅助诊断假性口臭、口臭恐惧症。

口臭的鉴别诊断见ER-2-13-2。

ER-2-13-2　口臭鉴别诊断

【评估】

感官感受分析法：又称鼻测法，是一项主观测试，主要是检查者对被检查者口腔气味进行主观感受，通过评分的方式来判定被检查者的口臭程度。主要方法：把一根透明管（直径2.5cm，长度50～70cm）通过隐私屏风插入患者口中，患者缓慢地吸气和呼气，这种情况下，患者口中的气味不会被室内空气稀释，检查者通过自己的嗅觉予以评分。非同日测量2～3次，并记录在评分表上。目前使用最广泛的是Rosenberg等提出的0～5分制法，其中0分为无口臭；1分为口臭几乎察觉不出；2分为轻微但很明确的臭味；3分为中度口臭；4分为重度口臭，但可以忍受；5分为恶臭，且无法忍受。

口臭的评估有助于病情评估及疗效观察。

【治疗】

口臭如果是由不良生活方式和卫生习惯造成的，可通过口腔卫生指导，特别是强调自我口腔保健、改善个体口腔卫生来改善症状。如果口臭症状长期存在，通过口腔卫生指导没有明显改善的，要考虑其他的发病原因，进行病因治疗及对症处理。特别要注意，多数口臭患者存在一定的心理障碍，对社会交往会有一定的恐惧感和自卑感，在治疗过程中，要同时关注患者的心理问题，争取家庭其他成员的理解和支持。

一、病因治疗

1. 生理性口臭　对口臭的原因进行解释并对患者进行口腔卫生指导。

2. 口源性口臭　对口臭的原因进行解释，指导口腔卫生，亦转诊至口腔科医生处理。

3. 非口源性口臭　对口臭的原因进行解释，根据临床情况，向相关专科转诊。

4. 假性口臭　口臭的原因进行解释，对检查结果进行解释，对患者进行专业知识的宣教，使其确信自己不存在口臭。

5. 口臭恐惧症　对口臭的原因进行解释，必要时转诊至心理医生。

二、经验性治疗

胃肠源性口臭常见病因为幽门螺杆菌（helicobacter pylori，Hp）感染，可考虑抗 Hp 治疗；如有便秘，可考虑口服乳果糖。

三、对症治疗

1. 选用能够有效抑制舌表面微生物生长的漱口水　0.12% 氯己定是目前已知效果最确切的抗菌斑药物。长期使用应注意其副作用。

2. 心理调适　口臭患者一般会存在自卑、焦虑等心理不适，在进行治疗同时，要注意心理疏导，解释病情，帮助患者建立正确的人生态度。

四、中医中药治疗

藿香粥：藿香水煎 5 分钟，弃渣取汁，与粳米共煮成粥食用，主治脾胃湿热引起的口臭。薄荷粥：取鲜薄荷叶加适量水熬，弃渣取汁，与粳米共煮成粥食用。生芦根粥：生芦根洗净，加水煮，弃渣取汁，与粳米共煮成粥食用，晨起空腹食用效果最佳，主治湿热口臭。

五、健康教育

1. 实施分餐制　家中如有人感染 Hp，最好全家人一起治疗；注意饮食定时定量，菜品搭配合理，营养丰富，多喝水，进食易消化食物，少食多餐，细嚼慢咽；进餐忌过饱，忌生冷酸辣、油炸刺激的食物，忌烟熏、腌制的食物；食具及时消毒；外出就餐，倡导公筷公勺。

2. 保持良好的生活和卫生习惯　养成早晚刷牙的习惯，刷牙过程要规范，注意漱洗舌面和上腭；进食后用清水漱口，定期使用牙线，保持口腔卫生；避免长时间禁食；不吃或少吃葱、蒜、辣椒之类食物；限制奶酪摄入量；避免吸烟和过量饮酒；咀嚼无糖口香糖湿润口腔；养成饭前便后洗手的习惯；养成良好作息习惯。

3. 避免服用可能会引起口臭的药物。

【红旗征及转诊指征】

1. 患者存在龋齿、残根、残冠等明显牙科病变，及时转诊至口腔专科治疗。

2. 考虑为非口源性口臭患者，需转诊至上一级医院进一步明确病因。

3. 口臭患者在社区按上级专科医生的治疗方案治疗后，效果不佳或者出现药物不良反应，及时转诊。

4. 考虑存在口臭恐惧症，需及时转诊至心理科医生。

5. 考虑口臭患者存在神经病学因素导致主观性口臭时，需及时转诊至神经科。

6. 慢性干酪性扁桃体炎和扁桃体结石患者，经保守治疗后，仍有明显口臭时，及时转诊至耳鼻喉科。

7. 初诊有下列情况，需第一时间转诊：特殊口臭患者，怀疑严重疾病时；口臭伴有明显体重下降；口臭伴有呕血、黑便。

【随访计划】

全科医生根据患者病情情况，与患者共同制订面对面或者电话随访计划，监测患者用药依从性、药物不良反应和辅助检查结果的变化，监测患者饮食、运动、心理等变化情况，监测不良生活方式、不良生活习惯的变化情况。

【病例分析】

患者，男性，38 岁，工程师。发现口臭 3 个月就诊。患者 3 个月前无明显诱因下出现口臭，症状持续存在，自诉漱口后，感觉症状稍有缓解，进食后症状感有加重。患者近段时间，因工作压力大，经常熬夜，出现进食不规律，睡眠不足等情况，同时，自感进食后有反酸的情况，偶有腹胀不适，平时没有吃大蒜、洋葱等饮食习惯。否认有体重明显减轻，否认头部前额疼痛、鼻塞等情况，否认口干、牙龈肿胀、牙龈出血等情况，否认胸闷、气促，否认有腹痛、腹泻、便秘。否认吸烟饮酒史。否认食物、药物过敏史。患者有慢性浅表性胃炎病史 5 年，未治疗，否认高血压、糖尿病病史。

患者中年男性，有慢性浅表性胃炎病史 5 年，出现口臭 3 个月。目前，结合病史，以及碳 -14 尿素呼气试验检查结果阳性，患者初步诊断为：慢性浅表性胃炎、胃源性口臭。通过病史询问，发现患者存在"工作压力大，经常熬夜，出现进食不规律，睡眠不足"的情况，全科医生在处理原发疾病的同时，针对上述情况，建议患者及时改善。后续应进一步完善辅助检查，如血常规、血糖、血脂等检查，给予经验性治疗，建议患者进行抗 Hp 治疗，并告知药物治疗的副作用。同时，全科医生对该患者进行必要的健康教育，如改善饮食结构和饮食习惯，多喝水，保持大便通畅，忌熬夜，注意休息。如在后续检查过程中，发现有其他健康问题，应进行对症处理。治疗过程中，全科医生特别要关注患者的心理状况，及时行心理疏导，并积极争取家人、同事的理解和支持。建议患者一周后复诊。

【思考题】

1. 简述口臭的常见病因。

2. 简述口臭的诊断和治疗。

3. 简述口臭的转诊指征。

（方　舟）

第十四节 咯 血

【学习要点】 1. 掌握咯血的定义、常见病因、红旗征及转诊指征。
            2. 掌握大咯血窒息的识别和救治。
            3. 熟悉咯血的常用治疗方法。

【定义】

咯血指喉以下呼吸道任何部位出血经口腔排出。

【概述】

从痰中带血到致命性大咯血,咯血程度差别巨大。大咯血是一种呼吸系统危急重症。一旦患者痰中出现血性分泌物,均应引起重视。

咯血的鉴别诊断见表 2-14-1。

表 2-14-1 咯血的鉴别诊断

鉴别要点	咯血	呕血	上呼吸道出血
出血方式	咳出	呕出	咳出或吐出
颜色	鲜红色多见	暗红色或者棕色	鲜红色
混杂内容物	痰液	食物、胃液	痰液
酸碱度	碱性	酸性	碱性
基础疾病	肺或心脏疾病	胃病或肝硬化	口腔或鼻咽部疾病
出血前兆	咽痒、胸闷、咳嗽	上腹不适、恶心	鼻咽或口腔不适
黑便	除非出血经口咽下,一般无	肯定有	一般无

【病因】

我国最常见的咯血病因主要是肺结核、支气管扩张、支气管肺癌、肺脓肿。必须尽快明确有无造成大咯血危险的疾病如空洞性肺结核或肺癌;具有传染性的疾病如肾综合征出血热。

咯血的常见病因见表 2-14-2。

表 2-14-2 咯血常见病因

疾病种类	疾病名称
气道疾病	慢性支气管炎、支气管扩张、支气管结核、原发性支气管癌、良性支气管肿瘤、气道异物、外伤性支气管断裂等
肺源性疾病	肺炎、肺结核、肺脓肿、肺真菌病、肺癌及恶性肿瘤肺转移、寄生虫病（肺阿米巴病、卫氏并殖吸虫病、肺棘球蚴病）、肺尘埃沉着病、肺含铁血黄素沉着症等
心肺血管疾病	心脏瓣膜病、肺梗死、肺动脉高压、单侧肺动脉发育不全、肺动静脉瘘、肺隔离症、支气管动脉和支气管瘘、先天性心脏病、心力衰竭
结缔组织病和血管炎	系统性红斑狼疮、ANCA 相关性血管炎、结节性多动脉炎、白塞综合征、干燥综合征、肺出血 - 肾炎综合征
血液病	血小板减少性紫癜、白血病、血友病、凝血障碍及弥散性血管内凝血等
全身性疾病	急性传染病（肾综合征出血热、肺出血性钩端螺旋体病）、其他（子宫内膜异位症、特发性咯血等）
药物和毒物相关	抗凝药、抗血小板药、非甾体抗炎药（nonsteroidal antiinflammatory drugs，NSAIDs）及灭鼠药物、抗甲状腺药物等
医源性	经皮肺活检、支气管镜下组织活检、介入治疗如射频消融治疗等

【病史、体格检查和辅助检查】

一、询问病史

1. 起病情况

（1）首先明确是否为咯血。

（2）发病年龄和性别：儿童、青少年需注意支气管扩张、先天性心脏病，伴有贫血应排除特发性含铁血黄素沉着症；青壮年肺结核、支气管扩张多见；中年以上应警惕肺癌特别是吸烟者；生育期女性反复咯血需排除子宫内膜异位症。

（3）起病缓急：肺炎、传染性疾病多急性起病，支气管扩张、肺结核、心脏疾病多呈慢性病程。

（4）有无诱因：如感染和外伤等。

2. 病情特点　咯血的颜色、性状、咯血量、次数。支气管扩张、肺结核多为鲜红色血痰，肺炎球菌肺炎咳铁锈色痰，二尖瓣狭窄咯血多为暗红色，急性左心衰竭可见粉红色泡沫痰。

3. 伴随症状　伴有发热提示感染性疾病；伴呛咳需排除气道肿瘤、异物；伴胸痛、呼吸困难需排除肺栓塞、肺癌和肺炎；伴关节痛、肌肉痛等需排除结缔组织病；伴皮肤瘀斑或黏膜出血，需排除血液系统疾病；伴血尿或尿量异常，需排除血管炎、肺出血-肾炎综合征等。

4. 治疗经过　做过哪些检查及结果；曾应用哪些药物和治疗方法，效果如何；治疗中咯血有无反复。

5. 既往史　吸烟史、职业或环境暴露史，基础疾病，用药史特别是影响血小板和凝血功能的药物。

二、体格检查

注意浅表淋巴结有无肿大、皮肤黏膜有无苍白、出血点、黄染等。上呼吸道相关检查包括口咽部和鼻咽部；胸部查体注意有无心脏瓣膜区杂音、有无 P_2 亢进，双肺听诊有无干湿啰音，腹部有无肝脾大等。

三、辅助检查

1. 实验室检查　血常规、红细胞沉降率、凝血功能、肿瘤标志物等；抗结核抗体、T-SPOT 等结核相关检查；自身抗体、类风湿因子、抗中性粒细胞胞质抗体及抗肾小球基底膜抗体等免疫指标检测；尿常规检查；痰液检查。

2. 胸部影像学检查　虽然胸部 X 线检查仍不可或缺，但是如果有条件和患者病情允许，建议咯血的患者首选胸部 CT 检查，以便尽快发现病因和出血部位，高分辨率 CT 对支气管扩张诊断更为可靠。心肺血管性疾病需行增强 CT。

3. 支气管镜检查　协助诊断出血原因和部位，并可同时进行镜下止血治疗。

4. 超声心动图　可发现心肺血管性疾病，如二尖瓣狭窄、肺动脉高压等。

5. 支气管动脉造影　当患者咯血量较大而前述常规检查未发现咯血原因，疑有支气管动脉受累时可考虑进行此项检查。

【评估】

一、评估咯血量

通常认为 24 小时内咯血大于 500ml（或 1 次咯血量 100ml 以上）为大量咯血；100～500ml 为中等量咯血；小于 100ml 为小量咯血。应注意疾病的严重程度与咯血量有时并不完全一致。

二、评估大咯血窒息风险

咯血一旦发生窒息，死亡率极高，所以应积极预防。以下情况应引起重视：

1. 老年体弱咳嗽反射减弱。
2. 合并严重基础疾病、心肺功能差、营养状况差的患者。
3. 咯血量大，持续时间长。
4. 咯血时患者高度紧张、焦虑、恐惧，不敢咳嗽。
5. 出现肺不张、低血压、胸闷憋喘症状。

咯血的基层诊断流程见 ER-2-14-1。

ER-2-14-1　咯血的基层诊断流程

【治疗】

应根据患者病情严重程度和病因确定相应的治疗方案，包括病因治疗、对症止血、预防咯血引起的窒息及失血性休克等。

充分告知患者和家属咯血的一般注意事项如咳嗽方法，体位尽量采取患侧卧位，清淡、易消化、富有营养的饮食，不建议进食过热的食物，避免剧烈运动和劳累等，中 - 大量咯血患者应卧床休息，避免搬运。

一、病因治疗

应尽快明确病因。感染性疾病积极抗感染治疗；血管炎、风湿免疫性疾病需要应用免疫抑制剂、抗炎药物；血液系统疾病需积极纠正血常规或凝血功能异常等。

二、经验性治疗

如患者咯血伴发热、黄脓痰，提示感染性疾病，可给予抗感染、止血药物，同时尽快行胸部 CT、血液相关检查等明确病因。

三、对症治疗

（一）常用药物

1. 镇咳药物　原则上咯血患者不用镇咳药物，以防影响患者有效咳嗽；但频繁剧烈咳嗽引起咯血或者有加重咯血可能时，可给予止咳药物如右美沙芬，但禁用吗啡。

2. 焦虑恐惧的患者可给予小剂量镇静药物，如地西泮，但心肺功能不全或全身衰竭咳嗽无力者禁用。

3. 止血药物　应用最广泛的是垂体后叶素，是大咯血的首选药物。血管扩张剂如酚妥拉明；其他包括巴曲酶、氨基己酸、氨甲苯酸、酚磺乙胺、叶绿基甲萘醌等。止血药物的应用需要注意咯血的发生机制以及合并症，治疗应个体化，注意防治继发血栓。

（二）大咯血的识别和救治

应特别关注咯血窒息高风险人群，警惕和尽早发现窒息先兆。发现咯血窒息应马上畅通气道，体位引流、反复吸痰、气管插管、床旁支气管镜吸引等。同时尽快给予吸氧、止血药物、建立静脉通路。药物难以控制且具备手术指征者可手术治疗；不能耐受手术和病变不易手术者，可选择支气管动脉栓塞止血。

四、中医中药治疗

可联合应用口服中药止血药物如裸花紫珠片、云南白药等。

五、健康教育

发生咯血时，充分告知患者和家属咯血一般注意事项，特别是采取的体位和饮食选择，避免劳累。如果患者或家属过度焦虑应给予心理安慰和疏导。重视咯血病因的管理和健康教育，如为支气管扩张，应积极预防感染，祛痰治疗，接种流感疫苗和肺炎疫苗，如伴气流受限应同时改善肺功能，减少咯血窒息的风险。需要使用抗凝药物者注意监测凝血功能。心脏瓣膜病或肺动脉高压的患者除了原发病治疗,应避免劳累,注意出入量,预防感染等。

【红旗征及转诊指征】

1. 存在高危咯血窒息风险。

2. 影像学提示存在大咯血风险的疾病如空洞性肺结核或肿瘤。

3. 经过初始治疗咯血无缓解或者再次加重。

4. 血液凝血功能异常。

5. 提示急性传染病如肾综合征出血热。

【随访计划】

1. 咯血门诊治疗建议 3～5 天复诊,注意咯血量和频次、伴随症状的变化。

2. 咯血的随访因病因而异。应务必告知患者咯血窒息的预防和一般注意事项。

【病例分析】

患者,女性,56 岁。因反复咯血 7 天就诊。患者 7 天前受凉后出现咳嗽,黄色黏痰为主,有时痰中带血丝,无发热,无胸闷气短,就诊社区卫生服务中心,行胸部 X 线检查报肺纹理增多,血常规白细胞升高,给予口服阿奇霉素、甘草合剂,症状好转。3 天前患者劳累后出现痰中血量增加,有时见鲜红色血块,咯血量 24 小时约 20ml。查体:皮肤黏膜未见瘀斑、出血点等,双肺呼吸音粗,左下肺湿啰音,心律齐,各瓣膜听诊区未闻及病理性杂音。既往慢性咳嗽病史,冬季易发。高血压病史,血压控制满意。无其他特殊病史。

患者中年女性,急性起病,有受凉、咳嗽、黄黏痰病史,首先考虑呼吸系统疾病可能性大。完善胸部 CT 见左肺下叶支气管扩张并感染。血沉、凝血功能、肝功、肾功检查未见异常。行痰培养,予抗感染、祛痰治疗,患者 3 天后咯血消失。继续抗感染 7 天复查肺 CT,感染较前明显好转。告知患者支气管扩张疾病管理注意事项,咯血预防和管理知识。1 个月后门诊复诊。

【思考题】

1. 咯血的常见病因。

2. 大咯血窒息的识别和救治。

（郑春燕）

第十五节 食 欲 缺 乏

【学习要点】 1. 掌握食欲缺乏的常见病因与分类、转诊指征和随访管理。

2. 掌握食欲缺乏的全科诊疗思路。

3. 熟悉食欲缺乏的全科综合治疗方案。

【定义】

食欲缺乏指胃口不好，没有食欲，对食物不能产生兴趣，吃不下东西。中医术语为纳差。

【概述】

食欲缺乏一般由功能性消化不良、胃肠道疾病、食药、情绪等原因引起。临床表现除纳食减少外，可伴有食后腹胀、面色萎黄、气短懒言、大便稀薄等症状。食欲缺乏的病因诊断需从病史、查体、辅助检查等综合分析。全科医生在问诊开始前，需要首先排查患者是否存在预警症状，如体重减轻、出血、贫血、吞咽困难、严重疼痛、持续呕吐、年龄大于45岁、男性等，综合分析后，进行重点问诊，缩小诊断范围。治疗方案根据引起食欲缺乏的病因辨证施治。

【病因】

引起食欲缺乏的原因很多，食欲缺乏根据病因进行分类，分为功能性原因和器质性疾病两大类，具体如下：

一、功能性原因

常见于功能性消化不良，其病因又分为物理性、化学性两类因素，包括消化道蠕动减弱或者消化酶分泌相对不足等。

二、器质性疾病

1. 胃肠道炎症　如细菌、病毒等感染导致的肠胃炎,可造成患者出现胃口不佳,一般伴有食欲缺乏、恶心、呕吐、腹痛、腹泻、消瘦等症状。

2. 消化性溃疡　如胃溃疡患者,伴有食欲下降、胃灼热、反酸、嗳气等症状。

3. 消化道肿瘤　如患者出现胃口不好,伴随有体重下降、消瘦、乏力、贫血等表现时,需警惕消化道肿瘤。

4. 代谢紊乱　如甲亢、甲减、糖尿病、肾上腺皮质功能不全等疾病。

5. 心肺疾病　如心衰等。

三、其他原因

1. 气候变化　气候变化会影响人的食欲,如天气炎热时食欲普遍有所下降。

2. 食物　患者食用油腻食物、辛辣食物、巧克力、酒精、薄荷或含咖啡因饮品等会出现腹胀、嗳气等症状,造成患者食欲下降。

3. 药物　NSAIDs、抗生素、二甲双胍、糖皮质激素等会引起胃肠不适,造成食欲下降。

4. 情绪　出现紧张、易怒或低落时,食欲会受影响,造成食欲缺乏。

四、中医辨证

中医上把引起食欲缺乏的原因主要分为两种,分别是脾虚及胃虚。脾虚表现为:面色萎黄,肌肉消瘦,倦怠无力,少气懒言,食少纳呆,脘腹胀满,食后尤甚,大便溏薄或腹泻。胃虚表现为:胃胀气、身体消瘦,不长肉,面色晦暗,可有胃痛,食欲减退。

食欲缺乏常见病因见 ER-2-15-1,该病的诊断流程图见 ER-2-15-2。

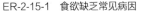

ER-2-15-1　食欲缺乏常见病因　　　ER-2-15-2　食欲缺乏的诊断流程图

【病史、体格检查和辅助检查】

一、询问病史

开放式问题后,询问指向性问题,有助于进一步明确病因。

1. 起病情况 了解发病时间和持续时间,重点询问第一次症状出现时的情况,特别注意引起食欲缺乏的诱因,如饮食、气候变化、药物、精神因素等。

2. 病情特点 了解主要症状的特点及其发展情况。

3. 伴随症状 有无饮食习惯改变,有无吞咽困难,有无嗳气、反酸,有无恶心、呕吐,有无咳嗽,有无腹胀、腹痛,有无便秘,有无尿色改变等。

4. 治疗经过 详细询问发病以来,做过哪些检查及结果;曾应用哪些药物和治疗方法,效果如何。

5. 既往史 有无胃肠道疾病史,有无高血压、心脏病、糖尿病等慢性病史,有无肿瘤史,有无手术史,有无放化疗史。近期有无服用药物史,如有服用,详细了解药物的品种、剂量、不良反应等情况。

6. 生活方式及社会心理因素 详细询问饮食结构和运动方式,是否有特殊饮食偏好。是否有吸烟酗酒史。了解患者对食欲缺乏的自我看法,是否存在不良情绪。了解患者的家庭情况和工作环境。了解患者的社会关系。

二、体格检查

一般生命体征的测定。查体过程中,应注意患者神志、营养状态,检查患者有无黄疸。重点检查腹部,查体时,需要注意腹部有无压痛、反跳痛、肌紧张等。有无肝脾大,有无胃肠型、蠕动波、振水音、肠鸣音亢进等表现。心肺部常规听诊。检查四肢肌力、肢体活动情况,检查有无神经系统病理反射引出。

三、辅助检查

根据辅助检查结果,排除器质性疾病,判断引起食欲缺乏的病因,确定食欲缺乏的危险因素,从而进行评估和治疗。

1. 实验室检查 血常规、尿常规、粪常规、肝肾功能、电解质、甲状腺功能等。必要时，可选做 ^{13}C 或 ^{14}C 尿素呼气试验检查。

2. 内镜检查　目前，我国消化道内镜检查普及率较高，其可有效减少消化道肿瘤的漏诊，目前已作为胃肠道疾病的常规检查之一。

3. 影像学检查　B 超、CT 或 MRI 可选做。

【评估】

患者因气候变化、饮食、情绪等原因造成的食欲缺乏，一般可通过改善生活方式、调整心理状态等，得到有效缓解，无须特异性检查和治疗。如考虑与功能性消化不良、消化道炎症肿瘤等疾病有关，可通过翔实的病史资料、体格检查及辅助检查，初步判定病因，制订后续治疗措施。部分患者食欲缺乏病因很难确定，必要时心理医生共同参与。

【治疗】

一、病因治疗

对于一过性、短时的食欲缺乏，一般不需要治疗。对于持续性食欲缺乏，则需要明确病因，针对不同的病因采取不同的治疗措施。

二、经验性治疗

1. 一般治疗　建立良好的生活习惯，饮食做适当调整，选择适宜的食物，如米饭、面包、酸奶、蜂蜜、苹果等，不宜食用高脂辛辣刺激食物、碳酸饮料、茶、巧克力及咖啡等。

2. 抑酸剂　如果考虑食欲缺乏与消化道溃疡有关，可经验性选择抑酸剂，主要分为 H_2 拮抗剂和质子泵抑制剂，疗程一般 4～8 周。

3. 促胃动力药物　如考虑食欲缺乏与胃排空延迟或容受性下降有关，可经验性选择促胃动力药物。治疗疗程一般 2～8 周。

4. 抗幽门螺杆菌（Hp）治疗　我国人群中，Hp 感染率高，是造成消化道疾病的重要致病因素。如检查发现 Hp 感染，行抗 Hp 治疗，疗程一般 10～14 天。

5. 消化酶　食欲缺乏患者如存在腹胀、食欲减退情况的，可选择消化酶治疗。其有助于食物的消化吸收，可改善与进食有关的症状。

三、对症治疗

1. 关注引起食欲缺乏的病因，重点注意水、电解质紊乱和酸碱平衡失调等。

2. 因情绪、心理等原因造成的食欲缺乏患者，要注意心理疏导，解释病情，帮助患者建立正确的健康观念。如考虑为精神疾病的，需请精神科医师共同诊疗。

四、中医中药治疗

食欲缺乏可通过中药调理，主要为健脾和胃药物。如果是脾虚，可以用补中益气汤、参苓白术散等。如果情绪障碍引起，如焦虑、抑郁，中医治疗经常选用疏肝理气、疏肝和胃药物，像逍遥散等。

食欲缺乏也可以选用针刺、艾灸等方法治疗，如针刺中脘、胃的募穴、脾俞、胃俞、胃背俞、脾背俞穴等，再根据不同的证型可以加肝俞，并配合疏肝理气的中药。脾胃虚弱、脾胃虚寒等证型，可以采用益气健脾温中的中药，并采用脐灸。还有临床当中最常用的穴位埋线，如病人食欲缺乏，则可以用羊肠线或者胶原蛋白线埋入以上穴位来调理。

五、健康教育

1. 配合治疗　积极配合医生，完善各项辅助检查，明确病因。

2. 饮食指导　鼓励进食清淡可口、易消化吸收的食物，食物要注意色香味俱全，促进食欲。可少吃多餐，忌烟酒。

3. 功能锻炼　鼓励行一些力所能及的活动，促进消化功能恢复，避免劳累。

4. 康复指导　保持口腔清洁，勤刷牙，温水漱口。伴有头晕、乏力时，加强陪护，起床、如厕时注意动作要慢，不可太快。

5. 心理调适　保持良好的心理状态，正确对待疾病，避免不良情绪。

6. 定期复诊　如有不适，及时随诊。

【红旗征及转诊指征】

1. 患者存在预警症状，如体重减轻、出血、贫血貌、吞咽困难、剧烈疼痛、持续呕吐等，或考虑有消化道肿瘤、心脏病，需转上一级医院诊治。

2. 患者存在腹痛、腹胀、早饱感、嗳气、恶心、呕吐等症状，经一般治疗后，仍反复发作，需转上一级医院治疗。

3. 患者食欲缺乏，伴有焦虑、抑郁等症状，需转诊至精神专科医院就诊。

【随访计划】

医患双方共同制订随访计划，重点关注患者症状、生活习惯、情绪等变化情况。一般建议患者 1 周左右复诊，观察治疗效果并协助明确诊断。如患者出现疗效不佳、症状加重或考虑严重原发疾病，应第一时间转诊至上级医院治疗，并做好患者随访。

【病例分析】

患者，男性，75 岁，农民。因"食欲缺乏 10 天"就诊。患者 10 天前无明显诱因下出现食欲缺乏，不欲进食，伴恶心，无呕吐，无胃灼热、反酸、腹痛、腹泻，周身无力，不能站立，无畏寒、发热，无咳嗽、咳痰，无胸闷、胸痛，自诉在当地诊所进行药物输液治疗（具体不详），治疗后症状无明显改善。追问病史，患者既往有慢性支气管炎病史多年，长期口服倍他米松片治疗，目前停药近 15 天。有高血压病史多年，间断口服降压药物治疗，平时血压控制情况不详，未规范治疗。否认糖尿病等病史。否认肝炎、结核等病史。否认食药过敏史。否认外伤及手术史。

患者老年男性，有慢性支气管炎、高血压病史多年，10 天前出现食欲缺乏，感周身无力，不能站立。查体：神清，精神差，查体合作。周身水肿，皮肤黏膜干燥脱屑。双肺呼吸音粗，可闻及细湿啰音，呼气相延长，心律 78 次/min，律齐，心音低，各瓣膜听诊区未闻及杂音。腹膨隆，未见胃肠型及蠕动波，上腹部轻压痛，无反跳痛及肌紧张，肝脾未触及；墨菲征（−），叩鼓音，移动性浊音阴性，肝肾区无叩击痛，肠鸣音正常。四肢肌力 5 级，肌张力正常，双下肢指凹性肿胀。双侧巴宾斯基征（−）。

辅助检查：心电图示窦性心律，一度房室传导阻滞，ST-T 异常。胸部 CT：考虑支气管炎。血常规：CRP1 24.97mg/L↑、WBC 4.11×10^9/L、

RBC 3.79×10^{12}/L↓、HGB 117.00g/L↓。生化全套：TP 45.40g/L↓、ALB 29.40g/L↓、TBil 33.50μmol/L↑、D-BIL 12.40μmol/L↑、GLU 6.43mmol/L↑、TG 2.28mmol/L↑、K 2.98mmol/L↓、Na 126.30mmol/L↓。

结合病史及辅助检查结果，患者初步诊断为：①慢性支气管炎急性发作；②低钾血症、低钠血症；③高血压1级；④一度房室传导阻滞；⑤高脂血症。针对该患者，建议住院治疗，治疗上予以抗感染、纠正电解质紊乱、降压调脂等处理，定期做血常规、生化全套指标的复查。针对食欲缺乏症状，可请中医科会诊中药调理。在健康教育方面，建议调整饮食习惯，进食易消化食物，保持积极乐观的心态。治疗期间，如出现其他健康问题，应及时对症处理。同时，注意患者的心理状态，争取家人的理解和支持。

【思考题】

1. 简述食欲缺乏的常见病因。
2. 简述食欲缺乏的诊断流程。
3. 简述食欲缺乏的转诊指征。

（方　舟）

第十六节　腹　　痛

【学习要点】　1. 掌握腹痛的分类、常见病因以及病情评估。
　　　　　　　2. 掌握腹痛的全科治疗、转诊指征以及随访管理。

【定义】

腹痛指由各种病因引起的腹部疼痛，多数由腹腔脏器疾病引起，也可由其他部位疾病或全身性疾病引起。根据发病急缓和病程长短，腹痛可分为急性腹痛和慢性腹痛（腹痛持续6个月以上）。

【概述】

腹痛是常见的临床症状之一，病因复杂多样，是患者就诊的常见原因。部分急性腹痛，进展迅速，病情凶险，危及患者的生命安全。长期慢性腹痛患者常合并心理疾病，不仅要治疗器质性引起的腹痛，还要帮助患者正确认识病情，必要时进行心理评估和干预。

【病因】

一、急性腹痛

1. 腹腔脏器疾病

（1）炎症：急性胃肠炎、急性胆囊炎、急性梗阻性化脓性胆管炎、急性胰腺炎、腹膜炎、肾盂肾炎等。

（2）急性穿孔或破裂：消化道溃疡穿孔、胆囊穿孔、腹主动脉瘤破裂等。

（3）阻塞或扭转：急性肠梗阻、肠扭转、肠套叠、嵌顿疝、肾或输尿管结石等。

（4）血管病变：肠系膜静脉血栓形成、肠系膜动脉栓塞、脾梗死等。

（5）急性出血：胃肠道肿瘤破裂出血、食管 - 胃底静脉曲张破裂出血、胆管出血、小肠出血等。

（6）其他：胃肠痉挛、肠易激综合征、急性胃扩张等。

2. 腹腔外脏器或全身性疾病

（1）胸部疾病：急性心肌梗死、急性心肌炎、急性心包炎、主动脉夹层、胸膜炎、气胸等。

（2）盆腔脏器疾病：女性急性盆腔炎、附件炎、卵巢囊肿蒂扭转、异位妊娠破裂出血等。

（3）血液系统疾病：急性溶血性疾病、急性白血病、镰状细胞危象等。

（4）变态反应及结缔组织病：腹型紫癜、系统性红斑狼疮、血管炎等。

（5）代谢或内分泌疾病：尿毒症、糖尿病酮症酸中毒、急性肾上腺功能不全、急性卟啉病等。

（6）急性中毒：铅、汞、砷中毒等。

二、慢性腹痛

1. 腹腔脏器疾病

（1）慢性炎症：慢性胃炎、十二指肠炎、慢性胆囊炎、慢性胰腺炎、溃疡性结肠炎、克罗恩病、肠结核等。

（2）功能性胃肠病：胃食管反流病、功能性消化不良、肠易激综合征、功能性胆囊病等。

（3）肿瘤：胃、胰腺、胆囊、胆管、肝脏等各脏器恶性肿瘤。

2. 腹腔脏器疾病

（1）胸部疾病：心绞痛、慢性心功能不全、胸膜炎、肋间神经痛等慢性疾病。

（2）内分泌系统疾病：糖尿病、肾上腺皮质功能不全、甲状腺功能亢进、原发性肾上腺皮质功能减退症（又称艾迪生病）等。

（3）血液系统疾病：嗜酸性粒细胞增多症、溶血性贫血、慢性白血病等。

（4）结缔组织病：系统性红斑狼疮、风湿热、系统性硬化病、血管炎等。

（5）慢性中毒：重金属（铅、汞）。

（6）精神心理性疾病：中枢腹痛综合征、抑郁症、焦虑障碍等。

腹痛的常见病因见 ER-2-16-1。

ER-2-16-1 腹痛常见病因思维导图

【病史、体格检查和辅助检查】

一、询问病史

1. 起病情况　发病年龄，起病时间，起病诱因等。

2. 病情特点　腹痛的部位、性质、程度以及持续时间，有无放射痛，腹痛的加重和缓解因素，与体位的关系等。如突发的中上腹剧烈刀割样痛或烧灼样痛提示胃、十二指肠溃疡穿孔可能；中上腹持续性隐痛提示慢性胃炎或消化道溃疡可能；上腹部持续性钝痛或刀割样疼痛呈阵发性加剧，警惕急性胰腺炎；持续性、广泛性剧烈腹痛伴腹壁肌紧张或板样强直提示急性弥漫性腹膜炎可能；上腹部绞痛，并向腰部、阴部放射，多提示尿路结石。

3. 伴随症状　伴反酸、嗳气提示胃炎或消化道溃疡；伴有便血、呕血提示有消化道出血；伴有休克提示可能有腹腔脏器破裂、胃十二指肠穿孔、绞窄性肠梗阻、心肌梗死、异位妊娠破裂等；伴有腹胀、恶心、呕吐、停止排便排气，提示肠梗阻可能；伴有发热、寒战提示急性胆囊炎、肝脓肿；伴有尿频、尿急、血尿、排尿困难、点滴样尿，提示尿路结石等。

4. 治疗经过　既往就诊史，曾接受过的检查和治疗，治疗效果如何。

5. 既往史　有无胃肠道疾病、心血管疾病、内分泌疾病等病史，有无服用非甾体抗炎药或类固醇激素病史，有无外伤及手术史，有无有害物质接触史等。

6. 月经及婚育史　女性患者应仔细询问月经史及生育史，了解其末次月经日期，有无痛经，有无停经或停经后再出血等。

7. 腹痛问诊　对腹痛的患者先进行 RICE 问诊，询问就诊的原因、存在问题、顾虑和需要的帮助后，然后按照 P（诱因）、Q（疼痛性质）、R（疼痛放射）、S（严重程度）、T（疼痛时间 / 治疗情况）重点采集腹痛病史，以避免遗漏重要病史。对于急性腹痛应结合莫塔临床安全策略 5 问思维法进行详细问诊和排查。

（1）常见的可能诊断。

（2）是否有不能忽视的严重疾病，如心血管疾病如心肌梗死、腹主动脉夹层、肠梗阻、胰腺炎、胃肠穿孔、内脏破裂、感染性疾病如腹膜炎等。

（3）是否有遗漏的疾病或用药史，如急性阑尾炎、肺炎、带状疱疹、中毒等。

（4）是否存在假象，如抑郁症、糖尿病（引起的酮症酸中毒）、尿毒症等。

（5）患者试图告诉的其他情况。

二、体格检查

包括评估患者的一般状况、生命体征、疼痛严重程度等方面，病情危重的患者需先进行抢救处理，待生命体征平稳后再进行详细体格检查。腹痛患者应注重腹部的检查，但也不能忽略胸部或其他部位的常规检查。腹部体格检查应遵循视诊、听诊、叩诊、触诊的顺序。听诊肠鸣音，有无振水音等。触诊着重检查腹膜刺激征，即压痛、反跳痛和肌紧张的部位、范围和程度，是否可扪及包块。叩诊注意鼓音区的范围、移动性浊音、肝浊音界的改变。必要时行直肠指诊。女性患者注意进行盆腔检查评估有无妇科疾病。

三、辅助检查

1. 血常规　白细胞计数升高提示多见于阑尾炎、胆囊炎、急性胰腺炎等；血红蛋白降低多见于溃疡出血、肿瘤等。

2. 大便检查　大便的颜色、性状及潜血试验有助于胃肠道炎性疾病及消化道出血的诊断。

3. 尿液检查　尿白细胞、红细胞、蛋白有助于泌尿系疾病的诊断，育龄期女性患者还应完善尿妊娠试验协助诊断。

4. 生化检查　肝肾功能，血淀粉酶测定，肿瘤标志物，血糖等检查。

5. 心电图　有助于心血管疾病的诊断。

6. 影像学检查、内镜检查

7. 诊断性腹腔穿刺术　可根据腹腔积液性质判断腹膜炎性质，判断腹部脏器有无出血等。

【评估】

一、生命体征评估

急性腹痛患者首先评估生命体征及神志情况，评估是否需要紧急生命支持或手术治疗。慢性腹痛患者应注意有无报警症状。

二、腹痛性质的评估

当病程较短、有明确诱因、腹痛部位明确且局限、疼痛难以忍受时考虑器质性病变可能性大。当病程较长、无明显诱因、腹痛范围弥散、腹痛伴随症状多且就医频繁、有明显焦虑或抑郁情绪时提示功能性腹痛可能性大。

【治疗】

一、病因治疗

1. 急性腹痛

（1）抗感染治疗

（2）手术治疗：当怀疑患者有腹腔内出血、穿孔、缺血坏死等病变，应及时行手术治疗。当患者急性腹痛病因未明时，也可根据病情行剖腹探查协助诊治。剖腹探查指征：①怀疑有腹腔内出血不止；②怀疑肠坏死或肠穿孔导致的严重腹膜炎；③经密切观察和积极治疗后腹痛无明显缓解或腹部体征无减轻，全身情况较前加重。

（3）腹腔外脏器病变或全身性疾病导致的腹痛应积极治疗原发病。

2. 慢性腹痛

（1）器质性疾病：对于器质性病变引起的慢性腹痛，明确诊断后根据病因进行治疗。

（2）功能性疾病：对于功能性疾病引起的慢性腹痛，可给予适当的止痛、调节消化功能等对症治疗。部分功能性腹痛患者常由心理疾病引起，因此要关注患者的心理健康，必要时至心理专科治疗。

二、对症治疗

1. 生命支持　对于严重腹痛伴生命体征不稳定者，应积极补液、输血、纠正电解质及酸碱平衡紊乱等治疗稳定患者血流循环动力学，为后续的诊断和治疗提供条件。

2. 解痉镇痛　对于非创伤性、病因不明的急性腹痛患者，积极寻找病因，若病情必须使用解痉镇痛剂时，首先排除心血管性腹痛。在无禁忌证后，可选用胃肠道高选择性钙通道阻滞剂，如匹维溴铵；抗胆碱药，如硫酸阿托品注射液、盐酸消旋山莨菪碱注射液（禁用于肠梗阻、青光眼、前列腺肥大）；直接平滑肌松解剂，间苯三酚注射液等。腹痛病因不明使用解痉镇痛剂后，应再次评估病情和寻找原因。

3. 对于慢性功能性腹痛的患者，可根据病情给予促进胃肠动力、调节肠道菌群等药物治疗。

三、健康教育

大多数引起腹痛的疾病和日常不良的生活方式有关，如消化性溃疡、胰腺炎等。因此，对于腹痛患者的健康教育应包括生活习惯、用药指导、病因防治、精神卫生等方面。针对已明确腹痛病因的人群，除积极治疗相关疾病外，还应普及预防引起腹痛的知识，对其进行用药指导，指导患者戒烟限酒、饮食规律、建立和谐的人际关系及注意心理健康等。针对功能性胃肠病的患者，适当运动、合理饮食、改善睡眠，引导患者正确认识心理问题。对于腹痛高危人群，应教育患者应定期随访筛查，积极控制高危因素，指导合理用药，积极控制原发病，改善腹痛症状，提高生活质量。

【红旗征及转诊指征】

1. 腹痛伴生命体征不稳定。

2. 严重急性腹痛、腹痛持续加重、腹痛伴高热等合并症。

3. 腹部有明显压痛、反跳痛、肌紧张。

4. 腹痛伴有呕血、血便、黑便、高热、腹腔积液等；慢性腹痛伴贫血、体重减轻。

5. 妊娠期女性出现腹痛。

6. 诊断不明确，需要进一步检查明确诊断的患者，或经治疗后未见明显好转的患者。

7. 慢性腹痛有心理问题需要进一步干预。

【随访计划】

对于急性腹痛患者，经治疗好转后应定期了解患者恢复情况，嘱患者定期复诊直至痊愈。对于慢性腹痛患者，尤其是病因不明确或者治疗效果不佳者，建议每2～4周随访1次，以再次评估和治疗。随访内容应包括腹痛控制情况、有无伴随症状、用药情况、日常生活指导以及健康教育等。对经治疗后腹痛缓解、间断发作者，出现腹痛性质、部位、程度、伴随症状发生改变，应及时就诊。

【病例分析】

患者，男性，68岁，因上腹部疼痛5个月，加重2天就诊。患者5个月前无明显诱因下出现上腹部隐痛，伴腹胀、咽部不适，以进食后明显，无腹泻，无恶心、呕吐，无发热等不适，曾至门诊查胃镜：①慢性糜烂性胃炎；②十二指肠壶腹部炎症；③十二指肠降部憩室。病理（胃窦黏膜）：慢性非萎缩性胃炎，Hp（+）。肠镜：①乙状结肠多发息肉（EMR术）；②横结肠息肉（已钳除）。^{13}C尿素呼气试验阳性。予护胃、抗Hp感染治疗后仍有上腹部隐痛不适。2天前上腹部疼痛加剧，呈绞痛，侧卧位时明显，无法忍受，无恶心、呕吐，无胸闷、胸痛，无腹泻，无发热等不适。患者近半年来大便干结，3～4天解1次大便，小便正常。平素健康状况，无家族史，否认外伤、高血压、冠心病、糖尿病病史。

患者为老年男性，反复上腹痛5个月，2天前腹痛加重，考虑患者为急性腹痛。既往胃肠镜提示慢性糜烂性非萎缩性胃炎，不排除消化性溃疡穿孔可能，完善腹部立位片提示：腹部可见数个液平面，未除外不完全性肠梗阻，建议短期复查。考虑患者为不完全性肠梗阻，予禁食、抑酶、胃肠减压、灌肠、补液等治疗。经治疗后患者腹痛未见明显好转。住院期间患者腹痛突然加重，难以忍受，伴大汗淋漓，不除外肠缺血坏死或血管性疾病可能，立即完善腹部血管超声提示门静脉右支内似见实质性低回声填充，血栓形成？腹部增强CT+血管成像提示门静脉主干及左右分支、脾静脉及肠系膜上静脉近段血栓形成。考虑患者腹痛原因为门静脉及肠系膜上静脉血栓，予利伐沙班抗凝、止痛等治疗后好转出院。嘱患者避免劳累及剧烈活动，规律用药，定期复查，如有再发腹痛，及时至急诊就诊。

【思考题】

1. 腹痛的分类和常见病因。
2. 腹痛的转诊指征和随访。

（宁　宗）

第十七节　腹　　泻

【学习要点】　1. 掌握腹泻的定义、评估、治疗及全科诊疗流程。
　　　　　　　2. 熟悉腹泻的转诊指征和随访管理。

【定义】

腹泻指排便次数增多（＞每天3次）或粪质稀薄（含水量＞85%）或粪便量增加（＞200g/d）。

【概述】

根据病程可分为：急性腹泻（＜4周）和慢性腹泻（＞4周）。急性腹泻大多数是由感染引起。慢性腹泻病因很多，其根据病因分为器质性腹泻、功能性腹泻；根据发病机制分为渗透性腹泻、分泌性腹泻、渗出性腹泻、动力异常性腹泻，但在临床上，腹泻往往是由多种机制共同作用引起。

【病因】

一、急性腹泻

1. 感染　是急性腹泻最常见的原因，包括病毒、细菌及寄生虫等，其中病毒感染常见有轮状病毒、诺如病毒等，细菌感染常见有沙门氏菌、痢疾杆菌、霍乱弧菌等。感染性腹泻常伴随有腹痛、呕吐、发热症状，大便多为水样便。

2. 食物　进食不洁、生冷、刺激、不耐受等食物；急性食物过敏；进食有毒蘑菇、有毒贝类、汞、砷、有机磷等污染的食物。此种类型腹泻，注意询问有无群集性发生。

3. 药物　有700多种药物可以引起腹泻，如泻药、秋水仙碱、抗生素等。

4. 其他　气候和环境因素、心理因素、情绪变化等，如部分考生考试前会出现紧张性腹泻。

二、慢性腹泻

1. 功能性疾病　腹泻型肠易激综合征、功能性腹泻。

2. 药物性腹泻　抗菌药物如红霉素、青霉素衍生物；非甾体抗炎药如前列腺素、水杨酸；制酸药如氧化镁，氢氧化镁；脱水剂如甘露醇、山梨醇；缓泻药如乳果糖；降糖药如阿卡波糖、二甲双胍等。

3. 饮食相关性腹泻　与体质有关，如乳糖酶缺乏、食物成分过敏、长期酒精依赖者；跟饮食成分和理化特质有关，如果糖、乳糖、果聚糖含量高的食物，高脂肪、高膳食纤维食物，辛辣、冰凉、刺激性食物，添加剂（山梨糖等）食品，咖啡因等。

4. 胃肠道疾病　结直肠肿瘤、肠道淋巴瘤、炎症性肠病、结肠炎、肠结核、阿米巴肠病、乳糜泻、小肠细菌过度生长、慢性细菌性痢疾、阿米巴肠病、缺血性肠病、假膜性小肠结肠炎、放射性肠炎和肠道寄生虫感染等。

5. 肝胆胰腺疾病 慢性胰腺炎、慢性胆囊炎与胆石症等。

6. 其他系统性疾病 糖尿病、甲状腺功能亢进症、甲状旁腺功能低下、艾迪生病、血管活性肠肽瘤、胃泌素瘤、类癌、系统性红斑狼疮、白塞综合征、嗜酸性肉芽肿和尿毒症等。

急性腹泻与慢性腹泻常见的病因见 ER-2-17-1 和 ER-2-17-2。

ER-2-17-1 急性腹泻常见病因   ER-2-17-2 慢性腹泻常见病因

【病史、体格检查和辅助检查】

一、询问病史

1. 起病情况

（1）病因和诱因：腹泻发生常见的诱因包括饮食、环境或天气变化、心理、药物等因素。

（2）年龄与性别：结肠癌常见于老年男性，但近年来发病有年轻化趋势；肠易激综合征、肠结核和炎症性肠病多见于青壮年。

（3）病程：急性腹泻起病急骤，病程<4 周，多为感染或食物中毒引起，注意有无群集性；慢性腹泻，起病缓慢，病程较长，多见于功能性腹泻、肠道肿瘤、炎症性肠病、慢性感染、非特异性炎症、吸收不良、消化功能障碍或神经功能紊乱等。

2. 病情特点 主要了解腹泻次数及粪便性质。

（1）次数：急性感染性腹泻常有不洁饮食史，于进食后 24 小时内发病，每天排便数次甚至数十次，多呈糊状或水样便，少数为脓血便；慢性腹泻表现为每天排便次数增多，可为稀便，亦可带黏液、脓血，见于慢性细菌性痢疾、炎症性肠病及结直肠癌等。

（2）粪便性质：阿米巴痢疾患者的粪便呈暗红色或果酱样；慢性胰腺炎等吸收不良性腹泻的粪便中可见油层漂于水面，多泡沫，含食物残渣，粪便有恶臭，质黏不易冲洗；急性坏死性小肠炎引起的腹泻粪便多为浓臭、血水样大便；慢性痢疾、血吸虫病、溃疡性结肠炎、直肠癌等病引起的腹泻，粪便常带脓血；洗肉水样粪便见于某些急性出血性肠炎或重症溃疡性结肠炎；蛋花汤样大便见于轮状病毒感染、难辨梭菌等引起的假膜性小肠结肠炎等。

3. **伴随症状**　根据腹泻的伴随症状可以进一步了解腹泻的病因。

（1）伴腹痛：多见于炎症性肠病，小肠性腹泻常见于脐周或右下腹痛，结肠性腹泻常见于左下腹或中下腹痛。

（2）伴呕吐：常见于感染性腹泻、急性胃肠炎，起病前常有诱因。

（3）伴里急后重：多提示直肠、乙状结肠病变。

（4）伴腹部包块：主要见于胃肠道恶性肿瘤、肠结核、克罗恩病及血吸虫病性肉芽肿等。

（5）伴发热：可见于伤寒或副伤寒、急性细菌性痢疾、肠结核、克罗恩病、溃疡性结肠炎急性发作期、肠道淋巴瘤、败血症等。

（6）伴明显消瘦或营养不良：可见于胃肠道肿瘤、肠结核、吸收不良综合征、甲状腺功能亢进症等。

（7）伴皮疹或皮下出血：可见于过敏性紫癜、败血症、伤寒或副伤寒、麻疹、糙皮病等。

（8）伴重度脱水：可见于霍乱、细菌性食物中毒或尿毒症。

（9）伴关节痛或关节肿胀：见于系统性红斑狼疮、克罗恩病、溃疡性结肠炎、肠结核、Whipple 病等。

（10）其他：腹泻和便秘交替出现常见于肠易激综合征。

4. **诊治经过**　详细询问患者诊治经过及治疗效果等。

5. **既往史**　是否患有糖尿病、甲状腺疾病、胃肠手术史、放化疗史、胃肠道肿瘤、结核、淋巴瘤等，是否有肠道肿瘤、炎症性肠病家族史。

6. **腹泻问诊**　先进行 RICE 问诊，询问就诊的原因、存在问题、顾虑和需要的帮助后，再结合莫塔临床安全策略 5 问思维法进行详细问诊和排查。

（1）常见的可能原因：急性腹泻，常见有肠道感染性疾病、食物、药物。慢性腹泻，常见有肠易激综合征、药物、肠道慢性感染。

（2）是否有不能忽视的严重疾病：肿瘤、溃疡性结肠炎、肠道感染（如伤寒、肠结核）等。

（3）是否有遗漏的疾病或用药史：缺血性肠炎、胃肠道手术后、乳糖不耐受、吸收不良综合征、类癌等。

（4）是否存在假象：糖尿病、甲状腺疾病、药物等。

（5）患者试图告诉的其他情况：焦虑状态、肠易激综合征伴有心理问题。

二、体格检查

1. 一般检查　生命体征，体形，营养状态，意识状态，皮肤（颜色、湿度、弹性、皮疹、皮下出血、水肿），淋巴结。

2. 腹部查体　不同病因的腹泻查体可有不同的表现。

三、辅助检查

1. 粪便检查　大便常规及潜血试验，大便涂片找细菌、真菌、结核分枝杆菌，大便球杆比，大便找寄生虫，大便细菌及真菌培养等。

2. 血液检查　血常规、电解质、血糖、血酮体、肝肾功能、甲状腺功能、叶酸、维生素 B_{12} 等检查以便了解机体全身情况及病因；血浆胃肠多肽和介质测定了解有无胃肠胰腺神经内分泌肿瘤。

3. 影像学检查　了解腹部脏器的形态、功能情况，如腹部超声、腹部 X 线、钡餐、腹部 CT 等。

4. 内镜检查　特别适用于慢性腹泻、原因不明、有伴随症状、年龄大的患者。

5. 小肠吸收功能测定　维生素 B_{12} 吸收试验阳性提示有内因子缺乏，脂肪平衡试验阳性提示有脂肪吸收障碍，D- 木糖吸收试验阳性提示有吸收障碍或者菌群失调，乳糖氢呼气试验阳性提示有乳糖酶缺乏等。

【评估】

对于腹泻患者，需要进行以下评估有助于诊治。

1. 急性腹泻还是慢性腹泻。

2. 感染性腹泻还是非感染性腹泻。

3. 器质性腹泻还是功能性腹泻。

4. 是否出现严重并发症，如休克或严重水、电解质紊乱。

【治疗】

一、支持治疗

无论急性或者慢性腹泻,都应纠正水、电解质紊乱和酸碱平衡失调,腹泻而导致营养不良的患者,需进行营养评估,补充适宜营养元素。

二、器质性腹泻

治疗目标是积极寻找病因、消除诱因并采取相应的治疗方法。如感染性腹泻需针对病原体进行治疗,必要时使用抗生素治疗。

三、功能性腹泻

治疗目标是缓解症状、提高生活质量。

1. 调整生活方式　改变饮酒等不良饮食习惯,避免进食不耐受食物、过敏性食物、刺激性食物。

2. 认知治疗　尤其是对腹泻型肠易激综合征、功能性腹泻,病程长,容易反复,让患者充分认识疾病的良性本质,树立信心和自我调节能力。

3. 抗抑郁、抗焦虑治疗　对部分合并有精神、心理障碍者,经过放松治疗、认知治疗等无效者,可予小剂量的抗抑郁药物治疗。

四、对症治疗

1. 肠黏膜保护剂　目前应用较广泛的止泻药如蒙脱石散,服用后可以黏附在胃肠道,有固定、抑制、修复、保护、防御、平衡的作用;同时可提高黏膜屏障对攻击因子的防御功能,此外还具有平衡肠道菌群和局部止痛的作用。

2. 阿片及其衍生物制剂　如盐酸洛哌丁胺、地芬诺酯等。一般用于进餐后腹泻和/或排便失禁患者。

3. 吸附剂　如药用炭。

4. 收敛剂　如鞣酸蛋白。

5. 保护药　如碱式碳酸铋。

6. 解痉药物　是治疗功能性慢性腹泻的重要药物,不但可调节胃肠道的动力,有效缓解腹泻型肠易激综合征患者的总体症状(尤其对合并腹痛者疗效较明显),且可减少胃肠道的分泌功能。选择性肠道平滑肌钙通道阻滞剂和离子通道调节剂如曲美布汀、匹维溴铵等可以缓解平滑肌痉挛,已被国际多个指南和共识意见列为一线治疗。

7. 抑制肠道分泌 如消酸卡多曲、生长抑素类似物,可减少肠道过度分泌,主要用于急性腹泻的治疗。

8. 益生菌制剂 如双歧杆菌三联活菌片等,调节肠道菌群,主要用于抗生素相关性腹泻、化疗相关性腹泻、肠易激综合征。

止泻药物种类很多,临床上需要综合评估患者病情,合理选择止泻药物,避免盲目使用止泻药物导致掩盖病情或加重病情。

五、健康教育

不同病因的腹泻患者制订个体化健康宣教及随访计划。对于首次发生或者原因不明的患者,应及时就医,积极寻找病因。对于明确病因,尤其是感染性急性腹泻者,应注意饮食卫生、改变不良烹饪方式,预防再发;功能性腹泻者需心理开导,从作息、饮食调整;对于有明确饮食生活习惯引起的腹泻患者,需进行饮食、生活方式健康宣教;对于明确有器质性病变需定期复查,遵医嘱用药。

【红旗征及转诊指征】

1. 有群集性的急性感染性腹泻,且按要求上报疫情。

2. 原因不明腹泻经治疗后仍频繁发作者。

3. 伴随便血、发热、非控制性体重减轻等症状。

4. 出现生命体征不平稳、严重水或电解质紊乱。

5. 诊断明确,需手术治疗或专科诊治。

6. 合并全身其他疾病,需综合评估及治疗。

转诊注意事项:对于生命体征不平稳、病情重的患者,建议由医护人员或院前医疗机构人员转运,做好路途风险告知和知情同意,保证有必要的救治物品和措施。

【随访计划】

对于明确原因的急性腹泻患者,尤其是感染性腹泻者,治疗1周后无明显改善者，要及时复诊。对于慢性腹泻患者，如有明确的病因，如肿瘤、甲状腺功能亢进症、糖尿病等，进行健康宣教，制订合理个体化随访计划，建议 1~2 周复诊。如病因不明，可疑存在器质性病变等，建议转诊，进一步评估和治疗。

【病例分析】

患者，男性，58 岁，农民。自述近半年来无明显诱因下出现反复腹泻，大便次数每天 3~5 次，时而成形，时而硬结，时而稀烂便，下腹部偶有隐痛，无恶心、呕吐，无明显里急后重感，无黏液便、脓血便，无发热，无食欲缺乏，近半年消瘦明显，体重减轻约 5kg。病后未系统诊治。查体：生命体征正常，体形消瘦，全身淋巴结未触及肿大，心肺查体未见明显异常，腹软，全腹无压痛及反跳痛，腹部未扪及包块。平素健康状况，否认糖尿病、甲状腺功能亢进症病史，否认类似家族史，否认有肿瘤家族史。

患者中年男性，近半年出现排便习惯改变，腹泻伴消瘦，首先要排查恶性肿瘤，其次要排查有无糖尿病、甲状腺功能亢进症疾病，患者诊断不明，有转诊的指征。进一步检查，完善血常规、血糖、糖化血红蛋白、甲状腺功能、电解质、肝功能等检查了解有无糖尿病、甲状腺功能亢进症、贫血、电解质紊乱及初步了解全身情况，同时需完善胃肠镜检查了解有无胃肠道肿瘤，必要时进一步完善腹部 CT 检查了解肠道、腹部脏器情况。经过检查，肠镜提示：降结肠肿物：肿瘤可能性大。予取活检，病理回报：可见癌细胞，故此患者考虑降结肠癌引起腹泻。下一步诊治：进一步评估肿瘤有无转移，再拟定后续抗肿瘤治疗方案。健康宣教，引导患者正确认识该疾病，需要积极心态，同时了解患者家庭经济状况等。随访，督促患者定期复查，给予心理疏导。

【思考题】

1. 腹泻的定义和常见病因。

2. 腹泻的转诊指征和注意要点。

（宁　宗）

第十八节　腹　　胀

【定义】

腹胀指患者自觉一部分或全腹部胀满的感觉，可为单纯的主观感受，亦可为腹部的压力或是腹壁的张力增加，伴随有腹部膨隆以及腹围的增加。

【概述】

腹胀是一种常见的消化道症状。正常人胃肠道内气体约有150ml，当咽入胃内空气过多或消化道内产生较多气体，而肠道内的气体又不能从肛门排出体外时，则可导致腹胀。不同疾病可表现出不同的腹胀严重程度，从很轻微、不舒服到严重的感觉，但是不同原因的腹胀都有一种共同特征就是昼夜节律的变更。大多数患者，白天活动期间腹胀出现进行性的发展而在夜间休息后倾向减轻或消失。

【病因】

腹胀分为生理性和病理性，生理性腹胀如肥胖、妊娠、饮食习惯；病理性腹胀常见八大类因素引起，如胃肠道疾病、肝胆胰腺疾病、腹膜和腹膜后疾病、心血管疾病、内分泌及代谢性疾病、肾脏疾病、急性感染性疾病以及其他因素如腹部手术后、肺气肿、哮喘、低钾血症、吸收不良综合征、脊髓病变、药物反应、结缔组织病及甲减等。

腹胀常见病因分类见 ER-2-18-1。

ER-2-18-1　腹胀
常见病因分类

【病史、体格检查和辅助检查】

一、询问病史

1. 起病情况　不规律饮食、暴饮暴食及饮用碳酸饮料者容易出现腹胀；多食不易消化吸收的低聚糖食物，如豆类、薯类，以及多食乳制品；过量使用某些药物如碳酸氢钠、碳酸钙等抗酸剂；长时间使用抗生素破坏肠道菌群、便秘者长期使用泻药等因素也容易引起腹胀；另外，既往有慢性胃肠疾病、慢性肝胆疾病、结核病、胃肠道手术史的患者，也时常有腹胀。

2. 病情特点及伴随症状　生理性腹胀症状常较单一，单纯的上腹胀或全腹胀，不伴随其他症状或仅伴随一过性的嗳气。病理性腹胀往往伴随其他症状，如伴呕吐者应考虑幽门梗阻、肠梗阻、腹膜炎或肝、胆、胰疾病；腹胀伴全腹痛者应考虑急性腹膜炎、肠系膜动脉栓塞和机械性肠梗阻；腹胀伴上腹痛应考虑急性胃扩张、消化性溃疡、肝胆疾病；腹胀伴下腹痛应考虑炎症性肠病、肠结核、结肠肿瘤等，女性患者还应该考虑妇科疾病。腹胀伴肛门排气增多者应考虑结肠积气、肠道功能紊乱；腹胀伴腹泻者应考虑肠道感染、胆管胰腺疾病、肠道菌群失调和吸收不良综合征等；腹胀伴便秘应考虑肠梗阻、习惯性便秘、甲状腺功能减退症等；腹胀伴腹部包块应考虑腹部脏器肿瘤或妇科肿瘤。

3. 治疗经过　询问就诊经过、检查结果、药物使用等情况。

4. 既往史　是否既往有慢性胃肠疾病、慢性肝胆疾病、结核病、胃肠道手术史，是否有药物不良反应史及消化道恶性肿瘤家族史。

5. RICE 问诊　对腹胀的患者进行问诊，除了询问就诊的原因、存在问题、顾虑和需要的帮助外，应结合莫塔临床安全策略 5 问思维法进行详细问诊和排查。

（1）引起腹胀的可能诊断，如急性胃扩张，消化性溃疡。

（2）是否有不能忽视的严重疾病，如肠系膜动脉栓塞、急性胰腺炎、结肠肿瘤、肠梗阻等。

（3）是否有遗漏的疾病或存在的用药史，如甲状腺功能减退症、卵巢肿瘤、使用抗酸剂或抗生素、饮酒等。

（4）是否存在假象，如抑郁症、妊娠、便秘等。

（5）患者试图表达的内容或试图补充的相关情况，如饮食问题、心理问题。

二、体格检查

重点在于检查腹部查体以及直肠指诊。腹部以外的部位注意观察，有无颈静脉怒张、下肢水肿。

三、辅助检查

1. 实验室检查

（1）血液检查：血常规白细胞、中性粒细胞升高，考虑感染性疾病；白细胞总数下降，嗜酸性粒细胞减少，考虑伤寒。

（2）尿液检查：尿中发现白细胞，需要排除肾盂肾炎；尿胆红素阳性考虑肝胆疾病。

（3）大便检查：大便中发现红细胞、脓细胞和黏液，优先考虑肠道感染或炎性肠病；大便发现脂肪颗粒优先考虑肠道吸收不良或胰腺疾病。

2. 影像学检查

（1）X线片及钡餐检查：可见胃肠积气程度及部位；胃腔变大且有液平面，考虑急性胃扩张或幽门梗阻；肠道阶梯状液平面提示肠梗阻；膈下游离气体提示胃肠穿孔。

（2）腹部超声检查：可显示腹部脏器的实质性病变或液性肿块。

（3）CT检查：可显示腹部脏器占位性病变及占位性病变与周围组织的关系，可显示腹腔积液、梗阻、炎症等，对腹胀诊断意义较大。

3. 胃肠镜检查　可显示胃肠内壁情况，排除出血、溃疡、穿孔、梗阻、肿瘤、炎性病变，同时还可以镜下钳取组织标本行病理检查。

4. 腹腔镜探查　对查找腹腔积液原因、腹腔实质性脏器破裂、腹腔肿物的诊断有帮助。

5. 其他检查　如尿素呼气试验、腹部穿刺检查、心电图等。部分心肌梗死患者以上腹部胀痛为首发症状，心电图检查可排除心肌梗死引起的腹胀。

【评估】

一、初始评估

1. 详细的病史采集、体格检查以及血、尿、便常规检查、腹部超声和腹部X线片检查，以初步查找腹胀原因。

2. 可疑炎症者，进一步检查C反应蛋白、降钙素原、血尿淀粉酶检查。怀疑有肝胆疾病和泌尿系疾病者,可行腹部、泌尿系、妇科超声检查。

3. 其他可根据实际情况,进行有针对性检查,如血糖、电解质、心肌酶、D-二聚体、尿素呼气试验、心电图等,以排除其他原因引起的腹胀。

二、危险分层

存在以下高危因素的,需进一步评估和治疗:①生命体征不平稳;②小肠阶梯状气液平面;③ Grey-Turner 征阳性;④膈下游离气体;⑤高热、板状腹;⑥大量腹腔积液;⑦伴腹部撕裂样剧痛;⑧伴腹痛且D-二聚体明显升高;⑨呕血、黑便等。

三、再次评估

1. 对于怀疑胰腺炎者,可行腹部 CT 检查。

2. 怀疑肝硬化腹腔积液或胃肠穿孔者,行腹腔穿刺术。

3. 怀疑肝癌、腹主动脉夹层或肠系膜动脉栓塞者,行腹部增强CT。

4. 怀疑消化道出血或溃疡者,行胃肠镜检查。

5. 经评估,仍不能明确原因者,需要考虑内分泌疾病、自身免疫性疾病、精神心理疾病及胃肠功能不良性腹胀,并进一步评估检查;排除病理性腹胀后,再考虑生理性腹胀。

腹胀评估处理流程图见 ER-2-18-2。

ER-2-18-2 腹胀评估处理流程图

【治疗】

一、病因治疗

1. 生理性腹胀 以消除诱因为主,避免不良的生活或工作习惯。饮食清淡、易消化、规律饮食,避免暴饮暴食;减少进食低聚糖类食物如马铃薯、薯类;减少进食乳制品、高碳酸类饮料及酒类;老年便秘性腹胀,进食绿色蔬菜,易消化食物等;孕妇腹胀,可少食多餐。适当运动,促进胃排空。

2. 精神心理性腹胀 情绪调节,积极参与社会活动,防止不良情绪如焦躁、忧虑、悲伤、沮丧和抑郁的出现；必要时心理治疗。

3. 药物性腹胀　治疗上以祛除诱因为主。

4. 炎症性腹胀　不同的腹腔脏器炎症，有不同的处理方法。①肝炎：根据肝功能损害程度，病毒活跃程度，适当护肝、抗病毒等治疗；②慢性胃炎：抑酸护胃，必要时抗 Hp 治疗；③急性肠炎：调节肠道菌群、保护肠黏膜、止泻、补液等治疗，必要时使用抗生素；④胰腺炎：予禁食、抑酸护胃、抑酶、抗感染等治疗；⑤胆囊炎：予抗感染治疗为主，必要时手术治疗；⑥腹膜炎：处理原发病，积极抗感染治疗；⑦肠结核：抗结核治疗；⑧其他与自身免疫相关性肠炎：予激素或免疫抑制剂治疗。

5. 非炎症性腹胀　积极处理原发病，不同病因，处理方法不一，详见各疾病指南。

二、健康教育

不同原因引起的腹胀在治疗和管理上有所不同。对于腹胀反复出现或持续性腹胀且原因不明的患者，应及时就医，积极寻找原因。对于病因明确的患者，应积极治疗原发病，按该疾病诊疗规范告知患者注意事项，同时养成良好的生活饮食习惯，可通过改善生活方式、避免诱发因素、适当功能锻炼等，预防或减少发生。对于精神心理性腹胀，还应积极调节情绪，参加社会活动。

【红旗征及转诊指征】

1. 腹胀频繁发作或持续存在，原因不明。

2. 危险分层属于高危。

3. 有毒物接触史或过量药物服用史。

注意要点：有以上情况建议转诊。对于高危患者，建议由医护人员或院前医疗机构人员转运，做好风险告知和取得患者及家属知情同意，有必要的救治物品和措施。

【随访计划】

有明确诱因的生理性腹胀、药物性腹胀和精神心理性腹胀，首先进行健康宣教，祛除诱因后 1～2 周复诊，尤其是药物引起，调整用药或停药后，应及时定期复诊。原因不明者，建议转诊，进一步评估和治疗。

【病例分析】

患者，女性，70岁。因"腹胀5天"就诊。患者5天前无明显诱因下开始出现腹胀不适，无腹痛，无畏寒、发热，无恶心、呕吐。平素2～3天排便1次，肛门排气减少，今日使用开塞露20ml塞肛解出少量黄色软便，无大便性状改变，无便血，无黏液便，无腹泻。因腹胀未见缓解，遂来门诊就诊，患者自发病以来，精神、睡眠欠佳，饮食差，小便正常，大便如上述。半个月来体重减轻2kg。既往高血压病史20年，长期口服苯磺酸氨氯地平片5mg每日1次治疗，血压控制良好。查体：生命体征正常，全腹部稍膨隆，对称，未见胃肠型、蠕动波，未见腹壁静脉曲张。腹部触诊软，左下腹轻压痛，无反跳痛，无肌紧张，肝脏、脾脏肋下未触及肿大，全腹未触及包块，墨菲征（－），麦氏点压痛（－），腹部叩诊呈鼓音，肝区、双肾区无叩击痛，移动性浊音阴性，肠鸣音正常，约4次/min，未闻及高调肠鸣音，无气过水声，振水音阴性，未闻及腹部血管杂音。实验室检查：白细胞计数$8.4×10^9$/L，中性粒细胞比值78%，血红蛋白104g/L，肝肾功能、电解质正常，血淀粉酶阴性。腹部立位片：部分肠腔积气，左上腹见数个小液-气平面。腹部超声：肝胆胰脾肾输尿管未见异常。次日全腹CT平扫：盲肠、升结肠、横结肠及降结肠扩张明显，积气积液。乙状结肠及直肠未见扩张，小肠无扩张；余未见明显异常。腹腔淋巴结未见肿大。

结合病史及辅助检查，初步诊断考虑功能性便秘可能性大，但患者肛门排气减少，结合腹部立位片，尚不能排除肠梗阻。完善全腹CT发现盲肠、升结肠、横结肠及降结肠扩张明显，局部积气积液，乙状结肠及直肠未见扩张。由此推断梗阻部位可能在乙状结肠。故该患者考虑粪块堵塞引起的不完全性肠梗阻可能性大，结合年龄因素，不排除乙状结肠肿瘤的可能，需进一步完善结肠镜等检查以明确诊断。

【思考题】

1. 腹胀的常见病因。

2. 腹胀的评估和危险分层。

3. 腹胀的转诊指征和注意要点。

（宁　宗）

第十九节　便　秘

【定义】

1. 便秘（constipation）指在多种致病因素作用下，结直肠、肛门的结构和功能发生改变，临床出现排粪困难、粪便干硬、排粪量少、排粪次数减少或排粪不尽感及相关不适等主要表现的一类疾病。

2. 排粪困难（defecation difficult）指排出困难、排粪费力、费时、肛门直肠堵塞感和需辅助排粪。

3. 粪便干硬指 Bristol 粪便分型（见附表 1）标准为 1～3 型。

4. 排粪次数减少指在未经通便治疗情况下 7 天内自主排粪次数少于 3 次及以上。

5. 慢性便秘（chronic constipation）指病程持续 6 个月及以上，包括功能性便秘、器质性便秘和药物性便秘。

6. 难治性便秘指慢性便秘病程持续 1 年以上，常规药物治疗无效，严重影响日常生活。

【概述】

我国成人慢性便秘的患病率为 4.0%～10.0%，女性高于男性，老年人高于年轻人。便秘的发生与经济状况、文化程度、饮食习惯、生活方式、服用药物、心理因素、遗传因素、环境因素等多种因素有关。

【病因】

正常排便过程是食物经消化吸收后，以正常速度进入消化道，通过蠕动运至直肠，刺激直肠肛管，诱发排便反射，在盆底肌肉作用下，将粪便排出体外。以上任何环节异常，均可导致便秘。其病因大致可总结为9个字，即"走得慢、反应差、想太多"。

1. "走得慢" 结肠的推进蠕动减少，粪便走行减慢。

2. "反应差" 直肠敏感性降低，不能及时发出排便信号，肛门与直肠在排便时运动不协调。

3. "想太多" 无明显的结肠运动异常和肌肉协调问题，可能与精神心理异常有关。

【病史、体格检查和辅助检查】

一、询问病史

1. 起病情况 有无诱因、起病缓急、持续时间、发病年龄等。急性起病多见于继发性便秘，如急性肠梗阻等。老年人、体弱、行动不便或卧床不起者，易引起慢性功能性便秘。老年患有难治性便秘时，须考虑左侧结肠或直肠癌性梗阻；新生儿有顽固性便秘者，应考虑先天性巨结肠或先天性肛门狭窄、闭锁。

2. 病情特点

（1）排便情况：排便频次、便意、时长、便后不尽感、肛周疼痛、肛门阻塞感或坠胀感、便量、粪便性状，是否有空排、需要手法辅助排便等，如排便习惯、频率或粪便性状明显改变，排除生活、药物等影响，须警惕结肠癌的可能。

（2）生活习惯：饮食结构、每日饮水量、膳食纤维摄入量、生活方式、运动情况、排便习惯等。

（3）患者感受：对便秘的感受、认知程度、生活质量的影响。

（4）个人情况：婚育史、家庭和睦度、居住环境和社会环境、经济情况和认知功能等；患者有无身体虚弱、牙齿缺失、烟酒嗜好等；有无长期铅接触史、染料、蓄电池及铅字排版等工种；家族中有无便秘、溃疡性结肠炎或克罗恩病、结直肠腺瘤和结直肠肿瘤史等。

3. 伴随症状 可为鉴别诊断提供线索，注意询问有无肿瘤的预警症状。有无反酸、嗳气、恶心、呕吐、便血、黑便、腹痛、腹胀、肛门/直肠疼痛，有无贫血、头晕、黑矇、乏力，有无发热、心悸、胸闷、气急、胸痛等；有无食欲减退、体重减轻、腹部包块，有无失眠、焦虑、抑郁等；腹痛、腹部不适在排便后是否缓解。

4. 诊治经过　相关检查、服药情况，是否长期或间断服用泻药（频次、用量、种类）；服用泻药后的效果。

5. 既往史　可判断是否为药物或器质性相关继发性便秘。有无其他疾病史，有无服用导致便秘的药物，有无手术、外伤史。

二、体格检查

多无阳性体征。重点检查患者腹部及肛门直肠，特别强调直肠指诊。

1. 全身检查　包括神志、精神、情绪、面容（贫血貌）、淋巴结肿大、体态、认知功能等。

2. 腹部检查　注意腹部包块、压痛、肠鸣音等。

3. 肛门直肠检查　肛门外形有无异常，有无肛裂；直肠指诊简便易行，可及时发现直肠肿瘤、炎症、脱垂、狭窄、粪块、痔疮、肛门括约肌痉挛或松弛等。

三、辅助检查

（一）常规检查

1. 血常规、粪便常规、粪便隐血试验、生化检查　排除结直肠器质性病变的重要而又简单的检查。

2. 内镜检查　结肠镜可排除结直肠器质性病变。

3. X 线检查　腹部立位片可排除肠梗阻；钡餐检查可了解钡剂通过胃肠道的时间、小肠与结直肠的功能状态。

（二）特殊检查

主要有结肠传输试验、排粪造影、磁共振排粪造影、盆底肌电图测定等。

【评估】

一、鉴别诊断

（一）与器质性便秘鉴别

重点识别早期肿瘤及急危重症，见表 2-19-1。

表 2-19-1　便秘的鉴别诊断

	器质性便秘	功能性便秘
好发年龄	任何年龄	任何年龄,老年人多见
性别	无性别差异	女性多见
病因	直肠和肛门病变、结肠病变、神经系统疾病	生活、饮食、心理因素
起病特点和持续时间	急性起病,祛除病因后可缓解	缓慢起病,持久性、易复发
症状	急性便秘、腹痛、肛门疼痛和痉挛	慢性便秘、腹痛
伴随症状	便血、黑便、消瘦、贫血、恶心	可伴或不伴抑郁、焦虑
体征	腹部压痛、腹部包块,直肠指诊异常	无异常体征
大便隐血	阳性	阴性

（二）与药物性便秘鉴别

可能导致便秘的药物,见表 2-19-2。

表 2-19-2　可能导致便秘的常见药物

常见药物分类	具体药物
抗胆碱能药物	抗组胺药(苯海拉明)、解痉药(双环维林、薄荷油)
抗精神病药、抗抑郁药	氯丙嗪、阿米替林、单胺氧化酶抑制剂
抗帕金森药物	苯托品
镇痛药	阿片类物质(吗啡)、非甾体抗炎药(布洛芬)
抗惊厥药	卡马西平
抗高血压药	钙通道阻滞剂(维拉帕米)、利尿剂(呋塞米)可乐定、β受体阻滞剂(阿替洛尔)
抗心律失常药	胺碘酮
5-羟色胺受体拮抗剂	昂丹司琼
胆酸螯合剂	考来酰胺、考来替泊
含阳离子的药物	铝(抗酸剂)、钙(抗酸剂)、铁(硫酸亚铁)、铋、锂
化学治疗药物	长春花生物碱(长春新碱)、烷化剂(环磷酰胺)
拟交感神经药物	麻黄碱、特布他林

二、诊断

便秘的诊断标准见定义，功能性便秘的诊断标准为罗马Ⅳ诊断标准，见表2-19-3。

表2-19-3　功能性便秘罗马Ⅳ的诊断标准

1. 必须包括下列2项或2项以上

a>25%的排粪感到费力

b>25%的排粪为干球粪或硬粪

c>25%的排粪有不尽感

d>25%的排粪有肛门直肠梗阻/或堵塞感

e>25%的排粪需要手法辅助

f 每周自发排粪<3次

2. 不用泻药时很少出现稀粪

3. 不符合IBS的诊断标准

注：所有功能性胃肠病，必须符合诊断前症状出现至少6个月，且近3个月内满足症状要求。

三、功能性便秘严重程度评估方法

应用便秘症状问卷自评量表（Patient Assessment of Constipation symptom，PAC-SYM）（见附表2）及便秘患者生存质量自评量表（Patient Assessment of Constipation Quality of Life，PAC-QOL）（见附表3）评估患者症状和生存质量。应用焦虑自评量表及抑郁自评量表评估精神心理状况（见目录的附录4、附录6），最终综合评估功能性便秘的严重程度，有助于发现重度功能性便秘，及时转诊。功能性便秘严重程度评估详见表2-19-4。

表2-19-4　功能性便秘严重程度评估表

分度	症状	生存质量	保守治疗	精神心理疾病	临床策略
轻度	轻	正常	有效	无或轻度抑郁焦虑状态	药物＋心理干预

分度	症状	生存质量	保守治疗	精神心理疾病	临床策略
中度	重	下降	无效或效果差	无	转诊,可手术 不能耐受者可行肠道造口术
重度	重	下降或明显下降	无效或效果差	精神病前期或精神病	转诊,慎重手术 多学科协同治疗

便秘鉴别与诊疗流程见 ER-2-19-1。

ER-2-19-1 便秘鉴别与诊疗流程图

【治疗】

治疗目标为缓解症状,恢复正常排便功能,提高患者生活质量。

一、病因治疗

1. 器质性便秘 积极治疗原发病。

2. 药物性便秘 酌情停用或调整相关药物。

3. 功能性便秘 药物治疗,辅助心理治疗。

二、经验性对症治疗

1. 渗透性泻剂 可增加排便次数、改变大便性状、缓解腹痛。常见药物有乳果糖、聚乙二醇。

2. 微生态制剂 调节肠道微生态平衡,对缓解便秘和腹胀起到一定的作用。

3. 容积性泻剂 适用于轻、中度便秘;不适用于肠道无力患者。常见药物有欧车前、麦麸和甲基纤维素,疑似肠梗阻者禁用。

4. 刺激性泻剂 为二线药物,可短期、间断使用;常用药物有大黄、番泻叶、酚酞等。

5. 灌肠药和栓剂 临时使用,不宜长期使用;适用于粪便干结、粪便嵌塞患者、急重情况。儿童出现粪便嵌塞者可用开塞露或温 0.9% NaCl 溶液灌肠。

6. 促动力药 当饮食调节和应用各类缓泻剂均无效时,可考虑,如普卢卡必利。

7. 促分泌药　如鲁比前列酮,对阿片类药物引起的便秘有效。

8. 生物反馈治疗　是一种行为疗法,可纠正不当、无效的排便动作,适用于盆底肌功能障碍所致便秘;不良反应小,可重复、减少泻药的使用,持续改善患者的便秘症状、心理状况和生存质量。

三、中医中药治疗

可予中医药治疗,善用中医适宜技术,如针灸、穴位敷贴、推拿、按摩等。

四、健康教育

"三多一规律"是便秘患者需遵循的饮食及生活方式,即多膳食纤维、多喝水、多运动、规律排便,是防治便秘的基础。

1. 合理膳食　增加膳食纤维和水摄入,如蔬菜、水果、粗粮、菌菇和豆类等,推荐膳食纤维总量25～35g/d,增加饮水量1.5～2.0L/日,可缓解便秘症状、减少泻药用量。

2. 适量运动　可改善便秘,提高全结肠、直肠传输时间,也可改善腹胀,还能改善焦虑、抑郁情绪,可降低青少年便秘的发病风险。

3. 建立良好的排便习惯　晨醒和餐后2小时内结肠活动最为活跃,建议患者在这两个时段尝试排便,排便时注意力集中,避免外界干扰,摒弃排便时看手机或读书的不良习惯,蹲位可能更利于粪便排出。

4. 改变不良的生活习惯　如饮食辛辣、暴饮暴食、饮水过少、久坐、熬夜等。

5. 保持心情愉快　保持心理平衡,改善睡眠。

【红旗征及转诊指征】

1. 有结直肠腺瘤史和结直肠肿瘤家族史。

2. 便秘伴有下列情况之一者,需引起高度重视:

(1)便血、粪便隐血阳性、消瘦、贫血和乏力等。

(2)腹痛、便后腹痛不能缓解、发热、腹部包块等。

(3)大便习惯及性状的突然改变。

(4)直肠指诊可疑肿块。

（5）肿瘤指标升高。

3. 难治性便秘。

4. 较严重的精神心理问题。

5. 其他需要上级医院进一步诊疗的情况。

【随访计划】

1. 定期检查粪常规及隐血试验，若粪隐血阳性及时做肠镜检查。

2. 对年龄>40岁，有结直肠腺瘤史、结直肠肿瘤家族史的慢性便秘患者，注意随访有无"红旗征"，定期复查相关肿瘤指标，必要时肠镜检查。

【病例分析】

患者，男性，66岁，退休干部。便秘6月余。6个月前出现自主排便困难，大便干结，每3~4天1次，伴有腹胀、排便不尽感，常有排气，服用泻药可排软便。今来门诊开通便药。

一、病例特点

1. 老年男性，缓慢起病，病程6月余。

2. 便秘诱因有牙齿脱落进食蔬菜水果少、近1年来因关节问题运动量减少。

3. 主要表现为食欲缺乏、排便困难、大便干结、腹胀、排便不尽感，排便频率<3次/周。

4. 既往体健，无服用导致便秘的药物，无结肠癌家族史。

5. 情绪欠佳，查体未见其他阳性体征。

6. 辅助检查无异常，应用PAC-SYM、PAC-QOL、SAS、SDS量表得分均较好，便秘症状较轻，生存质量可以，无抑郁、焦虑情绪。

7. 通便治疗效果良好。

二、答疑解惑

1. I（idea） 患者疑惑自己1年前大便一直很好，为什么近半年会出现便秘。

答：可能因患者牙齿脱落，影响饮食结构，加之近6个月来运动明显减少，建议患者适量运动，多饮水，多进食纤维素。

2. C（concerns） 患者担心会不会是肠道肿瘤。

答：经过详细的检查，目前未发现肿瘤的征象，建议患者定期随访，出现便血、黑便等情况，及时就诊。

3. C（concerns） 担忧大便用力会不会导致脑出血、心肌梗死等严重事件。

答：有可能发生，故建议患者尽量避免过度用力，改变大便性状，养成良好的排便习惯。

4. C（concerns） 服泻药后好转，不服泻药又出现便秘，担心如此反复，泻药会不会失效。

答：有可能发生。长期服泻药可能导致电解质紊乱、不能自主排便、营养不良及结肠黑变病等，严重时还可能导致癌症。因此，尽量避免长期服用泻药，应用其他方法顺利排便。

三、完善各项常规检查，必要时转上级医院进一步检查，如结肠镜及其他检查。

四、定期复查大便常规及隐血试验，若出现黑便、便血、贫血、乏力、腹痛且便后不能缓解情况时，及时就诊。

【思考题】

1. 简述便秘的分类及诊断。

2. 简述便秘的鉴别诊断。

3. 简述便秘的健康教育要点及治疗原则。

（史 玲）

第二十节 呕 血

【学习要点】 1. 掌握呕血的分类、评估及全科诊疗流程。

2. 熟悉呕血的转诊指征和随访管理。

3. 了解呕血的相关治疗。

【定义】

呕血（hematemesis）指患者呕吐血液，由十二指肠悬韧带（Treitz

韧带）以上消化道（食管、胃、十二指肠、胃空肠吻合术后的空肠、胰腺、胆管）急性出血所致。

【概述】

急性上消化道出血（upper gastrointestinal bleeding，UGIB）可以表现为多种形式，包括呕血、呕吐咖啡渣样物、鼻胃管引流出鲜血以及伴或不伴黑便。呕血与出血的速度、出血量以及部位有关，通常出血部位在幽门以下者可只有黑便，在幽门以上者常伴有呕血。呕血多为棕褐色，呈咖啡渣样，如为鲜红或伴有血块，表明出血量大或部位高。

【病因】

一、静脉曲张性上消化道出血

占上消化道出血的 25%～40%，最常见的病因为各类原因引起的肝硬化。其次为门静脉炎症或血栓形成、门静脉癌栓形成、肝静脉阻塞症等。少见原因包括急性胰腺炎、胰腺假性囊肿及其他胰腺疾病引起的胰源性门静脉高压等。

二、非静脉曲张性上消化道出血

多为上消化道病变所致，少数为胆、胰疾病引起，其中以消化性溃疡、上消化道肿瘤、急慢性上消化道黏膜炎症最为常见。服用 NSAIDs 或其他抗血小板、抗凝药物也是重要病因。其他少见原因有食管贲门黏膜撕裂综合征、上消化道血管畸形、胃恒径动脉综合征（胃黏膜下恒径动脉破裂出血）、食管裂孔疝、胃黏膜脱垂或套叠、急性胃扩张或扭转、理化和放射损伤、壶腹周围肿瘤、胰腺肿瘤、胆管结石、胆管肿瘤及某些全身性疾病，包括感染、肝肾功能异常、凝血功能障碍、结缔组织病等。

【病史、体格检查和辅助检查】

一、询问病史

问诊主要内容

（1）"是不是"—消化道来源的呕血：呼吸道出血（咯血）和口腔、

鼻腔出血也可表现为类似呕血。

（2）"上或下"—出血部位的定位：呕血时出血部位应在空肠十二指肠悬韧带以上。食管少量急性出血即可呕鲜血。

（3）"重不重"—出血严重程度的评估：包括出血量的估计和是否存在周围循环衰竭的临床表现。

出血量的估计：成人每日消化道出血的总量>5～10ml，粪便潜血试验可出现阳性。每日出血量 50～100ml 可出现黑便。胃内储积血量在 250～300ml，即可引发呕血。当出血量超过 400～500ml 可出现全身症状。如果短时间内出血量超过 1 000ml，患者会迅速出现周围循环衰竭表现。

（4）"出不出"—判断其是否还有活动性出血或再出血：以下特征提示仍有活动性出血或再出血：①反复呕血或胃管引流出新鲜血；②周围循环衰竭的表现经充分补液输血无明显改善，或虽暂时好转而又恶化；③血红蛋白浓度、红细胞计数与血细胞比容继续下降，网织细胞计数持续增高；④补液与尿量足够的情况下，血尿素氮持续或再次增高；⑤实验室检查提示有血小板减少、血白细胞增多、凝血机制异常。

（5）"为什么"—病因评估：有慢性肝炎或长期饮酒病史，伴有肝掌、蜘蛛痣、腹壁静脉曲张、脾大、腹腔积液等体征，出现呕血、黑便，多为食管静脉曲张破裂出血；有长期规律性上腹痛、胃灼热或者有消化性溃疡史患者，在饮食不当、精神紧张疲劳、服用 NSAIDs 等诱因下出血，出血后疼痛缓解，多为消化道溃疡出血；呕血前有剧烈呕吐史，要考虑食管贲门黏膜撕裂综合征；有服用 NSAIDs、肾上腺皮质激素类药物史或有严重创伤、烧伤、感染、手术病史时，应首先考虑应激性溃疡和 / 或急性胃黏膜病变出血；中老年、慢性持续性粪便潜血阳性伴缺铁性贫血、食欲缺乏、消瘦时，应考虑消化道恶性肿瘤可能。

（6）基础疾病——危险评估：年龄超过 70 岁及合并其他疾病（如恶性肿瘤、冠心病、肝肾衰竭）的患者属于高危人群，死亡风险高。

（7）就诊前检查治疗情况及其效果：尤其是重要的治疗措施如血管活性药物的使用、内镜下止血、三腔二囊管的使用和输血量等。

二、体格检查

当患者神志欠清或难以询问到准确病史时，体格检查是首要且可靠的信息来源。病情危重时，简单的病史询问与体格检查可同时进行，以免延误抢救时机。

查体重点是生命体征，尤其是血压（急性出血患者一定要询问平时血压）、心率、心律。同时检查意识状态（包括思维、反应、情感、计算及定向力等方面，注意鉴别休克和肝性脑病）、皮肤干燥度、贫血程度、肠鸣音等。注意皮肤黏膜瘀斑出现的速度和面积、牙出血程度，判断循环情况、出凝血功能。

呕血后要警惕有无误吸导致的吸入性肺炎、肺不张，查体可发现肺部叩诊呈浊音，听诊闻及啰音，呼吸音减低乃至消失。

终末期肝病患者应重点注意腹部体征，尤其是压痛、反跳痛、肌紧张和肠鸣音，注意有无自发性腹膜炎、急腹症可能。

三、辅助检查

1. 大便常规及潜血。
2. 血常规及网织红细胞。
3. 肝肾功能、电解质。
4. 凝血功能。
5. 血型、RH因子及感染相关指标。
6. 腹部超声、CT。
7. 内镜检查　生命体征平稳后应尽快进行，以明确诊断有助于治疗。

【评估】

一、紧急评估

首先评估患者意识、气道、呼吸和循环。在进行初步诊断与鉴别后，结合格拉斯哥 - 布拉奇福德出血评分（Glasgow-Blatchford，GBS）判断病情危险程度。评估病情严重度及失血量。判断出血有无停止，对确定治疗策略极有帮助。

1. 意识评估　首先判断意识，意识障碍既提示严重失血，也是误吸的高危因素。

2. 气道评估　评估气道通畅性及梗阻的风险。

3. 呼吸评估　评估呼吸频率、节律、用力及血氧饱和度。

4. 循环评估　监测心率、血压、尿量及末梢灌注情况。

二、诊断

典型呕血表现的患者容易诊断。而对以头晕、乏力、晕厥等不典型症状就诊的患者，特别是生命体征不稳定、面色苍白及无法解释的急性血红蛋白降低的患者，应警惕上消化道出血的可能。存在活动性出血、循环衰竭、呼吸衰竭、意识障碍、误吸或GBS>1分（表2-20-1）中任意一项，应考虑为危险性急性上消化道出血。当呕血、黑便量与贫血程度不相符时，应警惕隐匿的上消化道大出血。

表2-20-1　Glasgow-Blatchford评分

变量	评分/分
收缩压/mmHg	
100～109	1
90～99	2
<90	3
血尿素氮/(mmol·L^{-1})	
6.5～7.9	2
8.0～9.9	3
10.0～24.9	4
≥25.0	6
血红蛋白/(g·L^{-1})	
男性	
120～129	1
100～119	3
<100	6
女性	
100～119	1

变量	评分 / 分
<100	6
其他表现	
脉搏≥100 次 /min	1
黑便	1
晕厥	2
肝脏疾病	2
心力衰竭	2

注：1mmHg=0.133kPa；积分≥6 分为中高危，积分<6 分为低危。

三、风险评估

建议使用 GBS 评分来识别再出血率或死亡率风险极低的患者。对于被归类为极低风险（极低风险定义为出现住院或死亡结局假阴性率≤1% 的风险评估分数，如 GBS 评分 =0 或 1 分）的患者，建议急诊出院后接受门诊随访管理，可能不需要住院或进行内镜检查。

呕血的评估与处理流程见 ER-2-20-1。

ER-2-20-1　呕血
评估与处理流程图

【治疗】

一、静脉曲张性上消化道出血的治疗

（一）综合治疗

早期治疗措施主要是纠正低血容量性休克、止血、防治并发症、监测生命体征和尿量。

1. 恢复血容量，根据出血程度确定扩容量及液体性质以维持血流动力学稳定并使血红蛋白维持在 80g/L 以上。

2. 短期使用抗生素。

3. 应用降低门静脉压力药物和其他药物。

4. 气囊压迫止血。

（二）内镜治疗

对怀疑有静脉曲张破裂出血的患者建议在发病 12 小时内行内镜检查。

（三）介入 / 手术治疗

如经颈静脉肝内门体静脉支架分流术、急诊分流手术等。

二、非静脉曲张上消化道出血的治疗

（一）内镜前管理

1. 初始病情评估及血流动力学复苏，优先使用晶体液进行快速扩容。

2. 输注红细胞。

3. 抗血栓治疗。

4. 可考虑大剂量静脉 PPI 治疗。

（二）内镜治疗

上消化道内镜检查的时机：血流动力学稳定者，在入院 24 小时内接受内镜检查；血流动力学持续不稳定者，在生命体征稳定后再考虑急诊内镜检查。

三、病因治疗

1. 幽门螺杆菌的管理　应尽快检测并根除。

2. 对因凝血功能障碍引起的出血，应积极纠正引起凝血因子缺乏的病因。

3. 对因消化道肿瘤引起的出血，应积极针对原发病进行治疗。

4. 对于应激引起的出血，应积极祛除应激源。

5. 药物因素引起的出血，应酌情停药、换药。

6. 对血栓栓塞高危的患者，除非有危及生命的出血，在内镜止血后应立即恢复抗血小板治疗。

四、二级预防

1. 对于既往有溃疡性出血病史，且采用单药或双药抗血小板治疗防治心脑血管疾病的患者，建议联合 PPI 治疗。

2. 对于既往有溃疡性出血病史，且需要继续用抗凝剂进行心脑血管疾病预防的患者，建议 PPI 治疗。

五、健康教育

患者应正确认识呕血。对于首次发生或者原因不明的患者，应及时就医，积极寻找原因。对于明确原因的患者，应积极治疗原发病，通过改善生活方式、避免诱发因素、适当功能锻炼等减少呕血的发生。

呕血时，注意保持呼吸道通畅，避免发生误吸，做好心理疏导，避免精神紧张。因呕血出现休克症状时，需要及时处理。

【红旗征及转诊指征】

1. 以下情况考虑有活动性出血或病情加重，属于红旗征，需要紧急处理和转诊：

（1）经过积极治疗，仍有活动性出血或再出血。

（2）出现严重并发症，如肝肾功能不全等，需紧急治疗。

（3）出现意识障碍或周围循环衰竭表现，适当扩容、稳定生命体征后尽快转诊。

转诊注意事项：不建议患者独自前往，尤其是失血性休克时，建议由医护人员或院前医疗机构人员转运，做好路途风险告知和知情同意，有必要的救治物品和措施。

2. 普通转诊

（1）病情稳定，但是怀疑有器质性疾病，未明确诊断。

（2）检查手段有限，无法进行疾病筛查。

（3）患者病情迁延，对初步经验性治疗反应不佳。

（4）合并严重器质性疾病或精神障碍、孕产妇等特殊人群。

【随访计划】

首次呕血者，经过治疗后好转，建议 1～2 周后复诊。对于转诊患者，在出院后 1 周进行随访。有器质性疾病的患者，每年进行一次全面评估。

随访内容：病情的变化，是否加重或好转；用药情况及依从性，是否有不良反应；定期复查相关指标；对患者及其家属进行宣教。注意生活方式的改变：戒烟酒；避免过硬的食物；慎用药物；坚持治疗原发病。

【病例分析】

患者，男，42岁，建筑工人。呕血、黑便1天就诊。患者1天前无诱因出现恶心、呕吐，呕吐物为咖啡渣样物、混有新鲜凝血块，共3次，总量约1 000ml，解柏油样糊状便1次，量约400g，伴头晕，无晕厥及一过性意识障碍，伴有心悸、口干，无腹痛、腹胀，家属送患者来诊。既往有"乙肝病史"10余年，从未系统诊治；否认用药史及过敏史。吸烟20余年，20支/天；否认饮酒史、毒物接触史及疫区疫水接触史。婚育史无殊。父母已故，死因不详，哥哥死于"肝硬化"；否认家族传染性疾病史及遗传病史。查体：精神萎靡，低血压，皮肤黏膜苍白，移动性浊音阳性，双下肢水肿；实验室检查提示肝功能异常、三系减低（重度贫血），影像学提示肝硬化。

结合病史及辅助检查，初步诊断：①上消化道大出血、食管-胃底静脉曲张破裂出血可能性大、消化性溃疡合并出血不除外。②乙肝后肝硬化、肝硬化失代偿期、脾亢？

检查计划：动态监测血常规、尿常规、粪常规＋隐血、电解质、肝肾功能、凝血功能、心肌酶谱、CRP及PCT等；生命体征平稳，进一步完善胃镜。

治疗计划：①禁食，积极补充有效循环血量；②药物治疗：予PPI、黏膜保护剂、全身及局部止血药物、降低内脏血流药物等；③如明确诊断肝硬化食管-胃底静脉曲张破裂出血，可予抗感染治疗；④内镜下止血；⑤若内科无法控制的大出血，考虑介入及手术治疗；⑥肝病科系统诊治乙肝。

非药物指导：①患者疾病危重，对患者及家属进行心理安抚；②患者疾病诊治费用昂贵，心理负担重，积极同患者家属沟通同时寻求社会救助，进一步减轻患者的经济负担；③疾病康复阶段的宣教：如避免烟酒，避免坚硬粗糙的食物，遵医嘱用药等。

【思考题】

1. 简述呕血的定义和常见病因。
2. 简述呕血的红旗征及转诊指征。

（姜　岳）

第二十一节 黑便与便血

第
二
章

未分化疾病常见症状

【学习要点】 1.掌握黑便与便血常见的病因及全科诊疗思路。

2.熟悉不同类型黑便的特点。

3.了解黑便与便血的治疗及预防策略。

【定义】

便血指大便带血从肛门排出，颜色可分为鲜红、暗红或黑色，是消化道出血的特殊症状。

黑便指外观呈乌黑色糊状、少粪臭味而有血腥味、表面有油性光泽的粪便，出血量至少50ml。当血中的红细胞在肠道内分解时，血红蛋白铁在胃酸和肠道大肠埃希菌等细菌的作用下，与粪便中的硫化物结合成为黑色的硫化亚铁，使粪便变黑，且硫化亚铁刺激肠壁，使黏膜分泌大量黏液，大便因此呈现出像柏油似的油性光泽，故称"柏油便"。

【病因】

便血通常是下消化道（即Treitz韧带以下的消化道）出血的标志。常见病因包括：①肛门疾病：痔疮、肛裂、脱肛等；②肠道疾病：细菌性疾病、阿米巴病、血吸虫病、肠结核、伤寒并发出血等；③上消化道大量出血：胃十二指肠溃疡出血、食管静脉曲张破裂出血等；④肿瘤：直肠癌、结肠癌、肠息肉等；⑤血液病：白血病、紫癜等。

黑便是便血的一种形式，不含血的黑色便可能由某些药物或食物引起。急性上消化道出血患者很少出现鲜红血便，但常伴有呕血、黑便。不同病因所致的下消化道出血的便血特点和伴随症状均有不同。罕见情况下，右半结肠出血会表现为黑便。引起黑便的常见病因见ER-2-21-1。

ER-2-21-1 黑便的常见病因

【病史、体格检查和辅助检查】

一、询问病史

详细收集黑便与便血的诱因、大便性状、出血速度、出血量以及伴随症状。同时还要关注全身状况，如发热、盗汗、消瘦、黄疸、出血倾向等。

1. 起病诱因　发病有何诱因，是否有饮食不洁、进食生冷辛辣刺激等食物史、服药史或消化道手术史；起病缓急。痔疮出血往往在排便后，尤其是大便干硬时出现。慢性缺血性肠病常在进食后 2 小时内发病。

2. 大便性状　黑便性状与出血部位、出血量、速度及在肠道内停留时间都有关。注意每次便血的量及次数。关注周围循环情况。病变位置越低、出血量越大、出血速度越快，便血颜色越鲜红。血量多而粪质少、便与血均匀混合者，说明出血位置较高。肛门直肠的病变多为鲜红色便血，多不与大便相混合而附着于大便表面，或便后滴血。黑便含血量较多时，常呈"柏油"样，即"黑、黏、亮"，水冲后可呈鲜红或暗红色，嗅之可有明显的血腥味。

3. 伴随症状　隐匿的消化道出血可以贫血为首发症状。是否有头晕、口渴、心慌、尿少、神志改变；是否伴有腹痛、里急后重；是否有全身出血倾向；皮肤是否有蜘蛛痣及肝掌等；是否有腹部包块等。有冠心病、心房颤动等病史者突发腹痛、腹胀者，要警惕缺血性肠病；突发腹痛、腹块、便血者要考虑肠套叠、肠扭转；慢性右下腹包块、血便，要考虑克罗恩病、肠结核和淋巴瘤。

病程中需明确是否有发热及体温高峰、热型和热程。黄疸、发热及全身皮肤黏膜有出血倾向者，见于某些感染性疾病，如败血症及钩端螺旋体病；呼吸道症状伴午后低热、盗汗、消瘦者警惕结核；发热、出血倾向伴血常规异常，提示淋巴瘤、白血病等血液系统疾病。

4. 既往史　是否有结核密切接触史或确诊结核病史；高脂血症、冠心病、心房颤动、血液系统疾病如蛋白 C 缺乏症或真性红细胞增多症、自身免疫病抗磷脂综合征；慢性菌痢；血吸虫病患者常有疫水接触史等。有结肠息肉病或结直肠癌家族史者。是否有抗血小板药和 / 或抗凝药物使用史。

5. 可结合 RICE 问诊法进行问诊，需了解患者的诊疗过程、治疗效果，以及相应的鉴别症状以及对症状的看法和期待。既往生活方式的问诊对疾病的判断有重要价值。

二、体格检查

查体应重点在生命体征检测及腹部查体，关注浅表淋巴结有无肿大、腹部有无包块,肠鸣音、腹部有无血管杂音。直肠指诊是下消化道出血的必要检查,对于判断直肠肛门占位情况具有重要意义。注意观察患者有无贫血貌、皮疹、黄疸、毛细血管扩张,有无浅表淋巴结肿大,有无肝掌、蜘蛛痣、肝脾大、腹腔积液,有无腹部包块、腹部压痛。

三、辅助检查

1. 大便常规及潜血　了解大便性状,镜检是否有红细胞、白细胞,潜血有无阳性是初筛,判定有无肠道炎症、消化道出血。

2. 大便培养、大便找寄生虫　除外慢性菌痢和阿米巴肠炎,常在大便常规见到红细胞、白细胞后进行,多次检查阴性才能排除诊断。

3. 血常规、凝血功能、肝肾功能、电解质、血沉、C反应蛋白　有助于判断病因及评估病情严重程度。

4. 癌胚抗原、糖类抗原24-2、糖类抗原19-9　是常见消化道肿瘤标志物。联用能提高监测消化道肿瘤的敏感性和特异性。

5. 消化道内镜　内镜是本类疾病诊断和治疗最重要的手段之一。

6. 腹部B超、腹部CT　了解腹腔脏器的病变,小肠CT重建可除外小肠病变如间质瘤、肠扭转和肠套叠等。

7. X线或消化道造影　立位腹平片了解有无膈下游离气体。X线钡餐检查可用于黑便的鉴别诊断,尤其是有食管-胃底静脉曲张时,可避免内镜检查引起出血的后果。下消化道造影(钡灌肠)定位结肠病变。

8. 其他检查　如核素或血管造影检查、梅克尔憩室扫描等。

【评估】

一、黑便容易与哪些情况混淆

某些食物或药物会使大便颜色变黑,因为这些食物或药物本身,或是它们的代谢产物的颜色为黑色,但与消化道出血无关。如服用某些中草药、活性炭、碳酸亚铁、铋剂等药物,可出现黑便,但大便潜血试验呈阴性。另外,食用动物血、肝脏过多后,大便呈暗红色,甚至出现柏油样便,且大便潜血试验也呈阳性或强阳性。限制饮食(一般素食3日)后潜血试验转为阴性,大便颜色也恢复正常。

二、黑便和便血的比较

消化道出血时，血液流经胃肠道的部位、数量和速率决定了患者是否会出现黑便或便血。通常，黑便提示上消化道出血，便血提示下消化道出血。但黑便也可与便血交替出现，黑便与便血的发生部位及特征见表 2-21-1。

表 2-21-1　黑便与便血发生部分及特征比较

类别	部位	特征
黑便	食管、胃、十二指肠；空肠、回肠、升结肠罕见	黑便、稀便、柏油样便。血液延迟或极少通过胃肠道
便血	通常位于结肠远端或影响结肠；快速出血 1L 或以上，与食管、胃或十二指肠出血有关	鲜红色或深色、桃红色粪便；纯血液；混有成形粪便的血液；或血性腹泻。反映下消化道出血或快速失血以及未破坏的血液通过胃肠道

三、判断出血程度

详见第二章第二十节呕血中出血严重程度的评估。

黑便的诊断思路见 ER-2-21-2。

便血的处理流程见 ER-2-21-3。

ER-2-21-2　黑便的诊断思路

ER-2-21-3　便血处理流程图

【治疗】

一、一般处理

疑似急性消化道出血患者的初始处理，包括记录呕血、黑便和便血的频率、颜色、性质、次数及总量，定期复查红细胞计数、血红蛋白、血细胞比容与血尿素氮等，评估出血严重程度、分诊患者接受诊疗、一般支持治疗(如供氧、建立适当的静脉通路)、恰当的液体复苏和输注血液制品、处理凝血障碍、管理抗凝药和抗血小板药。高危特征包括血流动力学不稳定(休克、直立性低血压)、持续性出血和／或严重的共存疾病。

二、病因治疗

1. 对出血的病因比较明确者,如幽门螺杆菌阳性的消化性溃疡患者,应予杀菌及抗溃疡治疗。需要长期服用 NSAIDs 者,一般推荐同时服用质子泵抑制剂或胃黏膜保护剂。

2. 炎症及免疫性疾病　如重型溃疡性结肠炎、克罗恩病、过敏性紫癜等引起的下消化道出血,需通过糖皮质激素抗炎、免疫调节等药物控制疾病发作,以达到止血目的。

3. 血管畸形　小肠、结肠黏膜下静脉和黏膜毛细血管发育不良出血常可自行停止,但再出血率高,可达 50%。

4. 不明原因反复大量出血,经药物、内镜、介入治疗仍出血不止,危及生命,无论出血病变是否确诊,均是紧急手术的指征。

5. 肠息肉及痔疮　前者多在内镜下切除,后者可通过局部药物治疗、注射硬化剂及结扎疗法止血。

三、心理治疗

黑便与便血容易引起恐慌,应向患者说明精神状态对本病的影响,使患者对疾病有正确的认识,消除紧张情绪,配合治疗。

四、健康教育

平时健康、规律的生活工作方式,保持个人情绪稳定,注意劳逸结合。合理的饮食有利于病情的治疗与康复,柏油样黑便者暂予禁食,陈旧性黑便者予冷或凉的流质、半流质饮食,当大便潜血转阴后,可由半流质过渡到软饭,饮食要易消化、低脂、低糖。养成定时排便的习惯,以减少再次发生血便的概率。必要时使用药物来预防便秘。有基础病史需应用可能引起便血的药物时,定期监测凝血功能。

【红旗征及转诊指征】

1. 起病急、不洁饮食史,群体性发病。

2. 提示有活动性出血或再出血。

3. 出血量大或出现头晕、口渴、心慌、尿少、神志改变等血流动力学不稳定症状。

4. 伴有发热；全身出血倾向；皮肤蜘蛛痣、肝掌等；伴有腹部包块。

5. 排便频率或大便硬度改变。

6. 排便时有撕裂感或烧灼感。

7. 病因不明，需进一步检查明确病因。

【随访计划】

对于黑便与便血患者，应明确病因，进行相应治疗。病情稳定后建议 1～2 周复诊。建议随访时评估患者目前的状态及存在的问题，制订相应的措施。

1. 目前状态　有无再发黑便及便血。

2. 治疗情况　询问患者当前使用的所有药物，有无不良反应。

3. 生活方式　是否进行健康的生活方式；对自身疾病知识的了解程度等。

4. 实验室检查　近期有无复查血红蛋白水平及凝血功能等。

5. 评估　目前患者的病情，有无转诊指征；药物应用是否合理、有效，是否存在药物的不良反应，是否需要调整药物的剂量，患者危险因素控制情况，患者是否存在心理问题，患者的家庭、社会支持环境等。

6. 处理　根据患者具体情况制订不同的处理计划，约定下次随诊时间。

【病例分析】

患者，男性，79 岁，农民。因"乏力、头晕半年，黑便 3 个月"来诊，患者半年来乏力、头晕，3 个月前查体发现贫血，血红蛋白约 80g/L，伴间断黑便 3 个月，为成形或糊状黑色便，大便与粪质混合，冲水后呈黑红色，每天 1～2 次，量约 200ml/d，排便前后无明显不适，未诊治。既往排便每天 1 次，均为成形黄便。近半年体重下降 6kg，食欲缺乏、乏力明显，无低热、盗汗。否认结核病史及接触史，不喝生牛奶，否认高血压、糖尿病、高脂血症、冠心病等慢性疾病。外院胃镜检查未见明显异常，结肠镜检查因患者不耐受，仅达到结肠脾曲，发现直肠亚蒂息肉 1 枚，直径约 1cm。曾多次查便潜血（+）。T 36.5℃，R 18 次 /min，P 70 次 /min，BP 110/70mmHg。消瘦，贫血貌，浅表淋巴结未及肿大。心、肺查体正常。腹部平软，全腹无包块，无压痛、反跳痛和肌紧张，肝脾肋下未及，肠鸣音 6 次 /min，无气过水声和高调肠鸣音，未闻及血管杂音。直肠指诊结果未见异常，指套退出无染血。

辅助检查：①大便常规及便潜血：外观黑色糊状，无红细胞、白细胞，三次复查大便潜血均阳性。② 3 次复查大便培养（-）；大便找阿米巴滋养体（-）。③ WBC 6.99×10^9/L，N 0.75，HGB 74g/L，PLT 144×10^9/L；肝肾功能和电解质正常，血清白蛋白 32.4g/L；CEA 457U/L。④肠系膜血管超声：肠系膜上动脉正常，肠系膜下动脉因肠气干扰观察不清。⑤小肠 CT 重建：小肠黏膜未见异常。升结肠肝曲可见腔内占位，环腔性生长，增强像有强化。⑥结肠镜：升结肠近肝曲可见 1 枚巨大隆起病变，约 3cm×2cm 大小，占据管腔 1/3，无蒂，表面黏膜充血、糜烂，触之易出血，活检质脆。周围可见多枚小息肉。直肠息肉。升结肠病变活检病理：绒毛状腺瘤，部分癌变。

结合病史及辅助检查，诊断：结肠息肉癌变、直肠息肉。

治疗方案：转诊至专科行手术切除右半结肠，术后伤口愈合良好，病理证实病变仅限于肠壁内，累及肠壁深肌层，肠周淋巴结未见转移。术后化疗。患者一般情况良好，门诊随诊。

【思考题】

1. 黑便与便血的常见病因。

2. 黑便与便血的诊断思路及处理流程。

（姜　岳）

第二十二节　排　尿　困　难

【学习要点】　1. 掌握排尿困难的原因、随访管理内容。

2. 熟悉排尿困难的紧急处理原则、健康教育。

【定义】

排尿困难指排尿时须增加腹压才能排出，病情严重时增加腹压也不能将膀胱内的尿排出体外，而形成尿潴留（urine retention）的状态。

【概述】

排尿困难程度不一，初起多为排尿延迟、排尿时程延长，之后呈尿滴沥，病情进展可为排尿障碍，出现尿潴留。排尿困难可因泌尿系统及其邻近器官病变引起。部分精神因素亦可出现排尿困难。

【病因】

排尿困难并非泌尿系统特有的主诉，在临床工作中根据患者描述的信息进行逐个系统的问诊，避免将问诊重点局限在患者提供的信息内容。排尿困难的病因见 ER-2-22-1。

ER-2-22-1　排尿困难的病因

【病史、体格检查和辅助检查】

在全科接诊时应先定位、后定性；除外器质性疾病后，还需考虑精神心理因素。

一、询问病史

1. 排尿情况　每日排尿次数及排尿量、排尿是否通畅、有无尿路刺激征、尿液颜色、透明度、气味；有无排尿开始迟缓、排尿费力、尿时延长、射程缩短、射力减弱、尿流变细、中断和滴沥不尽等。

2. 伴随症状　伴有尿路痉挛性疼痛（尿道）；伴有尿路刺激征（膀胱）；伴有血尿、尿流中断、体位改变后恢复排尿（膀胱结石）；中枢神经系统或脊髓损害（神经源性膀胱）；有无勃起功能障碍、有无精神心理状态异常。

3. 诊疗经过　既往的检查、使用过的药物、治疗方法及其疗效。

4. 既往史　有无盆腔手术或外伤史；有无糖尿病、高血压、血脂异常等代谢综合征病史；有无性传播疾病、神经系统疾病史、有无相关心脏疾病史、精神心理疾病史；有无服用影响膀胱出口功能的药物史。

5. 其他病史　日常饮水、排尿习惯；饮食、运动习惯；烟酒等特殊嗜好；性生活情况；工作方式是否经常需要憋尿；家庭生活环境；工作环境；是否存在容易精神紧张、焦虑等心理状态。

二、体格检查

1. **全身系统体格检查** 及时发现患者重要阳性体征，切勿因患者主观因素对体格检查出现遗漏。

2. **泌尿、神经系统检查** 腹部压痛、各输尿管点压痛、肾区叩击痛、耻骨联合上膀胱充盈情况、直肠指诊前列腺、神经系统定位检查。

三、辅助检查

1. 实验室检查

（1）血常规：是否存在感染。

（2）尿常规：主要关注尿蛋白、尿比重、红／白细胞、微量白蛋白。

（3）肾功能：是肾功能受损的早期指标。

（4）肿瘤标志物：如血清前列腺特异性抗原等。

2. 影像学检查

（1）X线检查：尤其关注是否存在结石、占位病变等。

（2）超声检查：用于泌尿系统、腹膜后、膀胱残余尿及前列腺的评估。

（3）膀胱尿道造影、排泄性尿道膀胱造影、逆行尿道造影：有助于膀胱输尿管反流、膀胱憩室、膀胱颈梗阻或尿道狭窄的检测。

（4）非增强螺旋CT/MRI：很大限度上取代了静脉尿路造影。

3. **膀胱尿道镜检查** 有镜下或肉眼血尿史、尿道狭窄史、可疑膀胱肿瘤者。

4. **膀胱残余尿量测定** 正常情况下小于5ml。残余尿的出现表示膀胱排尿功能已代偿不全。残余尿量与下尿路梗阻程度成正比。

5. **尿流率测定** 用于下尿路整体功能的评估。怀疑有下尿路功能障碍的患者，是首选、必不可少的筛查项目。

6. **其他检查** 如排尿肌张力、膀胱内压力测定、盆底神经电生理、尿动力学检测、活组织检查等，根据实际病情选择。

【评估】

国际前列腺症状评分、生活质量评分、国际尿失禁咨询委员会男性下尿路症状量表及频率-尿量表记录排尿时间和尿量；膀胱日记除记录排尿时间和尿量外,还记录摄入液体量、尿失禁发生时间、尿垫使用情况、尿急程度、尿失禁程度用以更加详细评估膀胱功能。

排尿困难的全科诊疗流程见 ER-2-22-2。

ER-2-22-2 排尿困难的诊疗流程

【治疗】

一、病因治疗

首先针对原发病进行药物或手术治疗。如不能明确病因或缺乏有效手段祛除病因,则主要根据其症状严重程度选择观察等待、药物或手术治疗。

二、中医药治疗

1. 针灸治疗　可有效改善患者前列腺症状,增大尿流量。
2. 艾灸治疗　能有缓解前列腺增生所致的排空不全等症状。
3. 推拿治疗　可消除或缓解患者临床自觉症状。
4. 穴位贴敷　可有效减少残余尿。
5. 穴位埋线　对病情轻、中度患者有显著效果。
6. 中药辨证治疗　分肾气亏虚,中气下陷,气滞血瘀,湿热蕴结,肾虚血瘀,肾虚湿热,湿热瘀阻,脾肾两虚等证型,从而选择不同的方药进行治疗。

三、健康教育

1. 科普知识宣讲　选择个体化治疗方法的依据、价值和意义,并了解相关注意事项。
2. 生活方式指导　包括戒烟、适当体育锻炼、避免过量饮水、膀胱功能训练(即伴有尿频症状的患者可以鼓励适当憋尿,以增加膀胱容量);优化排尿习惯,即放松排尿、二次排尿和排尿后尿道挤压等;精神放松训练,即伴有尿急的患者可以采用分散尿意感觉、转移注意力,如采用挤捏阴茎、呼吸练习和会阴加压等,转移对膀胱和如厕的注意力;盆底肌肉功能训练,并记录排尿日记。
3. 饮食调整　控制饮食、控制体重,积极预防高血糖、高脂血症、高血压等代谢综合征，避免摄入刺激性食物；改变液体摄入习惯，在保证每日必需的 1 500～2 000ml 液体摄入量后，减少晚间或外出等特定时间的液体摄入量。

【红旗征及转诊指征】

1. 排尿困难需要紧急手术。
2. 排尿困难伴生命体征不稳定。
3. 排尿困难病因无法明确时，需要进一步检查和专科治疗的疾病。
4. 治疗效果欠佳，症状改善不明显或加重者。
5. 出现新的体征或原有体征加重者。
6. 因药物级别限制无法在社区获得有效治疗者。

【随访计划】

1. 观察等待阶段的患者，可在观察 1 个月后进行第一次随诊，之后每年 1 次。
2. 处于药物治疗阶段的患者，可在服药后 1～3 个月进行第一次随访，之后每年 1 次。
3. 经过各类手术治疗后，建议术后 1 个月进行第一次随访，评价治疗效果及相关并发症，此后随访可视患者的病情变化而定。

【病例分析】

患者，男性，76 岁，退休人员。间断排尿困难 10 余年。患者 10 余年前无诱因出现间断排尿困难，初起为尿频，以夜尿增多为主，每晚排尿 3 次，超声检查为"前列腺增大"，开始服用中成药治疗，症状稍好转。3 年前出现排尿延迟、排尿无力，开始服用"非那雄胺、盐酸坦索罗辛"，症状间断出现。1 年前体检时出现尿潜血 +，后多次复查尿潜血 +～++。发病以来未出现过尿潴留、血尿、水肿等不适。在三级医院查前列腺特异抗原（PSA）280ng/ml，腹部 CT 怀疑前列腺占位病变。否认食物、药物过敏史。患者体胖，日常经常保持坐位，不喜饮水，喜牛奶、肉食、不喜水果。

结合患者病史及辅助检查，病情进展符合良性前列腺增生的症状特点，同时具备良性前列腺增生的不良生活方式。多数老年患者患有良性前列腺增生，不良生活方式转变不理想，间断或持续尿潜血阳性，且多为＋或＋＋，无肉眼血尿。应定期查尿常规，关注尿潜血，如尿潜血阳性，应尽早查血清前列腺特异抗原，进行肿瘤早筛，定期复查，避免前列腺肿瘤的诊断遗漏。

【思考题】

1. 简述排尿困难的病因分类。
2. 简述排尿困难的诊疗流程、转诊指征。

（张永辉）

第二十三节　尿频、尿急、尿痛

【学习要点】　1. 掌握尿频、尿急、尿痛的病因。
2. 熟悉尿频、尿急、尿痛的伴随症状及易患因素。

【定义】

尿频指单位时间内排尿次数明显超过正常范围。正常成人白天排尿 4~6 次，夜间 0~2 次。尿急指一有尿意出现即要排尿的症状。尿痛指排尿时感觉耻骨联合上区、会阴部和尿道内疼痛或烧灼感。尿频、尿急、尿痛分别为一种症状，可单个发生，也可合并出现。

【概述】

尿频、尿急、尿痛三者同时出现时合称为膀胱刺激征，也称尿路刺激征，尿路感染、尿道综合征、输尿管结石、膀胱肿瘤、泌尿系结核等疾病可引起。

【病因】

一、尿频

（一）生理性尿频

因饮水过多、精神紧张或气候寒冷时排尿次数增多，属正常现象。

特点是每次尿量不少，也不伴随尿痛、尿急等其他症状。

（二）病理性尿频

1. 多尿性尿频　排尿次数增多，每次尿量正常，全日总尿量增多，无排尿不适感。见于糖尿病、尿崩症、精神性多饮和急性肾衰竭的多尿期。

2. 炎症性尿频　尿频而每次尿量少，多伴有尿急和尿痛，尿液镜检可见炎性细胞。见于膀胱炎、尿道炎、前列腺炎和尿道旁腺炎等。

3. 非炎症性尿频　以尿频为主要表现。可见于尿路结石、异物。

4. 精神神经性尿频　尿频而每次尿量少，不伴尿急、尿痛，尿液镜检无炎性细胞。见于中枢及周围神经病变如神经源性膀胱、癔症。

5. 膀胱容量减少性尿频　表现为持续性尿频，每次尿量少，药物治疗难以缓解。见于膀胱占位性病变；妊娠子宫增大或卵巢囊肿等压迫膀胱；膀胱结核引起膀胱纤维性缩窄。

6. 尿道口周围病变　尿道口息肉，处女膜伞和尿道旁腺囊肿等刺激尿道口引起尿频。

二、尿急

1. 炎症　急性膀胱炎、尿道炎，特别是膀胱三角区和后尿道炎症，尿急症状明显；急性前列腺炎常有尿急。

2. 结石和异物　膀胱和尿道结石或异物刺激黏膜产生尿急。

3. 肿瘤　膀胱癌和前列腺癌。

4. 神经源性　精神因素和神经源性膀胱。

5. 高温环境下尿液高度浓缩，酸性高的尿可刺激膀胱或尿道黏膜产生尿急。

三、尿痛

引起尿急的病因几乎都可以引起尿痛。疼痛部位多在耻骨上区、会阴部和尿道内，尿痛性质可为灼痛或刺痛。尿道炎多在排尿开始时出现疼痛；后尿道炎、膀胱炎和前列腺炎常出现终末性尿痛。不明原因的尿痛，提示有衣原体尿道炎。

【病史、体格检查和辅助检查】

一、病史询问

1. **排尿情况** 每天排尿次数及排尿量，排尿过程中哪个时期有尿频、尿急、尿痛。注意患者年龄、性别，严重程度，呈持续性还是间歇性。

2. **伴随症状** 详见 ER-2-23-1。

3. **全身情况** 是否有发热；午后潮热、乏力、盗汗；腰酸、腰痛；水肿（下肢、外阴、阴囊、全身）；食欲缺乏；消瘦；腹胀、腹痛、下腹部下坠感；排便不畅；月经失调或绝经后阴道流血。

4. **易患因素** 是否有尿路各种梗阻性病变、膀胱排空障碍、机体抵抗力低下、异常的性活动、使用阴道杀精剂、妊娠等。好发于育龄女性，其次为更年期后女性、免疫力低下人群、老年男性前列腺增生症、尿路畸形者。

5. **不良生活方式** 如饮水少、久坐、局部个人卫生、特殊性爱好、嗜糖、嗜油、多食、嗜酒、缺乏运动等。

6. **诊疗经过** 进行过的检查及治疗，治疗效果，可为诊断和鉴别诊断提供线索。

7. **相关既往及其他病史问诊** 既往有无结核病、泌尿系感染和结石、盆腔疾病、导尿留置尿管及其他全身疾病史，有无妊娠、不洁性交史。

8. 是否存在或引起心理不适感。

ER-2-23-1 尿频、尿急、尿痛伴随症状

二、体格检查

1. **全身系统体格检查** 生命体征、体重，有无贫血貌，颜面/眼睑/球结膜水肿，胸部叩诊、听诊，心界有无扩大，心脏杂音，腹部有无局部隆起、压痛、有无腹腔积液征、肠鸣音减弱。

2. **泌尿生殖系统检查** 注意输尿管各个压痛点有无压痛，肾区有无叩击痛，腹部有无肿块，前列腺检查，必要时进行外生殖器检查。

三、辅助检查

1. **尿液检查** 完善尿常规、尿培养、24 小时尿沉渣找结核菌、相

差显微镜检尿红细胞等。

2. 血常规　明确是否有感染、贫血等。

3. 生化检查　完善血糖、肾功能、电解质、肿瘤标志物等。

4. 细菌学检查　清洁离心中段尿沉渣白细胞、清洁中段尿培养、结核菌素试验等。

5. 影像学检查

（1）X 线检查：是否有异物、占位病变、结石等；怀疑有肾脏感染或其他泌尿生殖道异常的患者。对变形杆菌感染的患者，如治疗效果差，应作 X 线检查，确定是否合并有尿路结石。

（2）B 超：了解肾脏、子宫、卵巢、肝脏形态；有无结石、占位病变等。

（3）膀胱镜：患者出血明显时，须作膀胱镜检查，但必须在感染急性期后或在感染得到充分治疗后进行。

（4）静脉肾盂造影检查：观察肾实质、肾盂、肾盏、输尿管及膀胱的一种全尿路病变检查方法，也称排泄性尿路造影，可以清楚地显示肾盂、肾盏及输尿管和膀胱的形态，用于检查泌尿道器质性病变，可观察到尿路梗阻部位及原因。

【评估】

1. 确定病变部位　下尿路、前列腺、阴道、输尿管、膀胱、肾脏。

2. 确定病变性质　生理性、病理性（炎症、压迫、局部病变刺激等）。

【治疗】

一、病因治疗

1. 尿路感染予以对症支持治疗，针对病原体治疗。维持水电解质平衡。所有患者均鼓励多喝水，喝水困难者应输液补充体液。

2. 泌尿系结石、异物、占位性病变　外科手术或保守治疗。

3. 膀胱结核　早期、规律、全程、联合、适量抗结核治疗。

4. 肾衰竭多尿期、妇科疾病、精神疾病　进行初步判定，转至专科系统治疗。

二、一般治疗

1. 每日饮水量最好在 3 000ml 左右, 每 2～3 小时排尿一次。

2. 尽可能纠正易患因素。

3. 除女性尿道综合征、急性单纯性膀胱炎外, 治疗同时做尿培养, 根据药敏结果指导治疗。

三、中医中药治疗

中医称为淋证。病因病机为湿热蕴结、情志失调、体虚久病。辨证时先明确淋证的类型, 再辨别症候虚实。"石淋"治法为清热利湿、通淋排石;"热淋"治法为清热利湿通淋;"气淋"治法为实证理气疏导、通淋利尿;虚证补脾益气、建中升阳;"血淋"治法为实证清热通淋、凉血止血;虚证为滋阴清热、补虚止血;"膏淋"治法为实证清利湿热、分清泌浊;虚证补肾固摄;"劳淋"治法为脾肾阳虚者补益脾肾;肾阳不足者滋阴清热。

【红旗征及转诊指征】

1. 尿路梗阻、结石等需外科治疗。

2. 合并高热、寒战、剧烈腰疼、休克。

3. 肾功能不全。

4. 妊娠期尿路感染。

5. 急性单纯性膀胱炎治疗 3～5 日症状未好转。

6. 急性肾盂肾炎治疗 2 周症状未好转。

7. 反复发作的尿路感染。

8. 糖尿病合并严重感染有诱发酮症酸中毒危险。

【随访计划】

一、健康管理

注意卫生习惯, 保持会阴部清洁, 注意排大便后便纸从前向后擦的原则;性生活相关的尿路感染, 性交后及时排尿或一次性口服抗生素预防感染。

二、随访评估

1. 询问饮食　了解饮水量,忌辛辣刺激、高糖食物。
2. 询问排尿情况　了解每日总尿量、排尿次数。
3. 对于反复发生尿路感染者　是否存在糖尿病、免疫功能不全,女性应考虑是否同时患有阴道炎。

【病例分析】

患者,女性,48岁,公务员。间断尿频、尿痛1周,加重1天。1周前无明显诱因出现尿频、尿痛,每日排尿次数增加至10次以上,排尿时全程尿痛,尿液颜色正常,每次排尿量少,自行增加饮水量后好转。无发热、腰痛、肉眼血尿,未就诊。1天前因劳累后尿频、尿痛加重,尿液颜色深黄,每次排尿量少,就诊。既往史无结核病史及结核接触史,无药物过敏史。体格检查 BP 120/70mmHg。眼睑无水肿,咽部无红肿,双肺呼吸音清,心率62次/min,肾区无叩击痛,脊肋角及输尿管点无压痛,双下肢无水肿。辅助检查:尿常规:尿蛋白阴性、尿潜血2+,白细胞30～40个/HP,细菌计数167个/HP;血常规及便常规正常。

患者表现有明显尿路刺激症状,结合辅助检查,应追问的病史:①有无全身感染症状:乏力、发热、食欲缺乏等;②有无排尿不畅,血色尿块;③有无肾结石病史;④是否有不良生活、饮食习惯。为明确诊断,应做以下检查:清洁中段尿培养及药敏试验、肾功能、双肾彩超等。结合患者病史及辅助检查,初步考虑为泌尿系统炎症性病变,判定确切的病变部位需辅助检查提供依据。初步给予抗炎治疗,3日后复查尿常规。同时与患者共同分析其存在泌尿系感染的易患因素,为其提供生活指导。

【思考题】

1. 简述尿频、尿急、尿痛的易患因素。
2. 简述尿频、尿急、尿痛患者随访评估内容。

(张永辉)

第二十四节 泡 沫 尿

【定义】

泡沫尿指尿液中所含的有机物质和无机物使尿液张力减弱,而出现一些泡沫。

【概述】

正常情况下,尿液表面张力很强,形成气泡较少。偶尔出现的泡沫尿,多数是生理性的,如排尿过急、尿液浓缩、饮食辛辣、过度劳累、睡眠不足甚至长时间精神紧张等所致,祛除上述诱因后泡沫尿消失或短时间内自动消散。如果尿液泡沫长时间未自动消散或持续时间较长,可能由于疾病原因所致,建议行进一步检查。

【病因】

一、生理性因素

1. 排尿过急,尿速增快。

2. 憋尿时间过长。

3. 尿液浓缩,如饮水过少、出汗过多。

4. 排尿时站得过高,在重力作用下,尿液对液面的冲击力较大,也容易形成泡沫。

5. 性兴奋频繁;尿道中存在精液成分、遗精;停止性生活时间过长。

二、病理性因素

1. 肝肾疾病 尿液中胆红素或蛋白质含量增多导致泡沫尿。

2. 膀胱疾病 如膀胱炎、膀胱癌等,尿液的成分发生改变引起泡沫尿。

3. 糖尿病　尿液中尿糖或尿酮体含量升高，尿液的酸碱度发生改变；尿液中的有机物质（葡萄糖）和无机物质（各种矿物盐类）增多。泡沫尿特点为泡沫一般较大，且很快消失。

4. 阻塞性黄疸/肝细胞性黄疸　尿液呈豆油样改变，振荡后出现黄色泡沫且不易消失。

5. 蛋白尿　引起尿液中蛋白含量异常升高的原因，如肾脏病、糖尿病、高血压、痛风、肝炎等导致肾脏损害；多发性骨髓瘤、急性血管内溶血、白血病等，因血液中出现大量异常蛋白质，尿液中也有蛋白漏出。

6. 泌尿系统感染　包括尿路感染、前列腺炎等。

三、非躯体因素

便池中的消毒剂或去垢剂残留。

【病史、体格检查和辅助检查】

一、询问病史

1. 排尿情况　日常排尿习惯、有无憋尿现象。

2. 生活行为习惯　饮水习惯（每日饮水量、饮水量上下午分布、饮水类型）、性生活、卫生洁具清洁和使用情况、精神状态、过度劳累等。

3. 症状询问　起病特点、发病前有无感染症状，感染距发病的时间、用药和饮食情况、有无外伤史，尿液颜色，有无水肿，有无腰痛，膀胱刺激征等伴随症状，女性应注意询问月经史。持续时间、诱发因素、缓解因素、严重程度等。

4. 既往史　泌尿系统感染、肾脏疾病、膀胱疾病、肝胆疾病、血液系统疾病等引起尿蛋白增多的疾病。

二、体格检查

1. 需重视血压、体重、腰围及 BMI，眼睑或下肢水肿、皮疹、关节肿胀、痛性紫癜、舌体胖大、手足感觉障碍、骨骼压痛、关节肿大等。

2. 腹部查体　了解有无腹腔积液及腹部肿块。腹部外形是否对称，有无全腹或局部膨隆或凹陷，有腹腔积液或腹部肿块时还应测量腹围,腹壁静脉有无曲张,触诊腹部有无压痛、反跳痛,触诊肝脾有无肿大,叩诊膀胱有无尿潴留。

三、辅助检查

1. 尿常规 关注尿渗透压和尿比重、尿蛋白、尿沉渣、尿白蛋白排泄率等。尿蛋白的持续增多是肾脏损害的标志。需要除外剧烈运动、进食高蛋白饮食后;功能性蛋白尿、体位性蛋白尿、胡桃夹现象等。

2. 24 小时尿蛋白定量 指导慢性肾脏病治疗、评价治疗效果和判断预后。正常尿中有少量蛋白,一般≤100mg/24h;超过 150mg/24h 视为异常。可将蛋白尿分为轻度、中度、重度。辅助判断蛋白尿的病变位置,肾小球性蛋白尿,尿蛋白含量常≥200mg/24h;肾小管性蛋白尿,常<200mg/24h。

3. 其他实验室检查 如血常规、生化、免疫球蛋白定量、血清蛋白电泳、尿蛋白电泳、补体、抗核抗体、HIV/HBV/HCV 抗体、抗链球菌溶血素 O、抗中性粒细胞胞质抗体等。

4. 影像学检查

(1)超声:明确肾脏的大小、形态,肾实质的厚度及回声的强弱,区分囊性或实质性结构。

(2)CT:可为肾结石、创伤、感染及脓肿形成、肾新生物以及泌尿系畸形等疾病提供有价值的信息。

(3)MRI:对肾功能受损或对含碘对比剂过敏,不能进行增强 CT 检查的一种选择。

(4)放射性核素检查:主要用来测定分肾功能。

5. 肾穿刺活检 可直接观察肾脏形态学改变,是肾脏疾病诊断、病情评估、指导治疗和预后判断的一种重要手段。

【评估】

1. 看泡沫 观察消散时间长短。

2. 看透明度 正常尿液澄清透明,如排出的尿呈混浊状,静止后均匀沉淀多半为盐类尿,除与饮食有关外,注意是否伴有砂粒状物,有结石的可能。尿呈脓样混浊,多伴有絮状物,称脓尿,是泌尿系统感染的征象。

3. 闻气味　正常新鲜尿液有特异的气味,静置一段时间后,气味是否存在。

泡沫尿诊断流程见ER-2-24-1。

【治疗】

一、非药物治疗

1. 限制盐摄入量及液体入量。

2. 控制体重及饮酒,戒烟。

3. 避免使用缩血管性药物、苯丙胺、大剂量雌激素、可卡因或非甾体抗炎药。

二、药物治疗

针对引起泡沫尿的原发疾病进行药物治疗。血管紧张素转换酶抑制药及血管紧张素Ⅱ受体阻滞剂治疗是降低蛋白尿及保护肾脏最重要的方案,同时重视低蛋白饮食、控制血压、血糖、血脂等其他药物的治疗。

三、中医中药治疗

中医认为,饮食不节,起居失常都会损伤脾胃,导致湿浊内停,影响尿液的性状。需结合中医四诊八纲进行治疗,可以采用中草药、中成药、针灸等。

【红旗征及转诊指征】

1. 伴有严重全身症状,如严重水肿、心力衰竭、肾功能异常等,造成生命体征不稳定。

2. 病因无法明确,需进一步检查和专科治疗的疾病。

3. 原发疾病治疗效果欠佳,症状改善不明显或加重者。

4. 因药物级别限制无法在社区获得有效治疗者。

【随访计划】

一过性泡沫尿,1周后随访一次;病理性泡沫尿2周随访一次,涉及慢性病(高血压、糖尿病)每年随访四次。随访内容:①泡沫尿的变化；②生活方式改变情况（饮食、睡眠、运动、心理状态）；③体格检查，尤其是原阳性体征的变化；④疾病管理：用药的效果、不良反应、依从性；⑤定期复查存在的异常检查指标，如尿常规、尿微量白蛋白。

【病例分析】

患者，女性，66岁，退休人员。2天前无明显诱因在排尿时发现较多泡沫，尿液淡黄色，尿量较多，排尿过程无不适，泡沫消散时间未注意。无尿频、尿急、尿痛、血尿；无发热、腰疼、少尿、水肿。近期外出游玩、聚餐较多。既往近1年间断空腹血糖在5.7~6.3mmol/L，无多饮、多尿、多食、消瘦，未明确诊断，自行控制饮食，有氧运动。平素未服用药物及保健品。无其他慢性病史。1天前在社区卫生服务中心查尿常规：尿蛋白阴性，微量白蛋白25mg/L。

此患者泡沫尿出现时间短（仅2天），存在因游玩憋尿、饮水少等情况，易造成尿液成分变化而出现泡沫尿。空腹血糖异常1年，2型糖尿病患者发生糖尿病肾病的时间长短，与年龄大、同时合并较多其他基础疾病有关。此患者1年前空腹血糖异常，未诊治，是否泡沫尿与糖尿病肾病相关，需进一步完善尿常规、24小时尿蛋白定量、尿白蛋白排泄率、生化、核素肾动态肾小球滤过率等检查协助明确。

【思考题】

1. 基层接诊泡沫尿患者的诊断思路？

2. 因非生理性因素导致的泡沫尿，在基层随访中需要重点关注哪些问题？

（张永辉）

第二十五节　血　　尿

【学习要点】　1. 掌握血尿的诊断流程。

2. 熟悉血尿的病因特点。

【定义】

血尿（hematuria）包括镜下血尿和肉眼血尿，前者指尿色正常，须经显微镜检查方能确定，通常离心沉淀后的尿液镜检每高倍视野有红细胞 3 个以上。后者指尿呈洗肉水色或血色，肉眼即可见的血尿。

【概述】

尿色异常受多种因素影响，红色尿既可以见于全身性疾病或由泌尿系疾病导致，如血尿、血红蛋白尿、肌红蛋白尿，也可由部分药物或食物导致。当患者主诉尿色发红时，需要明确是否为真性血尿，判断血尿来源。

【病因】

在血尿的病因中，既有生理性原因，表现为一过性血尿；也有泌尿系统疾病及其邻近器官疾病、全身性疾病、理化因素等原因（表 2-25-1）。泌尿系统疾病是血尿的主要病因（表 2-25-2），其中肾小球源性血尿表现为全程、无痛、不凝；多伴有蛋白尿、水肿、高血压。非肾小球源性表现为初始血尿、终末血尿或全程血尿，血尿为尿中血丝、血块，并伴有腰痛、腹痛、尿痛。

表 2-25-1　血尿的常见病因及分类

病因分类	常见病因
生理性原因	剧烈运动、严寒、高热、重体力劳动等
全身性疾病	血小板减少性紫癜、再生障碍性贫血、白血病、败血症、感染性心内膜炎、弥散性血管内凝血等
泌尿系统疾病	原发性肾小球肾炎、继发性肾小球肾炎、结石、肿瘤、感染、外伤、遗传性疾病等
泌尿系统邻近器官疾病	急性阑尾炎、盆腔炎、邻近器官肿瘤刺激等
理化因素	重金属及动植物毒素中毒、非甾体抗炎药、抗凝剂过量、化疗药物等

表 2-25-2　泌尿系统血尿的常见病因及代表性疾病

病因	代表性疾病
原发性肾小球肾炎	IgA 肾病、新月体肾炎、系膜增生性肾炎等
继发性肾小球肾炎	过敏性紫癜肾炎、系统性红斑狼疮肾炎、糖尿病性肾病、抗中性粒细胞胞质抗体（ANCA）相关性血管炎等
血管间质性疾病	肾动静脉血栓、肾动脉栓塞、肾梗死间质性肾炎等
遗传性疾病	多囊肾、Alport 综合征、薄基底膜肾病（TBMN）等
其他病因	急性肾盂肾炎、泌尿系结核、泌尿系结石、泌尿系肿瘤、外伤等

【病史、体格检查和辅助检查】

一、询问病史

首先确定是否为真性血尿，追问有无特殊食物进食，如一次性大量进食红色火龙果、肉桂、丁香、胡椒等会引起尿液颜色变红，但尿潜血阴性。

1. 起病情况

（1）发病年龄、性别及起病快慢。

（2）血尿的性质：肉眼血尿还是镜下血尿。

（3）血尿与排尿的关系：为初始血尿、终末血尿还是全程血尿。

（4）频率及持续时间：血尿偶尔发生还是反复发生；一过性血尿还是持续性血尿。

（5）诱因：是否存在外伤、药物、呼吸道、胃肠道感染、运动等因素。

2. 伴随症状　常能提示血尿的部位及可能的病因（表 2-25-3）。

表 2-25-3　血尿的伴随症状及病因

伴随症状	病因推断
+水肿 +高血压	肾炎
+大量蛋白尿 +低蛋白血症 /+高脂血症	肾病综合征
+肾区或腰部剧烈绞痛 +B 超或放射检查发现结石征	肾结石或输尿管结石

伴随症状	病因推断
＋消瘦＋放射检查发现肾下垂	肾下垂
＋B超或放射检查发现肾、前列腺、膀胱肿块	肿瘤
＋尿频＋尿痛	下尿路感染
＋绝经妇女外阴阴道萎缩	萎缩性尿道炎
＋皮肤瘀点、瘀斑	出血倾向性疾病
＋腹痛和/或关节痛＋皮肤紫癜	过敏性紫癜

3. 治疗经过　诊断及治疗经过、所用药物、剂量、疗效。

4. 既往史　有无近期剧烈运动；腰腹部外伤史；泌尿系统病史；感染史，特别是呼吸道、肠道感染史；长期用药；化学毒物接触史；烟酒嗜好。

5. 家族史　家族中有无肾病、血尿、多囊肾等。

二、体格检查

1. 一般检查　生命体征；有无贫血貌、皮肤黏膜有无黄染、出血点；面部有无蝶形红斑；有无颜面、下肢水肿；心脏听诊有无杂音。

2. 腹部检查　有无肿块，各输尿管点、肋脊角有无压痛、膀胱区有无触痛、肾区有无叩痛、腹部有无血管杂音。

3. 泌尿生殖系统　女性进行妇科检查，同时检查尿道口；男性进行前列腺触诊。

三、辅助检查

1. 尿液检查

（1）尿常规：判断是否为真性血尿，以及血尿的程度。

（2）尿三杯试验：用于判断血尿的来源。初始段血尿表示病变在尿道，终末段血尿表示在膀胱颈部、三角区、后尿道，三杯均为血尿，即全程血尿表示病变在肾脏、输尿管、膀胱。

（3）尿相差显微镜检查：观察尿红细胞形态检查，区分肾小球性和非肾小球性血尿。

（4）尿培养＋药敏试验：明确尿路感染及指导敏感抗菌药物使用，

注意结核分枝杆菌检测。

（5）尿蛋白定性、定量测定：肉眼血尿时，尿蛋白一般不超过2+，24小时尿蛋白定量不足1g。

（6）尿脱落细胞检查：有助于膀胱移行细胞癌的诊断。

2. 血液检查　血常规、血型、血沉、肝功能、肾功能、抗"O"、血清补体等、肿瘤标志物。

3. 影像学检查

（1）腹部超声：协助发现结石、肿块、钙化病灶，对血管性病变也有诊断价值。

（2）腹部X线检查：包括腹平片、静脉肾盂造影（IVP）。

（3）CT：主要用于占位性病变的诊断。对无法解释的持续性血尿应做多层计算机断层尿路造影术（CTU）。

4. 有创性检查

（1）膀胱镜：确定血尿来源，并能直接观察尿道、膀胱内组织，并可做活检协助诊断。

（2）肾动脉和静脉造影：诊断肾血管病变。

（3）肾穿刺活检：主要用于明确肾小球源性血尿的病因。考虑为肾小球疾病，无禁忌证者应行肾穿刺活检，根据病理类型，选择治疗方案并判断预后。持续性孤立性非肾小球性血尿即无异形红细胞或红细胞管型，无蛋白尿患者，无须进行肾穿刺活检。

血尿的诊断流程见ER-2-25-1。

ER-2-25-1　血尿诊断流程

【治疗】

一、非药物治疗

1. 注意低盐清淡饮食，多食水果、新鲜蔬菜。

2. 卧床休息至肉眼血尿消失，避免熬夜，保持心情愉悦；心理指导，安抚患者情绪，减轻心理压力。

二、药物治疗

引起血尿原因众多，依据不同病因给予相应治疗。

1. 药物导致血尿停可疑药物，并监测尿量、尿常规、肝肾功能及血电解质变化。

2. 泌尿系感染予抗感染治疗。

3. 泌尿系结石予解痉止痛、排石、对症等治疗，对结石较大伴肾积水者转专科行体外碎石、对于全身系统性疾病及泌尿系邻近器官疾病导致的血尿针对病因治疗。

4. 肾源性血尿需要积极控制血压，并完善相关检查区分血尿原因为原发性、继发性还是遗传性因素，依据病因给予不同的治疗方案。

5. 血尿原因复杂，凡是达到转诊时机，均转专科医生处诊疗，以免延误病情。

【红旗征及转诊指征】

1. 反复发作且诊断不明的血尿。

2. 怀疑或明确诊断为抗凝药物过量或中毒（如毒鼠强）等全身性疾病、怀疑或明确诊断为外伤、血液系统疾病等疾病导致的血尿。

3. 怀疑或明确诊断肾源性血尿需要行肾穿刺活检，明确病理类型者。

4. 肾功能受损快速进展、血尿伴大量蛋白尿、严重高血压、心力衰竭、电解质酸碱平衡紊乱。

5. 泌尿系肿瘤及较大结石，伴或不伴肾积水。

6. 药物治疗效果不佳，病情未控制，出现肾功能恶化。

【随访计划】

一过性血尿，1周后随访一次；病理性血尿急性疾病导致的2周随访一次，涉及慢性病每年随访四次。

随访内容包括：血尿的转归情况；导致血尿疾病的治疗效果、是否出现不良反应；需要定期复查的相关辅助检查；患者的生活质量、心理状态、经济负担等。

【病例分析】

患者，女性，32岁，银行职员。3天前受凉后出现流涕，咳白色黏液痰，伴咽痛，自行口服氨咖黄敏胶囊，流涕症状明显减轻，仍咳白色泡沫黏痰及咽痛。1小时内出现肉眼血尿1次，为全程浓茶色，尿液内无血丝及血块，无腹痛，无尿频、尿急及排尿烧灼感，无明显泡沫尿，无发热，无皮肤瘙痒、皮疹及出血。半小时前再次排尿为洗肉水样，尿量正常。既往体健，否认食物及药物过敏史。

体格检查：T 36.8℃，P 80次/min，R 17次/min，BP 150/80mmHg。全身皮肤未见皮疹、瘀点及瘀斑，颜面及双眼睑无水肿，腹部无压痛及反跳痛，双下肢轻度凹陷性水肿。尿沉渣：白细胞（-）、隐血（+++）、尿蛋白（++）、葡萄糖（-）、亚硝酸盐（-）、pH5.0、尿比重1.020、尿红细胞220个/μl、尿白细胞8个/μl、结晶5个/μl、正常红细胞66个/μl、异常红细胞154个/μl、红细胞管型4个/μl、白细胞管型0个/L。

患者青年女性，突发肉眼血尿1小时，综合主观资料、客观资料考虑泌尿系血尿，为真性血尿，且为肾源性可能性大。怀疑或明确诊断肾源性血尿需要行肾穿刺活检，需转上级医院专科进一步诊疗。

【思考题】

1. 如何针对血尿初诊患者进行完善的全科问诊？
2. 血尿的红旗征及转诊指征。

（张永辉）

第二十六节　口　干

【学习要点】　1. 掌握口干的常见病因、转诊指征和随访管理。

2. 熟悉口干的全科综合治疗，包括病因治疗、对症治疗。

【定义】

口干（dry mouth）指因唾液分泌减少或成分改变引起的口腔干燥状态或感觉，是常见的口腔自觉症状。

【概述】

一般情况下，当唾液分泌的速度小于口腔黏膜唾液吸收与唾液丢失的速度之和时，就会感到口干。口干常见于生理、病理、心理、神经和药物等因素，且随年龄增长而增加，在大于 65 岁的老年人群中，口干的发生率为 30%～50%。口干者会因不同程度的口腔干燥、异物感和烧灼感、味觉减退等而影响正常发音、咀嚼与吞咽功能，对患者的身心健康和生活质量造成影响。

【病因】

根据唾液量有无改变，口干可分为唾液量减少引起的真性口干和无唾液量改变的假性口干。根据身体健康状况又可分为生理性口干和病理性口干。

一、生理性口干

健康中老年人的口干多是生理性口干，随着年龄的增加唾液腺发生结构性变化，唾液腺细胞发生萎缩，唾液分泌量减少和唾液成分的变化而导致口干。

二、病理性口干

由于某些疾病导致唾液腺本身发生损害所致，常见于药物因素、口腔疾病与唾液腺炎症、头颈部放疗、内分泌系统疾病、呼吸系统疾病和自身免疫性疾病等。

（一）药物性口干

药物是引起口干最常见的原因之一，约 64% 的口干与药物有关。已知抗抑郁药、降压药、阿片类、支气管扩张剂、质子泵抑制剂、抗精神病药、抗组胺药、降糖药、非甾体抗炎药、利尿剂、抗肿瘤药、多种维生素和类固醇吸入剂均可引起口干。部分中草药和食用性植物如辣椒、大蒜等也可引起口干。

（二）疾病相关性口干

1. 口腔疾病与唾液腺炎症

（1）口腔疾病：缺牙、龋齿、牙周病和义齿修复不良等，可致咀嚼功能下降，唾液分泌减少。佩戴义齿、义齿材料的降解产物可能对口腔黏膜有轻微刺激，影响口腔腺体分泌，引起口干。

（2）炎症性唾液腺炎：常见于细菌感染引起的急、慢性化脓性腮腺炎和急性化脓性下颌下腺炎。

2. 内分泌系统疾病

（1）糖尿病：在 1 型糖尿病中，口干的发生率为 30%～50%，在 2 型糖尿病中为 15%～60%。当血糖经治疗控制正常时，口干的症状可随之减轻或消失。

（2）尿崩症：表现为持续性口干、多饮和多尿等症状。

（3）更年期：因神经及内分泌功能失调，口干较多见，且常因情绪波动而加重。

3. 呼吸系统疾病

（1）鼻部疾病、鼾症：患者因用口呼吸而加快唾液蒸发。

（2）慢性支气管炎、支气管哮喘和肺炎：常因伴有缺氧而呼吸加快、张口呼吸，也会导致唾液蒸发过多。如进行氧疗，虽有湿化装置，但持续吸氧会造成口腔黏膜干燥，引起口干。

4. 血液系统疾病

（1）缺铁性贫血：可出现舌痛，舌面丝状乳头及菌状乳头萎缩，舌面角化不全，严重者口腔黏膜皲裂，引起口干。

（2）恶性贫血：表现为舌部疼痛、烧灼感和口干，舌部出现溃疡、舌乳头萎缩，甚至味觉丧失。

5. 自身免疫性疾病

（1）干燥综合征（Sjogren's syndrome, SS）：是一种淋巴细胞介导的以损伤外分泌腺为主的慢性自身免疫性疾病，因其唾液腺受损引起唾液分泌减少，出现口干，严重者可出现吞咽困难。

（2）唾液腺萎缩病：多继发于其他自身免疫性疾病，如类风湿关节炎、系统性红斑狼疮、自身免疫性溶血性贫血和多发性肌炎，表现为复合性病变，如口、咽、眼和阴道干燥。

6. 除上述因素外，艾滋病、部分丙肝、终末期肾病和慢性蛋白质缺乏均可能引发口干。

（三）头颈部放疗

鼻、咽、喉及口腔等部位肿瘤的放疗区域常包含分泌唾液的腺体，可造成唾液腺管实质性破坏，唾液腺纤维化，甚至不可逆损伤，导致唾液分泌少，唾液成分发生改变，引起持续口干。

（四）精神因素

抑郁、焦虑、恐惧等心理或精神因素会导致口干，尤其是抑郁患者更容易出现口干。

【病史、体格检查和辅助检查】

一、询问病史

1. 起病情况　发病年龄，起病缓急，口干的程度和持续时间等。

2. 病情特点　唾液的性状、量，有无口腔异物感、烧灼感、味觉减退、咀嚼和吞咽功能减退；有无腮腺肿痛或口腔疼痛；有无口渴、口臭或口腔异味；有无缺齿、义齿、龋齿、口腔溃疡；有无鼻塞、流涕、头痛；有无服用药物，或其他系统疾病；有无发热、大量出汗，或其他诱发和加重因素等。

3. 伴随症状　是否伴有多饮、多尿、消瘦；是否伴有眼、鼻、皮肤、外阴部的干涩；有无低热、乏力、关节疼痛；有无咳嗽、咳痰、气喘；有无焦虑、心情低落、睡眠障碍等。

4. 治疗经过　曾做过的检查，使用过的药物，效果如何等。

5. 既往史　有无服用引起口干的药物史；有无鼻炎、鼻窦炎、糖尿病、干燥综合征、支气管哮喘、心功能不全和恶性肿瘤等病史；有无佩戴全口义齿史；有无头颈部放疗史。

二、体格检查

1. 口腔、鼻腔与颌面部查体　有无缺齿、龋齿、牙龈萎缩；有无口腔黏膜干燥、粗糙、黏着感、溃疡；有无特殊舌象；有无舌缘齿痕、舌乳头萎缩或肥大、舌面溃疡等；有无鼻黏膜充血、中鼻甲肥大、鼻中隔偏曲、鼻窦压痛等；有无腮腺、下颌下腺肿大、局部淋巴结肿大等。

2. 系统查体　有无消瘦、肥胖体形。有无贫血貌，下肢有无紫癜样皮疹。胸部有无桶状胸，听诊双肺有无哮鸣音、干湿啰音，有无心率、心律异常和心脏杂音等。

三、辅助检查

1. 一般检查　可选择血常规、C反应蛋白、尿常规、空腹血糖、糖化血红蛋白、肝功能、肾功能、免疫球蛋白、抗核抗体、抗 ENA 抗体、类风湿因子和唇腺活检等。疑似呼吸系统疾病者，首选胸部 X 线片，必要时行胸部 CT、肺功能等检查。怀疑心脏疾病时，首选心电图检查，必要时行心脏超声等检查。

2. 全唾液腺流率测定　可用于区分真性或假性口干。检测方法：测前清水漱口，静息 5～10 分钟，收集患者 15 分钟内流出的全部唾液于清洁容器内，测其量。健康人全部唾液流率>1ml/min，<0.1ml/min 为流率低下。

3. 唾液腺放射性核素检查　指用放射性核素示踪法检测唾液腺的分泌及排空。

【评估】

1. 按照口干的程度，分为轻度、中度和重度三种。轻度口干一般无明显影响；中度口干表现为频繁饮水，进干食常需饮水送服；重度口干可出现进食困难、牙齿片状脱落及多发龋齿。

2. 视觉模拟评分（VAS）　无口干症状评为 0 分，感觉最严重的不能忍受的口干评为 10 分，从 0～10 分对自己的口干症状进行评分，评分越高，口干的程度越重。

【治疗】

一、病因治疗

1. 药物性口干　尽量避免使用引起口干的药物，调整用药的种类、剂量或剂型来缓解口干。大多数药物引起的口干是可逆的，药物治疗结束后可缓解，唾液腺功能也能恢复。

2. 疾病相关性口干　针对不同病因，积极治疗原发病。

3. 放射性口干　使用细胞保护剂，如氨磷汀，可减少放疗对唾液腺组织的损伤，降低口干的发生率。

二、经验性治疗

治疗口干的常用药物有毛果芸香碱和西维美林等。西维美林常用于 SS 引起口干的治疗。茴三硫可刺激唾液分泌，对轻、中度口干有一定效果。

经验性治疗 2~4 周无效，建议及时转诊到上级医院明确病因诊断。

三、对症治疗

使用漱口水、凝胶、喷雾剂、人工唾液等既可缓解口干症状，又能替代一部分唾液的功能。佩戴义齿的患者，建议保持义齿清洁，夜间取下义齿。适当增加室内湿度。使用无糖口香糖、木糖醇可刺激唾液腺分泌，改善症状。

四、中医中药治疗

中医学把口干归为"燥症"范畴。依照中医辨证施治原则，分为肺（肝）肾阴虚、湿热阻滞、胃阴不足和气虚血瘀型，根据不同症候，施以治疗。

五、健康教育

1. 鼓励患者常漱口、勤刷牙，少量多次饮水。咀嚼无糖口香糖或吮吸无糖硬糖，促进唾液腺分泌。改正不良生活习惯，如张口呼吸、吸烟等。

2. 注意饮食平衡，干稀搭配，以清淡为主，不宜过咸，适当多吃新鲜水果和蔬菜，尤其富含粗纤维的食物。

3. 坚持有氧运动，延缓组织器官功能的衰退。锻炼面部和嘴部的肌肉，大幅度地活动嘴巴，大口型、小口型反复交替。

4. 注意调节室内合适的温度和湿度。

5. 帮助患者树立信心，提高治疗依从性，做好自我管理。

【红旗征及转诊指征】

1. 经积极治疗，仍无法有效控制感染的急性化脓性腮腺炎和下颌下腺炎。

2. 重度口干，同时出现基础疾病病情加重，或出现急性并发症，如糖尿病合并酮症酸中毒、高渗性昏迷等。

3. 口干伴突发呼吸困难、憋喘、意识障碍等可能危及生命的疾病。

4. 口干病因无法明确，需进一步检查和专科治疗的疾病。

【随访计划】

建议患者初始治疗 1～2 周后复诊，观察治疗效果，调整治疗方案。已明确口干病因并给予相应治疗者，根据不同疾病嘱其复诊时间和随访疗程。如 SS，治疗调整阶段，每周复诊，根据病情和用药，逐渐延长到每月复诊，病情稳定后可每 3～6 个月复诊。

【病例分析】

患者，女性，43 岁，文员。因"反复口干 4 个月"就诊。自诉口干，进食干性食物时需频频饮水，有牙齿脱落，眼睛干涩。无多食、多尿，无消瘦，无关节疼痛。未诊治。患者性格开朗，家庭和睦，经济条件较好。否认特殊病史和服药史。查体：口唇干，舌面干燥，苔少，舌乳头萎缩。颌面部未触及浅表淋巴结肿大。心肺未见异常。四肢关节无肿胀、畸形和压痛。辅助检查：血常规、肝功能、肾功能和糖化血红蛋白均正常。红细胞沉降率 23mm/h。C 反应蛋白：13.7mg/L，类风湿因子 45.3U/ml，抗链球菌溶血素 O 47U /ml。

患者中年女性，进干食需饮水，牙齿脱落，属重度口干。结合患者病程和临床特点，可排除药物、急慢性涎腺炎、糖尿病和放疗等因素，但不能排除自身免疫性疾病导致的口干。转上级医院完善抗核抗体 15 项：抗 Ro-52 阳性（3+），抗线粒体抗体 M_2（AMA-M_2）阳性（3+），抗 SSA 阳性（3+），抗 SSB 阳性（2+），抗着丝点抗体（CENP-B）阳性（3+）。唇腺活检：慢性炎症 IV 级。根据 2020 年原发性干燥综合征诊疗规范，诊断为 SS。给予硫酸羟氯喹 0.2g b.i.d.，po；环孢素软胶囊 50mg b.i.d.，po。症状好转。2 周后社区医院门诊复诊，症状较前好转，继续规律服药，定期复诊。

【思考题】

1. 简述口干的定义和常见病因。
2. 简述口干的评估和治疗。

（任天成）

第二十七节 头晕/眩晕

【学习要点】 1. 掌握头晕/眩晕的分类、常见病因、转诊指征和随访管理。

2. 熟悉头晕/眩晕的全科综合治疗，包括病因治疗、对症治疗和健康教育。

【定义】

2009 年巴拉尼协会定义的头晕特指非眩晕性头晕，即患者有空间定向能力受损或障碍的感觉，无或非旋转性感觉，又称为狭义头晕。《西氏内科学》（第 26 版）定义的头晕为广义概念，包含眩晕、晕厥前状态、平衡失调感和精神源性头晕，其中平衡失调感与狭义头晕概念相当。本节重点讨论眩晕和狭义头晕，晕厥及晕厥前状态详见第二章第二十九节。

【概述】

门诊就诊的 18～65 岁的患者中，4% 的患者以持续头晕为主诉，且随着年龄的增加，头晕/眩晕的发病率逐渐升高，老年人群的发病率可以达到 20%～40%。

【分类】

根据解剖部位和疾病性质进行分类，分为前庭系统性头晕/眩晕（前庭周围性头晕/眩晕、前庭中枢性头晕/眩晕）和非前庭系统性头晕/眩晕（眼源性、本体感觉性、全身疾病性和颈源性），其中前庭周围性头晕/眩晕占 50%～70%，预后常较好，小部分为前庭中枢性头晕/眩晕，占 20%～30%，预后常较差，严重时危及生命。前庭周围性头晕/眩晕与前庭中枢性头晕/眩晕二者的鉴别要点见表 2-27-1。

表 2-27-1 前庭周围性头晕/眩晕与前庭中枢性头晕/眩晕的鉴别点

要点	周围性	中枢性
性质	旋转性或姿势不稳常见，常伴运动性错觉，与体位或头位变化相关	姿势不稳常见，可有旋转感，伴或不伴运动性错觉

要点	周围性	中枢性
起病急缓	多为急性或发作性	可为急性、发作性或慢性
眩晕的严重程度	常较重	常较轻
持续时间	较短，数小时或数天	较长，可达数周
平衡障碍	不定，常与严重程度一致	常较重
迷走神经反应	恶心、呕吐、出汗常见，常反应剧烈	少见或不明显
听力下降/耳鸣	常有，常伴耳鸣、耳堵、听力减退或耳聋	常无
意识障碍	无	可有
自发性或凝视性眼球震颤	水平或水平略带旋转性，眼震方向不随注视方向改变而改变	水平、纯旋转或纯垂直，眼震方向随注视方向改变而改变
CNS症状/体征	无	有
常见原因	迷路卒中、感染、外伤、肿瘤、药物中毒	脑血管病、中枢神经系统感染、肿瘤、脱髓鞘病、变性病

注：CNS：中枢神经系统

【病因】

根据患者头晕/眩晕的起病形式和发作频率的不同，可以分为急性单次持续性、反复发作性和慢性持续性，同时结合病变部位，将头晕/眩晕的常见病因进行以下分类，详见表 2-27-2。

表 2-27-2　以不同发作形式和病变部位为分类依据的头晕/眩晕常见病因

病变部位	急性持续性头晕/眩晕	反复发作性头晕/眩晕	慢性持续性头晕
前庭周围系统	前庭神经炎伴眩晕的突发性聋 急性中耳炎、迷路炎等	良性阵发性位置性眩晕 梅尼埃病等 迷路瘘管 前骨半规管裂综合征 前庭阵发症等	中耳/颞骨/内耳道占位 双侧前庭病 内耳发育异常等

病变部位	急性持续性头晕/眩晕	反复发作性头晕/眩晕	慢性持续性头晕
前庭中枢系统	卒中(尤其后循环) 中枢神经系统感染、脱髓鞘病等	前庭性偏头痛 短暂性脑缺血发作(尤其后循环) 痫性发作 少见发作性中枢疾病等	颅后窝占位 颅颈交界区发育异常 神经系统变性病(脑干小脑变性、遗传性共济失调)等
非前庭系统	少见	少见 可见于晕厥前、心律失常、直立性低血压、药物源性、颈源性疾病(如颈椎关节不稳、交感型颈椎病)或惊恐发作等	药物源性 精神心理性:持续性姿势-知觉性头晕、焦虑抑郁障碍 眼源性:青光眼、白内障、眼底病变

注:非前庭系统疾病导致的反复发作性头晕/眩晕的症状多以头晕为主,很少为旋转性眩晕

【病史、体格检查和辅助检查】

一、询问病史

1. 起病情况　发病时间、起病形式及发作频率(包括急性单次持续性、反复发作性、慢性持续性)、有无先兆和规律、头晕的性质和方向、持续时间、诱因、病程、病情演变和进展情况等。

2. 病情特点　症状的特征,表现形式,是否伴有视物旋转,是否存在摔倒、行走不稳,诱发或加重因素(如头位或体位变化、吸烟饮酒、情绪不稳、失眠、月经等),持续时间,缓解因素等。

3. 伴随症状　如有无头痛、恶心、呕吐、耳鸣、耳聋、面瘫、吞咽困难、感觉障碍和肢体瘫痪或抽搐等症状,以及它们与头晕/眩晕出现的先后次序等。

4. 治疗经过　既往的检查、使用过的药物、治疗方法及其疗效。

5. 既往史　心脑血管疾病、耳部疾病、颅脑外伤史、感染、中毒、有无晕车晕船、不敢转圈和类似发作，以及耳毒性药物服用等既往史和有关家族史等。

二、体格检查

1. 生命体征　卧立位血压、心率、呼吸、体温。

2. 神经系统检查

（1）意识/精神状态的一般评估。

（2）脑神经检查：瞳孔、眼球运动、复视、眼震、面瘫、构音障碍、粗测听力。

（3）重点检查：HINTS 试验（凝视诱发性眼震、头脉冲试验、眼偏斜）、粗测听力。

（4）评估运动功能：单侧、双侧肢体无力，反射不对称和上下肢运动不协调。

（5）评估步态：走直线不能、共济失调步态。

3. 位置试验　Dix-Hallpike 试验（垂头仰卧位试验）、Supine Roll试验。

三、辅助检查

1. 血液指标检查　筛查贫血或电解质代谢紊乱；必要时甲状腺功能、免疫学指标及心肌酶学检查等。

2. 前庭功能检查　判断前庭器有无疾病、病变程度和性质，包括平衡功能检查（昂白试验、错指物位试验、巴宾斯基-魏尔二氏试验）、旋转试验、头位性眼震检查等。

3. 听力学检测　对所有眩晕患者，尤其伴随耳鸣、听力下降或耳闷胀等症状，均应进行纯音测听检查，以区分传导性聋和感觉神经性耳聋。

4. 影像学检查　对于急性眩晕起病，迅速出现意识障碍的患者高度怀疑为小脑出血时，首选颅脑CT检查。

5. 其他检查　精神心理评估有助于识别慢性持续性头晕患者的情绪心理因素，怀疑癫痫性眩晕时可行脑电图检查。

头晕/眩晕诊断流程见 ER-2-27-1。

ER-2-27-1 头晕/眩晕
诊断流程
注:BPPV 良性阵发性位
置性眩晕;HINTS 诱发
性眼震、头脉冲、眼偏斜;
TIA 短暂性脑缺血发作

【治疗】

一、病因治疗

头晕/眩晕的治疗关键在于明确病因后进行针对性的病因治疗。但也要注意,有些头晕/眩晕患者可能存在多种病因,应及时诊断并同时治疗才能更好控制症状。

1. 前庭周围性头晕/眩晕 常见于良性阵发性位置性眩晕、梅尼埃病和前庭神经炎等。良性阵发性位置性眩晕患者,应减少盐分的摄入,每日最大摄入量为 2g,如能耐受则为每日 1.5g,避免咖啡因制品、减少巧克力摄入,尽可能避免烟草和酒精类制品。根据不同半规管类型选择不同手法复位,复位后大部分患者可缓解。少部分无效患者,可加用改善内耳外环境的药物,如倍他司汀、银杏叶提取物。梅尼埃病则采用宣教、生活方式改善、药物治疗、前庭康复训练及手术治疗等方法。前庭神经炎的患者则采用前庭抑制剂对症、病因治疗及前庭康复训练。

2. 前庭中枢性头晕/眩晕 常见于后循环梗死(脑干小脑为主)、脑干小脑出血、前庭性偏头痛和颅后窝占位病变等。大多需专科治疗。前庭性偏头痛急性发作期可使用佐米曲普坦或舒马曲坦控制症状。

3. 非前庭系统性头晕/晕厥 常见于直立性低血压、颈源性疾病(颈椎关节不稳)、惊恐发作、焦虑抑郁障碍等。直立性低血压的治疗目标应以缓解症状和降低跌倒、头晕风险为主,药物治疗可选用氢化可的松或米多君,非药物治疗包括避免快速起身和静立、站立时双脚交叉(鸡尾酒会姿势)等。颈源性疾病考虑专科治疗。如伴随精神心理症状,考虑惊恐发作或焦虑抑郁障碍,且排除其他器质性问题,需要转至专科治疗,心理教育和认知行为治疗也可有效缓解患者的精神症状。

二、对症治疗

1. 前庭抑制剂 如抗组胺类、苯二氮䓬类、抗胆碱能类,可有效控制眩晕急性发作,原则上使用不超过 72 小时。

2. **糖皮质激素**　前庭神经炎急性期、突发性聋急性期或梅尼埃病急性期眩晕症状严重或听力下降明显者，可酌情口服或静脉给予糖皮质激素。

3. **对症治疗**　眩晕急性发作持续时间较长且伴有严重恶心、呕吐者，可予止吐剂等药物；补液支持治疗。

4. **改善微循环药物**　突发性聋伴眩晕急性发作期、梅尼埃病发作期可给予银杏叶制剂、倍他司汀、天麻素制剂等药物。

三、头晕/眩晕的经验性治疗

指病因诊断不确定的情况下，根据病情和可能的诊断给予相应治疗措施，通过治疗反应来确立或排除诊断。如患者主要表现为天旋地转，且没有神经系统症状及体征，Dix-Hallpike试验阳性，则按照良性阵发性位置性眩晕治疗。天旋地转且伴有神经系统症状及体征，同时发热，可按照中枢神经系统感染治疗。经验性治疗2～4周无效者，建议及时到有条件的医院进行相关检查明确病因。

四、中医中药治疗

中医治疗需辨证，有肝阳上亢、气血亏虚、肾精不足、痰浊中阻等几个类型，治疗头晕/眩晕的中药组方和成药品种繁多，需要综合考虑，如天麻素、银杏叶制剂等，同时配合针灸、理疗、按摩、艾灸等治疗。

五、健康教育

1. 低盐低脂饮食，宜清淡、易消化，戒烟酒。

2. 规律作息，适量运动，增强体质，调节情绪，保持良好的心态。

3. 监测血压、血糖、血脂、心率等，如有异常，及时复诊调整治疗方案。

4. 与体位或头位改变相关的头晕，应尽量避免突然改变体位及头位，注意安全，防止发生坠床/跌倒等意外。

5. 积极进行病因治疗，注意监测药物作用及副作用，配合康复训练。

6. 出现眩晕急性发作或行走不稳、耳聋、言语不清、肢体无力、口角歪斜等情况时，需紧急转诊。

【红旗征及转诊指征】

一、红旗征和紧急转诊指征

1. 出现意识障碍或合并中枢神经系统受累的体征。
2. 眩晕急性发作伴随头痛、听力突然下降。
3. 颅脑 CT 显示脑干或小脑出血。

二、普通转诊指征

1. 怀疑有器质性疾病，需进一步专业检查或诊断评估。
2. 慢性持续性头晕患者。
3. 患者病情迁延，经验性治疗反应不佳。
4. 合并严重精神或心理异常（如自伤、自杀倾向）。

【随访计划】

经急性期病因治疗后，建议患者 2 周左右复诊以观察疗效及协助明确诊断，监测药物不良反应并调整治疗方案。已经明确头晕 / 眩晕病因并已接受相应治疗的患者，可按照不同疾病特点告知患者复诊时间。

【病例分析】

患者，女性，50 岁，公司职员。患者 1 个月前晨起时突然感眩晕和身体不平衡感，伴恶心、呕吐，发作持续时间不超过 1 分钟，但躺下、翻身或坐起时均可再次诱发眩晕症状，无耳鸣和听力下降，无头痛，无意识障碍、复视、吞咽障碍、饮水呛咳、偏侧或四肢无力。此后反复发作。既往体健，否认糖尿病、冠心病等慢性病病史，否认药物过敏史，无长期服药史。颅脑 MRI 未见明显异常。Dix-Hallpike 试验阳性。

患者中年女性，反复眩晕伴恶心、呕吐 1 月余。根据患者主诉，确定患者是眩晕型，无中枢性预警体征，且每次发病均为发作性，躺下、翻身或坐起时可诱发，结合 Dix-Hallpike 试验阳性，诊断考虑良性阵发性位置性眩晕。建议减少盐分的摄入，避免咖啡因制品、烟草和酒精类制品。建议行手法复位。复位后有头晕或平衡障碍等症状时，加用倍他司汀 6mg 每日 3 次。如经 1 年以上规范复位等综合治疗后仍然无效且活动严重受限时，可考虑行半规管阻塞等手术治疗。

【思考题】

1. 简述头晕／眩晕的分类和常见病因。

2. 简述头晕／眩晕的红旗征和转诊指征。

（罗荧荃）

第二十八节　头　　痛

【学习要点】　1. 掌握头痛的分类、常见病因、转诊指征和随访管理。

2. 熟悉头痛的全科综合治疗。

【定义】

头痛指局限于头颅上半部，包括眉弓、耳轮上缘和枕外隆凸连线以上部位的疼痛。第三版《头痛疾病的国际分类》将头痛分为三大类：①原发性头痛；②继发性头痛；③痛性脑神经病变和其他面痛及其他类型头痛。

【概述】

头痛患病率高，可见于多种疾病。它可能是某种原发性头痛病，也可能是其他疾病的一个症状，不同病因会导致疾病的治疗和预后迥然不同。大部分头痛的诊断主要依靠临床表现，因此详细的病史采集对诊断十分重要。

【病因】

一、原发性头痛

常见原发性头痛的鉴别见表 2-28-1。

1. 偏头痛　一种常见的慢性神经血管性疾患，我国患病率为9.3%。

2. 紧张性头痛　是临床最常见的慢性头痛，约占头痛患者的40%。

3. 三叉神经性头痛　主要有丛集性头痛,可能是一种下丘脑神经功能障碍引起的、三叉神经血管复合体参与的原发性神经血管性头痛。

4. 其他原发性头痛　如咳嗽相关头痛、运动性头痛、冷刺激头痛等。

表 2-28-1　常见原发性头痛的鉴别

	偏头痛	紧张性头痛	丛集性头痛
家族史	多有	可有	多无
性别	女性远多于男性	女性多于男性	男性多于女性
周期性	部分女性与月经有关	一般无	有丛集发作期,其间发作,频率为隔日1次到每日多次
持续时间	头痛持续 4～72 小时	不定	头痛持续 15～180 分钟
头痛部位	多单侧	多双侧	固定单侧眶部、眶上、颞部
头痛性质	搏动性	压迫、紧张、钝痛	锐痛、钻痛、难以言表
头痛程度	中重度	轻中度	重度或极重度
活动加重头痛	多有	多无	多无
伴随症状	多有恶心、呕吐、畏光、畏声	多无,可伴食欲缺乏,对光线、声音可觉轻度不适	同侧结膜充血和/或流泪、鼻塞和/或流涕、眼睑水肿、额面部出汗、瞳孔缩小或上睑下垂

二、继发性头痛

1. 头颈部外伤　分为急性和慢性外伤性头痛。

2. 头颈部血管性因素　如蛛网膜下腔出血、脑出血、脑梗死、慢性硬膜下血肿、脑血管畸形等。

3. 非血管性颅内疾病　多为亚急性或慢性起病,如脑肿瘤。

4. 感染　包括各种脑膜炎引起的头痛,表现为弥散性全头痛,少数为放射性，多伴发热。

5. **某些物质戒断** 如戒酒、咖啡因、麦角胺、麻醉剂等物质戒断引起的头痛。

6. **内环境稳态失衡** 如睡眠呼吸暂停头痛、透析性头痛、高血压引起的头痛。

7. **头面部或颈部结构疾患所致的头痛或面痛** 多持续数天，如青光眼、筛窦炎、额窦炎、中耳炎等。

8. **精神性因素** 如躯体障碍症状引发的头痛，或焦虑症、抑郁症等精神疾病引起的头痛。

三、痛性脑神经病变和其他面痛及其他类型头痛

1. **痛性脑神经病变** 包括三叉神经、舌咽神经、中间神经损伤或病变的疼痛和枕神经痛。表现为神经分布区内反复发作的阵发性、电击样剧烈疼痛。

2. **其他面痛** 包括颈舌综合征、痛性视神经炎、缺血性眼动脉神经麻痹、三叉神经交感 - 眼交感神经综合征等。

3. **其他类型头痛** 包括未分类的头痛和无特征性的头痛。前者是指头痛不符合任何现存的头痛分类，而后者只能在无法沟通或无法获得有用信息等不能获取信息的情况下使用。

【病史、体格检查和辅助检查】

一、询问病史

1. **起病情况** 头痛起病的诱因、是否有外伤或药物滥用史、是否有起病先兆、情绪状况。

2. **头痛特点** 头痛的次数和发作形式、发生头痛时所处的环境、前驱症状、疼痛的特点（如疼痛部位、性质、发作频率、持续时间、疼痛出现的时间，加重或减轻的因素、活动对疼痛的影响、与食物和酒精的关系、女性与月经周期关系）、有无复发性特点、疼痛的缓解经过。

3. **伴随症状** 是否伴有发热、耳鸣、听力减退、恶心、呕吐、出汗、口周及四肢麻木、视力改变、平衡失调、精神症状等相关症状。

4. **治疗经过** 做过哪些检查及结果；曾应用哪些药物、治疗方法

及疗效。

5. 既往史　有无急性感染，有无慢性头痛、中耳炎、颅脑疾病及外伤、心血管疾病、严重肝肾疾病，有无糖尿病等病史，有无服药史。

6. 生活工作习惯　睡眠、运动、BMI、工作或生活方式的变化、避孕方式的改变、月经周期和外源性激素的影响。

7. 家族史　是否有偏头痛等其他阳性家族史。

二、体格检查

1. 一般情况检查　生命体征、疾病面容、头颈部外伤表现、颞动脉搏动异常或压痛，下颌关节触诊、颈肩部肌肉触诊等。

2. 神经系统检查

（1）意识状态的一般评估。

（2）脑神经检查：瞳孔、眼球运动、复视、眼震、面瘫、构音障碍、粗测听力。

（3）眼底检查：是否有视盘水肿。

（4）评估运动和感觉功能：单侧、双侧肢体无力，上下肢运动不协调，肢体乏力、麻木，皮肤痛觉过敏和触诱发痛，感觉缺失等。

（5）深浅反射和病理征：膝反射、跟腱反射、脑膜刺激征等。

3. 精神心理评估　抑郁或焦虑状态。

三、辅助检查

1. 血液指标检查　主要用于排除颅内或系统性感染、结缔组织病、内环境紊乱、遗传代谢性疾病等引起的头痛，如对50岁后新发头痛，需排除巨细胞动脉炎，则应进行红细胞沉降率和C反应蛋白的检查。

2. 颅脑CT、MRI检查　影像学检查主要用于脑外伤后疼痛诊断以及怀疑蛛网膜下腔出血、颅内肿瘤、脑梗死、脑出血等引起的头痛。

3. 脑电图检查　可用于排除包括癫痫在内的脑部其他疾患。

4. 经颅多普勒超声扫描（transcranial Doppler，TCD）　不能鉴别典型和普通型头痛，仅能提供一些血流动力学改变的基础依据，发作期普通偏头痛患者平均峰流速（V_m）下降，血管杂音减弱消失。

5. 腰椎穿刺　主要用于排除蛛网膜下腔出血、颅内感染、脑膜癌及异常颅压所导致的头痛。

头痛的诊断流程详见 ER-2-28-1。

ER-2-28-1 头痛的诊断流程

【评估】

偏头痛简易筛查问卷（ID Migraine 问卷）：使用 3 个问题来快速识别偏头痛患者。在过去 3 个月内，你是否在头痛时出现以下情况？①畏光：是否怕光（比没有头痛时严重很多）？②致残：头痛是否限制了工作、学习或做其他所需事情的能力，且这种状况持续至少 1 天？ ③恶心：是否感到恶心或胃部不适？如果上述 3 个问题中患者有 2 个肯定回答，则为阳性。

该问卷排除偏头痛的效用高于诊断偏头痛的效用，阳性患者可使用偏头痛特异性药物治疗，并监测治疗反应。

【治疗】

一、病因治疗

继发性头痛患者在明确病因后应进行针对性的病因治疗，但也要注意有可能存在多种病因。如蛛网膜下腔出血、脑出血必要时外科手术治疗；颅内感染所致头痛根据病原学依据积极抗感染治疗；及时纠正内环境紊乱，维持血压在正常范围内，规律血液透析等；如为眼、耳、鼻、牙齿、口腔因素所致头痛，及时转诊至专科治疗。

二、对症治疗

1. 急性期治疗　目的是减轻或终止头痛发作。

（1）非处方药：对乙酰氨基酚、布洛芬、萘普生、双氯芬酸、阿司匹林、复方制剂。苯二氮䓬类、巴比妥类镇静剂可促使镇静、入睡，促进头痛消失。阿片类药物有成瘾性，不予常规推荐。

（2）处方药：①曲坦类药物：能特异性治疗偏头痛，但不适用于紧张性头痛；②麦角胺类药物：疗效不及曲坦类，适用于发作持续时间长或经常发作的患者；③复方制剂：麦角胺咖啡因合剂可治疗中重度偏头痛发作，但要注意合用咖啡因会增加药物依赖、成瘾及药物过量性头痛的风险。

为预防药物过量性头痛，需要注意药物使用时限。单纯 NSAIDs

制剂的使用在 1 个月内不能超过 15 天，麦角碱类、曲坦类、NSAIDs 复合制剂则不超过 10 天。

2. 预防性治疗　目的是降低发作频率、减轻头痛程度、减少失能、增加急性发作期治疗的疗效。

（1）非处方药：含有维生素 B_2、泛癸利酮、镁盐复方制剂对预防偏头痛发作有效，可减少偏头痛的发作频率。

（2）处方药：①钙通道阻滞剂，氟桂利嗪对偏头痛的预防性治疗证据充足，维拉帕米是预防发作性和慢性丛集性头痛的首选药物；②抗癫痫药物，如托吡酯对发作性及慢性偏头痛有效，并可能对药物过量性头痛有效；③β 受体阻滞剂，在偏头痛预防性治疗方面效果明确；④抗抑郁药，阿米替林和文拉法辛可用于预防偏头痛，阿米替林和米氮平也可用于预防紧张性头痛的发生。

三、头痛的经验性治疗

原发性头痛患者中，90% 的患者为偏头痛和紧张性头痛，而偏头痛是最常见的诊断。对于 ID Migraine 阳性患者可以开始偏头痛的特异性药物治疗。单侧剧烈样头痛，持续 15～180 分钟，伴随与疼痛侧同侧的自主神经症状，有明显的丛集期（发作期），要考虑丛集性头痛。头痛伴发热、意识改变提示中枢神经系统感染；头痛伴发热、颈强以及眼部症状、耳鸣、听力减退提示无菌性脑膜炎（小柳原田综合征）；严重单侧视力丧失提示视神经炎；伴一侧瞳孔散大提示后交通动脉瘤；伴虹视需考虑闭角型青光眼；伴视野缺损提示存在视觉传导通路的损害（脑血管意外、垂体肿瘤）。

四、中医中药治疗

偏头痛属于中医"头风""脑风"等范畴，中药治疗偏头痛的安全性已得到广泛认可。头痛宁可有效治疗偏头痛，比单用西药效果好。针灸可以治疗偏头痛和紧张性头痛。推拿对偏头痛有一定疗效，头面部和颈项部的穴位推拿可适度缓解疼痛。

五、健康教育

1. 低盐低脂饮食，宜清淡、易消化，戒烟酒。

2. 规律作息，适量运动，增强体质，调节情绪，保持良好的心态。

3. 监测血压、血糖、血脂、心率等，如有异常，及时复诊调整治疗方案。

4. 积极进行病因治疗，注意监测药物作用及副作用，配合康复训练。

5. 出现头痛加重或行走不稳、耳聋、言语不清、肢体无力、口角歪斜等情况时，需紧急转诊。

【红旗征及转诊指征】

一、红旗征和紧急转诊指征

1. 出现意识障碍或合并 CNS 受累体征时，如复视、肢体无力或肌张力异常、感觉障碍、构音障碍、吞咽困难、饮水呛咳、视野缺损、霍纳综合征。如患者出现血压过高、异常呼吸及意识变化，需控制血压、稳定生命体征后尽快转诊。

2. 急性起病或头痛逐渐加重、合并异常神经体征如癫痫发作等，需转诊。

3. 需要手术治疗的颅内出血患者，应尽早转诊。

二、普通转诊指征

1. 患者病情迁延，头痛症状持续不缓解，对初步经验性治疗反应不佳，建议转诊。

2. 合并严重精神或心理异常（如自伤、自杀倾向）建议转诊专科。

【随访计划】

经急性期病因治疗后，建议患者 2 周左右复诊以观察疗效及协助明确诊断，监测药物不良反应并调整治疗方案。已经明确头痛病因并已接受相应治疗的患者，可按照不同疾病特点告知患者复诊时间。

【病例分析】

患者，女性，27 岁，自由职业。患者 7 天前睡觉时感头痛，为右侧颞部针刺样疼痛，疼痛评分4分，持续性，坐位时加重，平卧时稍缓解，与饮食无关，伴恶心，无发热畏寒，无视物旋转，无意识丧失，无畏光。未诊治。发病以来饮食可，睡眠可，大小便如常。既往体健，无头痛反复发作史，无吸烟、饮酒等不良嗜好，无外伤史。无药物使用史，否认食物药物过敏史。无肿瘤及类似症状家族病史。工作压力不大，家庭关系和睦。

患者青年女性，持续性头痛7天。需要进一步行影像学检查，排除继发性头痛如颅内感染、颅内占位、血管畸形等可能。同时，采用ID Migraine量表评估后，不首先考虑偏头痛的可能，且患者的头痛非丛集性发作。嘱患者避免进食诱发头痛的食物，如咖啡、巧克力、乳酪、酒、咖啡、茶叶等的摄入。完善颅脑CT示右侧横窦增宽，两侧横窦、窦汇及部分上矢状窦密度增高，请结合临床。附见：松果体区小囊性灶伴钙化。患者头痛考虑静脉窦血栓形成，转神经外科接受手术治疗。

【思考题】

1. 简述头痛的分类和常见病因。
2. 简述原发性头痛的急性期常用药物。
3. 简述头痛的红旗征和转诊指征。

（罗荧荃）

第二十九节 晕 厥

【学习要点】 1. 掌握晕厥分类、评估及全科诊疗流程。

2. 熟悉晕厥的转诊指征和随访管理。

3. 了解神经介导性晕厥和直立性低血压晕厥的治疗。

【定义】

晕厥是由于全脑血液低灌注导致的短暂意识丧失，具有发生迅速、一过性、自限性和意识完全恢复的特点。

【概述】

晕厥可发生在任何年龄段，研究表明在人的一生中可发生 1～3 次，其中神经介导性晕厥的发生在 40 岁后随着年龄增长而增加，由 5% 增加到 10% 以上。

意识丧失发生的原因很多，晕厥所发生的短暂意识丧失，发生时间短暂，持续数十秒，一般不超过 1 分钟并且意识可以完全恢复，无遗留眩晕、肌力障碍等。

【病因】

根据发病机制，晕厥分为：神经介导性晕厥、直立性低血压晕厥和心源性晕厥。神经介导性晕厥（亦称反射性晕厥、血管迷走神经性晕厥）最为常见，其次是心源性晕厥和直立性低血压晕厥。

【病史、体格检查和辅助检查】

一、询问病史

1. 起病情况　心源性晕厥发生前可有情绪改变、刺激、运动等诱因。直立性低血压晕厥常发生在突然起身站立时或长时间站立，有或无短暂症状。神经介导性晕厥起病情况较为复杂，常发生在体位改变，多见于老年人、有糖尿病及帕金森病等影响自主神经功能的诱因、有利尿剂和镇静药等药物使用史、饮酒；亦可发生在静止状态，或某些活动后，如奔跑、精神紧张的活动；日常的特殊情景如排尿、排便、剧烈咳嗽、大笑、颈部紧系衣物等也可发生。

2. 病情特点及伴随症状　发生心源性晕厥前可有心慌、胸闷等症状。非心源性晕厥的神经介导性晕厥和直立性低血压晕厥，发病前可没有征兆，也可有感觉呼吸不畅、出汗、心悸、乏力、头晕和视物模糊等短暂症状。

3. 治疗经过　晕厥是受患者或旁人警觉和关注的症状之一，首次晕厥发生、部分再次发生或频繁发生者及原因不明者，应详尽询问就诊经过、检查结果、使用药物治疗、旁人的描述等情况。

4. 既往史　是否患有心律失常、心功能不全、缺血性心脏病、心肌病、先天性心脏病、高血压、脑血管病、精神疾患、癫痫、糖尿病、甲状腺疾病和贫血等,是否有心源性猝死家族史。

5. RICE 问诊　结合莫塔临床安全策略 5 问思维法进行详细问诊和排查。

（1）常见短暂意识障碍的可能诊断,如神经介导性晕厥、焦虑或者过度通气。

（2）是否有不能忽视的严重疾病,如心律失常、冠心病、心绞痛、卒中等。

（3）是否有遗漏的疾病或用药史,如癫痫、心脏起搏器安装史、利尿药、精神类药物及降糖药使用、饮酒等。

（4）是否存在假象,如抑郁症、贫血、糖尿病（低血糖）等。

（5）患者试图告诉的情况,让患者自己补充有关情况。

二、体格检查

体格检查应包括生命体征,进行卧位和站立 3 分钟的血压和心率检查,注意心率和脉搏是否一致,心律是否整齐、心脏各瓣膜是否闻及杂音。检查意识状态、步态、肌力、肌张力、鼻唇沟、额纹,排除中枢疾病导致的意识障碍,尤其老年人。

三、辅助检查

1. 心电图检查　心电图对于晕厥患者的初始评估很重要,尤其是对于心律失常性晕厥,进行实时心电监测,及时发现严重且易致猝死的恶性心律失常,如预激综合征、长 QT 综合征等。有器质性心脏病史的晕厥患者,进行超声心动图检查。

2. 卧立位试验　适用于可疑直立性低血压晕厥,也可作为与其他晕厥的鉴别。方法:采取平静卧位 15 分钟后,分别测上臂血压和心率,然后站立 3 分钟后,再次测量。阳性:收缩压降低≥20mmHg,或者收缩压<90mmHg,或者舒张压降低≥30mmHg,考虑直立性低血压。心率站立时增加>30 次 /min,或站立 10 分钟内心率增加>120 次 /min,收缩压下降<20mmHg,并出现症状,考虑反射性晕厥。

3. 颈动脉窦按摩试验　适用于年龄>40 岁晕厥者,可疑反射性晕厥者。方法:患者进行心电监护,采取卧位,依次分别按摩右侧和左侧颈动脉窦各 10 秒,禁忌双侧同时按摩,再采取站立按摩,监测血压和心率情况。阳性：收缩压降低≥50mmHg，心电图提示心脏停搏>3秒。注意：做好知情告知和防护，防止晕厥后发生跌倒伤害，不宜对有颈动脉狭窄者试验，以免斑块脱落导致血管栓塞。

4. **直立倾斜试验** 适用于反射性晕厥。方法：直立倾斜试验的倾斜度为70°，试验时间最长达45分钟。根据情况，也可以采取直立倾斜＋药物激发试验，时间最长20分钟。药物首选硝酸甘油，次选异丙肾上腺素。反射性晕厥者的阳性反应：直立倾斜试验过程中，立位心率比平卧位增加≥30次/min，收缩压下降<20mmHg。

5. **基础自主神经功能评估** 适用于反射性晕厥者。深呼吸试验和24小时动态血压监测。阳性见于反射性晕厥：①体位改变为站立或者长时间站立时，出现头晕、胸闷、躯体抖动、乏力、视力模糊、运动不能耐受等；②从卧位、坐位转为站立位时，心率加快，12～19岁者≥40次/min，成人≥30次/min，并持续30秒以上。

6. **电生理检查** 对于发作前有突发短阵心悸症状、有心脏病史、无症状的窦性心动过缓、双束支传导阻滞等，尤其是可疑心律失常所致，经常规检查仍然不能明确病因，应进行电生理检查。

7. **排他性检查** 为鉴别其他原因所致的意识丧失，如低血糖、低血容量、肺栓塞、卒中、精神性疾病等，可根据情况进行针对性检查；对无目击者的频繁晕厥患者，可进行视频录制监测。

【评估】

一、初始评估

早期评估区别心源性和非心源性是关键。

1. 详细的病史采集、体格检查和心电图，以初步判断心源性和非心源性晕厥。

2. 对怀疑反射性晕厥或直立性低血压可卧立位试验，颈动脉窦按摩，直立倾斜试验。

3. 可疑心律失常性晕厥，进行心电监测。有心脏器质性病史，或者无法排除心源性所致时，应进行24小时动态心电图及超声心动图检查。

4. 根据实际情况，进行有针对性检查，以排除其他原因引起的意识障碍。

二、危险分层

高危因素：年龄>60岁，生命体征不稳定，心电图异常，器质性心脏病，脑血管病，晕厥前有心悸、胸痛或者胸闷，运动中发生，有心源性猝死家族史，发现心肌酶、肌钙蛋白、D-二聚体、脑利钠肽等异常。需进一步评估和治疗。

三、再次评估

1. 对怀疑反射性晕厥或直立性低血压的患者，可进行基础自主神经功能测试及动态血压监测。

2. 对在运动过程中或运动后发生晕厥的患者，进行运动负荷试验。

3. 经心电图或者临床判断初步评估为心律失常性晕厥、短时间心电监测期间发生晕厥、按照心律失常性晕厥处置。有以上之一应留院处置，进行长程心电监测。

4. 经评估仍不明原因的晕厥者、有双束支传导阻滞、窦性心动过缓、心动过速者，可进行心脏电生理检查。

5. 晕厥原因不明者，可利用视频记录晕厥时的情景、使用远程或便携式设备监测血压、脉搏等。

晕厥评估与处理流程见 ER-2-29-1。

ER-2-29-1 晕厥评估与处理流程图

【治疗】

一、病因治疗

1. 直立性低血压性晕厥　减少血压的波动，保持血压的稳定。

（1）消除诱因：避免不良的生活或工作习惯。如考虑精神类药物、降压药引起，减少药量、停药或者更换药物，利尿剂、钙通道拮抗剂引起的直立性低血压多见。

（2）增加血容量：适当增加水和盐的摄入，摄入水 2~3L/d，食盐5~10g/d，适用于体质弱、血压偏低者，且无高血压、器质性心脏病、心肾功能不全者。

（3）增强血管功能：适当的体育锻炼可以增加血管收缩和舒张功

能；穿戴弹力袜；久坐者，可间断进行下肢肌肉的伸缩活动，长时间站立时，可进行间断性双腿交叉活动或者下蹲活动。增强血管功能，促进血液回流。

（4）药物治疗：经非药物治疗后，仍有发生晕厥且无禁忌证者，可服用盐酸米多君，卧位高血压者应慎用。

2. 反射性晕厥

（1）避免诱因：对于情境性的反射性晕厥，应避免剧烈频繁咳嗽、大笑、夜间小便、穿戴压迫颈部的衣饰、密闭环境等。老年人应避免快速体位改变。有可疑药物如降压药、精神类药物，应停止、替代或减少使用。

（2）神经血管功能训练：采用个性化的适度体育锻炼；自主神经功能训练，如倾斜训练、深呼吸训练，可减少部分晕厥发生；有较长时间前驱症状者，即刻进行肢体紧绷动作，双上肢紧抱前胸并紧握拳，紧紧收缩下肢肌肉，可延迟或者抑制晕厥发生。

（3）药物治疗：盐酸米多君可用于无高血压病、心功能不全和尿潴留者；如无禁忌，氟氢可的松用于反复发作伴低血压型、适当增加盐和水的摄入量无效者。

3. 心源性晕厥　　心律失常引起的晕厥，按照病因治疗。

二、健康教育

应让患者正确认识晕厥。对于首次发生或原因不明者，应及时就医，积极寻找原因。对于明确病因者，应告知直立性低血压晕厥、反射性晕厥是一种良性过程，仍可能再次发病，可通过改善生活方式、避免诱发因素、适当功能锻炼等，预防或减少发生。对于心源性晕厥，应积极治疗和管理原发病。

无论晕厥的类型，如发生频繁、发生前征兆不明显或者时间短暂，首要是预防因意识丧失导致的跌倒、坠落所致伤害，建议患者生活中防范、减少独自外出，不适合从事高空、涉水、驾驶、机器操作等潜在危险工作。

【红旗征及转诊指征】

1. 晕厥频繁发作，原因不明。

2. 危险分层属于高危。

3. 有心源性因素，如有心律不齐、器质性心脏疾病。

转诊注意事项：不建议患者独自前往，尤其是可疑心源性所致晕厥，建议由医护人员或院前医疗机构人员转运，做好路途风险告知和知情同意，有必要的救治物品和措施。

【随访计划】

对于首次晕厥者，如有明确诱因的神经介导性晕厥或直立性低血压性晕厥者，进行健康教育，建议 1～2 周复诊，尤其是药物引起，调整用药后定期复诊。如原因不明，可疑心源性等，建议进一步评估和治疗。

【病例分析】

患者，女性，43 岁，个体户。2 年来出现意识丧失三次就诊。首次午休后起床跑至顶层七楼收衣服，返回二楼家中出现短暂性意识丧失，约 1 分钟后自行醒来；第二次在人多、嘈杂、狭窄的房间内，感到短暂气短、出汗，站起后出现意识丧失，旁人述无口吐白沫、四肢抽搐等，不到 1 分钟后可听到声音恢复意识；第三次，患者午休起床上厕所，站起后出现意识丧失，约 1 分钟后醒来。每次发作后无肢体乏力、头痛、呕吐等。曾行心电图、颅脑 CT、脑电图等无异常。平素健康状况，发病前喜好篮球运动，无家族史，否认外伤、高血压、冠心病、糖尿病病史。

患者中年女性曾出现 3 次短暂性意识丧失，根据其发生迅速、一过性、自限性、意识完全恢复的特点，无遗留症状，属于晕厥。结合患者发作前体位改变、发作前无明显前兆症状，首先考虑诊断神经介导性、直立性低血压性晕厥；其次因患者曾有运动后晕厥，仍不排除心源性晕厥。完善病史询问及体格检查、卧立位血压检查、心电图，注意与低血糖、癫痫、精神性等鉴别。因反复发作，原因不明确，曾有运动后发作，符合转诊指征。完善检查，排除心律失常、心脏器质性病变，考虑神经介导性晕厥。给予健康教育，认识到该病症的良性过程，避免突发性体位改变、积极进行神经血管功能训练、预防二次伤害。随访，如再次发病，给予药物治疗。

【思考题】

1. 晕厥的定义和常见病因。

2. 晕厥的评估和危险分层。

3. 晕厥的转诊指征和注意要点。

（宁　宗）

第三十节　声　音　嘶　哑

【学习要点】　1. 掌握声音嘶哑常见病因、全科诊疗思路、转诊指征和随
访管理。

2. 熟悉声音嘶哑的治疗。

3. 了解声音嘶哑的评估。

【定义】

声音嘶哑（hoarseness），简称声嘶，指嗓音音质的异常改变。

【概述】

声音嘶哑可发生于所有人群，教师、老人和其他有大量用声需求
的人更为常见。轻者可表现为声音稍变粗或音调变低，重者声音可完
全嘶哑甚至完全失声。声音嘶哑通常由良性或自限性疾病引起，常见
于急性喉炎、非特异性发声障碍、声带良性病变（如声带囊肿、息肉、小
结）和慢性喉炎。

【病因】

一、支配声带运动的神经病变

支配声带运动的神经包括喉返神经、喉上神经、迷走神经，按病变
部位可分中枢性神经病变、周围性神经病变。

1. 中枢性神经病变　喉的运动神经核在延髓的疑核，中脑运动神
经核（网状核），纹状体及锥体外系的病变均可影响喉肌的功能，导致

喉麻痹。

2. 周围性神经病变　发生在迷走神经核以下的病变。如外伤、机械性压迫或牵拉、肿瘤侵犯、周围神经炎、金属及化学药品（如铅、砷、可卡因、奎宁、抗毒素血清等）均可引起。

二、喉部本身的病变

1. 喉先天畸形　如先天性喉蹼、先天性声门下血管瘤、先天性杓状软骨移位、先天性声带发育不良（声带沟）、先天性喉囊肿、喉气囊肿、喉裂等。

2. 喉炎症性疾病　包括特异性炎症和非特异性炎症，如急、慢性喉炎、急性阻塞性喉气管炎、喉软骨膜炎、喉部脓肿、环杓关节炎、血管性声带炎、喉结核、喉梅毒、喉白喉等。

3. 喉 - 声带良性增生性疾病　如声带息肉、声带小结、喉接触性溃疡、声带接触性肉芽肿、鼾声皱襞等。

4. 喉癌前病变　如喉白斑病、喉厚皮病、喉角化病等。

5. 喉良性肿瘤　如喉乳头状瘤、喉血管瘤、喉软骨瘤、喉浆细胞瘤、喉纤维瘤、喉部神经鞘瘤、喉淋巴管瘤等。

6. 喉恶性肿瘤　包括喉癌、淋巴瘤和转移性癌等。

7. 喉外伤　包括创伤性喉炎、环杓关节脱位或骨折、声门后狭窄、插管损伤等。

8. 喉代谢性疾病　如喉淀粉样变。

三、喉外疾病

1. 甲状腺功能减退　若声带发生黏液性水肿可致声音嘶哑，甲状腺功能减退导致的全身性肌萎缩，也可引起声音嘶哑。

2. 胃肠道疾病　如胃食管反流，反流的胃酸刺激咽喉部引起炎症性反应。

3. 风湿性或自身免疫性疾病　如风湿性关节炎、干燥综合征、结节病、淀粉样病变、肉芽肿伴多血管炎。

4. 喉外肿瘤侵犯喉返神经　如食管癌、肺癌、纵隔、咽旁间隙及鼻咽顶部的肿瘤。

四、癔症性声音嘶哑

由于外界精神刺激或不良暗示引起的嗓音疾病，非喉部的器质性病变，是癔症的一种表现。由于声带以错误的方式靠拢，导致音质发生改变，表现为嘶哑、刺耳、沙哑和带有过多呼吸音等。

五、肌肉骨骼病变

包括痉挛性发音困难、室带性发音困难、喉肌无力、瘢痕性喉狭窄等。

六、其他

如假声、生理激素水平变化、药物影响（如华法林、溶栓剂、磷酸二酯酶 -5 抑制剂，吸入性糖皮质激素、抗组胺药、利尿剂、抗胆碱剂等）。

【病史、体格检查和辅助检查】

一、询问病史

1. 起病情况　发病年龄，有无诱因，起病缓急、声音嘶哑的持续时间等。

2. 病情特点　声音嘶哑的规律，音质、音色、音调的变化情况；诱发原因或加重因素等。

3. 伴随症状　是否有咽部干燥、咳嗽、发声障碍、呼吸困难、喉鸣、疼痛、下呼吸道症状，有无睡眠障碍、情绪焦虑等。

4. 诊治经过　做过哪些检查及结果；曾经使用哪些药物、治疗方法及疗效。

5. 既往史　有无与发声有关的喉部疾病史。有无手术史及外伤史。有全麻手术史和气管插管史的患者，应了解手术情况、术中插管情况。是否有喉部闭合性损伤、喉部开放性损伤等外伤史。有无误服化学药品、吸入毒物等可能损伤喉部结构和喉黏膜的情况。

6. 个人史　包括社会经历、职业及工作条件、习惯与嗜好，了解患者出现喉部问题的原因。如经常大声说话，容易养成过度用力发声的不良习惯。大量吸烟、饮酒会严重损害发声器官。

二、体格检查

重点关注患者喉部，还需考虑喉外器官如甲状腺、肺等。喉部视诊注意观察喉部两侧是否对称，有无外形改变、移位及先天畸形等；触诊应注意有无压痛、肿块、声音震颤、淋巴结和甲状腺有无异常等；听诊可用普通听诊器或特殊的双头听诊器进行，呼气音调升高时可能为气管阻塞，吸气音调升高时可能是喉部阻塞音质的改变，下呼吸道分泌物潴留时可闻及痰鸣音。

三、辅助检查

1. 喉镜检查　目前应用最广泛的是纤维喉镜和电子喉镜，喉镜是患者的首选检查。适应证：如果声音嘶哑在4周内未缓解或改善，或者怀疑有严重的潜在病因，应进行喉镜检查。

2. 影像学检查　通过影像学检查可以了解病灶的部位，如颅内病变、颈部病变、喉部病变、肺部及纵隔病变等；可以观察病变的范围，累及周围结构的范围和程度。

3. 其他检查　外周血中性粒细胞升高提示细菌性炎症，淋巴细胞升高提示病毒性炎症，嗜酸性粒细胞增高提示变应性疾病。其他特异性炎症如结核、梅毒、白喉等可通过相应的检查确诊。

4. 若条件允许，可行喉动态镜、声图、喉肌电图检查、喉气流动力学的检测、食管反流监测等。

声音嘶哑的诊疗思路见ER-2-30-1。

ER-2-30-1　声音嘶哑诊疗思路流程图

【评估】

声音嘶哑的评估有助于进一步了解病情及疗效。

1. 嗓音障碍指数（voice handicap index，VHI）量表　是国内外通用的自我评估嗓音问题的量表，通过功能、生理和情感方面综合评估嗓音问题，见附录31。

2. 声音嘶哑评估　GRBAS评分针对总体嘶哑度、嗓音粗糙度、漏气程度、发声无力度、发声紧张度进行自评，见附录32。

【治疗】

声音嘶哑的治疗关键在于病因治疗,在病因未明确前,可采用一般治疗,包括声带休息,纠正不良用声习惯,局部理疗或热敷,禁止烟、酒,注意休息和加强营养等。

一、病因治疗

1. 针对声带运动的神经麻痹 以病因治疗为主。由末梢神经炎所致,可给予大量维生素 B_1、丙硫硫胺、加兰他敏等。

2. 先天性喉畸形 避免大喊大叫,保护声带,症状明显或影响呼吸者可通过手术或 CO_2 激光治疗。

3. 喉炎症性疾病

(1)非特异性炎症:最主要的措施是声带休息,不发声或少发声,局部理疗或热敷,禁止烟、酒,注意休息和营养。使用足量抗生素,声带充血肿胀显著阻塞气道者加用糖皮质激素,严重呼吸困难者气管切开,脓肿形成者切开引流,较大血管瘤形成可手术切除。

(2)特异性炎症:病因治疗为主。

4. 良性增生性疾病

(1)声带息肉、声带小结、声带接触性肉芽肿手术切除。

(2)声带接触性溃疡:全身应用抗生素和维生素,亦可口服中成药制剂等。

5. 喉肿瘤 及时转诊,手术或放化疗、免疫治疗等。

6. 癔症性声音嘶哑 暗示疗法,心理治疗。

7. 假声 心理疏导,使患者认识到其喉部的结构正常,变声是生长发育过程中的一种正常生理现象。首选嗓音治疗,也可使用中草药、针灸、推拿等治疗。

二、中医中药治疗

声音嘶哑属中医学的"慢喉喑",又属"久喑""喑哑"等范畴。汉代张仲景《金匮要略》提出"痰湿致喑"之说;唐代孙思邈《千金要方》提出了肺气虚可致失声的观点;王肯堂《证治准绳》首倡"瘀血失音"之论,反复声音嘶哑的主要病理机制为血瘀声户、痰凝声门、气虚咽喉失充所致,治疗当以活血化瘀、祛痰散结、补气开音为原则。

三、健康教育

1. 注意声带休息，避免声带进一步受损。
2. 改变不良用声习惯及不良生活习惯，戒烟戒酒。
3. 声音嘶哑改善较慢或不能改善的患者，应给予心理疏导。
4. 出现呼吸困难、咯血等现象需紧急转诊。

【红旗征及转诊指征】

1. 声音嘶哑持续超过 1 个月仍无缓解，出现新的体征或原有体征加重者。
2. 声音嘶哑伴突发呼吸困难、憋喘、咯血等可能危及生命的疾病。
3. 引起声音嘶哑的基础疾病病情加重，药物治疗效果不佳者。
4. 声音嘶哑病因无法明确时，需要进一步检查和专科诊治的疾病。

【随访计划】

患者初始治疗后，建议 1～2 周复诊，有助于观察治疗效果、进一步明确诊断和调整治疗药物。可根据不同的病因，制订复诊时间和随访疗程，如喉癌术后第一年建议每 3 个月复查 1 次。

【病例分析】

患者，女性，50 岁，教师，9 个月前受凉后出现咽痛、咳嗽、咳痰，少量白色黏液痰，无发热畏寒，无胸闷、气促，于当地诊所输液治疗后咳嗽咳痰症状减轻，但随后出现声音嘶哑，常在发高音时明显，伴少量黏痰，患者未予重视。近 1 周自觉声音嘶哑加重，患者比较担心因为自己声音嘶哑而影响上课，近期睡眠不佳。既往无特殊病史，无烟酒嗜好，否认高血压、糖尿病病史，否认食物、药物过敏史。

患者中年女性，进一步完善喉镜提示慢性喉炎，鉴于其职业因素及喉镜结果，诊断慢性喉炎。处理措施：嘱患者声带休息，改正不良用声习惯，尽量使用中等音调发声，避免大声说话，给予患者心理安慰，多喝温热水及吸入温热水蒸汽促进黏膜修复，若空气干燥可使用加湿器，雾化治疗帮助排痰，可使用清音丸、喉片、黄氏响声丸等中成药，及时复诊。

【思考题】

1. 简述声音嘶哑的定义和常见病因。

2. 简述声音嘶哑的诊断和治疗。

3. 简述声音嘶哑的转诊指征。

（陈　红）

第三十一节　乏　　力

【学习要点】　1. 掌握乏力的分类、病因鉴别和随访管理。

2. 熟悉乏力的全科诊疗思路和综合治疗。

3. 了解乏力的病情严重程度评估。

【定义】

乏力（weakness），又称疲劳（fatigue），是极为常见的健康问题。常主观感受体力下降，伴记忆力减退、困倦等，或有虚弱、疲乏、疲惫感。

【概述】

乏力是多种疾病的常见症状，病因繁多，涉及各个躯体系统，影响工作、家庭生活和社会关系。急性乏力多由躯体性或生理性事件所引起，而慢性乏力则常有心理性或混合性因素。躯体性乏力常见原因包括病毒感染、甲状腺功能异常、糖尿病及心肺疾病等，而心理性乏力常有抑郁或焦虑表现，常主诉多种且非特异性的症状，病程为波动性，最常见于抑郁症。

【病因】

乏力按病因分类包括生理性、继发性和特发性。生理性疲劳是由休息不足、体力消耗或精神紧张引起的可通过休息得到缓解。继发性疲劳是由一种潜在的疾病引起的,可能持续 1 个月或更长时间,但通常持续不到 6 个月。特发性慢性疲劳指慢性疲劳持续 6 个月以上,休息并不能缓解。

一、生理性原因

包括体力消耗、精神压力、睡眠不足、生活突发事件等。

二、继发性原因

包括心理疾病、急慢性躯体疾病、药物毒性及成瘾物质使用等。

（一）心理疾病

如抑郁症、焦虑症等,通常还伴有其他症状。

（二）内分泌疾病

初期可仅表现为乏力。

1. 甲状腺功能减退症　症状不典型,可有乏力、困倦、畏寒、便秘、体重增加、表情淡漠、皮肤干燥、声音沙哑、眼睑和面部水肿、结膜苍白等症状。

2. 淡漠型甲状腺功能亢进症　老年人的甲亢症状较不典型,可有体重下降、淡漠及心房颤动。

3. 肾上腺皮质功能减退　如 Addison 病,在肘部、腋下、手掌、手术瘢痕及口腔黏膜等处可看到色素沉着、体重下降、直立性低血压、食欲缺乏和消化道症状。

4. 垂体功能减低　产后垂体出血,产后无法授乳、无月经、性欲降低、腋毛及阴毛脱落,随后出现甲状腺功能减退症状;脑垂体肿瘤,表现为溢乳及无月经。

5. 糖尿病　多饮、多食、多尿、消瘦及乏力等症状。

6. 甲状旁腺功能亢进症或其他引起高钙血症的疾病　都可能以乏力为初始症状。

（三）肝肾疾病

乏力常伴随其他表现。

1. 慢性肾衰竭　恶心、食欲缺乏、夜尿、贫血、水肿、失眠及腰痛。

2. 肝衰竭　食欲缺乏、嗜睡、黄疸、腹腔积液、紫斑及蜘蛛痣。

（四）感染性疾病

以显著的乏力、高热及淋巴结大为体征。

1. 流行性感冒　喉咙痛、高热、寒战、全身肌肉酸痛、咳嗽、流涕。

2. 病毒性肝炎　乏力、食欲缺乏、腹胀、黄疸、尿黄，可伴有肝病面容、蜘蛛脾大等。

3. 结核病　咳嗽、咳痰、咯血、发热、盗汗、体重减轻。

4. 艾滋病　发热、畏寒、体重下降、口腔白斑、淋巴结大，机会性感染。

5. 感染性心内膜炎　近期有牙科治疗或静脉吸毒者为高危人群，伴发热、常可听到心脏杂音。

6. 寄生虫感染　常有进生食病史，腹痛、腹泻或贫血等。

（五）心肺疾病

1. 充血性心力衰竭　活动后胸闷气短，水肿等。

2. 慢性阻塞性肺疾病　咳痰、呼吸困难、肺部有痰鸣音、喘鸣音且肺功能下降等。

（六）血液、肿瘤疾病

1. 贫血　呼吸困难、头晕、直立性低血压等。

2. 恶性肿瘤　体重减轻、食欲缺乏、发热、盗汗、咳嗽、排便习惯改变等。

（七）神经肌肉疾病

1. 帕金森病　静止性震颤、肌肉强直、运动迟缓、姿势反射丧失、平衡障碍、表情呆板等。

2. 重症肌无力　疲乏感晨轻暮重，肌无力常活动后加重，休息后减轻，多由眼外肌受累开始，出现上睑下垂，面部表情不自然，甚至出现构音不清、咀嚼费劲、吞咽困难。

3. 多发性硬化症　疲劳特征是午后恶化，且伴有体温的生理性增高，肢体无力，步态共济失调，感觉异常，记忆、情感障碍，胃肠、膀胱功能失调，视力减退，病理征阳性。

（八）自身免疫性疾病

1. 类风湿关节炎　晨起关节僵硬，关节炎常表现为对称性、持续性肿胀和压痛等。

2. 系统性红斑狼疮　发热、皮疹、关节疼痛、肿胀，累及肾脏、神经系统可有相应临床表现。

（九）药物

镇静催眠药、镇痛药、抗高血压药、抗抑郁药、肌肉松弛药、阿片类药物、抗生素等药物滥用也会引起乏力。

三、特发性慢性疲劳

临床评定不能解释的持续或反复发作的 6 个月或更长时间的慢性疲劳，归为特发性慢性疲劳。

【病史、体格检查和辅助检查】

一、询问病史

1. 起病情况　发病年龄，起病缓急，有无诱因（受凉、劳累、食物、药物、情绪等）。

2. 病情特点　起病急缓，是突然发生还是持续存在；乏力的详细特征，是主观感觉还是客观存在；发展过程，是局部乏力还是全身乏力；持续时间，有无加重或缓解因素等。

3. 伴随症状　是否有发热、食欲减退、呕吐、腹泻、头晕、胸痛、憋喘等症状，有无体重变化、睡眠障碍、情绪焦虑、自杀观念等。

4. 治疗经过　做过哪些检查及结果；曾应用哪些药物、治疗方法及疗效。

5. 既往史　有无乙肝、结核等传染病，有无高血压、糖尿病、高脂血症、冠心病、心律失常、甲亢、肿瘤等病史。

6. 个人史　包括社会经历、职业及工作条件、习惯与嗜好、精神病病史和睡眠史。女性需明确月经史和月经量。

二、体格检查

重点关注患者的阳性体征，如发现颈静脉怒张、肝大、双下肢水肿、桶状胸、杵状指等提示心肺疾病；发现甲状腺肿大、水肿、皮肤干燥或潮湿等相应特点，提示甲状腺异常；发现患者呈口唇、面色苍白，头发干枯等，提示贫血可能；发现咽部红肿、淋巴结肿大、心脏听诊病理性杂音等表现。提示感染性心内膜炎可能；发现患者存在运动、感觉、肌力、肌张力、共济等方面的异常神经系统体征时，提示神经肌肉疾病。

三、辅助检查

1．血常规可提示有无贫血或血常规异常增高、感染等，若提示贫血，可进一步完善血清铁、转铁蛋白、叶酸、维生素 B_{12}；电解质检查可提示有无低钾血症、低钠血症；尿常规可提示有无尿路感染等情况；甲状腺功能可提示有无甲状腺疾病；肝肾功检查可提示有无肝肾功能损害等情况；空腹血糖及糖化血红蛋白可了解血糖情况等；红细胞沉降率及风湿因子可提示类风湿关节炎。

2．心电图可提示是否存在心肌缺血、心律失常等情况；心脏彩超可了解心脏状况，是否存在心脏病变；头部和肺部的 CT 检查，可提示有无脑血管疾病、颅内占位或肺炎等情况；肌电图可排除相关系统疾病，如肌无力等。

3．焦虑、抑郁相关量表可了解心理疾病，但诊断此类疾病需除外器质性疾病。

乏力患者诊断流程图见 ER-2-31-1。

ER-2-31-1　乏力患者诊断流程图

【评估】

乏力的评估在于病情严重程度的评估及疗效观察。

1. 疲劳严重程度量表（fatigue severity scale，FSS）　用以衡量各种疾病患者的疲劳程度及其对人的活动和生活方式的影响，内容涉及疲劳如何影响某些活动，并根据自我报告对其严重程度进行评估，详见附录9。

2. 疲劳评定量表（fatigue assessment scale，FAS）　包含10条项目，评估慢性疲劳的症状，从单一方面对乏力程度进行评估，既包含躯体方面，也包含心理方面，详见附录10。

【治疗】

一、一般治疗

所有类型乏力的治疗都应有规律的身体活动，包括伸展运动和有氧运动。

二、病因治疗

（一）生理性原因

生理性原因引起的乏力一般通过休息、放松心情可缓解，无须特殊治疗。

（二）继发性原因

1. **心理性乏力** 精神卫生教育，心理支持，必要时使用抗抑郁、焦虑药物。

2. **急慢性躯体疾病引起乏力** 根据引起乏力的不同病因采取不同的治疗方法，积极治疗原发性疾病，同时给予一般治疗。

3. **药物引起乏力** 如明确为药物原因引起乏力症状，严重时需在专科医师的指导下减量、停药或换药。

4. **慢性疲劳综合征**

（1）认知行为疗法：通过改变不正常的认知想法与行为模式，发展出应对疾病的方法，是有效的长期管理。

（2）渐进性运动疗法：包括快走、慢跑、游泳及骑自行车等有氧运动，以增强体能和心肺功能，对改善失眠和乏力亦有效。

（3）药物治疗：如睡眠障碍时，可给予阿普唑仑或低剂量抗抑郁药改善；头痛、肌肉痛、关节痛，可给予非甾体抗炎药缓解。

三、中医中药治疗

乏力多见于中医"虚劳"，也可见于痰湿偏盛之体。虚劳常因禀赋不足，后天失养，久病体虚，积劳内伤等引起脏腑气血阴阳亏损，治疗以补益为主，可采用益气、养血、滋阴、温阳的治法。痰湿偏盛之体多因常淋雨涉水、久居潮湿或过食肥甘、嗜酒饮冷等所致，治疗以祛湿为主，配合健脾、行气、清热等方法。

四、健康教育

乏力与疾病过程有关，也与睡眠障碍、压力或心理因素有关，平衡这些因素可减少对药物的依赖，应指导患者调整日常活动以获得所需的睡眠，并养成良好的睡眠卫生习惯。

【红旗征及转诊指征】

1. 当乏力原因可能是重度抑郁症或有自杀倾向时，以及慢性疲劳综合征治疗效果不佳时，需转诊至精神科协助治疗。

2. 当检查出严重的器质性疾病时，如心力衰竭、肝衰竭、肾衰竭、恶性肿瘤、艾滋病等，需将患者转诊至各专科进一步治疗。

3. 慢性疲劳综合征治疗效果欠佳时，需转诊至上级医院协助诊疗。

【随访计划】

多种疾病可伴随有乏力的症状，建议每2周～2个月进行随访。若患者乏力伴随新近诊断的躯体疾病一并出现，则需观察治疗躯体疾病后乏力是否能改善。如不能改善，还需进一步评估。

【病例分析】

患者，女性，68岁，离退人员。1年前无明显诱因感全身乏力，总感觉做事提不起精神，患者担心自己得了严重的疾病遂至社区医院就诊，询问病史，患者无发热，无恶心、呕吐、腹胀腹泻，无咳嗽咳痰及呼吸困难，无胸闷心悸等，乏力症状轻微不影响日常生活。患者近2年因睡眠不佳长期口服阿普唑仑片，每日1次，每次0.4g，饮食及二便正常。既往史无特殊，无烟酒嗜好，否认高血压、糖尿病病史，否认食物、药物过敏史。辅助检查：血常规、尿常规、肝肾功、电解质未见明显异常。

患者老年女性，近1年出现乏力，长期口服阿普唑仑片，其余未见明显异常。考虑患者乏力可能与长期睡眠不佳服用阿普唑仑有关，向患者解释乏力的原因，消除患者担心的情绪，因患者乏力症状不影响日常生活，建议患者尝试放松心情，适量运动，阿普唑仑减量至0.2g每天，2周后随访。

【思考题】

1. 简述乏力的定义和分类。

2. 简述乏力的病因鉴别。

3. 简述乏力的转诊指征。

（陈　红）

第三十二节 麻 木

【学习要点】　1. 掌握麻木的定义、常见病因、转诊指征和随访管理；麻木的全科诊疗思路。

　　2. 熟悉麻木的全科综合治疗。

　　3. 了解麻木的查体、评估。

【定义】

麻木（sensory loss），为部分或完全感觉丧失。从感觉受体到大脑皮质的通路中任何部位的功能障碍都可能导致麻木。

【概述】

麻木通常伴有与感官刺激或感觉异常无关的麻刺或针刺感异常感觉。皮肤感受器及其通路包括皮层在内的任何部位异常，均可引起麻木。

【病因】

一、单侧肢体麻木

大脑皮质、高位脑干或丘脑、低位脑干区域的功能障碍均可引起单侧肢体麻木，原因包括卒中、颅内肿瘤、多发性硬化、脑变性疾病、感染性疾病等。

二、双侧肢体或躯干麻木

1. 横贯性脊髓病　如脊髓受压、横贯性脊髓炎等。

2. 脊髓脊柱功能障碍　如多发性硬化、维生素 B_{12} 缺乏、脊髓痨等。

3. 马尾神经压迫　如椎间盘突出、脊髓或脊柱转移瘤等。

4. 多发性神经病　如轴索性多发性神经病；脱髓鞘性多发性神经病，如吉兰 - 巴雷综合征、慢性炎性脱髓鞘性多发性神经病、中毒或药物相关性脱髓鞘性多发性神经病等。

5. 多数单神经病又名多发性单神经炎　如结缔组织相关性疾病、感染或代谢性疾病如糖尿病等。

三、单一肢体麻木

1. 神经根病　如椎间盘突出、骨关节炎或类风湿关节炎引起的骨压迫、癌性脑膜炎、感染性神经根病等。

2. 神经丛病　如臂丛或腰丛病、臂丛神经炎、胸廓下口压迫综合征等。

3. 单神经病　如腕、肘、桡和跗管综合征，尺、桡、腓神经麻痹等。

【病史、体格检查和辅助检查】

一、询问病史

1. 起病情况　发病年龄，有无诱因，起病缓急、麻木的持续时间等。

2. 病情特点　麻木的平面变化情况；诱发或加重因素等。

3. 伴随症状　是否有轻瘫、感觉迟钝、括约肌功能障碍如二便失禁或尿潴留、言语困难、视力丧失、复视、吞咽困难、认知功能下降等。

4. 治疗经过　做过哪些检查，什么结果；曾应用哪些药物和治疗方法，效果如何。

5. 既往史　应明确有无引起麻木的情况，包括糖尿病或慢性肾病，多发性神经病，传染性周围神经病、神经根病或脑部感染、卒中，其他感染如 HIV、梅毒或莱姆病、心房颤动、动脉粥样硬化或吸烟，骨关节炎或类风湿关节炎。药物与社会史，应当包括特殊用药史和职业性毒物接触史。

6. 个人史　包括工作及工作环境，个人生活习惯史：大量吸烟、饮酒情况。

7. 家族史　应当包括任何家族性神经系统疾病的信息。

二、体格检查

麻木的患者应进行详细的体格检查，重点关注神经内科专科查体，通过意识状态检查、脑神经检查、反射系统检查、运动系统检查、感觉系统检查和脑膜刺激征检查判断病变的相应位置和性质。

三、辅助检查

1. 影像学检查　建议可疑脑部或脊髓疾病进行 MRI 或 CT 检查，MRI 常提示脑脊髓或神经根结构性损害。

2. 肌电图(电诊断测试)检查　应基于可疑病因的解剖部位，电诊断测试能帮助鉴别神经病、神经丛病如病灶远离神经根和更近端病灶如神经根病，以及介于两者间的多发性神经病，如轴索性和脱髓鞘性，遗传性和获得性。

3. 其他检查　在明确病灶位置后，随后的检查可关注特定的疾病，如代谢性、感染性、中毒性、自身免疫性或其他系统性疾病。如果检查结果提示多发性神经病，后续检查应包括血常规、电解质、肾功能、快速血浆反应素试验和检测空腹血糖、糖化血红蛋白、维生素 B_{12}、叶酸、促甲状腺激素水平，通常还有血清免疫电泳和血清蛋白电泳等。

【评估】

麻木的评估有助于病情评估及疗效观察。

神经系统症状评分(neurologic severity score，NSS)量表：通过症状出现的部位，感觉障碍"阳性"症状、感觉障碍"阴性"症状表现形式进行评分，判读病情程度，详见附录12。

【治疗】

一、对症治疗

1. 麻木　可给予营养神经，如甲钴胺、维生素 B_{12} 等改善症状。

2. 麻木伴有疼痛　可在营养神经基础上增加止痛治疗，如普瑞巴林、加巴喷丁、洛芬待因、布洛芬等改善症状。

3. 麻木伴有呼吸困难　可能为自身周围神经病变，考虑可用免疫抑制剂治疗。

二、对因治疗

1. 中枢神经系统疾病　如脑梗死，多发性的腔隙梗死，会出现大脑的缺血，从而出现双下肢的感觉异常，甚至会造成运动功能障碍。应积极治疗原发病，配合理疗。

2. 脊髓或者是神经根受压导致　如颈椎病、胸椎管狭窄、腰椎间盘突出中央型都可以引起双下肢的感觉异常，也可能会造成肌力减退，运动功能障碍，可通过扩张血管治疗来改善。

3. 代谢性疾病　如糖尿病，或是高血压动脉粥样硬化，会出现末梢神经炎，导致双下肢产生麻木症状。患者应规律服用降糖药或降压药物和神经营养药。建议患者多休息，避免熬夜，保证充足的睡眠，遵循糖尿病饮食或高血压饮食要求，低盐、低脂饮食，进食富含铁和钙的食物，如韭菜、大豆、菠菜、牛奶、鱼和虾等海鲜。

4. 其他　如吉兰 - 巴雷综合征，是自身免疫性周围神经病，可引起双上肢麻木或四肢麻木、针刺感。可应用维生素 B_1、维生素 B_{12} 等营养神经的药物，也可应用免疫球蛋白，以抑制异常免疫反应，减轻神经损伤。

三、中医中药治疗

麻是气虚，木是湿痰、死血，然则曰麻、曰木者，以不仁中分而为二也。虽然亦有气血俱虚，但麻而不木者；亦有虚而感湿，麻木兼作者；又有因虚而感风、寒、湿三气乘之，周身掣痛麻木并作者，古方谓之周痹。常见的是应用中药方剂，如复方血栓通、消栓通络胶囊、六味地黄丸等。也可应用针灸、艾灸等方式进行治疗，促进经络运行、改善新陈代谢，特别是纠正四肢因为血液循环差出现的麻木、疼痛等异常感觉。

四、健康教育

1. 如果发现麻木，及时拨打 120 或家属帮助医院就诊。

2. 和生活方式和职业有关的麻木，需尽量改变不良生活习惯，尽量不饮酒，不吸烟，减少久坐。

3. 麻木需根据病因治疗，但较多时候寻找病因较困难，可能麻木改善不明显，需安慰患者给予必要心理疏导。

4. 出现呼吸困难、肢体麻木加重等现象需要紧急转诊。

【红旗征及转诊指征】

1. 麻木在数分钟或数小时内突然发作。

2. 无力在数小时或数天内突然或快速发作。

3. 呼吸困难。

4. 马尾或脊髓圆锥综合征,如鞍区麻木、失禁、肛门括约肌反射消失。

5. 某个脊髓节段以下的双侧神经功能缺损。

6. 面部和躯体感觉均丧失如同侧或异侧。

【随访计划】

麻木患者经初始诊治后,建议患者1～2周复诊以观察治疗效果并协助明确诊断,调整治疗药物。已经明确麻木病因并给予相应治疗者,按照不同疾病特点告知患者复诊时间和随访疗程。

【病例分析】

患者,男性,60岁,双手无力半年,右手持物费力加重1个月就诊。患者半年前出现双手无力,右侧明显,渐加重,写字费力,近1个月右侧手持物费劲。在当地多家医院就诊,各项神经影像学检查未见明显异常,怀疑运动神经元病,给予营养神经、改善微循环等积极治疗,病情未见好转。既往糖尿病病史,无烟酒嗜好,否认高血压病史,否认食物、药物过敏史,否认家族遗传病史。

患者老年男性,无烟酒嗜好,既往糖尿病病史,近半年出现双手无力,以右侧为重,多处就诊后,经治疗改善不明显,考虑其既往疾病史及治疗过程考虑糖尿病并发周围神经病变。处理措施:嘱患者规律三餐饮食,糖尿病药物规范使用同时监测血糖,同时给予营养神经、改善循环药物,定期复查同时筛查糖尿病并发症。

【思考题】

1. 简述麻木的定义和常见病因。

2. 简述麻木的查体。

3. 简述麻木的转诊指征。

(陈 红)

第三十三节　焦虑与抑郁

【学习要点】 1. 掌握焦虑抑郁的临床表现、转诊指征和随访管理；焦虑抑郁的全科诊疗思路。

2. 熟悉焦虑抑郁的全科综合治疗，包括药物治疗、心理支持治疗等。

3. 了解焦虑抑郁的病因。

【定义】

1. **焦虑**　通常是一种处于应激状态时的正常情绪反应，表现为内心紧张不安、预感到似乎要发生某种不利情况，属于人体防御性的心理反应，多数不需要医学处理。

2. **焦虑状态**　是一组症状综合征，包括躯体性焦虑症状、精神性焦虑症状以及坐立不安等运动性焦虑症状，个体有与处境不相符的情绪体验，可伴睡眠困难。属病理性，一般需要医学处理。

3. **焦虑障碍**　即焦虑症，是一类疾病诊断，症状持续、痛苦，严重影响患者日常功能并导致异常行为，需要治疗。焦虑障碍又可按其主要临床表现分为若干类别，如广泛性焦虑障碍、惊恐障碍、恐惧障碍，其中广泛性焦虑障碍是最常见的类型。

4. **抑郁**　是一种负性情绪，概括为情绪低落、思维迟缓、意志活动减退"三低"症状，以情绪低落为主要表现，对平时感到愉快的活动兴趣降低。一般为正常心理反应，持续时间短，多数不需要医学处理。

5. **抑郁状态**　是一组症状综合征，以显著抑郁心境为主要特征，丧失兴趣或愉快感，表现有情绪、行为和躯体症状，一般为病理性，持续时间略长，需要医学处理。

6. **抑郁障碍**　即抑郁症，是一类疾病诊断。由各种原因引起、以显著且持久的心境低落为主要临床特征的一类心境障碍，影响社会功能，一般需要治疗。

"状态"一般指严重程度达中等或以上，超出患者承受或调节能力，对生活和工作造成影响，需要医学处理的状况。"障碍"则符合精神科相关疾病诊断标准。"状态"广义上包括已达"障碍"诊断标准的患者。

【概述】

焦虑和抑郁本是两个独立的疾病，但在实际中，二者常同时存在，超过 3/4 的抑郁患者合并有焦虑。焦虑、抑郁患者除情感和认知症状外多伴有全身症状或多个系统自主神经功能失调症状，可独立或与躯体疾病共同出现，显著影响躯体疾病的预后，常见躯体疾病为心血管疾病、神经系统疾病、癌症、消化系统疾病。慢性躯体疾病、慢性疼痛、有心理社会事件者、围绝经期女性等更容易出现焦虑与抑郁。患者在就诊时往往重点阐述躯体症状、忽视情感状态，因此需要全科医生引起重视，不仅要关注躯体疾病，也不可忽视情感状态。

【病因】

一、焦虑

（一）广泛性焦虑障碍

一种以焦虑为主要临床表现的精神障碍，常有不明原因的提心吊胆、紧张不安，并有显著的自主神经功能紊乱症状、肌肉紧张及运动性不安。病因包括遗传因素、神经生物因素、心理学因素，其中心理学因素包括对环境刺激的恐惧形成的条件反射、内在心理冲突、应激生活事件等。

（二）惊恐障碍

主要表现为突然发作的、不可预测的、反复出现的、强烈的惊恐体验，一般历时 5~20 分钟，伴濒死感或失控感，患者常体验到濒临灾难性结局的害怕和恐惧，并伴有自主神经功能失调的症状。病因包括遗传因素、神经生物因素、心理社会因素，其中心理社会因素包括个体害怕潜意识的冲动影响现实生活的假说、与生活创伤事件形成的条件联系假说等。

（三）恐惧障碍

以过分和不合理的惧怕外界某种客观事物或情境为主要表现，患者明知该恐惧反应不合理，但仍反复发作，难以控制。病因包括遗传因素、神经生物学因素及心理社会因素，其中心理社会因素包括对自我和环境的负性认知、期待性焦虑、回避行为、恐惧的物体与创伤性经历结合形成的条件反射。

二、抑郁

病因和发病机制尚不清楚，大量研究资料提示抑郁与遗传因素、神经生化因素和心理社会因素等对抑郁有明显影响关系。神经生化因素包括 5-羟色胺功能活动降低假说、去甲肾上腺素功能活动降低假说、多巴胺功能活动降低假说、神经内分泌异常、脑电图多倾向低 α 频率、脑室增大、海马区萎缩等；心理社会因素主要为应激性生活事件。

【病史、体格检查和辅助检查】

对于焦虑抑郁的患者问诊时需注意问诊技巧：准备不受干扰的环境、自我介绍、合适的称谓、开放性交谈为主、医生主导谈话、适量的非语言性交流、控制总时长 20～45 分钟等。

一、询问病史

（一）一般资料

包括姓名、性别、年龄、婚姻、民族、籍贯、职业、文化程度、病史提供者及对病史资料可靠性的评估等。

（二）主诉

主要精神症状及就诊理由。

（三）现病史

1. 发病条件及发病的相关因素　询问患者的发病背景及与患者有关的生物、心理、社会因素，如有社会心理因素，应了解其内容与精神症状的关系，有无中毒、感染、躯体疾病、生活事件等因素的作用。

2. 起病缓急及早期症状表现　一般精神状态大致正常到出现明显精神障碍的时间在 2 周以内为急性起病，2 周～3 个月为亚急性起病，3 个月以上为慢性起病。

3. 病情发展及演变过程　按时间纵向描述，包括发病前的正常精神活动状况、疾病的首发症状、症状的具体表现和持续的时间、症状间的相互联系、症状的演变及其与生活事件、心理冲突、所用药物之间的联系等。

4. 发病时的一般情况　如学习、工作和饮食睡眠情况，评估有无消极厌世观念、自伤、自杀、伤人、冲动行为等，以便防范。

5. 既往与之有关的诊断、治疗用药及疗效详情。

（四）既往史

有无发热、抽搐、昏迷、感染、中毒、躯体疾病尤其是中枢神经系统疾病、酗酒、吸毒、性病、自杀史及其他精神病病史等。

（五）个人史

一般指从母亲妊娠到发病前的整个生活经历。重点询问患者身体、精神发育史，学习、受教育情况、工作情况及家人朋友之间的关系、性格特点、兴趣爱好、宗教信仰等，生活中有无特殊遭遇，是否有重大精神刺激等。

（六）家族史

包括家人的年龄、职业、性格特点、家庭结构、经济状况、社会地位、家庭成员的关系等。家庭成员是否有相关精神疾病史。

二、体格检查

主要为精神状况检查，包括外表与行为、言语与思维、情绪状态、感知、认知功能、自知力、风险评估。作为全科医生需识别情感（或精神）症状和躯体症状有利于对症状的全面掌握。

（一）焦虑症状

1. 情感症状　患者体验为过分担心、不安、着急、容易心烦、紧张、害怕或恐惧。表现为表情急切、言语急促、心神不宁，患者警觉性和敏感性增高，常对小事失去耐心、发脾气、易抱怨，注意力难以集中。

2. 躯体症状　又称自主（或植物）神经症状，可涉及多个系统，包括口干、出汗、心悸、呼吸困难、喉部阻塞感、气急、尿频尿急、面色潮红或苍白、阵发性发热或发冷、颤抖、头晕、头昏、四肢酸软、乏力、腹部不适、恶心、呕吐、腹泻及各种躯体疼痛等。

3. 运动症状　患者动作多，难以安静、经常变换姿位、躯体四肢震颤、发抖、深长呼吸、过度换气或叹气、身体发僵无法放松等。

（二）抑郁症状

1. 情感症状

（1）情绪低落：患者显出面容愁苦，内心感觉苦闷、压抑、难过，没有愉悦感，对自我状况评价低，把自己的疾病或不适感看得很严重，常委屈悲伤，自卑自责，易哭泣。

（2）思维迟缓：患者思维和反应速度减退，交谈时主动语言及表达减少，回答问题缓慢，工作学习及解决问题的能力较平时下降。

（3）兴趣减退：对以往喜爱的事务或活动不再感兴趣，认为什么都没意思，不愿参与活动，常独处，远离他人，回避社交活动或长时间居家不出。

（4）消极观念及行为：常有"三无"症状，即无助、无望和无用。

2. 躯体症状

（1）疲劳或乏力：患者常感到明显的疲乏，身体虚弱或沉重，体力下降，一般活动即引起显著疲劳，且休息后无法缓解。

（2）睡眠障碍。

（3）食欲和体重改变：多数患者感觉食欲缺乏、进食减少、体重下降，也可出现腹胀、早饱、恶心、嗳气、便秘、腹泻等消化道症状。

（4）性欲和性功能改变：患者自感性欲下降，对性生活无要求，或性生活时快感缺乏，男性可出现阳痿，女性可出现月经紊乱。

（5）多部位疼痛或不适。

（6）其他：头昏、心悸、胸闷、口干、多汗、尿频、耳鸣、视力模糊、肢体麻木等非特异性症状。

三、辅助检查

为排除由躯体疾病或药物依赖所致，评估药物治疗的禁忌证及不良反应，可进行相关实验室检查，如血常规、电解质、肝肾功能、甲状腺功能、性激素、尿常规、心电图、超声心动图、脑电图、CT、MRI 等。

【评估】

焦虑抑郁常参考、使用各种评估量表作为工具来筛查焦虑抑郁症状及判断严重程度。

1. 焦虑自评量表（SAS） 分析患者主观症状的临床工具。适用于具有焦虑症状的成年人，具有广泛的应用性，详见附表6。

2. 焦虑症状的简易筛查——"90秒4问题询问法" 用于初步快速筛查焦虑症状，4个问题中有2个及以上阳性便需考虑焦虑症状，需进一步核查程度，详见附表7。

3. 抑郁自评量表（SDS） 分析患者主观症状的临床工具。适用于具有抑郁症状的成年人，具有广泛的应用性，详见附表4。

4. 抑郁症状的简易筛查——"90 秒 4 问题询问法" 用于初步快速筛查抑郁症状，4 个问题中有 2 个及以上阳性便需考虑抑郁症状，需进一步核查程度，详见附表5。

其他还有医院焦虑抑郁量表（HADS）、广泛性焦虑障碍 7 项量表（GAD-7）、汉密尔顿焦虑 / 抑郁量表（HAMA/HAMD）等。

【治疗】

面对焦虑抑郁的患者，全科医生的治疗目标为以下 3 点：①缓解或消除患者的焦虑抑郁症状，减轻对躯体健康的影响；②重建治疗信心，提高治疗依从性，促进躯体与心理全面康复；③提高应对能力，恢复社会功能，改善生活质量。

一、药物治疗

治疗精神疾病用药时除了遵循综合治疗、个体化治疗、全程治疗原则外，还需遵循"剂量滴定原则"和"维持给药原则"，药物宜从小剂量开始逐步递增至治疗量，尽可能采用最小有效剂量，减少不良反应，在患者病情好转后继续使用有效剂量维持治疗 12 个月以上。

二、心理治疗

1. 一般心理支持治疗 包括耐心倾听、适时共情、适当解释、安慰患者、强化信心、健康教育、放松指导等。

2. 家庭治疗 寻求家庭成员协同，共同给予患者精神支持。

3. 生活方式管理 减轻精神压力、减少咖啡酒精摄入、戒烟、规律运动、良好睡眠等。

三、中医中药治疗

焦虑抑郁属中医"不寐""郁症"范畴，中医学对焦虑抑郁具有较为系统的理论知识和丰富的诊治经验，其治理原则为理气开郁、调畅气机、疏肝解郁、清热化痰、养心健脾、补肾益气。可使用舒肝解郁胶囊、逍遥丸等中成药，也可使用柴胡郁肝散、龙胆泻肝汤等。

四、健康教育

1. 每天按时用药，树立战胜疾病的信心。

2. 某些药物起效慢，症状改善后仍需坚持服药，切忌擅自停药。

3. 安排日常活动或喜欢的运动转移注意力。

4. 向患者和家属阐明药物起效时间、疗程和可能发生的药物不良反应。

【红旗征及转诊指征】

1. 伴有自杀和自伤风险。

2. 出现精神病性症状或严重躯体疾病。

3. 中重度焦虑抑郁或合并双相情感障碍。

4. 出现难以耐受的药物不良反应或治疗依从性差。

5. 伴有物质依赖。

6. 家庭支持系统差。

【随访计划】

在给予初始治疗后，可建议患者1～2周复诊以观察治疗效果、药物不良反应，如病情波动需调整药物建议转诊，如病情稳定可3个月至半年至专科评估1次。药物减量、停药前均需至专科进行评估。

【病例分析】

患者，女性，66岁，离退人员。7个月前与家人发生争执后出现胸闷、心悸、双手不自觉颤抖，食欲减退，容易紧张，对未来莫名担忧，担心不幸发生，伴夜间入睡困难、多梦、易醒，患者至当地医院心内科就诊，完善心电图、动态心电图、冠状动脉造影等检查未见异常。多次自行购买"艾司唑仑"服用后睡眠稍有好转，但每日睡眠仍不足4小时，其他症状无明显缓解，反复发作，患者感觉痛苦、无法摆脱，怀疑自己有大病，无心参加社交活动。患病以来饮食睡眠稍差，二便正常，体重减轻2kg。既往史无特殊，无烟酒嗜好，否认食物、药物过敏史；5年前丧偶，育有2子，自觉关系疏远，目前独居；无精神性疾病家族史；查体未见明显异常。

患者老年女性，独居，病程7个月，诱因事件是与家人争执后出现持续的担心和恐惧，伴自主神经症状、运动性不安，患者社交功能受损，感到难以忍受、痛苦。既往史无特殊，无精神性疾病家族史。进行焦虑自评量表，提示中度焦虑，可请心理科会诊协助治疗，予以阿普唑仑和艾司西酞普兰，鼓励患者参加社交活动，心理科或全科门诊随访。

【思考题】

1. 简述焦虑抑郁的定义和临床表现。
2. 简述焦虑抑郁的诊断和治疗。
3. 简述焦虑抑郁的转诊指征。

（陈　红）

第三十四节　肢体酸胀

【学习要点】　1. 掌握肢体酸胀常见的病因。
2. 掌握肢体酸胀的红旗征及转诊指征。
3. 熟悉肢体酸胀患者的健康教育。

【定义】

酸胀是一种自我感觉，是外周神经感觉异常后传入中枢神经感知的一种不适，中医表述酸为经络通畅，但气血不足，胀为气很足，但气多而不出。肢体是酸胀感常出现的部位。

【概述】

肢体酸胀一般不单独存在，多伴有疼痛、麻木、感觉减退等症状，可为慢性存在、间歇性发作，在一定诱因下症状加重。可随着原发疾病的消除症状消退，也可能找不到病因，经过物理治疗症状缓解。

【病因】

一、肢体动脉硬化性闭塞症（arteriosclerosis obliterans，ASO）

一种全身性中老年疾病，糖尿病、高血压、高脂血症、吸烟等诸多因素均与本病有关。该病初起时会有相应肢体酸胀不适、皮肤温度降低，肢体远端发凉，随着病情加重，可出现特征性症状，表现为间歇性跛行、静息痛。

二、下肢静脉曲张

是一种常见的周围血管疾病，大部分患者在早期没有明显的不适症状，部分患者可出现双腿酸胀的不适感，患肢有沉重乏力、轻度水肿的临床表现。下肢静脉曲张的患者因血管迂曲、血流缓慢等因素，有发生下肢静脉血栓的可能，而下肢静脉血栓是肺栓塞的高危因素，若患者突发胸痛、呼吸困难、咯血的情况要考虑到肺栓塞可能。

三、下肢静脉瓣关闭不全

通常表现为下肢酸胀、乏力、沉重感、走路易疲劳，在从事体力劳动、久站等人群中发病率较高。

四、颈腰椎病

因颈椎和腰椎间盘退化后出现膨出或突出压迫神经出现肩背部或腿部疼痛、麻木的感觉，在疾病的早期阶段可出现相应肢体的酸胀感，症状表现不典型，需仔细询问病史，结合体征和影像学检查明确。

五、横纹肌溶解综合征（rhabdomyolysis）

因肌肉挤压、扭转、冻伤等外部原因导致肌肉细胞崩解后释放出产物（如肌红蛋白）进入血液后出现的一系列临床症状，轻者出现肢体酸胀、疼痛感，休息后症状消失，严重者因长时间体位不动、肌肉僵硬，或因感染、触电、肢体缺血等原因出现肌肉疼痛、心律失常、血红蛋白尿、尿少等症状，病情的严重者出现急性肾衰竭。

六、肌痉挛综合征

长时间的站立或保持一种姿势均可以使维持该姿势的肌肉发生劳损,肌肉内酸性代谢产物持续增加,使神经受到不良刺激,从而引起肢体的酸胀不适,严重时可伴有肢体无力、疼痛、痉挛,尤其发生在大关节周围肌群,负重时会出现下肢肌肉痉挛、酸胀感明显,休息后减轻。

七、末梢神经炎

由于中毒、感染或者代谢性疾病等原因导致末梢神经炎的患者,常出现四肢酸胀、疼痛、感觉减退或者蚁行感等症状,糖尿病患者发生末梢神经炎较为常见。

八、病毒性感染

上呼吸道病毒感染是引起肢体酸胀的常见原因,流感季节发病,伴随着流涕、咽痛、咳嗽、发热等呼吸道症状,临床上可鉴别。

【病史、体格检查和辅助检查】

一、询问病史

1. 起病情况 起病急缓,病程长短,肢体酸胀症状出现前有无挤压、运动过度、冻伤等情况。

2. 病情特点 肢体酸胀是阵发性发作还是持续存在,在何诱因下会出现加重情况,在何情况下症状可得到缓解,有无局部压痛点。

3. 伴随症状 有无伴随肢体无力、麻木、疼痛、肿胀、痉挛,有无下肢可见的血管局限性、节段性扩张,有无伴随血尿、尿少、发热、胸闷、胸痛、呼吸困难等症状。

4. 治疗经过 有无使用肌肉松弛剂,或止痛药,有无经过物理治疗,如热敷、电磁疗以及中医中药针灸、艾灸、拔罐等治疗,效果如何。

5. 既往史 有无周围血管性疾病、结缔组织病、高血压、糖尿病、高脂血症等全身性疾病,是否长期酗酒、吸烟患者。如果有慢性病,还需询问慢性病的控制情况。

二、体格检查

1. 肢体局部有无红、肿、热、痛，若为单侧肢体的症状，需与健侧进行对比，了解皮肤色泽、皮温觉、冷觉、触觉、痛觉的变化，神经反射情况，局部动脉搏动情况，有无静脉曲张。

2. 检查患侧肢体关节是否肿胀、压痛、活动度。

3. 进行心肺检查　了解有无异常呼吸音、心律失常、心脏瓣膜杂音等。

三、辅助检查

1. 血常规、尿常规及肝肾功能、心肌酶谱，必要时完成类风湿因子、抗"O"、血沉、ANA 抗体谱、ds-DNA 等风湿免疫检查。

2. 肌电图、神经传导检查。

3. 心电图及肺动脉造影检查排除肺栓塞可能。

4. 患肢血管 B 超检查。

5. 患肢血管造影检查是明确血管因素造成肢体酸胀的"金标准"。

【评估】

1. 评估肢体酸胀对患者运动及睡眠的影响。

2. 评估症状对患者生活和工作有无影响，造成心理负担，出现焦虑、恐惧感受，家属对患者的关心程度及支持程度。

3. 评估患者就医心态，对就医的信心，可否遵从医嘱进行治疗。

肢体酸胀的诊断思路见 ER-2-34-1。

ER-2-34-1　肢体酸胀诊断思路

【治疗】

一、病因治疗

肢体酸胀是疾病的一种症状表现，要从病史、查体及必要的辅助检查发现病因，安排下一步治疗。对简单检查无法明确病因者要先排除致命性病因后才能开展对症及经验性治疗。

二、对症治疗

1. 扩血管药物的使用可以改善局部血液循环,增加缺血肌肉的供血情况,缓解疼痛。

2. 口服止痛药,以非甾体止痛药为首选。

3. 针对局部肢体酸胀情况可以使用外敷膏药进行治疗,尤其是可以产热的贴剂,有促进血液循环的作用。

4. 针对血管因素所造成的肢体酸胀原则是减少静脉腔内的压力,包括抬高患肢、适当运动、应用弹力绷带等。

三、中医中药治疗

目前中医药联合现代化医学的诊疗手段用于治疗肢体非创伤性疾病较为广泛,如在西医药物治疗的基础上联合经验方剂的应用、针灸治疗、推拿按摩、艾灸拔罐等能有效地改善血液循环及促进新陈代谢。下肢酸胀患者推荐中药泡脚及足底按摩等传统疗法对缓解症状、预防再次发作有一定的疗效。

四、健康教育

1. 对有相关下肢静脉疾病家族史者,最好能在青少年时期进行适当的体育锻炼,增加静脉管壁壁层力量,长时间从事体力劳动、久坐或久站者需合理安排好的休息,做工间操或经常走动,建议多做踝关节的伸屈运动,使腓肠肌能发挥有效的泵作用,舒缓静脉压力。

2. 强调戒烟,有糖尿病、高血压的患者要严格控制慢性病,防止疾病对血管的影响造成酸胀症状的出现及加重。肥胖患者需减脂、减重,限制每日摄入脂肪在总热量的 30% 以下,新鲜瓜果蔬菜等膳食纤维应成为每餐的必需食物,并制订运动处方,不可过度运动加重关节、肌肉负担,造成或加重肢体酸胀、肌肉痉挛。

【红旗征及转诊指征】

1. 下肢酸胀患者突发呼吸困难、咯血、胸痛症状要立即考虑到肺栓塞可能,该疾病有发生猝死的危险,需立即转诊,若患者已出现血流动力学紊乱,转诊需谨慎,遵循就近转诊原则,且需严密监测患者生命体征，做好转诊途中急救准备。

2. 若为运动后、挤压伤等原因造成的肢体酸胀、疼痛、局部肢体肿胀，并出现茶色尿、尿少，甚至无尿，警惕横纹肌溶解并发急性肾衰竭可能，需立即转诊到上级医院，必要时行血液透析治疗。

3. 对长期下肢酸胀，经过社区保守治疗效果不佳，存在症状已经影响生活、工作、学习者，甚至出现心理恐慌、精神紧张患者需要转诊。

4. 有手术指征，且患者有手术意愿时给予转诊。

【随访计划】

对已经明确病因，并进行病因治疗者，如术后患者，按照专科医生的要求进行随访。对于高危因素患者要求进行每年社区随访，必要时可将血管 B 超、血脂、血糖等检测项目作为随访检查内容，防止疾病的发生和复发。若病因不明，经过保守治疗后需每月复诊，了解肢体酸痛程度、范围、有无新出现的症状等。

【病例分析】

患者，男性，38 岁，反复左下肢酸胀不适 1 年余。患者为机场安保人员，长期工作站立。1 年余前逐渐出现左下肢酸胀感，初期症状较轻，偶有发生，休息、按摩后可得缓解，未予重视及就诊。后逐渐出现酸胀症状加重，长时间步行后明显，休息、平卧位时减轻，并逐渐出现左下肢肿胀，小腿内侧皮肤可见血管膨出。无明显跛行、行走困难、下肢疼痛、皮肤色泽改变，无腿麻、下肢溃疡、胸闷、咯血等症状。既往体健，家庭和睦，生育一儿一女，均体健。无高血压、冠心病、糖尿病、慢性咳嗽等病史，长期吸烟史，无饮酒史。

患者中年男性，有长期保持站立位姿势不动的工作性质，虽无糖尿病病史，但有长期吸烟史。本次起病为反复出现的左下肢酸胀不适 1 年余。根据患者后期出现的小腿内侧皮肤见到的血管膨出，以及典型的下肢酸胀症状，初步诊断为"下肢静脉曲张"。

该疾病可采取穿戴弹力袜的保守治疗，以及改变长期站立习惯、戒烟等生活方式防止疾病的加重，也可以转诊到上级医院由外科医生判定是否有手术指征以解决原发疾病。

【思考题】

1. 简述肢体酸胀的病因。

2. 简述肢体酸胀的红旗征及转诊指征。

（穆　琼）

第三十五节　颈　肩　痛

【学习要点】　1. 掌握颈肩痛常见的病因及全科诊疗思路。

2. 熟悉不同类型颈肩痛的特点。

3. 了解颈肩痛的病因治疗、对症治疗及预防策略。

【定义】

颈肩痛是一组以颈肩疼痛为主要症状的疾病总称，常见于颈、肩、肩胛等处疼痛，有时伴有一侧或两侧上肢痛、颈脊髓损害症状。

【病因】

一、急性颈肩痛

多由外伤、扭伤、长时间保持不正确的姿势引起，亦可由过度或不规范运动所造成，起病突然，疼痛剧烈，多为锐痛或闪电样疼痛，活动后加重，压痛明显，常为被动体位。

二、慢性颈肩痛

指持续 1 个月以上的疼痛，患者单侧或双侧颈部及肩部出现反复酸胀或牵扯性疼痛，并可反射至背阔肌与三角肌区域，严重者可影响日常生活和工作。疼痛可间断发作，阵发性加重，伴随关节僵硬、活动障碍、肢体麻木和感觉异常等情况。

（一）颈椎病

是一种以退行性病理改变为基础的疾患，常表现为颈、肩臂、肩胛上背及胸前区疼痛，手臂麻木、肌肉萎缩、头昏，甚至跌倒等症状。临床上颈椎病分为颈型颈椎病、神经根型颈椎病、脊髓型颈椎病、椎动脉型颈椎病、交感型颈椎病、混合型颈椎病，前两类发病率较高。

（二）颈项肌筋膜炎

因长期姿势不正确或运动不当引起局部肌节水平的生理性挛缩，长期反复肌肉痉挛、瘢痕形成，导致局部血液循环障碍。表现为肩颈肌周围局部组织分泌大量组织液，引起组织肿胀，在肌筋膜微血管反应区释放出大量炎性致痛物质，引起颈肩疼痛。

（三）肌肉劳损

由于颈部长期姿势不正确，肌肉被牵拉、压迫处于紧张状态中，肌肉劳损致肌肉痉挛、肌肉疲劳，反复劳累造成肌肉微小撕裂性损伤，在局部释放致痛因子，出现疼痛。

（四）颈椎椎管内占位

颈肩部疼痛，伴随消瘦、乏力，并呈持续性、渐进性疼痛加重，甚至夜间痛，可伴运动、感觉障碍。影像学检查可见椎体骨质破坏、肿瘤组织可压迫进入椎管内引起相应症状。

（五）胸廓出口综合征

胸廓出口综合征（thoracic outlet syndrome，TOS）指通过胸廓上孔，一个至多个神经血管结构受到压迫。主要症状是疼痛和麻木感，疼痛发生在颈肩部，也可累及前臂和手部。运动无力、小鱼际肌及掌间肌可见约 10% 的萎缩，疼痛和麻木可因过度用力，伴上肢外展和颈部过伸体位时出现或加重。

（六）强直性脊柱炎

一种病因不清，累及骶髂关节和脊柱，使之强直和纤维化的慢性炎性疾病，在脊柱附着点造成炎症性疼痛。早期病变处关节有炎性疼痛，伴有关节周围肌肉痉挛，有僵硬感，晨起明显。

（七）感染性疾病

带状疱疹、咽喉炎、病毒性上呼吸道感染等感染性疾病除颈部疼痛以外，还伴随着各疾病特征。带状疱疹可先出现颈部皮肤烧灼样疼痛 3～5 天后，再出现疼痛部位成簇样分布水疱。咽喉炎及病毒性上呼吸道感染，在颈肩部疼痛的同时伴随呼吸道系统症状。

（八）反射性肩背痛型

慢性胆囊炎、胆石症、冠心病等疾病亦可引起颈肩部疼痛，较为隐匿，易漏诊及误诊。在问诊中需问清疼痛以外的症状同时，做好细致体格检查及既往史的了解。

【病史、体格检查和辅助检查】

一、询问病史

可采用 RICE 问诊法进行问诊，需了解患者的诊疗过程、治疗效果，以及相应的鉴别症状，如有无头昏、头痛、头闷沉感、胸闷、心悸、胸痛，有无手臂灵活度下降、麻木等感觉异常表现。既往史的采集和生活方式的问诊对疾病的判断有重要价值。

二、体格检查

1. 颈肩部查体　观察颈部外形，有无偏曲，双侧的肩颈是否对称，颈部活动时是否因疼痛而受限，局部皮肤有无皮疹情况，触摸颈椎生理曲度，对比双侧颈部肌肉张力情况。对患者颈肩部痛温觉进行检查，各个颈椎棘突、棘间、椎旁的压痛情况，冈上肌、冈下肌、大小圆肌等肌肉的压痛情况，有无牵扯、放射性疼痛。

2. 神经系统查体　上肢牵拉试验、压顶试验、直臂抬高试验、椎动脉扭曲试验、颈引伸试验（椎间孔分离试验）、颈静脉加压试验、Hoffmann 试验等。

3. 胸部查体　心脏检查尤其重要，注意嘱患者转动颈部时有无心律失常。肺部呼吸音是否正常。

4. 腹部查体　腹部有无压痛，尤其是上腹部剑突下、肝区情况，墨菲征检查，肝区叩击痛等。

三、辅助检查

1. 颈部 X 线　了解颈椎生理曲度、椎间隙改变情况、是否有骨质增生、骨赘形成、关节错位、有无滑脱、骨折情况。

2. 颈椎 MR　了解脊髓是否受压严重程度，方向如何，黄韧带是否肥厚，是否受压。

3. 椎动脉造影　了解颈椎部位血管病变。

4. 肌电图检查　评估患者颈椎神经肌肉的控制能力、颈椎关节活动度、颈椎各运动方向的肌耐力、疼痛指数、时间力量曲线等数据。

5. 心电图 了解有无心律失常、心肌缺血情况。

6. B超 了解有无腹部源性因素。

【评估】

1. 疼痛强度的评估

视觉模拟评分（VAS）、数字评分法（NRS）、面部表情评分法（Wong-Baker面部表情疼痛评估法）详见附录18疼痛评估。

2. 评估是脊髓内还是脊髓外因素所造成，结合CT结果可以明确。

3. 评估脊髓外因素所致的颈肩疼痛如为严重性疾病所致，需及时处理。

4. 评估疼痛对患者心理产生的影响，是否会放大疼痛范围，加重疼痛严重程度。

慢性颈肩痛诊断思路见ER-2-35-1。

【治疗】

ER-2-35-1 慢性颈肩痛诊断思路

一、治疗潜在病

尽快治疗引起颈肩部疼痛的躯体疾病，尤其是有潜在生命危险信号的疾病，如ACS、胆绞痛等。

二、非手术治疗

（一）药物治疗

1. 口服镇痛药 首选非甾体抗炎药。

2. 营养神经类药物 治疗因神经病变所导致的手足麻木、疼痛，可选择甲钴胺片、神经妥乐平类药物、呋喃硫胺片等。

3. 脱水药物 在椎间盘突出压迫神经患者可减轻椎间盘水肿，减轻压迫。

4. 活血化瘀药物 改善局部循环，减轻肌肉缺血痉挛，改善症状。

5. 类固醇激素 对于有严重神经根症状的患者，可推荐口服糖皮质激素或早期转诊至专科进行硬膜外注射。

（二）物理疗法

可采用推拿、按摩、针灸、火罐、热敷、药疗等中医方法或功能性电疗法；经皮神经电刺激通过特定的低频脉冲电流刺激皮肤感觉纤维，进而缓解疼痛。

（三）运动疗法

各型颈椎病症状缓解期及术后恢复期的患者推荐进行运动疗法。

（四）心理治疗

慢性疼痛患者因疾病长期的困扰、多方求医，而治疗结果不理想，伴有焦虑、烦躁、抑郁的情绪，严重时加重为心理疾病，必要时可推荐就诊心理科进一步治疗。

（五）有创性治疗

包括注射治疗、小针刀松解术、手术治疗。

三、健康教育

健康的生活工作方式是预防和防止疼痛加重的关键。

1. 坐姿正确，使肩颈部放松，保持最舒适自然姿势，让肌肉、骨骼得到放松。因工种无法避免固定姿势者，需工作1～2小时后行工间操运动，帮助僵硬的肌肉和歪曲的脊柱进行放松。久坐者应定时走动。

2. 活动颈部、肩部，有目的地头颈部向前后左右旋转运动，肩部进行外旋、内旋、伸展等运动，转动应轻柔、缓慢，达到各方向最大运动范围，使颈椎、肩部肌肉、关节疲劳得到缓解。老年人在旋转颈部时若出现头昏，需立即停止，以免出现意外。

3. 避免过猛抬头、扭头，尤其是紧急刹车等情况的发生，尽可能保护颈椎的稳定性。

4. 睡眠方式对肩颈部的影响也很大，过高、过硬的枕头，以及不适应的枕头都会引起急性颈肩部疼痛。

5. 防风寒、潮湿，对既往有颈肩慢性疼痛患者在季节气候变化时应注意保暖，避免肩颈部受凉后使局部血管收缩，血流速度降低，有碍组织的代谢和血液循环，造成局部肌肉的痉挛、疼痛。

【红旗征及转诊指征】

1. 反复多次出现颈肩部疼痛，社区治疗效果不佳者。

2.合并有椎管狭窄、椎体滑脱、骨折、脊柱占位等有手术适应证患者。

3.病因为重症炎症性疾病，如化脓性病变、脊柱结核等。

4.慢性病患者急性加重时。

5.长期受到颈肩部疼痛困扰，已严重影响到工作和生活，出现心理疾病者。

【随访计划】

给予初始治疗后，可建议患者2～4周后复诊以观察治疗效果并协助明确诊断，调整治疗用药，已经明确病因者着重强调防止再次复发的诱因出现，未明确病因且症状持续加重者建议上级医院就诊。

【病例分析】

患者，男性，55岁，大学教授。反复颈肩疼痛2个月，加重1周就诊。2个月前出现颈后及肩部疼痛，为持续性酸胀痛，阵发性加重，以右侧为甚，感右侧手臂麻木至手指，但可自行缓解，于平躺休息后症状减轻。1周前上述症状在工作劳累后明显加重，并出现右上肢沉重无力。既往有高血压病史4年，最高血压达160/85mmHg，规律服用"硝苯地平缓释片，20mg/d"，自述血压控制尚可。否认糖尿病、冠心病、慢性咳嗽等慢性病史，无吸烟、饮酒史。查体：双侧颈部对称，活动正常，$C_{4/5}$、$C_{5/6}$颈椎棘突棘间压痛、叩击痛，双侧斜方肌、棘下肌多点压痛压痛，以右侧为著，双上肢运动不受限，右上肢感觉稍减退，肌力4级，右侧牵拉试验（+）。

结合患者职业、起病过程及疼痛性质和伴随症状表现，初步诊断颈椎病（神经根型＋颈型）。患者既往无慢性疾病，且无相关症状，不考虑有威胁生命的躯体疾病所造成的颈肩痛。下一步还需完善颈部X线检查，必要时行颈椎MRI检查了解疾病严重程度。若诊断为颈椎病，无椎管狭窄情况，鉴于患者未经过正规治疗，可先给予口服非甾体抗炎药5～7天，配合理疗，给予患者心理安慰，鼓励积极配合治疗，避免长时间低头，建议行颈部活动操，若服药后出现腹痛、黑便等消化道症状需停药后就诊。

【思考题】

1. 不同类型颈椎病的特点。

2. 颈肩痛患者非手术治疗的方案有哪些？

3. 颈肩痛的健康教育。

（穆　琼）

第三十六节　腰　背　痛

【学习要点】　1. 掌握腰背痛常见的病因，识别恶性腰背痛。

2. 掌握腰背痛患者的红旗征。

3. 熟悉腰背痛患者的健康教育。

【定义】

腰背痛（low back pain，LBP）是一种以症状命名的疾病，是临床上对腰背部的疼痛、不适等症状的统称，该症状可能和多种病理情况及疾病相关，或找不到明确的致病因素。

【病因】

一、急性腰背痛

（一）感染性疾病

1. 胸腰椎结核　以腰椎结核最为常见，其次为胸椎结核，表现为持续性腰背部疼痛，于劳动、咳嗽时加重，伴有发热、盗汗、消瘦、食欲减退等全身症状，在病变部位有压痛、叩击痛及放射痛，属于肺外结核的表现之一。

2. 泌尿系统感染性疾病　常见于肾脓肿、肾盂肾炎、肾输尿管结石等，在腰痛情况下可合并有发热、食欲缺乏、疲乏无力等全身中毒症状，伴或不伴膀胱刺激征，即尿频、尿急、尿痛，体检时可发现有肾区叩击痛、输尿管点压痛等体征。

3. 带状疱疹　表现为皮肤烧灼样痛。

（二）急性腰扭伤

疼痛前常有诱因，在外力作用下使腰部的肌肉筋膜、肌腱和韧带发生不同程度的纤维断裂、挤压，继之产生水肿、炎症、肌肉痉挛等导致以腰痛为主的症状，可放射至背部及臀部疼痛。

（三）外伤性腰背痛

受到外部力量的撞击，甚至是开放性外伤可引起受伤部位的疼痛，非开放性外伤引起的腰背痛常较为隐匿，可为内脏伤、骨骼伤、神经损伤，有一定的危险性，认真询问病史及体格检查可作出诊断。

二、慢性腰背痛

（一）腰椎间盘突出症

是引起慢性腰痛的常见原因，腰痛伴单侧或双下肢疼痛、麻木，行走后加重，休息后减轻，有一半以上患者曾有不同程度的腰部损伤史。中央型腰椎间盘突出症患者在负压激增时（如排便、咳嗽、打喷嚏、搬运重物时），可能发生马尾神经损伤症状。

（二）腰椎管狭窄症（lumbar spinal stenosis syndrome，LSSS）

指因原发或继发因素造成椎管结构异常，椎管腔内变窄，导致马尾神经或神经根受压，出现以间歇性跛行为主要特征的腰腿痛，发病率仅次于腰椎间盘突出症。

（三）胸腰椎压缩性骨折

除外伤外，因骨质疏松所致的老年女性也是该疾病的常见人群，遇外伤或负重后症状加重。胸腰椎压缩性骨折多发生于下胸段和上腰段，常见症状为腰背痛，不敢活动，妨碍站立行走，可向胸腹部放射，呈束状带疼痛表现。

（四）强直性脊柱炎

早期病变处关节有炎性疼痛，多为颈腰背部双侧对称性疼痛。

（五）腰背肌筋膜疼痛综合征

见于有急性损伤或长期习惯性姿势不良及长时间的超负荷劳动史。临床上表现为持久性弯腰或负重后发生的腰部酸痛难忍，也可以发生在工作时并无明显疼痛，而在休息、深夜时可因腰痛而醒，体位为侧卧位时疼痛可稍有缓解。

（六）脊柱肿瘤

脊柱肿瘤早期的症状主要为腰背痛，据报道转移性恶性肿瘤的患者有 90% 首发为腰背痛，比其他症状早出现，常发生于中年以上人群，老年人多见，腰背痛特点为持续性进行性加重，夜间明显，卧床不能减轻，若肿瘤压迫神经根可产生下肢放射痛。

三、恶性腰背痛

（一）主动脉夹层

典型症状为撕裂样胸背、腰腹部剧烈疼痛，体位及止痛剂不能缓解，也有患者仅表现为腰背痛，主动脉造影是诊断该疾病的"金标准"，一旦确诊需依靠手术治疗，否则会有生命危险，是引起猝死的原因之一。

（二）急性心肌梗死

典型的心肌梗死表现为胸骨后压榨性疼痛，可放射至肩背部疼痛，是引起猝死的最常见原因。

（三）肾绞痛

常见于泌尿道结石，尤其是输尿管结石导致的突然发作的腰部剧烈疼痛，体位改变不能缓解，同时有血尿、恶心、呕吐等表现。

【病史、体格检查和辅助检查】

一、询问病史

可采用 RICE 问诊法进行问诊，了解患者的起病过程、疼痛程度、加重诱因，以及症状对生活的影响，能否配合治疗等，做好恶性腰背痛的症状鉴别，尤其需要询问既往史及控制情况，对疾病的诊断有重要价值。

二、体格检查

1. 脊柱查体　脊柱触诊和脊柱活动度检查，内容包括脊柱的对称性、活动范围、是否存在脊柱畸形，各个胸腰椎棘突、棘间、椎旁及肌肉的压痛情况，有无牵扯、放射性疼痛。若相应椎体压痛、叩击痛还需进一步了解支配区域感觉是否减退、温度觉是否异常等。

2. **神经系统查体** 根据病史采集的相关信息进一步检查下肢的感觉、肌力、腱反射和鞍区的检查。直腿抬高试验及加强试验、屈颈试验、胸腹垫枕试验等阳性可考虑为腰椎或椎管内疾病。

3. **胸部查体** 心脏检查尤其重要,有无心律失常、心音减弱、异常血管杂音等提示有恶性疾病。

4. **腰腹部查体** 腰腹部皮肤是否有皮疹,腹部柔软度、压痛的检查可了解是否有内脏损伤,肝区及双肾区是否有压痛、叩击痛。

三、辅助检查

1. **胸腰椎 X 线** 是最便利且经济的检查方法,在初级保健卫生机构易于施行,可协助发现脊柱的结构性变化。

2. **CT** 可以更加详细地评估脊柱骨性结构并进行三维重建,观察椎间孔及椎管形态,判断神经根的位置及是否受压。高度怀疑有实质内脏损伤患者可行腹部 CT 检查,针对可疑主动脉夹层患者需尽快完善主动脉增强CT检查了解血管情况。

3. **脊柱 MRI** 在发现感染、肿瘤、神经受压等方面比 X 线和 CT 更加敏感,在评估腰椎软组织结构方面更有优势。

4. **神经电生理学检查** 评估患者下肢肌力、神经传导、疼痛指数、时间力量曲线等。

5. **骨密度检查** 诊断骨质疏松的方法,主要用于判断是否骨质疏松引起的腰背痛,佐证腰椎压缩性骨折的病因。

6. **心电图及 B 超等**

【评估】

一、疼痛评估法

详见附录 18 疼痛评估。

二、以合并症状评估疼痛原因

合并不能解释的发热、乏力等全身症状的以感染性疾病为主;合并有放射性疼痛、腿部麻木、酸胀,尤其是行走后加重,以胸、腰椎椎体性疾病为主;合并既往有高血压、糖尿病、冠心病等慢性疾病的要注意恶性腰背痛的可能,需要立即完善相关检查,明确或者排除疾病。

三、评估疼痛对患者心理产生的影响

身体、心理、情感、社会因素等与健康相关的评估可采用相关量表的调查进行,如健康状况评分表 SF-36 量表等,心理评估应纳入腰背痛的病情评价中。

四、评估疼痛对患者生活产生的影响

日常生活活动能力评价是最为常用且最为经典的记录患者基本活动能力的评价方法,尤其对于疼痛较为严重的患者,根据疼痛对生活的影响可评估转诊条件、指导治疗、评价效果,以及从量表中提取诱发疼痛的相关因素,以避免复发。

腰背痛的诊断思路见 ER-2-36-1。

ER-2-36-1 腰背痛诊断思路

【治疗】

一、恶性腰背痛原发病的治疗

患者出现急性、严重的腰背痛,立即检查生命体征,然后迅速进行评估。急性心肌梗死和主动脉夹层是危及生命的主要疾病,死亡率较高,一旦诊断,需立即转诊。肾绞痛患者需立即使用止痛药物缓解症状,若已经发生肾盂积水,还需要了解肾功能情况。

二、保守治疗

1. 一般治疗　平卧硬板床,杜绝腰椎负重,减少腰背肌肉痉挛、减轻椎间盘内压,以缓解神经根的刺激和压迫。

2. 运动疗法　是腰背痛患者康复治疗的主要方法,在排除恶性腰背痛后在专业人员指导下进行运动疗法,包括广义的有氧运动、主动稳定性训练等,调整身体整体运动模式来改善疼痛并达到长期缓解效果。

3. 药物治疗

(1)抗炎镇痛药物:常用有氨酚羟考酮片、氨酚曲马多片,以及较常使用的非甾体抗炎药,包括对乙酰氨基酚、双氯芬酸钠缓释片等。

（2）肌肉松弛药：盐酸乙哌立松片和抗炎镇痛药合用治疗肌筋膜炎效果较好。

（3）神经营养药物：甲钴胺、腺苷钴胺、神经生长因子可促进受损的神经恢复。

（4）解除椎间盘水肿：无肾功能异常患者可适当使用甘露醇、呋塞米、七叶皂苷来减轻间盘水肿，无禁忌证患者还可使用激素类药物。

4. 物理治疗　是临床上治疗腰背痛应用最多的一种非损伤性治疗。

5. 中医中药治疗　中药的外用、离子导入、中医的针灸、推拿、按摩对改善局部软组织的肿胀疼痛、促进血液循环有一定的效果。

6. 心理治疗　向患者进行腰背痛科学知识的普及和教育，若已经出现过度焦虑、烦躁、抑郁的情况，可适当采用药物辅助治疗。

三、微创介入治疗

如局部痛点注射及穴位注射、微创介入手术。

四、手术治疗

椎体成形术可以解决因胸腰椎压缩性骨折所致的疼痛；合并有马尾神经受压、椎管狭窄、单根神经麻痹等腰椎间盘突出症者有手术指征。

五、健康教育

1. 避免腰部负重，搬运重物时应该在最大程度上减少腰椎间盘所承受的压力，睡眠或者平躺时不宜选用过于柔软的垫絮，建议采用侧卧睡姿，使肌肉完全松弛，避免肌肉牵拉紧张、刺激或压迫神经。

2. 正确的坐姿，避免久坐不动。

3. 女性进入围绝经期之前需要注意钙质的流失，晒太阳可以补充维生素 D，联合补充钙剂防止骨质疏松。

4. 老年人进行体育锻炼时，应先评估承受能力，防止腰部扭伤。

5. 加强腰背肌肉的锻炼可以改善局部血液循环，避免肌肉粘连引起局部无菌性炎症的发生，延缓和防治腰椎间盘突出症。游泳、瑜伽、太极拳等运动是推荐的较好的腰背肌肉锻炼方式，运动处方需个体化制订。

【红旗征及转诊指征】

1. 恶性腰背痛，诊断为急性心肌梗死、主动脉夹层、肾绞痛、肾脓肿、纵隔器官受损，存在生命体征不平稳的患者。

2. 反复多次出现腰背部疼痛，社区治疗效果不佳，已经并发心理疾病患者。

3. 合并有椎管狭窄、椎体滑脱、骨折、脊柱占位等有手术适应证患者。

4. 病因为重症炎症性疾病，如化脓性病变、脊柱结核等。

5. 急性腰扭伤或高处坠落伤，患者无法转身、活动等情况，需转诊到上级医院完善检查明确病情。

【随访计划】

给予初始保守治疗 4～6 周后复诊以观察治疗效果并协助明确诊断，已经明确病因者着重强调防止再次复发的诱因出现，做好健康宣教。未明确病因且症状持续加重者建议上级医院就诊。

【病例分析】

患者，女性，65 岁，退休工人。反复腰背部疼痛 2 个月，加重 2 天就诊。2 个月前出现腰部持续性疼痛，放射至周围背部及两侧肋骨区域疼痛，活动、翻身及咳嗽、打喷嚏时加重。2 天前超市购物回来后上述症状加重，转身即痛，无胸痛、胸闷、咳嗽、咯血，无下肢疼痛、麻木、行走困难。既往有糖尿病病史，口服"二甲双胍，早晚餐前 500mg"控制血糖，空腹血糖 7.0～8.0mmol/L。无高血压、冠心病病史，无烟酒史。

患者老年女性，根据患者慢性起病，急性加重及疼痛特点考虑为"腰椎压缩性骨折"可能性大，还需完善腰椎 X 线、腰椎 CT，甚至腰椎 MR 明确，还需排除恶性腰背痛的可能，心电图是常规检查，可及时发现心源性腰背痛，观察患者的疼痛变化，不可漏诊恶性腰背痛的原因。若患者为腰椎压缩性骨折，首先是制动，再转诊上级医院评估有无手术适应证。

【思考题】

1. 常见腰背痛的原因。

2. 慢性腰背痛患者健康教育内容。

（穆　琼）

第三十七节　关　节　痛

【学习要点】　1. 掌握关节痛常见病因、鉴别诊断、诊治流程。

2. 熟悉关节痛转诊指征。

3. 了解关节痛治疗。

【定义】

关节痛（arthralgia）指患者自述关节部位的疼痛感觉。

【概述】

导致关节痛的疾病有炎性关节病、系统性疾病的关节受累及代谢性疾病所致的关节疼痛。

【病因】

一、炎症

1. 非特异性炎症

（1）化脓性关节炎：多为单个大关节受累，起病急骤，伴有寒战、高热等毒血症表现，关节液为脓性，涂片革兰氏染色镜检或细菌培养可找到致病菌。

（2）病毒性关节炎：多种病毒感染后均可引起关节炎，大小关节均可累及，多为自限性疾病，无须特殊治疗。

2. 特异性炎症

（1）结核性关节炎：伴有消瘦、低热、盗汗、疲乏等全身中毒症状，早期关节明显肿胀及肌肉萎缩，后期关节畸形及功能障碍，结核菌素试验阳性，活动期红细胞沉降率（血沉）增快，关节液培养结核分枝杆菌阳性，X线检查关节间隙变窄，骨质破坏，周围有脓肿阴影。

（2）布鲁氏菌病：有布氏杆菌接触史，表现为长期发热、多汗、关节痛及肝脾大等，布氏杆菌抗体检测阳性，关节痛呈持续性广泛性钝痛，尤其发病早期发热不明显，极易误诊。

二、自身免疫性关节炎

1. 风湿性关节炎　表现为大关节游走性疼痛，关节红、肿、热、痛明显，活动受限，病变关节主要为膝、髋、踝等下肢大关节。急性期有发热、血沉增快、血清抗链"O"试验阳性，采用非甾体抗炎药治疗效果明显。

2. 类风湿关节炎（rheumatoid arthritis，RA）　对称性小关节受累为其特点，关节呈梭形肿胀，活动期有晨僵现象，晚期出现关节畸形，血清及关节液类风湿因子（rheumatoid factor，RF）检测阳性，X线示关节骨质疏松，关节间隙狭窄，软骨、骨质破坏，关节半脱位。

3. 成人斯蒂尔病　为全身结缔组织和自身免疫性功能异常疾病，是 RA 的一个特殊类型。临床以高热、一过性皮疹、关节痛和白细胞计数升高为主要表现，几乎 100% 的患者有关节痛，发病早期关节受累少，随疾病进展可表现为多关节炎，晚期可出现关节僵硬、畸形。

4. 系统性红斑狼疮（systemic lupus erythematosus，SLE）　常见于青年女性，患者面部有蝶形红斑，伴有脱发、光过敏、雷诺现象和发热、消瘦、疲乏等全身症状，抗核抗体阳性，抗双链 DNA 抗体和抗 Sm 抗体阳性为其特征性表现。

5. 强直性脊柱炎　男性多见，多在 35 岁前发病，早期表现为骶髂关节痛，随疾病进展可出现脊柱强直、僵硬、驼背等，X 线检查早期可无异常，或为双侧骶髂关节炎，晚期可见典型的"竹节脊柱"病变，RF检测阴性，人类白细胞抗原（human leukocyte antigen，HLA）B27 阳性。

三、内分泌代谢性疾病

1. 痛风　多见于体形肥胖的中老年男性和绝经期女性，病变多累及拇指和第一跖趾关节，患者在急性关节炎期夜间常突发剧烈疼痛而惊醒，饮酒、劳累、受寒，进食高嘌呤、高脂肪食物及感染、创伤、手术等可诱发关节痛。实验室检查可见血尿酸水平增高，关节液中中性粒细胞内有吞噬的尿酸盐结晶。X 线检查示急性期可见关节周围软组织肿胀，反复发作后，受累关节面不光滑，关节间隙变窄，可见痛风石沉积影，骨质呈穿凿样、虫蚀样缺损。

2. 骨关节炎　多发生于 50 岁以上中老年人，不伴有全身症状，病变关节可出现酸痛、轻度僵硬，活动时有摩擦音，不发生关节强直。关节液呈非炎性改变，X 线检查可见关节间隙变窄，骨赘形成，软骨下骨钙化，骨囊性变。

3. 糖尿病　糖尿病患者除糖代谢异常外，还常伴有钙、磷、镁等骨矿物代谢异常，可引起骨质疏松和骨质溶解。并发周围神经病变时下肢感觉障碍，不能抑制关节的过度活动，易导致关节损伤。并发周围血管病变时会加重脱钙，造成跖跗关节、跖趾关节等疼痛、畸形。

4. 甲状腺功能亢进症　疼痛多发生于腰背部、髋部、肋骨及四肢关节。

5. 肢端肥大症　生长激素分泌过多使骨、软骨、软组织细胞数增加，导致骨和软骨过度增生，关节囊增生等，表现为关节僵硬、肿胀、周期性疼痛，活动后加剧。

四、血液病性关节炎

1. 关节炎型过敏性紫癜　起病急骤，皮肤呈对称性紫癜（以四肢多见），腹痛和关节痛，以膝关节受累多见，为多发性、游走性和对称性。

2. 白血病性关节病　出现白血病的临床表现，血涂片及骨髓涂片镜检可见白血病细胞。儿童以四肢骨及关节受累为主，疼痛部位可固定，也可呈游走性。

五、创伤性关节痛

1. 创伤性关节炎　多发生于重体力劳动者或运动员，关节肿胀、压痛、运动障碍，活动过多时疼痛加重，X 线检查可见阳性改变。

2. 颞下颌关节脱位　前牙开合状不能闭嘴，涎液外流，语言不清，咀嚼、吞咽障碍，两颊变平，脸型变长，关节附近疼痛或肿胀，耳屏前凹明显，单侧脱位时下颌中线明显偏向健侧，X 线检查可见髁凸从关节凹移位至关节结节之前上方。

六、关节周围病变

1. 肩周炎　以肩关节疼痛和肩关节活动障碍为特征,左肩多于右肩,好发于 40 岁以上人群,女性多于男性。X 线检查未见骨质破坏,部分患者表现为骨质疏松。

2. 腱鞘囊肿　多见于中青年人,女性多于男性,腕背关节最常受累,表现为外形光滑、皮色正常、张力较大的凸起肿块,呈囊性感或骨突样感,有轻压痛。

七、其他原因

如肺癌,关节痛是其肺外表现之一。

【病史、体格检查和辅助检查】

一、询问病史

1. 起病急缓,有无诱因。

2. 关节痛的部位,是大关节、小关节,还是大小关节均受累。

3. 关节痛累计的数量,是单关节、小关节还是对称性多关节。

4. 关节痛的程度,有无规律,是持续痛还是间断痛,是否为游走性关节痛。

5. 有无关节红肿热,有无晨僵及关节变形,活动后是加重还是减轻。

6. 是否伴全身症状。

7. 有无家族史及既往治疗情况等。

二、体格检查

1. 4 字试验　阳性多提示骶髂关节的炎症、结核或股骨头坏死等病变。

2. 浮髌检查　出现浮髌现象提示关节腔内有积液。

三、辅助检查

1. 炎症指标　血沉和 C 反应蛋白是非特异性的炎症指标。

2. 非特异性免疫指标　IgA、IgG、IgM 和血清蛋白电泳可提示病变的发生、发展是否有免疫学异常参与。

3. 有鉴别诊断意义的指标

（1）RF 及抗环瓜氨酸肽（cyclic peptide containing citrulline，CCP）抗体：RF 明显增高对 RA 有较高的敏感性和一定的特异性，但阴性不能成为排除 RA 的依据。CCP 抗体具有更好的特异性，且可在关节炎早期出现，其对疾病预后的判断具有重要的价值。

（2）抗核抗体谱：抗 dsDNA 抗体对 SLE 的诊断有高的特异性；抗 SSA（Lo）抗体和抗 SSB（La）抗体阳性提示干燥综合征；抗 Jo-1 抗体阳性提示皮肌炎和多发性肌炎；抗 Scl-70 抗体阳性提示硬皮病（系统性硬化症）；抗 ul-RNP 抗体阳性提示混合性结缔组织病；抗 PM 抗体阳性多提示多发性肌炎和系统性硬化症重叠。SLE 可以出现上述任何一个抗体阳性。

（3）HLA-B27：强直性脊柱炎和其他脊柱关节病常伴有较高的 HLA-B27 阳性率。

（4）抗链球菌溶血素"O"试验滴度测定：增高提示有链球菌感染史，符合风湿热诊断标准，诊断为风湿热。急性关节炎之前有明确链球菌感染史，则考虑链球菌感染后反应性关节炎。

（5）抗中性粒细胞胞质抗体：对系统性血管炎有重要意义。

4. 其他检查　放射学、关节滑液、关节镜等。

【评估】

一、患者年龄与性别

RA 多发生于中青年女性，骨关节炎更多见于 60 岁以上的老年人，SLE 以育龄期妇女最常见，风湿热多见于青少年男女，青少年男性需注意脊柱关节炎，痛风常见于中老年男性，育龄期女性极少发生痛风。

二、病程长短与疼痛特点

1. 常见的急性关节炎为痛风性关节炎和急性感染性关节炎；慢性关节炎多为 RA、脊柱关节炎、结缔组织病相关的关节炎和慢性感染性关节炎（如结核等）。

2.夜间或休息后关节炎疼痛加重通常提示炎症疼痛；活动后症状加重，提示骨关节炎或非风湿病性骨关节疼痛。

三、重视受累关节的数量

1.单关节炎或寡关节炎　　指单个关节或≤4个关节（寡关节）的炎症。

（1）急性单关节炎常见于创伤性关节炎、感染性关节炎、痛风性关节炎。

（2）急性寡关节炎多见于反应性关节炎，起病时多限于个别关节，如膝、踝关节常见。

（3）慢性单关节炎多见于结核性关节炎。

（4）慢性寡关节炎常见于强直性脊柱炎、骨关节炎。

2.多关节炎　　≥5个关节受累为多关节炎。

（1）急性多关节炎见于急性风湿热、败血症关节炎、病毒感染。

（2）慢性多关节炎多见于 RA、慢性痛风性关节炎。

四、伴随症状不能忽视

1.伴有足跟痛或虹膜炎者首先考虑脊柱关节炎。

2.如合并银屑病者则需考虑银屑病关节炎可能。

3.伴有发热、蝶形红斑、脱发、口眼干燥或雷诺现象等常为弥漫性结缔组织病。

4.病前饮酒或大量进食海鲜等高嘌呤饮食可能为痛风关节炎。

5.病前2周有感染病史的下肢大关节炎可能为反应性关节炎。

关节痛的诊疗思路见 ER-2-37-1。

ER-2-37-1　关节痛的诊疗思路图

【治疗】

一、非药物治疗

1.运动疗法　　通过运动来纠正肌肉的不平衡和提高肌肉的耐力，同时恢复肌肉的柔韧性。

2. 物理治疗 包括局部冷疗和热疗、激光、微波及刮痧、拔罐、灸法、穴位疗法中医疗法等。

二、药物治疗

1. 非甾体抗炎药。

2. 糖皮质激素 根据患者病情,急性期可使用。

3. 中医中药治疗 中药内服、外敷,可促进消肿及炎症消散。

三、病因治疗(略,详见各疾病治疗指南)

四、健康教育

1. 帮助患者调整好心态,配合治疗,积极自我锻炼和减压。

2. 坚持合理营养、适度卧床休息,避免关节过度使用、受寒、负重。

3. 适当增加户外活动,有助于提高人体血清维生素 D 水平,预防肌肉萎缩。

4. 康复治疗,改善增龄所造成的肌肉质量与功能下降的有效的非药物治疗措施,可由专业医师根据个人身体条件开具相应运动处方,进行渐进性抗阻训练和柔韧性训练,以达到预防肌肉萎缩的目标。

【红旗征及转诊指征】

1. 确认外伤后关节痛不能除外急性骨科情况。

2. 关节痛,经社区治疗症状无明显缓解甚至加重者。

3. 病因长期不明确的关节痛。

【随访计划】

1. 门诊诊治 首次随访 1～2 周,进行关节查体,查血常规、C 反应蛋白、尿酸、肝肾功、关节 X 线片等。若关节痛情况稳定,2～4 周随访 1 次。

2. 出院后关节痛管理 首次随访 1～2 周,如关节痛病情稳定,4～8 周随访 1 次,如关节痛明显发作,及时处理并转诊。

【病例分析】

患者,男性,85 岁,因"发热伴左足背、右膝关节痛 1 周"入院。1

周前无诱因发热，体温最高38.7℃，伴左足背、右膝轻微疼痛，查血白细胞11.02×10^9/L，C反应蛋白170.67mg/L，尿酸496μmol/L，胸部CT未见急性炎症，予莫西沙星口服3天，体温降至正常。1天前再次发热，体温最高39.5℃，左足背及右膝红肿、疼痛加重。平素居家为主，运动少，喜甜食，常饮可乐。

高龄男性，急性起病，发热、关节痛，查体右膝关节、左足背红肿伴压痛，化验炎症指标明显升高，起病初莫西沙星治疗体温可降至正常，需排除关节腔感染。多发急性关节疼痛，还需鉴别反应性关节炎。但患者起病初没有其他系统感染的症状，暂不支持。结合血尿酸结果及饮食情况，考虑痛风可能性大。本例超声检查发现双轨征、痛风石，最后确诊为痛风关节炎。

【思考题】

1. 关节痛的分类方法有哪些？

2. 请列出至少5类常见关节炎的临床特点。

（闫　巍）

第三十八节　肌　　痛

【学习要点】　1. 掌握肌痛的分类、常见病因、转诊指征和随访管理。

2. 掌握肌痛的全科诊疗思路。

3. 熟悉肌痛的全科综合治疗。

【定义】

肌痛指肌肉的疼痛感，分为弥漫性肌痛和局限性肌痛，可见于多种疾病。

【概述】

肌痛在普通人群中的患病率2%～4%，多见于20～70岁人群，其发病可能涉及多种机制的相互作用，包括遗传易感性、紧张的生活事件、外周和中枢机制的相互作用等。

【病因】

一、弥漫性肌痛

1. 全身感染性疾病　如病毒性肺炎。

2. 内分泌疾病　如原发性醛固酮增多症，主要表现为顽固性高血压、低钾性麻痹、失钾性肾病、严重骨骼肌损伤等，此时患者的肌痛与低钾血症有关，经补钾后肌痛与肌无力症状很快缓解。

3. 代谢性疾病　如迟发型的脂肪、糖原及线粒体代谢性疾病。代谢性疾病的肌肉疼痛常和运动有关，而且伴明显的肌肉无力。

4. 免疫疾病　如风湿性多肌痛，本病为急性或亚急性起病，主要表现为颈、肩带、骨盆带肌肉对称性疼痛，无肌无力或肌萎缩。可有正色素正细胞性贫血，ESR 及 CRP 明显升高为其特征，对小剂量糖皮质激素敏感。

5. 血液系统疾病　如急性淋巴细胞白血病可以阵发性肌肉疼痛为首发临床表现。

6. 药物　如服用他汀类药物会产生肌肉毒性，主要包括横纹肌溶解、肌炎等。尤以辛伐他汀多见。

7. 消化系统疾病　如幽门梗阻/十二指肠壶腹出口梗阻，是由胃潴留导致胃酸分泌过多进而引起代谢性碱中毒和低钾血症，最终可引发横纹肌溶解，表现为全身肌痛。

8. 寄生虫病　如旋毛虫病是由旋毛线虫引起的人畜共患的寄生虫病，以横纹肌损害为主要表现，出现肌痛、肌酶升高等。

9. 非炎症性疾病　如纤维肌痛是一种病因不明的以全身广泛性疼痛以及明显躯体不适为主要特征的一组临床综合征，当患者不明原因出现全身多部位慢性疼痛，伴躯体不适、疲劳、睡眠障碍、晨僵以及焦虑、抑郁等，经体检或实验室检查无明确器质性疾病的客观证据时，需高度警惕本病，全身多处压痛点阳性是诊断必不可少的条件。

10. 神经、精神系统疾病　如抑郁症患者可出现躯体症状如头痛、头晕、四肢麻木、疼痛等需与神经系统疾病相鉴别。

二、局限性肌痛

1. **肌筋膜痛综合征** 本病男性多见，系由肌筋膜痛性激发点受刺激所引起的局限性肌肉疼痛，常伴有远距离牵涉痛，肌肉激发点周围常可触及痛性拉紧的带状或条索状包块，可伴有受累肌肉的运动和牵张范围受限、肌力减弱等。

2. **托洛萨 - 亨特综合征** 本病可由多种原因引起，如颈动脉瘤、胶原病、糖尿病、肿瘤、特异性肉芽肿病变或非特异性炎症。撕裂样剧烈头痛常为首发症状，疼痛部位多位于眼眶深部或周围。此病是海绵窦综合征的一种形式，任何发生于这一区域的炎症、肿瘤、出血或外伤都可引起类似症状。可用糖皮质激素试验性治疗以确诊。本病常有典型的症状和体征，疼痛和眼肌麻痹可自行缓解。

3. **异常剧烈运动** 如网球肘，患者主诉为握物用力时前臂酸痛加剧，尤以桡侧近肘关节的肌肉更为显著。

【病史、体格检查和辅助检查】

一、询问病史

1. **起病情况** 发病年龄、性别、工作性质、疫区旅居史和传染病患者接触史、有无诱因（如剧烈运动、服用他汀类药物、创伤等），起病缓急、肌痛的持续时间等。

2. **病情特点** 肌痛的发作规律、性质（如是弥漫性还是局限性肌痛）、部位（如果四肢受累，是近端明显还是远端明显）、诱发或加重因素等。

3. **伴随症状** 是否伴有咽痛、咳嗽、头痛、发热、烧灼感、发痒感；是否伴有代谢异常；有无口干、眼干等；有无淋巴结肿大；有无典型皮肤改变；有无乏力、便秘、体重增加；有无关节疼痛或肿胀；有无情绪低落、冷漠等。

4. **治疗经过** 做过哪些检查及结果？曾应用哪些药物、治疗方法及疗效。

5. **既往史** 有无免疫系统、呼吸系统、血液系统或甲状腺疾病等；有无特殊药物史。

6. **个人史、家族史** 生活方式、运动情况、心理社会因素、家庭结构、职业或环境暴露史;有无家族史。

二、体格检查

肌痛涉及的身体部位广泛,结合患者的症状体征,配合重点体格检查有助于诊断。

1. 生命体征　体温、呼吸、脉搏、血压。

2. 确定肌肉疼痛是否主要为四肢近端肌群受累,肌肉压痛、肌力、肌张力情况。

3. 皮肤是否有皮疹、瘀斑,面部、双上肢皮肤色素加深,是否提示有特异性疾病,全身浅表淋巴结是否可触及肿大。

4. 全身关节查体　是否肿胀、皮温升高、压痛。

5. 是否有其他系统及脏器受累体征。

三、辅助检查

1. 感染性疾病　血清学和病原学检查或影像学检查。

2. 内分泌疾病　血清促肾上腺皮质激素、促性腺激素释放激素、生长激素、类胰岛素生长激素、甲状腺素等。

3. 代谢性疾病　骨骼肌病理检查。

4. 免疫系统疾病　以风湿性多肌痛为例,可完善血常规、ESR、CRP、肝功能、白细胞介素(IL)-6、抗核抗体和其他自身抗体及类风湿因子、肌电图和肌肉活检、B超、磁共振成像等。

5. 血液系统疾病　血常规、骨髓、细胞化学检查、细胞遗传学及分子生物学等。

6. 药物相关肌痛　肝肾功能、肌酸激酶。

7. 寄生虫病　以旋毛虫病为例,血常规、血清学如血清特异性抗体检测(CF、MAT、IFA、ELISA、血凝抑制试验)、血常规、血生化、红细胞沉降率、C反应蛋白等、肌肉活检。

肌痛的诊疗思路见ER-2-38-1。

ER-2-38-1　肌痛诊疗思路

【评估】

疼痛是很多疾病主要的症状之一,亦是心身综合反应的结果。由于患者对相关知识缺乏了解，多数患者表现出明显的焦虑、恐惧和睡眠障碍，可应用相应量表评估。

【治疗】

一、病因治疗（略，详见各疾病指南）

肌痛的治疗关键在于病因治疗，很多肌痛患者往往存在多种病因，故应该同时治疗才能更好控制症状。

二、对症治疗

1. 镇痛药物　对初发或较轻病例可试用 NSAIDs，以控制症状。对于非阿片类中枢性镇痛药，使用时需注意药物耐受或依赖。

2. 镇静催眠类药物　可有助于患者改善睡眠，但对疼痛缓解效果不明显。如唑吡坦、佐匹克隆。

三、经验性治疗

肌痛的经验性治疗是指病因诊断不确定的情况下，根据病情和可能的诊断给予相应治疗措施，通过治疗反应来确立或排除诊断。经验治疗有一定的盲目性，应注意排除肿瘤性疾病。针对潜在病因进行经验性治疗无效者，建议及时到有条件的医院进行相关检查明确病因。以老年男性肌痛、晨僵伴发热半个月且血沉增快原因待查为例，在积极完善相关检查并查找病因的基础上，需要对症退热、抗炎、镇痛，必要时可使用激素，依据治疗效果，逐步排除。

四、其他

如针刺治疗、按摩治疗、低能量激光、经颅磁刺激、经颅电刺激、认知行为及心理治疗、正念心理训练等治疗方法。

五、健康教育

1. 帮助患者正确认识并积极乐观地对待疾病使其明确治疗目标。

2. 宣传疾病知识、治疗计划与策略、预期结局。

3. 鼓励自我管理，包括疼痛应对、改善睡眠卫生、科学运动、合理饮食、药物治疗和非药物治疗。

4. 必要时给予心理疏导及支持。

【红旗征及转诊指征】

1. 肌痛伴突发可能危及生命的疾病。

2. 肌痛病因无法明确时，或怀疑为肿瘤、特殊菌感染、免疫疾病、药物毒副作用等需要进一步检查和专科治疗的疾病。

3. 引起肌痛的基础疾病病情加重，药物治疗效果不佳者。

4. 出现新的体征或原有体征加重者，如肌痛剧烈且长时间不能缓解、出现大汗、暴发性疼痛等。

【随访计划】

给予初始治疗后，可建议患者1~2周复诊以观察治疗效果并协助明确诊断，调整治疗药物。已经明确肌痛病因并给予相应治疗者，按照不同疾病告知患者复诊时间和随访疗程。

【病例分析】

患者，男性，78岁，有高血压病史10年。1个月前自觉着凉后发热，体温36.5~38.7℃，双侧髋关节及右侧大腿肌肉剧烈疼痛，伴头痛，先后予阿奇霉素、头孢曲松及布洛芬治疗，疼痛无明显缓解，并出现双肩关节疼痛，伴有晨僵。查体：T 38℃，心、肺、腹部查体无异常。颞动脉搏动正常，无压痛，双肩、双髋关节压痛、活动受限，4字征阳性，四肢肌力和肌张力正常。辅助检查：ESR 54mm/h；CRP 83.70mg/L；骨盆MRI示右侧髂腰肌脓肿伴周围软组织感染可能，右侧髋关节少量积液。先后予莫西沙星、利奈唑胺等多种抗生素治疗均无效。风湿免疫科会诊考虑"风湿性多肌痛"。

该患者突出的临床表现为肩颈及骨盆带的剧烈疼痛。最初髋关节MRI提示右侧髋关节少量积液伴周围软组织渗出，关节滑膜炎，容易想到非特异性炎症。应用消炎止痛药物无效，疼痛剧烈，复查髋关节MRI提示右侧髂腰肌脓肿伴周围软组织感染，右侧髋关节少量积液，可能误诊为关节感染性病变。在排除了结核、真菌等感染，且多种抗生素抗感染无效，加之患者肿瘤系列和免疫系列等均未见明显异常，结合患者关节超声典型的滑囊炎表现，考虑风湿性多肌痛。小剂量激素诊断性治疗后，患者的病情好转，支持诊断。

全科医生在接诊肌痛患者时，需进行详细的病史采集，结合患者一般情况及临床表现，进行仔细的体格检查，根据初步印象，开展必要的实验室检查，初步判断是否为常见原因引起的肌痛，若原因不能明确，可密切观测患者症状变化情况，及时转诊至专科治疗。

【思考题】

1. 简述肌痛的常见病因。

2. 简述肌痛的诊断和治疗。

3. 简述肌痛的转诊指征。

（闫　巍）

第三十九节　周　身　疼　痛

【学习要点】　1. 掌握周身疼痛分类、常见病因、转诊指征、随访管理。

2. 熟悉周身疼痛全科诊疗思路。

【定义】

疼痛是一种与实际或潜在的组织损伤相关的不愉快感觉和情绪情感体验，或与此相似的经历。周身疼痛通常指全身肌肉、关节、骨骼、内脏等的疼痛，可见于多种疾病。

【概述】

疼痛存在着正反两方面作用，当其表现为症状时，是躯体报警器，及早发现身体隐患并且就医；另一方面，即使疼痛诱因已经祛除，躯体疼痛仍然持续，并且影响到患者生存质量及情感，甚至有些疼痛自始至终也查不出病因，这类疼痛本身就是一种疾病，比如带状疱疹后遗神经痛、患肢痛等。

【病因】

一、感染性疾病

（一）流感

流感病毒感染主要病因，临床表现为畏寒、高热、周身疼痛、无汗。

（二）肺炎

如大叶性肺炎主要是由肺炎球菌引起，多发生于青壮年男性。临床症状有突然寒战、高热、咳嗽、胸痛、咳铁锈色痰、周身疼痛。

（三）结核

如骨关节结核可表现周身疼痛。X线片提示有骨质破坏。

（四）艾滋病

可出现乏力、咽痛、精神差、周身疼痛，易被误诊为其他疾病。

（五）带状疱疹

是水痘 - 带状疱疹病毒首次感染后潜在于感觉神经元的病毒再次激活引起的感觉神经节、神经、皮肤的疾病，可表现为周身疼痛。

二、非感染性疾病

（一）免疫性疾病

如干燥综合征是一种主要累及外分泌腺体的慢性炎症性自身免疫病。临床上遇有口干、眼涩及关节痛的患者应考虑到本病，及时查抗核抗体、抗 SSA、抗 SSB 抗体。

（二）内分泌性疾病

如原发性甲状旁腺功能亢进，国内以骨型、肾骨型、肾型多见。骨型主要表现是骨痛、下肢痛、腰背痛，还可有牙齿松动、骨骼变形、躯体短缩和病理性骨折等，主要累及颅骨、四肢长骨和锁骨等。

（三）代谢性疾病

多系统受累症状为代谢产物沉积所致。

（四）血液系统疾病

如非霍奇金淋巴瘤是一组起源于淋巴结或结外淋巴组织的恶性肿瘤，其首发表现多为淋巴结肿大。少数以其他症状为首发表现，如腹腔积液、胸痛、胸腔积液、呕血、周身疼痛、过敏性紫癜等。

（五）骨质疏松

骨质疏松与雌激素不足引起肠钙吸收降低，尿钙排出增加，产生负钙平衡，骨吸收大于骨形成，骨转换率增高，骨量丢失有关。骨质疏松引起的负重性疼痛或自发性周身疼痛。

（六）癌症性疼痛

癌性疼痛是疼痛部位需要修复或调节的信息传到神经中枢后引起的感觉。原发性骨肿瘤或其他恶性肿瘤造成骨转移可引起骨相关事件，如骨痛、病理性骨折等从而引起周身疼痛。

（七）高负荷体力劳动或运动

高负荷体力劳动或运动后引起肌肉组织缺氧，体内乳酸堆积而出现周身疼痛，多表现为酸痛感。

（八）其他疾病

如淀粉样变、药物过敏、中毒时可表现为周身疼痛。

（九）精神－心理疾病

精神-心理疾病如焦虑症、抑郁症、精神分裂症等，可能引起周身疼痛症状。

【病史、体格检查和辅助检查】

一、询问病史

1. R（reason）——患者就诊的原因

（1）起病情况：发病年龄，有无诱因，起病缓急、周身疼痛的持续时间等。

（2）病情特点：如周身疼痛的发作规律、性质、诱发或加重因素、体位影响等。

（3）伴随症状：是否伴有咽痛、咳嗽、头痛、发热、烧灼感、发痒感；是否伴有代谢异常；有无口干、眼干等；有无淋巴结肿大；有无典型皮肤改变、周期性发作性腹痛、神经系统异常、尿色改变等。

（4）治疗经过：做过的检查，曾应用哪些药物和治疗方法，效果如何。

（5）既往史：有无家族史、职业或环境暴露史；有无服用特殊药物或其他药物史；有无免疫系统、呼吸系统、血液系统或甲状腺疾病等。

2. I（idea）——患者对自己健康问题的想法

（1）引起患者周身疼痛的可能原因。

（2）患者对导致其周身疼痛原因的想法。

3. C（concern）——患者的担心

（1）患者担心的是什么？

（2）患者需要怎样的帮助？

4. E（expectation）——患者的期望　如何采用综合措施解决引起周身疼痛的病因？

二、体格检查

周身疼痛涉及的身体部位广泛，故身体各部位查体均很重要。结合患者的症状体征，配合重点体格检查，有助于诊断。

三、辅助检查

1. 感染性疾病建议进行血清学检测、病原学检查或影像学检查。

2. 对于既往检查仍无法明确病因，或针对常见病因治疗无效，或怀疑肺炎、肺癌等病因的周身疼痛患者，行胸部 CT、肿瘤标志物等检查。

3. 怀疑结核病因　X 线、红细胞沉降率、局部穿刺和术后病理有助于诊断。

4. 艾滋病急性感染期的临床表现无特异性，对 HIV 抗体确认结果不确定、回报 HIV 抗体"可疑报告"之后应密切随访，以尽早明确诊断。

5. 由于亲感觉神经的水痘 - 带状疱疹病毒在感染个体时会损伤不同类型的神经纤维而出现不同的临床表现，要仔细辨别患者痛觉、温度觉或浅感觉变化程度和类型的差异，充分关注检查周围神经损伤的范围，以便细化带状疱疹后神经痛临床分型，进而促进分类治疗，提高疗效，降低复发率。

6. 类风湿因子、抗链"O"、IgG、IgM、IgA、血沉、C 反应蛋白、抗Sm、RNP、SSA、SSB、抗 Jo-1、ScL-70、抗核糖体抗体，抗核抗体，抗双链 DNA 抗体等阳性，支持免疫系统疾病。

7. 当血清钙升高，血清磷降低、尿钙、尿磷升高、甲状旁腺激素升高、碱性磷酸酶升高、X 线片显示全身性骨质疏松，有助于原发性甲状旁腺功能亢进的诊断。

8. 若临床提示有卟啉病综合征或相应的家族史,完善尿、便、血中卟啉及定量检查有助于明确诊断卟啉病。

9. 当患者出现外周血涂片异常并伴有淋巴结肿大时,可行骨穿做骨髓细胞学、骨髓活检、免疫组化染色、淋巴结活检有助于诊断。

10. 骨密度检查 周身疼痛的诊疗流程见 ER-2-39-1。

【评估】

周身疼痛具体评估方法参考附录 18 疼痛的评估。

ER-2-39-1 周身疼痛诊疗流程

【治疗】

一、病因治疗(略,详见各疾病指南)

周身疼痛治疗关键在于病因治疗,须注意,有时存在多种病因,故应该同时治疗。

二、对症治疗

(一)第一阶梯药物

以 NSAIDs 和对乙酰氨基酚为主,代表药物如阿司匹林、布洛芬、氟比洛芬及塞来昔布。

注意事项:

(1)NSAIDs 类药物存在天花板效应,即剂量增加而其镇痛效果不增强,但不良作用不断加重的现象,应注意最大剂量的限定。

(2)副作用的防治,如干扰血小板的聚集、胃肠道黏膜的损害及对肾脏的不良作用等,大剂量的 NSAIDs 使中枢神经系统兴奋性增高;即使按正常推荐的剂量长期服用,对乙酰氨基酚和 NSAIDs 药物都会产生肝毒性。

(3)对阿司匹林或某种 NSAIDs 过敏的患者可能对其他 NSAIDs 有交叉过敏反应。

(4)长期应用 NSAIDs 药物,有潜在心血管并发症风险。

(二)第二阶梯药物

以弱阿片类药物为主的镇痛药物,如曲马多及可待因等。中等强

273

度疼痛（疼痛明显不能忍受，睡眠受影响，视觉模拟评分在 4 分以上）而 NSAIDs 不能有效镇痛时，选用第二阶梯镇痛药。此类药物不良作用包括恶心、呕吐、头晕、便秘及呼吸抑制。

（三）第三阶梯药物

为强阿片类镇痛，国内常用的有吗啡、羟考酮、芬太尼，主要用于癌性疼痛的镇痛治疗。主要特点有：

1. 疗效与剂量相关　相对于 NSAIDs 的天花板效应，该类药物无封顶效应，无极量限制。

2. 应用剂量的滴定使用原则　即从小剂量开始，逐渐增量。

3. 无成瘾性　治疗剂量内引起成瘾罕见。

4. 不良反应　恶心、呕吐、尿潴留及皮肤瘙痒等不良反应，集中于用药早期，反应轻微应坚持使用或者对症处理，待不良反应消失后逐渐增量。

三、周身疼痛的经验性治疗

当客观条件有限时，周身疼痛的经验性治疗可以作为一种替代措施，针对潜在病因进行经验性治疗 4 周无效者，建议及时到有条件的医院进行相关检查明确病因。

四、中医中药治疗

宋代骆龙吉《增补内经拾遗方论》最早提出周痹即周身疼痛。中医外治包括穴位贴敷、针刺、艾灸、拔罐、刮痧等。

五、健康教育

1. 基础指导　相关知识培训，让患者按医嘱定期复诊，规律用药。

2. 健康宣教　改善生活方式，包括饮食、饮酒、运动等。

3. 心理疏导及支持。

4. 出现原有症状加重或危及生命时需要紧急转诊。

【红旗征及转诊指征】

1. 周身疼痛伴突发可能危及生命的疾病。

2. 周身疼痛病因无法明确时，或怀疑为结核病、肺内占位、免疫疾病等需要进一步检查和专科治疗的疾病。

3. 引起周身疼痛的基础疾病病情加重，药物治疗效果不佳者。

4. 出现新的体征如大汗、多系统疼痛、暴发性疼痛，或原有体征加重者，如周身疼痛剧烈且长时间不能缓解。

【随访计划】

给予初始治疗后，可建议患者1～2周复诊以观察治疗效果并协助明确诊断，调整治疗药物。已经明确周身疼痛病因并给予相应治疗者，按照不同疾病告知患者复诊时间和随访疗程。

【病例分析】

患者，女性，38岁，因"周身疼痛10年"就诊疼痛门诊。患者10年前周身疼痛，开始较轻微，时断时续。2年前双腿疼痛剧烈，曾以股骨纤维瘤两次手术，一直卧床。数月前周身疼痛剧烈。家族史：5个孩子中3个夭折，最大2岁，最小3月龄，均因生后抽搐诊断缺钙。查体：双侧腹股沟、腋后线第9、10肋疼痛严重，活动受限，双肩部疼痛较轻，压痛明显，骨科检查无阳性发现。辅助检查：肝功能正常，ESR 10mm/h，类风湿因子阴性。胸骨穿刺行骨髓检查3次没有成功。进一步查血钙2.9mmol/L，血磷正常，AKP 1 100U/L。胸部X线检查示肋骨有串珠，肋骨囊肿样变。甲状腺彩超正常。

本病例门诊诊断甲状旁腺功能亢进症可疑，进一步查血PTH 100.16ng/dl，明显高于正常，行手术探查为甲状旁腺腺瘤。手术切除后症状明显好转，随访2个月，血钙及甲状旁腺激素正常。

本例以疼痛为首发和最主要症状，由于患者血钙水平持续升高，孕期可导致胎儿降钙素分泌增多，以至于婴儿出生后由于体内降钙素水平增高，导致血钙降低，引起婴儿抽搐。患者误诊达10年余之久，主要没有考虑到代谢性疾病引起的骨病，应该引起我们注意，特别是全科门诊更要注意患者有无全身疾患，详细询问病史，减少误诊发生率，避免患者遭受不必要痛苦。

【思考题】

1. 简述周身疼痛的常见病因。

2. 简述周身疼痛的诊断和治疗。

3. 简述周身疼痛的转诊指征。

（闫　巍）

第四十节　潮热与盗汗

　1. 掌握潮热与盗汗的常见病因、转诊指征和随访管理。

2. 掌握潮热与盗汗的全科诊疗思路。

3. 熟悉潮热与盗汗的全科综合治疗。

【定义】

潮热指反复出现短暂的面部、颈部及胸部皮肤阵阵发红，伴有烘热，继之出汗，一般持续 1～3 分钟。盗汗是中医的一个病证名，指人在入睡后异常出汗，醒后出汗症状即停止。

【概述】

潮热与盗汗可伴随发生，也可单独发生。症状轻者每日发作数次，严重者十余次或更多，夜间或应激状态易促发。潮热与盗汗最常见于绝经期妇女，潮热、盗汗持续存在会对患者的生活、心理造成严重影响，临床医生需根据患者的性别、年龄以及其他伴随症状进行全面的分析。

【病因】

一、绝经综合征

绝经综合征（menopause syndrome）指妇女绝经前后出现性激素波动或减少所致的一系列躯体及精神心理症状。绝经分为自然绝经和人工绝经，其中人工绝经者更易发生绝经综合征。潮热是绝经综合征的典型表现，为血管舒缩功能不稳定所致，是雌激素降低的特征性症状。

二、结核感染性疾病

潮热、盗汗可见于结核感染性疾病，如肺结核、脊柱结核等。

三、其他病因

霍奇金淋巴瘤、糖尿病自主神经病变、自主神经功能紊乱等。

【病史、体格检查和辅助检查】

一、询问病史

1. 起病情况　发病年龄，有无诱因，起病缓急等。

2. 病情特点　潮热的表现，出汗的多少，是单纯潮热，还是两者均有发生等。

3. 伴随症状　是否伴有心悸、胸闷、胸痛、呼吸困难；是否伴有眩晕、头痛、失眠、耳鸣；是否伴有激动易怒、焦虑不安或情绪低落、抑郁等情绪症状；有无咳嗽、咳痰、发热；有无颈部肿块等。

4. 治疗经过　做过的检查及结果；曾应用哪些药物和治疗方法及疗效。

5. 既往史　女性询问月经史，有无肺结核传染病接触史，有无放射线及化学毒物接触史等。

二、体格检查

除一般体格检查外，需重点关注全身浅表淋巴结有无肿大，若触到肿大淋巴结，应描述大小、硬度、活动度、有无压痛、有无融合等；还应注意呼吸系统查体，尤其是肺部听诊，要注意双肺呼吸音及有无哮鸣音、湿啰音。

三、辅助检查

1. 实验室检查　包括肝肾功能、血脂、血糖、血常规、糖化血红蛋白、性激素、结核相关检查等。

2. 超声检查　考虑绝经综合征者应完善乳腺及妇科超声检查，为治疗提供依据；淋巴结肿大者应完善淋巴结超声检查。

3. X 线检查　怀疑肺结核者胸部 X 线检查为常规检查，进一步可行胸部 CT 检查。

潮热与盗汗病因及诊疗思路图总结如 ER-2-40-1 所示。

ER-2-40-1　潮热与盗汗病因及诊疗思路图

【评估】

潮热与盗汗的评估有助于病情评估及疗效观察。

1. 视觉模拟评分（VAS）　由患者根据自己的感受在标记 0～10cm 或者 0～100mm 的直线上划记相应刻度以表示潮热与盗汗的严重程度。VAS 的评分等级划分详细，有助于治疗前后的纵向比较。

2. 盗汗程度评估

（1）轻型盗汗：轻型盗汗患者多数在入睡已深，或在清晨 5 时许或在醒觉前 1～2 小时汗液易出，量较少。

（2）中型盗汗：多数入睡后不久汗液即可泄出，甚则可使睡装湿透，醒后汗即止，揩拭身上的汗液后，再入睡即不再出汗。这种类型的盗汗，患者常有烘热感，热作汗出，醒后有时出现口干咽燥的感觉。

（3）重型盗汗：重型盗汗的患者，汗液极易泄出。入睡后不久或刚闭上眼即将入睡时，即有汗液大量涌出，汗出后即可惊醒，醒后汗液即可瞬时收敛，再入睡时可再次出汗。出汗量大，严重者可发生脱水及电解质紊乱，威胁到患者的健康和生命。

【治疗】

一、病因治疗

这里主要针对绝经综合征进行介绍，其他如结核、霍奇金淋巴瘤等一旦确诊可到专科进行治疗。

激素补充治疗是针对绝经相关健康问题而采取的一种医疗措施，可有效缓解绝经相关症状，有适应证且无禁忌证时选用。

（1）适应证：①绝经相关症状：潮热、盗汗、睡眠障碍、疲倦、情绪障碍如易激动、烦躁、焦虑、紧张或情绪低落等。②泌尿生殖道萎缩相关的问题：阴道干涩、疼痛、排尿困难、性交痛、反复阴道炎、反复泌尿系统感染、夜尿多、尿频和尿急。③低骨量及骨质疏松症。

（2）禁忌证：已知或可疑妊娠、原因不明的阴道流血、已知或可疑患有性激素依赖性恶性肿瘤、最近 6 个月内患有静脉或动脉血栓栓塞性疾病、严重肝肾功能障碍、脑膜瘤（禁用孕激素）等。

（3）慎用情况：子宫肌瘤、子宫内膜异位症、子宫内膜增生史、尚未控制的糖尿病及严重高血压、有血栓形成倾向、胆囊疾病、癫痫、偏头痛、哮喘、高催乳素血症、系统性红斑狼疮、乳腺良性疾病、乳腺癌家族史，以及已完全缓解的部分性激素依赖性妇科恶性肿瘤，如子宫内膜癌、卵巢上皮性癌等。

（4）用药方法：可采用口服或、经阴道给药、经皮肤给药。用药剂量应选择最小剂量和与治疗目的相一致的最短时期。还需定期评估，明确受益大于风险方可继续应用。停用雌激素时，一般主张缓慢减量或间歇用药，逐步停药，防止复发。

（5）副作用及危险性：性激素补充治疗时可引起子宫异常出血、乳房胀痛，导致子宫内膜癌、卵巢癌、乳腺癌及心血管疾病及血栓性疾病风险增加。

二、对症治疗

1. 选择性 5- 羟色胺再摄取抑制剂　可有效改善血管舒缩症状及精神神经症状。

2. 谷维素　有助于调节自主神经功能。

三、中医中药治疗

祖国医学治疗绝经综合征具有独特的优势。中医治疗主要是辨证施治，根据不同的证型进行不同的治疗。如右归丸用于肾阳虚，左归丸用于肾阴虚，天王补心丹用于心肾不交型，金匮肾气丸用于脾肾阳虚型。此外，还能配合中医外治法，包括穴位贴敷、针刺、艾灸、拔罐、按摩推拿等。

四、健康教育

1. 向围绝经期妇女解释绝经过渡期的生理过程，减轻患者心理负担，保持乐观的心态。

2. 健康饮食,摄入足量蛋白质、维生素及含钙丰富食物。

3. 坚持运动,增加日晒及户外运动时间。

4. 保证良好的睡眠及充足的睡眠时间,必要时选用适量镇静药助眠。

5. 告知患者若出现发热、咳嗽、胸痛、痰中带血、阴道流血、触及体表肿块等情况及时就诊。

【红旗征及转诊指征】

1. 潮热、盗汗伴不规则阴道流血。

2. 伴有低热、咳嗽、咳痰、喘息。

3. 颈部及身体浅表部位发现无痛性进行性增大的肿块。

4. 治疗效果不佳或出现新的症状。

【随访计划】

考虑绝经综合征的患者,给予初始治疗后,可建议患者1～2周复诊以观察治疗效果,若症状无缓解,可建议患者至上级医院就诊。已经明确为结核、霍奇金淋巴瘤、糖尿病等疾病的患者可告知患者按照专科医生的要求按时复诊。

【病例分析】

患者,女性,51岁,退休工人。潮热、盗汗、心悸3个月就诊。发病无明显诱因,常出现阵发烘热、出汗、心悸,每日发作10余次,且常感疲倦,情绪不稳定,激动易怒,夜间睡眠欠佳,早醒,自觉注意力不易集中,记忆力明显减退。自行服用"谷维素""六味地黄丸",症状无明显改善。1年前已绝经,否认高血压、糖尿病病史,否认食物、药物过敏史。

患者中年女性,1年前已绝经,属于围绝经期妇女,根据患者的年龄、性别及典型症状,诊断考虑绝经综合征,患者服用了一段时间的谷维素及六味地黄丸,效果不佳,且症状较重,下一步可考虑使用性激素治疗,但使用前需对患者的乳腺、子宫及身体的基础情况进行评估。另外,需对患者进行健康教育,指导患者饮食、运动,疏导情绪,改善睡眠,必要时可建议患者至精神科就诊,协助处理。

【思考题】

1. 简述潮热、盗汗的定义和常见病因。
2. 简述绝经综合征的诊断和治疗。

（吴亚楠）

第四十一节 月 经 异 常

【学习要点】 1. 掌握月经异常的常见病因、转诊指征及全科诊疗思路。
2. 熟悉月经异常的全科综合治疗。

【定义】

月经异常指正常月经的周期频率、规律性、经期长度、经期出血量中的任何 1 项出现异常。本节还包括痛经，痛经表现为妇女经期或行经前后，周期性发生下腹部疼痛，痛经严重时可影响工作和日常生活。

【概述】

月经异常是妇科最常见的症状。正常月经受神经内分泌系统的调节，当机体受内部和外界各种因素，如精神紧张、营养不良、代谢紊乱、慢性疾病、环境及气候骤变、饮食紊乱、过度运动、酗酒以及其他药物等影响时，可通过大脑皮质和中枢神经系统，引起下丘脑 - 垂体 - 卵巢轴功能调节或靶器官效应异常而导致月经失调。

【病因】

一、月经频发

指月经周期少于 21 日，常见于排卵期出血、服用减肥药或避孕药、卵巢功能衰退及多囊卵巢综合征等。

二、月经稀发

指月经周期大于 35 日，常见于服用减肥药或避孕药、卵巢功能衰退及多囊卵巢综合征等。

三、月经过多

指月经出血量大于 80ml，常见于无排卵性功能失调性子宫出血、卵巢功能早衰、多囊卵巢综合征、子宫平滑肌瘤、服用抗凝药物、血液系统疾病等。

四、月经过少

指月经出血量小于 5ml，常见于服用减肥药或避孕药、卵巢功能早衰、过度节食、减肥等。

五、月经淋漓不尽

指月经周期超过 7 日，包括 7 日，常见于卵巢功能早衰、多囊卵巢综合征、子宫平滑肌瘤、子宫内膜炎、服用抗凝血药物、血液系统疾病等。

六、闭经

指半年及半年以上无月经来潮，常见于妊娠、卵巢功能衰退、多囊卵巢综合征、内分泌疾病、严重营养不良等。

七、痛经

通常分原发性和继发性痛经两类。原发性痛经指生殖器官无明显器质性病变的痛经，又称功能性痛经，多见于青春期女性；继发性痛经指因生殖器官器质性病变引起的痛经，病因包括子宫内膜异位症、急慢性盆腔炎、生殖器官肿瘤等。

月经异常常见病因分类见 ER-2-41-1。

ER-2-41-1 月经异常常见病因分类

【病史、体格检查和辅助检查】

一、询问病史

1. 起病情况　发病年龄，有无诱因，起病缓急等。

2. 病情特点　月经的周期频率、经期的长短、月经量、颜色、有无痛经等。

3. **伴随症状** 是否伴有头晕、乏力；有无睡眠障碍、情绪紧张、焦虑等。

4. **治疗经过** 做过哪些检查及结果；曾应用哪些药物和治疗方法，效果如何。

5. **既往史** 月经史、婚育史、避孕措施、排除妊娠；有无生殖器肿瘤、感染、血液系统及肝、肾、甲状腺疾病等；近期有无服用干扰排卵的药物或影响凝血功能的药物；有无节食、减肥，近期工作生活情况等。

二、体格检查

重点关注妇科检查，其次根据患者的临床特点进行重点查体。妇科检查应排除阴道、宫颈及子宫结构异常和器质性病变，确定出血来源。重点查体要注意生命体征、体重指数（BMI）、皮肤痤疮、有无瘀点、瘀斑，有无贫血、黄疸，有无浅表淋巴结肿大，有无腹部压痛、肿块，有无肝脾大，移动性浊音等。

三、辅助检查

1. 实验室检查

（1）全血细胞计数、凝血功能检查。

（2）尿妊娠试验或血 HCG 检测：除外妊娠相关疾病。

（3）性激素测定：通过测定下次月经前 5～9 日（相当于黄体中期）血孕酮水平估计有无排卵，孕酮浓度<3ng/ml 提示无排卵。同时应在早卵泡期测定血黄体生成素（luteinizing hormone，LH）、卵泡刺激素（follicle stimulating hormone，FSH）、催乳素（prolactin，PRL）、雌二醇（estradiol，E_2）、睾酮（testosterone，T）、促甲状腺激素（thyroid stimulating hormone，TSH）水平，以了解无排卵的病因。

2. 超声检查 了解子宫附件和子宫内膜厚度及回声，以明确有无宫腔占位性病变及其他生殖道器质性病变等。

3. 基础体温测定 是诊断无排卵性子宫出血最常用的手段，无排卵性基础体温呈单相型。

4. 刮宫或子宫内膜活检 以明确子宫内膜病理诊断，刮宫兼有诊断和止血双重作用。适用于年龄>35 岁、药物治疗无效或存在子宫内膜癌高危因素的异常子宫出血患者。

5. 宫腔镜检查　可直接观察到宫颈管、子宫内膜的生理和病理情况，直视下活检的诊断准确率显著高于盲取。

月经异常诊断思路见 ER-2-41-2。

ER-2-41-2　月经异常诊疗思路

【治疗】

本节主要阐述由于服用减肥药、避孕药、精神类药物，或者由于精神、环境等因素导致的月经异常，而无严重器质性疾病者。由于全身性疾病、与妊娠相关、生殖道肿瘤等原因导致的月经异常，以及继发性痛经可参考有关指南。

一、病因治疗

主要是调整月经周期，根据患者的年龄、激素水平、生育要求等选择不同的治疗方法。

1. 孕激素　使用范围相对广泛，适用于体内有一定雌激素水平的各年龄段的患者。

2. 口服避孕药　可很好控制周期，尤其适用于有避孕需求的患者。一般在止血用药撤退性出血后，周期性使用口服避孕药 3 个周期，病情反复者酌情延至 6 个周期。生育期、有长期避孕需求、无避孕药禁忌证者可长期应用。

3. 雌、孕激素序贯法　如孕激素治疗后不出现撤退性出血，考虑是否为内源性雌激素水平不足，可用雌孕激素序贯法，常用于青春期患者。

4. 左炔诺孕酮宫内缓释系统　宫腔内局部释放左炔诺孕酮，抑制子宫内膜生长，适用于生育期或围绝经期、无生育需求的患者。

二、对症治疗

（一）止血治疗

1. 性激素　首选药物，应尽量使用最低有效剂量，避免因性激素应用不当引起医源性出血。临床常用的药物包括孕激素、雌激素、复方短效口服避孕药等。其他性激素止血疗法还包括孕激素内膜萎缩法、雄激素等，详见专科治疗。

2. 刮宫术　适用于大量出血且药物治疗无效需立即止血或需要子宫内膜组织学检查的患者。对于绝经过渡期及病程长的生育期患者应首先考虑刮宫术，对无性生活史青少年除非要除外子宫内膜癌，否则不行刮宫术。

（二）止痛治疗

主要是针对痛经止痛，用一般止痛药或解痉药均可奏效，临床常用药物如元胡止痛片、NSAIDs 等，若治疗效果差、疼痛剧烈则建议患者转诊至上级医院就诊。

三、中医中药治疗

月经异常属中医的崩漏。出血量大、来势急称崩；淋漓下血，来势缓称漏。崩与漏的出血情况虽不同，但发病机制是一致的。中医认为崩漏主要是冲任不固，不能制约经血。常见原因有肾虚、脾虚、血热和血瘀。肾阴虚可用左归丸加减，肾阳虚可用右归丸加减，血热可用清热固经汤加减，血瘀则可用四物汤和失笑散治疗。临证时根据病情的轻重缓急，灵活运用"塞流、澄源、复旧"三法。此外，还可以配合针灸、艾灸等方法治疗。

四、健康教育

1. 精神放松、保持心情舒畅。

2. 均衡饮食、进餐规律、保证充足的睡眠。

3. 注意经期卫生，避免受凉，经期不吃生冷辛辣饮食，不做剧烈运动，避免性生活。

4. 坚持规律运动，控制体重。

5. 不滥用药物，尤其是避孕药、减肥药、精神类药物。

【红旗征及转诊指征】

1. 出血量大，有明显贫血症状者。

2. 怀疑存在全身性疾病、生殖系统器质性疾病者。

3. 治疗效果不佳。

4. 有减肥药、避孕药、精神类药物、抗凝药物或特殊药物服用史。

【随访计划】

给予初始治疗后，可建议患者观察出血情况，出血停止后可观察下一月经周期，如月经仍未恢复正常，可根据药物治疗的周期安排复诊时间。

【病例分析】

患者，女性，45 岁，教师。月经增多半年就诊。近半年出现月经量增多，每次需用 2 包卫生巾，每片卫生巾均能浸透，有大血块，月经颜色正常，经期 5 天，周期（28±3）天，无痛经，无经前乳房胀痛，无头晕、乏力，未诊治。1 周前单位体检，妇科超声检查提示"子宫内膜增厚，子宫内膜多发息肉"，故到社区门诊就诊。妇科及全身查体均未见异常。否认高血压、糖尿病、肝肾疾病史，否认精神类药物、减肥药物服用史，既往月经正常，离异，育有 1 子。

患者中年女性，既往月经正常，近半年月经量明显增加，属月经过多。首先需排除全身性的疾病、相关服药史等，患者既往无特殊疾病史，无避孕药、减肥药等相关药物服用史，1 周前单位体检未发现严重疾病。妇科及全身查体无异常，结合妇科超声检查发现子宫内膜增厚，且有多发子宫内膜息肉，考虑月经增多与之有关。根据患者的年龄，可于月经出血第 15 日起，口服地屈孕酮 10～20mg/d，用药 10 日。同时考虑患者有子宫内膜的增厚及内膜息肉，应建议患者至上级医院就诊，行宫腔镜检查，术中行诊断性刮宫，送检病理组织，术后可继续服用地屈孕酮，3 个月后复查。同时给予患者心理安慰，做好健康教育，规律用药，按时复诊。

【思考题】

1. 简述月经异常的常见病因。

2. 简述月经异常的诊断和治疗。

3. 简述月经异常的转诊指征。

（吴亚楠）

第四十二节　阴道出血

【定义】

阴道出血指除生理性出血外，由于各种原因导致血液自阴道流出的情况。

【概述】

阴道出血可以发生于女性各种年龄阶段，病因复杂，阴道出血的病因中最多见的是异常子宫出血（abnormal uterine bleeding，AUB），AUB 是指与正常月经的周期频率、规律性、经期长度、经期出血量中任何一项不符合、源自子宫腔的异常出血。此外，阴道出血还包括生理性阴道出血，如正常月经来潮、新生儿生理性阴道出血。阴道出血的时间及出血量各不相同，部分阴道出血发病急，出血量大，情况危急，基层医生应当进行仔细甄别，予以积极处理。

【病因】

一、青春期

初潮前期，导致阴道出血的常见原因包括异物、外伤、性早熟、性虐待、尿道脱垂、阴道或外阴肿瘤等。初潮后青春期女性最常见的出血原因是妊娠、青春期功能失调性子宫出血等。

二、生育年龄期

生育期女性阴道出血的常见原因包括功能失调性子宫出血、妊娠、宫颈或子宫内膜息肉、宫颈癌、子宫腺肌病、出血体质、子宫肌瘤、含铜宫内节育器及雌孕激素突破性出血。其中，功能失调性子宫出血需进一步排查病因，常见原因有下丘脑垂体轴不成熟、多囊卵巢综合征、神经性厌食症、药物（甲氧氯普胺、抗癫痫药、抗精神病药、三环类抗抑郁药）、先天性肾上腺增生、垂体腺瘤等内分泌疾病或特发性无排卵。

三、围绝经期

围绝经期女性阴道出血原因包括无排卵性功能失调性子宫出血、子宫内膜癌、宫颈癌、子宫内膜息肉、子宫腺肌病、宫颈炎及子宫肌瘤等。

四、绝经后期

绝经后女性阴道出血原因包括子宫内膜癌、宫颈癌、激素替代治疗的前6～12个月。

五、全身性疾病

1. 内分泌疾病　包括高催乳素血症、未控制好的糖尿病、垂体腺瘤、甲状腺疾病等。

2. 血液系统疾病　包括凝血功能障碍、血小板减少症、白血病等。

3. 肾病、尿毒症。

4. 重度肝硬化。

六、医源性因素

抗凝治疗、宫内节育器、激素治疗（口服、外用或注射避孕药，雌激素替代疗法）、精神药物。

阴道出血常见病因分类见ER-2-42-1。

ER-2-42-1　阴道出血常见病因分类

【病史、体格检查和辅助检查】

一、询问病史

1. 起病情况　发病年龄，有无诱因，起病缓急。

2. 病情特点　确定是否为阴道出血，阴道出血的持续时间，出血量，与月经的关系，是否性交后出血等。此外，还应注意询问性生活情况和避孕措施以除外妊娠或产褥期相关的出血。

3. 伴随症状　对于育龄期妇女需明确是否妊娠，是否伴有腹痛、体重下降、白带异常、发热；是否伴有身体其他部位的出血，如皮肤瘀点、瘀斑、牙龈出血、黑便等；出血量大时需询问有无心悸、头晕、出汗等症状；有无睡眠障碍、情绪焦虑等。

4. 治疗经过　做过哪些检查及结果；曾应用哪些药物和治疗方法，效果如何。

5. 既往史　重点询问月经史，有无肝肾疾病、出血性疾病、凝血功能障碍、内分泌疾病、精神疾病史；有无可能引起出血的服药史。

二、体格检查

初诊时应进行妇科检查及重点查体。妇科检查有助于确定出血来源，排除子宫颈、阴道病变，发现子宫结构的异常；考虑出血与内分泌疾病有关，应注意性征、身高、体重、体毛、黑棘皮、泌乳、突眼等；考虑出血是由于血液系统疾病或恶性肿瘤所致，应注意检查全身浅表淋巴结有无肿大、肝脾有无肿大、胸骨有无压痛、有无皮下出血等；考虑妊娠期出血应注意腹部有无压痛；出血量大时需注意监测生命体征变化。

三、辅助检查

1. 尿 HCG　可快速判断是否为妊娠状态。

2. 肝肾功能、血常规、凝血功能　可判断有无肝肾疾病，了解贫血程度和排除血液系统疾病。

3. 激素测定　性激素水平测定可确定排卵功能、黄体功能及卵巢功能；甲状腺功能测定明确有无甲状腺功能异常引起的阴道出血；垂体激素测定明确有无相关内分泌疾病。

4. 妇科超声　该项检查无创、简便，可了解内生殖系统疾病，尤其是肿瘤性病变。

5. 腹部 CT　可了解盆腔器官病变。

6. 宫腔镜　在经一般检查未发现器质性病变而出血难以控制者，经宫腔镜检查，可协助排查子宫腔内病变引起的月经过多。

7. 其他检查　宫颈组织活检、诊断性刮宫，根据病情需要进行选择。

阴道出血诊疗思路见 ER-2-42-2。

ER-2-42-2 阴道
出血诊疗思路

【治疗】

一、首诊处理

应根据病史、体格检查对阴道出血病情的严重程度作出判断。对于急性阴道大出血，应对症处理、维持生命体征平稳的同时，紧急转至上一级医院进行处理。对于出血原因不能明确，且有潜在风险的患者，也应建议患者及时转诊。

二、病因治疗

导致阴道出血病因众多，这里主要介绍导致阴道出血常见病因的治疗。

1. 妇产科疾病　包括子宫内膜息肉、子宫腺肌病、子宫平滑肌瘤、排卵障碍、子宫内膜恶性变及不典型增生等疾病，详见专科治疗。

2. 全身凝血相关疾病　应以专科治疗为主，妇科治疗主要是控制出血，主要措施为药物治疗。药物治疗失败或原发病无治愈可能时，可考虑手术治疗。

3. 医源性因素　因放置宫内节育器所致的出血，治疗优选抗纤溶药物。左炔诺孕酮宫内缓释系统或皮下埋置剂引起的出血可对症处理或期待治疗，做好放置前咨询。抗抑郁药或抗凝药引起的出血可对症处理，同时咨询专科医师。

三、中医中药治疗

中医学认为本病总的病机是冲任损伤，不能制约经血，故经血从胞宫非时妄行，常见病因有肾虚、脾虚、血热、血淤。治疗上根据发病缓急和出血新久之异，本着"急着治标，缓着治本"的原则，灵活掌握塞流、澄源、复旧三法。青春期患者重在补肾气、益冲任；生育期患者，重在调肝养肝，调冲任；更年期患者，重在滋补肝肾，扶脾固冲任。

四、健康教育

1. 对于反复出血的患者，需告知患者如何观察出血情况；某些慢性疾病需要长期规律治疗,应告知患者不仅要控制症状,还需预防复发,按医嘱定期复诊,规律用药。

2. 应告知患者注意个人卫生,出血时避免性生活,注意休息,避免剧烈运动,加强营养,避免饮酒。

3. 阴道出血患者多数存在焦虑、紧张、担忧等情绪,可能到处寻医问药,应对患者进行心理疏导,做好解释工作,帮助患者建立正确的疾病观。

4. 阴道出血量大,伴腹痛、头晕、心悸等情况需要紧急转诊。

5. 对于阴道出血病因不明确、怀疑恶性肿瘤、合并全身性疾病者,须告知患者及时到上级医院就诊,以免延误病情。

【红旗征及转诊指征】

1. 急性大量阴道出血。

2. 妊娠妇女发生阴道出血、妇科肿瘤、严重出血体质。

3. 持续阴道出血,治疗效果不佳。

4. 怀疑恶性肿瘤患者。

5. 全身性疾病导致的阴道出血。

6. 诊断不明确患者。

【随访计划】

已经明确阴道出血病因并给予相应治疗者,按照不同疾病告知患者复诊时间和随访疗程。对于病因不明确的患者,随访计划也应根据对出血病因的初步判断,安排随访,若观察期间病情变化,尤其是出现出血量增多等情况,应及时就诊或紧急转诊。

【病例分析】

患者,女性,58 岁,退休工人,离异。绝经 6 年,间断阴道流血 3 个月。发病无明显诱因,起初为白带带血丝,未在意,以后间断出现血性或淡血性分泌物自阴道流出,量不多,无须使用卫生巾,无发热、腹痛、白带异味,自行服用云南白药胶囊,症状无改善,社区就诊后行妇科超声检查提示"子宫内膜增厚,回声不均"。起病后常感害怕,担心自己得了肿瘤,精神、饮食可,大小便正常,体重无变化。既往有高血压病史 4 年，长期服用氨氯地平片，血压控制在 130/70mmHg 左右。否认糖尿病、冠心病病史，否认肝肾疾病、内分泌疾病及精神疾病史，否认阿司匹林等药物服用史，否认食物、药物过敏史。

患者中年女性，停经 6 年，间断阴道出血 3 个月，属异常阴道出血范畴。患者已停经 6 年，妊娠期出血可能性较小。根据出血的特点，结合患者既往史及体格检查，考虑出血为异常的子宫出血。再根据患者的年龄以及妇科超声检查，初步考虑出血原因为子宫内膜异常引起的出血。该患者年龄≥45 岁、不规则阴道出血已经 3 个月，有高血压是子宫内膜癌的高危因素，且 B 超提示子宫内膜增厚且回声不均匀，应行诊断性刮宫并行病理检查，有条件者优选宫腔镜直视下定点活检。这些检查社区不能完成，可将患者及时转诊至上级医院。

同时给予患者心理安慰，告知患者阴道流血可能的病因、及时就诊和治疗的重要性，消除患者顾虑。

【思考题】
1. 简述阴道出血的定义和常见病因。
2. 简述阴道出血的诊断步骤和治疗。
3. 简述阴道出血的转诊指征。

（吴亚楠）

第四十三节　白带异常

【学习要点】　1. 掌握白带异常的常见病因及全科诊疗思路。
　　　　　　　2. 熟悉白带异常的全科综合治疗。

【定义】

白带（leucorrhea）是由阴道黏膜渗出液、宫颈管及子宫内膜腺体分泌液等混合而成。正常白带呈白色稀糊状或蛋清样，黏稠、量少，无腥臭味，称生理性白带。由于生殖道炎症等各种原因导致白带量显著增多且有性状改变，即为白带异常，又称病理性白带。

【概述】

在女性不同的生理时期白带可出现不同的变化，无须特殊处理，临床医生需注意与异常白带鉴别。白带的性状和量的变化常提示不同的疾病，部分疾病根据典型的白带特征即可作出初步的诊断。

【病因】

导致白带异常的常见病因主要是生殖道炎症和肿瘤，此外还有少数其他病因，临床常根据白带不同的性状来考虑其可能的病因。

一、透明黏性白带

外观与正常白带相似，但数量显著增多，常见于卵巢功能失调、阴道腺病或宫颈高分化腺癌等疾病。

二、泡沫状白带

灰黄色或黄白色泡沫状稀薄白带为滴虫阴道炎的特征，可伴外阴瘙痒。

三、凝乳块状或豆渣样白带

为外阴阴道假丝酵母菌病（vulvovaginal candidiasis，VVC）的特征，常伴严重外阴瘙痒或灼痛。

四、匀质状白带

灰白色、有鱼腥味、匀质状白带常见于细菌性阴道病，伴外阴轻度瘙痒。

五、脓性白带

色黄或黄绿，黏稠，多有臭味，为细菌感染所致。可见于淋病奈瑟菌阴道炎、急性子宫颈炎及子宫颈管炎。阴道癌或子宫颈癌并发感染、宫腔积脓或阴道内异物残留等也可导致脓性白带。

六、血性白带

白带中混有血液，血量多少不一，应考虑子宫颈癌、子宫内膜癌、宫颈息肉、宫颈炎或子宫黏膜下肌瘤等。放置宫内节育器亦可引起血性白带。

七、水样白带

晚期子宫颈癌、阴道癌或黏膜下肌瘤伴感染可表现为持续流出淘米水样白带且有奇臭；间断性排出清澈、黄红色或红色水样白带，应考虑输卵管癌的可能。

白带异常常见病因分类见 ER-2-43-1。

ER-2-43-1 白带异常常见病因

【病史、体格检查和辅助检查】

一、询问病史

1. 起病情况　发病年龄，有无诱因，起病缓急、症状持续时间等。
2. 病情特点　白带的颜色、性状、量，有无异味，是否带血等。
3. 伴随症状　是否伴有外阴瘙痒；是否伴有性交痛；有无腹痛等。
4. 治疗经过　做过哪些检查及结果；曾应用哪些药物和治疗方法，效果如何等。
5. 既往史　有无糖尿病、恶性肿瘤疾病史；有无不洁性接触史；有无游泳史等。

二、体格检查

重点进行妇科查体：注意外阴有无红肿、糜烂、溃疡，阴道有无充血、水肿，阴道内分泌物的性状，宫颈是否光滑，有无接触性出血，阴道双合诊触诊子宫的位置、大小，卵巢大小，有无压痛、肿块。腹部查体重点注意腹部有无压痛，有无异常肿块，移动性浊音等。

三、辅助检查

1. 白带常规检查　细菌性阴道炎：pH>4.5，胺试验(+)，线索细胞(+)；外阴阴道假丝酵母菌病：霉菌(+)；滴虫性阴道炎：滴虫(+)；萎缩性阴道炎：大量白细胞。
2. 宫颈脱落细胞检查　明确有无宫颈恶性病变。
3. 子宫附件彩超检查　了解有无子宫及附件病变。

白带异常诊疗思路见 ER-2-43-2。

ER-2-43-2　白带异常诊疗思路

【治疗】

一、病因治疗

1. 滴虫性阴道炎　滴虫阴道炎患者可同时存在尿道、尿道旁腺、前庭大腺等多部位感染，故需全身用药，并避免阴道冲洗。主要治疗药物为硝基咪唑类药物，性伴侣需同时治疗。

2. VVC　这里主要介绍单纯性 VVC 的治疗，复杂性或重度 VVC 建议转诊。选择局部和 / 或全身抗真菌药物治疗，以局部用药为主。

（1）局部用药：可选用下列药物放置于阴道深部，如克霉唑制剂、咪康唑制剂、制霉菌素制剂等。

（2）全身用药：对未婚妇女及不宜采用局部用药者，可选用口服药物，常用药物氟康唑。

3. 细菌性阴道炎　治疗选用抗厌氧菌药物，主要有甲硝唑、替硝唑、克林霉素，有全身用药及局部用药两种方式，哺乳期以选择局部用药为宜。

4. 萎缩性阴道炎　补充雌激素，雌激素制剂可局部给药，也可全身给药。局部涂抹雌三醇软膏，口服替勃龙，也可选用其他雌孕激素制剂连续联合用药。

5. 急性子宫颈炎　对有性传播疾病高危因素的患者，如年龄小于25 岁，多个性伴侣或新性伴侣，并且为无保护性性交，在未获得病原体资料前，可采用经验性抗生素治疗。对于明确病原体者，选择针对病原体的抗生素。

6. 其他病因　其他导致白带异常的疾病，如宫颈癌、卵巢癌、子宫内膜息肉等疾病，转至专科治疗。

二、对症治疗

针对外阴瘙痒、红肿可外用中药搽剂或中药洗液。

三、中医中药治疗

白带异常中医称为带下病，中医治疗带下病具有丰富的经验。中医认为带下病的发生主要涉及肝肾两脏，现在治疗时除根据临床表现进行辨证施治外，还应结合西医的诊断，中西医结合治疗。主要证型包括肝经湿热、肝肾亏虚、湿热下注等。肝经湿热龙胆泻肝汤加减，肝肾阴虚常用知柏地黄汤加减，湿热下注常用止带汤、五味消毒饮加减。中药除内服外，还可制成不同的剂型，如栓剂、中药洗液、搽剂等，临床可根据不同的病因选用。

四、健康教育

1. 注意个人卫生，勤换内裤，采用流动水清洁外阴，若卫生用具直接接触外阴则需要消毒。

2. 避免穿紧身裤，尽量穿棉质内裤，内裤清洗后在日光下充分晾晒。

3. 治疗期间禁止性生活。

4. 饮食清淡，营养均衡。

5. 遵医嘱规律用药及复诊。

【红旗征及转诊指征】

1. 治疗效果不佳。

2. 妊娠期白带异常。

3. 怀疑妇科恶性肿瘤。

4. 病情加重，伴发热、腹痛。

【随访计划】

感染性疾病所致白带异常，给予初始治疗后，可建议患者抗感染疗程结束后复诊，若治疗过程出现病情变化，应及时复诊。非感染性疾病所致白带异常，如宫颈癌等恶性肿瘤疾病，建议患者按专科医生意见按时复诊。

【病例分析】

患者，女性，53岁，家庭妇女。白带增多1周就诊。患者近1周出现白带增多，白带呈豆渣样，有异味，伴外阴瘙痒。自行到药店购买外用搽剂后，症状无改善到社区门诊就诊。妇科检查：外阴红肿，阴道内有豆渣样分泌物。有糖尿病病史 10 余年，长期服用降糖药，血糖未规律监测。绝经 4 年，丈夫已故，否认高血压史，否认广谱抗生素及雌激素服药史。

患者中年女性，白带增多 1 周就诊，首先要询问患者起病原因，并完善白带检查和妇科检查。该患者白带呈豆渣样，有异味，伴外阴瘙痒。根据白带的特点，结合既往史和妇科检查情况，可初步诊断为外阴阴道假丝酵母菌病，如社区具备白带检查的条件，可留取白带送检，检出霉菌即可确诊。若无白带检查条件，则可先行试验性治疗，观察治疗效果。治疗方法首选克霉唑制剂局部治疗。还可以配合中药外洗，如蛇床子、苦参各 30g 煎药外洗。同时对患者进行健康教育，指导用药的方法，勤换内裤，用过的毛巾等生活用品用开水烫洗，做好毛巾用物的消毒。另外应嘱患者加强血糖监测，控制好糖尿病。最后应告知患者 1 周后复诊，治疗 1 周无好转应建议患者转诊。

【思考题】

1. 简述白带异常的常见病因。

2. 简述白带异常的诊断和导致常见白带异常疾病的治疗。

（吴亚楠）

第四十四节　小儿惊厥

【学习要点】　1. 掌握惊厥的病因分类及热性惊厥的概念。

2. 熟悉惊厥的急性期处理和红旗征。

3. 了解热性惊厥的风险评估和预防性治疗。

【定义】

惊厥（convulsion）可以是部分身体（局灶性），也可以是全身性的（全面性），是小儿时期较常见的中枢神经系统器质或功能异常紧急症状。

热性惊厥（febrile seizure，FS）又称"高热惊厥"，多发生于 3 个月～5 岁的婴幼儿，有明显年龄依赖性和自限性。根据 2011 年美国儿科学会标准，FS 为一次热程中（肛温≥38.5℃，腋温≥38.0℃）出现的惊厥发作，无中枢神经系统感染证据及导致惊厥的其他原因，既往也无热性惊厥史。

【概述】

惊厥在婴儿中多见，而其意义有时并不如成人一样严重。春季多由流行性脑脊髓膜炎引起，夏季多由流行性乙型脑炎、中毒性菌痢引起，夏秋季多由肠道病毒脑膜脑炎引起，冬季多由肺炎及低钙血症、百日咳脑病所致，癫痫及中毒引起的惊厥全年可见。

【病因】

小儿惊厥可伴或不伴发热。伴发热者多为感染性疾病所致；不伴发热者，多为非感染性疾病所致。

一、感染性病因

（一）颅内感染

如由细菌、病毒、寄生虫、真菌引起的脑膜炎或脑炎、脑脓肿。

（二）颅外感染

1. 各种严重感染（脓毒症、重症肺炎、中毒性菌痢）所致的中毒性脑病。

2. 上呼吸道感染、鼻炎、中耳炎、肺炎、急性胃肠炎、出疹性疾病、尿路感染及个别非感染性的发热疾病等，病毒感染是主要原因。FS 具有明显的家族遗传倾向。某些疫苗可引发 FS，但 FS 不是疫苗接种的禁忌证。

二、非感染性病因

（一）颅内疾病

除癫痫外，还包括颅脑损伤与出血、先天发育畸形、颅内占位性病变、中枢神经遗传、变性、脱髓鞘疾病等。

（二）颅外疾病

包括缺氧缺血性脑损伤、代谢性疾病（水电解质紊乱、肝肾衰竭、遗传代谢疾病、瑞氏综合征、低血糖）、中毒等。

【病史、体格检查和辅助检查】

一、询问病史

1. 起病情况　询问起病年龄，诱发因素，与睡眠的关系，有无先兆及先兆的表现形式。

2. 病情特点　具体表现形式，累及部位，持续时间，发作频率，缓解及加重因素，发作时有无意识丧失，发病前后有无其他异常如肢体瘫痪、嗜睡等。惊厥呈持续状态或频繁发作表示病情严重。

（1）局灶性发作：可有先兆，多数突然发作，以面部（特别是眼睑、口唇）和拇指抽搐为突出表现。

（2）全面性发作：意识丧失，双眼凝视、斜视或上翻、头后仰、面肌及四肢呈强直性或阵挛性抽搐，呼吸暂停，颜面青紫，可伴有大小便失禁、舌咬伤、跌倒外伤等，惊厥后昏睡、疲乏。新生儿期的惊厥发作常表现不典型，可为轻微的局限性抽搐如凝视、眼球偏斜、眼睑颤动、面肌抽搐、呼吸不规则等。

（3）FS：多于惊厥后神志很快恢复，一般情况良好，很少出现发作后一过性轻偏瘫。

3. 伴随症状　起病前后有无发热及皮疹，体温与惊厥的关系，是否伴有头痛、恶心、呕吐等高颅压症状，是否伴有舌咬伤及大小便失禁，是否有窒息、跌倒外伤等。有发热者多考虑中枢神经系统感染、中毒性脑病及FS。

4. 治疗经过　有无家庭处理措施，效果如何；做过哪些检查，有什么结果；既往诊断。

5. 既往史　父母是否近亲结婚，患儿出生史、生长发育史、疫苗接种史，有无特殊用药史或者误服有毒物质史，有无外伤、结核、黄疸、腹泻、脱水、中耳炎、动物咬伤、风湿病等；既往有无惊厥、惊厥类型有无不同等。

二、体格检查

病情紧急时体检应择要、迅速，待患儿病情允许时再作详尽检查。观察惊厥发作过程很重要，注意每次发作类型是否一致，鼓励家长在安全及允许的条件下进行发作录像。

1. 一般检查 注意神志、瞳孔大小、面色、血压、呼吸、脉搏、肌张力、皮疹和瘀点。

2. 重点检查 神经系统注意有无定位体征、脑膜刺激征及病理反射。

3. 其他相关检查 听诊心音、心律、杂音及肺部啰音，注意肝脾大小。婴幼儿应检查囟门、颅骨缝。怀疑高颅压时查有无视盘水肿。

三、辅助检查

1. 实验室检查 血、尿、粪常规，血糖、电解质，肝肾功能、血气分析、脑脊液检查。

2. 脑电图 对癫痫有诊断意义，有助于判断脑病和脑炎。

3. 头颅影像学检查 包括 CT、磁共振、脑血管造影，了解有无颅压高表现、肿瘤、钙化、脑血管病变和畸形、脑发育异常等。

4. 其他 脑超声检查适用于前囟未闭婴儿。

【评估】

一、分类评估

评估感染与非感染，颅内与颅外病变。

1. 有热惊厥

（1）FS：根据特定的发作年龄及典型的临床表现，除外其他疾病，如中枢神经系统感染、感染中毒性脑病、急性代谢紊乱等。FS 可分为单纯型和复杂型两种（表 2-44-1）。

表 2-44-1 FS 的分类

惊厥特点	单纯型 （必须符合所有标准）	复杂型 （符合以下特征之一）
持续时间	短（<15 分钟），自限性	长（>15 分钟）
类型	全面强直-阵挛发作	局灶性发作
频率	24 小时内仅 1 次	24 小时之内或同一热性病程中发作≥2 次
起病前神经系统异常	无	有
发作后病理性异常	无	有（偏瘫或嗜睡）

（2）颅内感染：伴发热时，首先排除中枢神经系统感染。此类患儿常合并嗜睡、昏睡、烦躁、呕吐、谵妄、昏迷，反复多次惊厥，有异常体征，脑脊液化验异常。常见的有乙型脑炎、流行性脑脊髓膜炎、化脑、真菌性脑膜炎等。

（3）颅外感染：患儿常有严重急性感染性疾病，在高热时多可发生惊厥。

2. 无热惊厥

（1）癫痫：发作形式多样，多有反复发作史，早期可无神经系统异常，久病后可有智力迟钝，脑电图检查有助诊断。

（2）非感染性中枢神经系统疾病：多伴智力落后、意识和运动功能障碍、肢体强直或痉挛等。体检有明显神经系统异常体征。

（3）中毒：某些药物或食物中毒，毒物或农药中毒，铅、汞中毒等。

（4）代谢性疾病与水电解质紊乱：低钙血症、婴儿手足搐搦症、低镁血症等水电解质紊乱，低血糖，异常代谢缺陷等。相关实验室检查异常。

二、与年龄相关的病因评估

1. 新生儿期　产伤、窒息、先天性颅脑畸形、低血糖、低钙血症、脓毒症和化脓性脑膜炎、破伤风常见。

2. 1个月～1岁　围生期损伤后遗症、先天性颅脑畸形、低钙血症、化脓性脑膜炎、婴儿痉挛多见。6个月后FS逐渐增多。

3. 1～3岁　FS、各种脑膜炎和脑炎、中毒性脑病、低血糖多见。

4. 学龄前期及学龄期儿童　中毒性脑病、各种脑膜炎和脑炎、颅内肿瘤、颅脑外伤、各种中毒、癫痫多见。

小儿惊厥的评估流程图见ER-2-44-1。

ER-2-44-1　小儿惊厥的评估流程图

【治疗】
尽快明确原因进行针对性治疗，控制惊厥，稳定生命体征。

一、一般治疗

严密观察意识、瞳孔及生命体征变化；保持呼吸道通畅；处理危急状况（如脑疝、呼吸停止等）；记录惊厥发作时的具体表现；必要时给氧、建立静脉通路。

二、对症治疗

高热者可予物理方法及药物降温；纠正水电解质、代谢紊乱，如有颅压增高可予 20% 甘露醇等降颅压；必要时予循环与呼吸支持（纠正低血压、心律失常，适时机械通气等）。

三、止惊治疗

若惊厥发作持续>5 分钟，则需要使用药物止惊，首选苯二氮䓬类药物。

四、预防治疗

FS 的复发率为 30%～40%，可采用抗癫痫药进行长期预防或者发热时临时预防。

五、中医药治疗

中医分为急惊风、慢惊风。急惊风以清热、豁痰、镇惊、熄风为基本方法；慢惊风以温中健脾、温阳逐寒、育阴潜阳、柔肝熄风为主。

六、经验性治疗

发作时给予地西泮直肠凝胶（0.5mg/kg）或 10% 水合氯醛溶液（0.5ml/kg）灌肠。

七、健康教育

1. 惊厥时尽快就诊，防止舌咬伤，不向患儿口中塞东西，不阻止抽动。防止摔倒，记录惊厥持续时间。

2. 若发作持续超过 5 分钟或在数分钟内反复发作，应立即就诊。

3. FS 绝大多数是年龄依赖性的良性疾病，避免过度检查、过度药物预防等。

【红旗征及转诊指征】

1. 有嗜睡等神经系统症状或异常体征者。

2．首次发作年龄＜18月龄，尤其是已使用抗生素治疗者。

3．FS的感染原因不明或感染较为严重者。

4．反复发作、局灶性发作或惊厥持续状态、家族史阳性的患儿。

【随访计划】

定期复查血常规、肝肾功能等；定期随访患儿的生长发育、智力发育等各项指标。

【病例分析】

患儿，女性，3岁，足月顺产，因间断发热1天，伴高热惊厥1次就诊。患儿1天前受凉后发热，体温38.5℃，今晨惊厥1次，表现为双目上视，四肢抽搐，时间持续2分钟左右。查体：意识清楚，双肺呼吸音粗，心率105次/min。近半年内曾高热惊厥2次。

该患儿属有热惊厥，评估为FS单纯型。可予血常规、肝肾功能、电解质等检查，排除急性代谢紊乱，暂不考虑脑电图及头颅影像学检查。患儿6个月内惊厥发作≥3次，建议转上级医院儿科，社区定期随访。

【思考题】

1．简述热性惊厥的定义。

2．简述有热惊厥与无热惊厥的病因区别。

3．简述惊厥的处理原则。

（孙文萍）

第四十五节　小儿喂养困难

【学习要点】　1．掌握小儿喂养困难的危害。

2．熟悉小儿喂养困难的健康宣教。

3．了解小儿喂养困难原因。

【定义】

小儿喂养困难指患儿持续的进食不当，或者出现持续的反刍或者反胃，导致患儿体重不增甚至下降，且排除了影响进食的其他器质性疾病和精神障碍。

【概述】

在各种因素影响下喂养困难越来越多，食物、患儿本身、喂养者、喂养行为、喂养的环境这5个方面任一环节出现问题都会导致喂养困难。小儿喂养困难的危害，在短期可导致营养缺乏和体重减轻；长期的危害则会影响患儿智力的发育，影响心理行为的健康发展。更深远的危害将影响成年后的社交功能及认知能力。

【病因】

（一）器质性疾病

如消化道先天性疾病或畸形，如腭裂、幽门肥厚所致狭窄、消化道瘘、贲门失弛缓、肠道吸收不良症等。患有某些急性、慢性疾病，如反复的扁桃体炎、肺炎等，消化道的急慢性感染性疾病，以及贫血、营养不良、肾功能不全、肠道寄生虫疾病等，均可导致患儿食欲缺乏、厌食表现。

（二）药物影响

消化道的过敏反应以及服用容易导致恶心的某些药物（如磺胺、红霉素等），可引起厌食。

（三）消化功能调节作用失衡

中枢神经系统受到内外因素刺激，会使消化功能调节作用失衡。如强迫的进食行为，家庭内部、学校以及社交所造成的情绪焦虑或精神压力。

（四）安排食物或喂养方式不当

这种情况常见于婴幼儿，如奶嘴使用不当，导致吸吮费力或者呛奶。食物气味过重，导致小儿拒食。长期的挑食、偏食，或者过多的零食导致食欲缺乏。未及时地添加辅食，或者断奶困难所致的拒食其他食物。

（五）口腔功能障碍

表现为吞咽和吸吮困难，如果同时出现过度口水外溢、舌头张力异常、噎食以及对口腔中的食物和液体难以处理时，高度提示有口腔功能障碍。

（六）中医称喂养困难为"小儿厌食症"，因饮食失节、喂养不当或情志不畅，导致脾胃受损、湿食积滞，从而厌食。

【病史、体格检查和辅助检查】

一、病史询问

1. **患儿出生史** 出生时胎龄、娩出方式，是否有围生期损伤、出生身长和体重，患儿母亲的基本情况以及生育史。

2. **生长发育史** 各阶段生长发育情况、运动和智力发育情况等。

3. **患儿的既往史** 喂养情况（包括患儿断奶情况、食物、喂养方式以及喂养环境等）、急慢性疾病史（是否有急慢性感染病史，如急性胃肠道疾患、肺炎或慢性肝炎、肾炎、长期腹泻等）、用药史、睡眠、运动。

4. **喂养者情况** 患儿是否由父母喂养或者爷爷奶奶外祖母等代养，喂养人的文化程度，喂养知识了解程度。

喂养困难的治疗，更多在于喂养者行为的改变，可以采用全科医疗中常用的 RICE 问诊法，利于更清楚地了解患儿喂养者或者监护人的就诊原因、想法、忧虑和对结果的期望，建立良好的医患关系，能在后续的诊疗过程中起到重要作用。

R（reason）：您今天为什么来？

如感觉患儿喂养困难多长时间了？为什么选择今天来就诊？之前针对此问题就诊过吗？

I（idea）：您认为患儿出了什么问题？

这种方式能快速地了解喂养者内心最主要的问题，可以在极短的时间内建立良好的医患关系。

C（concerns）：您主要的担忧是什么？

家长是否担心患儿出现严重的智力发育障碍？会生别的其他的疾病？

E（expectations）：您希望我帮您做些什么？对诊治还有哪些想法？

询问患儿喂养者或者监护人的期望，例如想要尽快解决目前的困难，有利于制订较为全面及个体化的诊治方案，并且将期望控制在合理的范围。

二、体格检查

进行常规的系统体格检查，着重于患儿的面容、毛发、皮肤、嘴唇及指甲颜色，注重有无骨骼畸形等。患儿身高的测量及生长速率的评估，可见"儿童生长发育异常"章节。

三、辅助检查

主要是了解营养状况以及排除器质性疾病。包括三大常规、肝肾功能、血糖、血脂、血钙、甲状腺功能、胰岛功能等。

各系统的影像学筛查，包括脑部磁共振、心脏超声、肺部 CT、腹部内脏器官超声及 CT、胸廓四肢等 X 线检查。

口腔功能障碍需要口腔功能评估，相应的吞咽功能障碍需要借助 X 线透视电视吞咽功能检查、纤维内镜吞咽功能检查等特殊手段确诊。

患儿精神障碍的评估，包括自闭、焦虑、抑郁状态等评估。

【评估】

患儿的喂养困难的评估实为一个多学科的协作诊断评估，其诊断团队可在全科医生的统筹管理下，安排儿科专家、口腔医师、营养师以及儿科心理学专家进行协作评估诊断。

小儿喂养困难的 ICD-10 诊断评估标准如下：①持续进食不当，或持续反刍或反胃；②患儿 6 岁前起病，至少在 1 个月内体重无变化或下降，往往合并营养不良；③排除影响进食的其他器质性疾病和精神障碍。值得注意的是喂养困难可见于多种疾病状态，如先天性心脏病，消化道畸形，各种急慢性感染性疾病、甲状腺功能减退症、儿童抑郁症等，应仔细鉴别。

一、喂养行为问题的初步筛查

对怀疑喂养困难的患儿，首先要进行全面的病史询问及相关的检验检查，识别相关的喂养行为问题：

1. 食欲缺乏　一些孩子进食实际上是处于正常状态，且与他的生长发育相当，由于父母及其他长辈过分担心其营养不良而强迫喂食，这种强迫行为对促进孩子进食无效，反而会导致更坏的结果。对进食缺乏兴趣的患儿分为两大类：一类为精力旺盛的孩子，表现为胃口小、很容易吃饱、吃饭时容易分心，警觉、活泼，有很强的好奇心，对环境的兴趣大于对食物的兴趣。另一类为精神不振的孩子，表现为性格内向，缺乏与抚养人的互动，此类孩子的食欲缺乏，多是与疏于照顾相关。

2. 过分挑食　患儿对某些食物的口味、质地、气味甚至外形有抵触，超过了对于新事物正常的抵触，同时也可能伴随着另外一些感觉障碍。

3. 不良喂养习惯　喂养过程中，反复出现边吃边玩、追喂、进食的时间过长、干扰进食的哭闹等不良习惯，导致患儿在进食过程中无法平静下来、喂食少甚至喂食失败，由此导致家长喂食行为更勤，加剧患儿哭闹等不良习惯。

4. 厌食行为　患儿对喂食有强烈的反感，看到食物或者奶瓶就会哭闹，通过哭闹行为、紧闭嘴唇或者强烈挣扎来拒绝进食，这种行为可能产生于痛苦的进食经历，如窒息，呛咳等。

二、口腔功能障碍

1. 吞咽障碍　表现为食物不能安全通过上消化道，进而出现呛咳、咳嗽等。

2. 口腔功能发育落后　表现为患儿的运动协调能力如咬合、口唇闭合、吸吮、舌头运动能力等落后于对应年龄段儿童水平。

3. 口腔过敏感性高和过低　敏感性过高时，常表现为某种质地食物接触口周或口中时出现恶心，吐出，甚至出现反常的动作反应。敏感性过低时，表现喜爱进食味道重、过热或过冷的食物，口角流涎，不愿吞咽等。

喂养困难的诊治流程图见 ER-2-45-1。

ER-2-45-1　喂养困难的诊治流程

【治疗】

一、稳定营养摄入

根据膳食评估的情况，对于营养摄入不足的患儿要提供额外的营养补充，保证饮食多样化的情况下，提供多样的营养素。在确定单一或者多种营养素缺乏时，可针对性补充。

二、纠正喂养行为

（一）缺乏食欲的纠正

解决食欲缺乏的最关键在于建立饥饿与饱腹的良性循环。每一餐的间隔时间 3～4 小时，避免甜味的果汁、牛奶等零食，口渴的时候仅仅给患儿提供饮用水，以增加饥饿感。患儿的喂养时间与父母的就餐时间应该是相同的。也可采用行为治疗，通过玩偶类游戏来让患儿对饥饿与饱腹有一定的概念，从而提高患儿调节食欲的能力。

（二）进食时间过长的纠正

喂养者可采用缩短进餐时间，设定进食时间一般以 40 分钟为宜，未按照时间完成，拿走食物，下一餐仍设定时间，直到某一餐完成，喂养者要及时地鼓励表扬。以此循环往复，直到进食时间正常为止。

（三）挑食及偏食的干预

首先要给予患儿必要的营养补充，防止营养不良的发生。其次，对于偏食的行为可以总结为：喜欢吃肉不喜蔬菜→加少量的蔬菜→减少肉增加蔬菜混在一起→肉与蔬菜各一半→肉少蔬菜多→接受蔬菜，以此来纠正小儿的挑食偏食行为。

（四）厌食的治疗

拒绝进食的原因与食欲无关，而是进食所带来的不良心理状态。最主要的方法是减少和消除与恐惧进食相关的原因，消除患儿的焦虑、恐惧。改变环境包括房间、桌椅等与恐惧进食相关的负面联系。良好亲子互动、适当奖励等行为治疗来克服恐惧。严重的厌食，可能需要专业的心理治疗或者服用相关的精神类药物。

三、口腔功能训练

口腔功能障碍的患儿容易出现喂养困难、喂养过程中呛咳、吞咽困难等表现。口腔的功能训练对改善此类病因的患儿有很大作用。口腔功能训练包括口内、口周按摩，味觉刺激，口腔运动训练。

四、中医内外合治

中医治疗小儿厌食症的有效性和安全性已有临床长期应用实证，近年大力鼓励的"中医下基层"，进一步推进了传统医学在基层的应用。

小儿厌食症当以中医内外合治,包括手法推拿和捏脊促进大小肠、脾胃等脏腑经气运行,使得气机调畅、增加胃肠蠕动;粗毫针或三棱针点刺四缝穴(第2～5手指掌面近侧指骨关节的横纹中点),一次取每侧手2个穴位;脾、胃、肝耳穴按摩和神阙、关门和中脘穴中药外敷;以及辨证施以消食化滞、健脾和胃方剂内服等。

【健康教育】

1. 营养均衡　补充优质蛋白,并进食含有丰富维生素的新鲜蔬果,保证食物的多样性。

2. 提供与少儿口腔机能相一致的食物,确定食物量多少时可以采用一些小窍门,如与患儿的拳头相同是较为合适的食物量。

3. 要尊重小儿对于新事物的恐惧心理,在放弃新食物之前,可以不断地呈现这种食物10～15次。对于敢于尝试此种食物的孩子要予以奖励,奖励应为非食物类。

4. 保证充足的户外活动,增加父母与小儿的亲子互动,增进亲子关系,能有效促进患儿更健康的成长。

【红旗征及转诊指征】

1. 可能存在导致喂养困难的器质性疾病。

2. 由呼吸道症状、胸闷等引起的吞咽功能障碍。

3. 存在精神类疾患需寻求专科治疗。

4. 严重营养不良。

【随访计划】

1. 给予患儿及喂养家庭行为改变、药物治疗后,可建议患儿1～2周复诊观察患儿恢复情况,并针对喂养者的行为进行再次评估,及时校正不当行为。

2. 相关影响因素、病因消除后可安排患儿每月复诊,进行营养状况及生长发育的评测,直至恢复正常。

【病例分析】

患者,女童,2岁,家长诉吃得少而慢,体格发育迟缓。查体:骨骼、关节功能形态正常，体形偏瘦，皮肤白皙，既往容易出现感冒症状，出生史正常。否认遗传性疾病，否认食物、药物过敏史。患儿主要由外祖母喂养。

一、该患儿疾病经问诊后特点总结如下：

1. 患者，女童，2岁，家长诉吃得少而慢，体格发育迟缓。体格检查：骨骼、关节功能形态正常，体形偏瘦，皮肤白皙。

2. 喂养情况　正常断奶，外祖母主导喂养，以碎烂食物为主，喂养以边玩边吃为主。

3. 患儿吃得少、慢，食物稍粗即拒食或犯恶心，吃饭时长无限制，经常超过1小时。

4. 患儿食物种类少，偏食严重。

5. 患儿缺乏户外运动，缺少正常的日光浴。

二、初步诊断

小儿喂养困难，属于喂养行为问题所致。

三、进一步进行检验检测，评估营养状态，排除器质性疾病及精神疾病所致可能。

四、指导喂养行为，进行健康宣教，并科学随访。

【思考题】

1. 处理小儿喂养困难的重要意义？

2. 如何做好小儿喂养困难的健康宣教？

（史　玲）

第四十六节　儿童生长发育异常

【学习要点】　1. 掌握矮身材常见问诊及查体要点、转诊指征和随访管理。

2. 熟悉骨龄评估的临床意义。

3. 了解体外合成重组人生长激素的治疗方法和副作用。

【定义】

儿童生长发育异常指儿童在生长发育过程中出现身体功能、智力、心理状态与正常儿童相比出现明显差异。其中身体功能异常较为常见，如侏儒症、矮小症、巨人症、肢端肥大症等，本节主要针对较常见的矮身材进行讲解。矮身材（short stature）指在相似环境下，身高小于同种族、同年龄、同性别正常儿童身高均值2个标准差（−2SD）以上或处于第3百分位以下。

【概述】

生长发育伴随人类从胎儿到成人的全过程，个体的生长、发育、终身高的获得，与遗传、环境、营养、内分泌、疾病等因素密切相关。生长和发育是儿童不同于成人的重要特点，儿童生长发育有许多独有的特征，其中终身高是遗传和出生时体重、身长、营养、疾病、内分泌激素等相互作用的结果。我国矮身材患病率为3.16%，受地域及经济发展的影响，其发病率的地域差异明显。

【病因】

矮身材是一种临床表现，临床较为常见的病因是内分泌系统疾病，还有包括其他因素如遗传、体质、营养及社会心理问题等。

一、内分泌疾病

是导致的矮身材主要方面，包括生长激素缺乏、甲状腺功能减退症等（表2-46-1）。

表2-46-1　致矮身材的内分泌疾病

分类	常见疾病
生长激素缺乏症	遗传性基因缺失、特发性生长激素缺乏、生长激素释放激素缺乏、种腺垂体激素缺乏、鞍区占位性病变等
甲状腺激素缺乏	先天性甲状腺功能减退症
皮质醇增多	Cushing病、Cushing综合征
性激素分泌异常	性早熟
其他内分泌疾病	糖尿病、维生素D缺乏症、尿崩症、假性甲状旁腺功能减退症等

二、遗传因素

包括家族性矮小、遗传性骨骼病等。

三、体质因素

主要见于生长延迟。

四、宫内生长迟缓

包括胎儿本身异常、宫内感染、胎盘功能异常、母体异常、药物应用、营养不良等。

五、先天性缺陷病

包括代谢缺陷如黏多糖病、其他的溶酶体贮积症等；染色体缺陷，如唐氏综合征、Turner 综合征等。

六、慢性全身性疾病

包括先天性心脏疾病、肺部疾病、胃肠道疾病、肝病、血液系统疾病等。

七、社会心理性矮小

如心因性情感剥夺性侏儒。

【病史、体格检查和辅助检查】

一、询问病史

1. 患儿母亲妊娠史　孕期有无病毒感染、妊娠毒血症、营养不良、吸烟、酗酒等。以往的妊娠史，如习惯性流产。

2. 患儿出生史　出生时胎龄、娩出方式，是否有围生期损伤、出生身长和体重。

3. 生长发育史　历年生长速率、性发育、运动和智力发育史等。

4. 父母青春期发育　父母青春期发育启动时间，了解母亲初潮年龄、父亲身高突增年龄。对于父母青春期启动晚的家庭，结合患儿情况排除体质性青春期延迟。

5. 家族成员身高和矮身材情况　父母及家族成员身高。按父母身高计算出患儿靶身高，必要时询问祖代或旁系的身高。

6. 患儿的既往史　幼年时喂养史、慢性疾病史、用药史、饮食习惯、作息、运动等。

7. 其他　有无受到歧视虐待或近期精神压力等不良心理环境、生活环境有无重大变化、家庭有无重要变故、家庭成员之间的亲密关系等。

二、体格检查

1. 常规体格检查　生命体征检查、心肺检查。

2. 外观　包括面容、体态、颅面比例、颈、胸、皮肤、毛发、手掌等，尤其关注脊柱、四肢形态。

3. 性发育　第二性征的发育情况，并确定性发育分期。

4. 就诊时身高和体重　测量身高时间，建议每次的同一时间（如上午、下午），具体的测定值和百分位数。

5. 身高年增长速率　除婴幼儿期外，一般以 6 个月～1 年的生长数据评价。身高年增长速率 =（目前身高 −n 个月前身高）×12/n。不同年龄段生长速率是不同的。生长速率第一年最快，以后逐渐减慢，在青春期生长突增之前降至最低。5 岁以后的小孩如果生长速率低于 5cm/ 年，则需要进一步评估。

6. 上下部量的比例　随着生长发育，骨骼会改变身体的比例。

（1）上下部比例：出生时的比例为 1.7∶1，3 岁时为 1.3∶1，7 岁时为 1.1∶1，10 岁时为 0.9∶1。

（2）上部量：代表脊柱长度，为耻骨联合上缘到头顶长度；下部量代表下肢长度，为耻骨联合上缘到足底长度（图 2-46-1）。

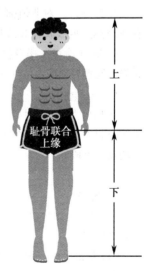

图 2-46-1　上下部量示意图

三、辅助检查

矮身材的辅助检查包括常规检查和特殊检查,基层医院可结合具体的检查条件进行开展。

（一）实验室检查

1. 常规检查项目　包括三大常规（血常规、尿常规、粪常规）、肝肾功能、空腹血糖、空腹胰岛素、糖化血红蛋白、血脂、血钙、血磷等。

2. 病情需要,可选择的实验室特殊检查项目　实验室特殊检查指征:①身高低于正常参考值 -2SD 或低于第 3 百分位数;②骨龄低于实际年龄 2 岁以上;③身高增长率在第 25 百分位（按骨龄计）以下者,即:<2 岁儿童为<7cm/ 年;4.5 岁至青春期儿童<5cm/ 年,青春期儿童<6cm/ 年;④临床有内分泌紊乱症状或畸形综合征表现者;⑤其他原因需进行垂体功能检查者。

（二）特殊检查

1. 骨龄检测　骨骼的发育贯穿于整个生长发育过程中,骨龄（bone age,BA）是评估生物体发育情况的良好指标,也是评估矮身材最重要的一个工具。一般是拍摄左手腕部的 X 线片,正常情况下,骨龄与实际年龄的差别应在 -1~+1 岁之间。

2. X 线片　对非匀称性矮小或有体态异常者,按需行头颅、胸部、脊柱、骨盆、四肢长骨 X 线片。

3. MRI 检查　矮身材儿童应按需进行头颅的 MRI 检查,了解有无先天发育异常或占位性病变。

（三）其他检查

包括核型分析,对疑有染色体畸变的患儿应进行核型分析,尤其是矮身材女性;基因及分子生物学检查是确定罕见单基因性矮身材疾病的重要手段。

【评估】

1. 身高的评估（见附件 33、34）,按照中国 0~18 岁儿童青少年生长表来判定

（1）标准差法:一般 $\bar{x}\pm2SD$ 为正常范围,低于平均身高两个标准差（-2SD）为矮小。

（2）按照百分位法：身高处于第3～97百分位之间属于正常范围，低于正常身高第3百分位数为矮小。

（3）按照中国0～18岁儿童青少年生长曲线图来判定：在第3百位数曲线下为矮小。

2. 靶身高（target height，TH），又称为遗传身高。

（1）CMH（the corrected mid parental height，矫正父母中间身高）法：

男孩：靶身高 =（父身高 + 母身高 +13）/2±5（cm）

女孩：靶身高 =（父身高 + 母身高 −13）/2±5（cm）

（2）FPH（the final height for parental height，父母身高的最终高度）法：

男孩：靶身高 =45.99+0.78×（父母身高中值）±5.29（cm）

女孩：靶身高 =37.85+0.75×（父母身高中值）±5.29（cm）

3. 身高标准差数值（standard deviation score，SDS） 身高 SDS=（实际身高 cm− 同种族同年龄同性别平均身高 cm）/（同种族同年龄同性别人群身高标准差）

4. 身高年增长速率、上下部量的比例（详见体格检查部分） 矮身材诊断流程见 ER-2-46-1。

ER-2-46-1　矮身材诊断流程图

【治疗】

一、药物治疗

导致矮身材的临床常见原因是体内生长激素不同程度缺乏，其主要的药物治疗策略即补充生长激素。最主要的药物为外合成重组人生长激素（recombined human growth hormone，rhGH），它是治疗矮身材的有效药物，可提高患者生长速率、改善最终成人身高，其治疗效果有剂量依赖效应和个体差异。详见专科治疗指南。

二、健康教育

矮身材患儿要争取做到"三早"：早发现、早诊断、早干预。全科医生争取做到早发现，对推动后续早诊断、早干预起到非常关键的作用，在日常门诊接种过程中对患儿及家庭进行适当的健康宣教，有助于矮身材患儿的恢复。

1. 营养均衡 补充优质蛋白，如各种豆制品、鱼虾、蛋奶、瘦肉等,并进食含有丰富维生素的新鲜蔬菜与水果,注意钙质补充。

2. 饮食安全 很多食物中可能含有影响儿童生长发育的激素,家长给孩子选择食物时需要避免食用过多激素含量高的食物。

3. 适当运动 适当的体育运动对身高发育大有帮助,如跳跃,通过双脚跳跃的方式投手摸篮球架或天花板,10 次为一组,每次向上跳跃持续时间 5～7 秒钟,每天坚持 15～30 分钟。

4. 保证充分的睡眠 生长激素的分泌高峰是在进入深睡眠的时候,一般是晚上 10 点至次日凌晨 1 点,可促进身高发育,建议晚上 8:30 上床,9 点之前入睡。

5. 家庭成员营造良好氛围 多鼓励孩子,让他们建立自信心,注重陪伴,理解孩子,保持心情愉快。

【红旗征及转诊指征】

1. 对于社区首次就诊的患儿,按照中国 0～18 岁儿童青少年生长表来判定中相关内容不达标者,进一步转诊上级医院明确病因。

2. 已启用 rhGH 治疗患儿 在上级医院已启用 rhGH 治疗患儿,在社区长期随访,出现 rhGH 治疗的不良反应者积极转诊。

【随访计划】

矮身材患儿的随访,主要是 rhGH 治疗者药物疗效和安全性监测,包括生长发育指标、实验室检查指标、不良反应等(表 2-46-2),部分检测指标需在综合医院完善。

表 2-46-2 矮身材儿童随访指标频率

随访指标	随访频率
生长发育指标	
身高、体重、性发育情况	每 3 个月
生长速率	每 3 个月
身高 SDS	每 6 个月～1 年
实验室检查指标	
甲状腺功能	每 3 个月复查,生长减慢,及时复查
血清(IGF1、IGBP-3)	每 3～6 个月

随访指标	随访频率
空腹血糖、胰岛素	每3个月,若空腹血糖异常,及时行糖耐量试验
肝肾功能、肾上腺皮质功能、HbA1C	每6~12个月,或根据病情
骨龄	每12个月,青春期,必要时可半年复查
垂体MRI	首诊后未即刻用药或停药后再次用药的患者,若间隔一年以上,需复查颅脑MRI
安全性监测	
副作用	每3个月以及每次就诊
其他	根据患儿病情而定

【病例分析】

患儿,男,8岁,发现身材矮小4年就诊,低于同年龄、同性别正常儿童身高均值2.5个标准差。查体:身高108cm,体重19kg,面容无明显异常,智力正常,饮食正常。

一、病例特点

1. 患儿,男,8岁,身材矮小4年。

2. 母亲正常妊娠、足月顺产、出生体重及身长正常,父母身高及父母青春期发育正常。

3. 面容无明显异常,智力正常,饮食正常。

4. 查体　身高108cm,体重19kg,身高低于同年龄、同性别正常儿童均值2.5个标准差,身高和体重均在8岁儿童生长标准值第3百分位数曲线下。

5. 辅助检查　三大常规、肝肾功能、空腹血糖、血脂均无异常。

二、初步诊断

矮身材,原因待查。

三、社区可进一步完善检查

骨龄检测、血钙、血磷等(可根据所在社区检查条件参照辅助检查部分选择)。

四、启动转诊流程。

五、宣教(详见宣教部分)并嘱患儿家属定期随访。

【思考题】

1. 简述矮身材的病史询问及体格检查要点。

2. 简述骨龄测量的意义。

（史　玲）

第四十七节　皮　肤　瘙　痒

【学习要点】　1. 掌握皮肤瘙痒的常用治疗方法及转诊指征。

2. 熟悉皮肤瘙痒的常见病因。

3. 了解皮肤瘙痒的评估。

【定义】

瘙痒是一种引起搔抓欲望的不愉快感觉。皮肤瘙痒是指初发时皮肤无损害但有瘙痒的一种皮肤病，属于神经精神障碍性皮肤疾患，又称瘙痒症。

【概述】

皮肤瘙痒是常见症状之一。皮肤没有皮损而却瘙痒难忍，搔抓无度，不能自制。因反复搔抓，易造成瘙痒 - 搔抓 - 瘙痒的恶性循环。此病虽不属急危重症，但会影响心情和情绪，重者会极度烦躁及焦虑，困扰日常生活和工作。可分为全身性瘙痒或局限性瘙痒两大类，全身性瘙痒可开始为全身性，或最初局限于一处，继而扩展至全身；局限性瘙痒表现为局部瘙痒，好发于外阴、肛周、小腿和头皮。

【病因及发病机制】

一、内在因素

（一）皮肤干燥

老年人全身性皮肤瘙痒最常见的原因。

（二）系统性疾病

对顽固性的皮肤瘙痒，尤其是老年皮肤瘙痒，基础疾病所起的作用不容忽视。

1. 糖尿病　可能与皮肤含糖增加、机体防御病菌能力下降，易发生细菌及真菌感染、皮肤干燥、皮肤末梢神经受刺激等因素相关。

2. 甲状腺功能亢进　基础代谢增高，皮肤血流加速、温度升高、多汗，常表现为睡眠时皮肤瘙痒。

3. 甲状腺功能减退　与代谢减低、皮肤干燥、水分减少有关。

4. 肝胆疾病　黄疸尤其是梗阻性黄疸可有皮肤瘙痒，因胆盐或其他有毒物质在皮肤中沉积，刺激神经末梢所致，其剧烈程度与皮肤中所含胆盐浓度相平行。

5. 慢性肾功能不全　可能与血尿素氮、肌酐增高、继发性甲状旁腺功能亢进钙磷代谢紊乱，产生的钙盐及尿素沉积于皮肤、皮肤干燥等有关。

6. 血液系统疾病　真性红细胞增多症患者嗜碱性粒细胞增多，组胺大量释放刺激皮肤可致瘙痒；缺铁性贫血患者皮肤组织营养障碍、毛发干燥而出现瘙痒。

7. 维生素C缺乏症　表现为皮肤易起糠状鳞屑，类似脂溢性皮炎损害。

8. 结缔组织病　干燥综合征、皮肌炎可出现皮肤瘙痒，与皮肤干燥及皮肤病变有关。

9. 恶性肿瘤　肝癌、胰腺癌、霍奇金淋巴瘤等可出现全身皮肤瘙痒；脑瘤患者可出现鼻腔壁瘙痒；宫颈癌可出现外阴瘙痒。其发生机制可能是肿瘤细胞或细胞碎屑引起免疫反应，也可能是自身免疫反应致机体某部位细胞溶解，释放致痒介质。

（三）妊娠

妊娠晚期可出现皮肤瘙痒，发病机制可能是雌激素增多引起胆红素代谢障碍肝内胆汁淤积所致，常伴有黄疸。分娩后瘙痒与黄疸很快消失。

（四）神经精神系统障碍

一些神经系统器质性病变如脑动脉硬化的患者可引起皮肤瘙痒；中枢神经系统的功能状态对痒觉有一定的影响，如精神舒缓或转移注意力可使痒觉减轻，而焦虑、烦躁或过度关注时，痒觉可加剧。

（五）内分泌功能障碍

月经紊乱或卵巢疾病常引起外阴瘙痒；老年人皮肤瘙痒可能与体内性激素水平降低有关。

（六）家族遗传

有遗传倾向的瘙痒被称为特发性或遗传性瘙痒，可能为常染色体显性遗传。

（七）其他

如吸烟、饮酒、饮浓茶、进食海鲜食物、辛辣食物、用碱性过强的洗浴物品、贴身穿着非棉质衣物或衣服摩擦等均可能引起或加重皮肤瘙痒。

二、外在因素

1. 环境气候因素　气候过冷或过热，居住环境卫生不良，引发皮肤细菌、微生物、寄生虫感染，均可引起皮肤瘙痒。

2. 护肤品或化妆品使用不当　长期使用含抗组胺或激素、含胎盘素、羊胎素或维 A 酸、果酸的护肤品或化妆品，影响表皮代谢生理，使其非常脆弱，一旦停用会出现皮肤瘙痒、皮质干、肤色发黑等现象。

【病史、体格检查和辅助检查】

一、询问病史

对于皮肤瘙痒的患者，详尽的病史对揭示其原因非常重要。

1. 一般信息　年龄、性别、工作等。

2. 起病情况　发病诱因（受凉、受热、吹风、饮食、劳累、情绪应激等）、起病缓急。

3. 主要症状瘙痒出现时间（持续性、阵发性）、部位及范围（全身性、局限性）、特征（异物感、烧灼感等）、严重程度（是否影响日常工作及生活）、持续时间、加重和减轻的因素（温度及湿度变化、情绪变化等）、有无季节规律、昼夜规律。

4. 伴随症状　发病初始时是否伴有下列情况。

（1）皮肤损害，如皮疹、皮肤红肿、破溃、苔藓样增厚等（皮肤瘙痒初始发病不伴有皮肤损害,可与湿疹、神经性皮炎等皮肤病相鉴别)。

（2）恶心、呕吐、食欲缺乏、皮肤发黄,需警惕肝胆疾病。

（3）多饮、多尿、多食及体重下降,需警惕糖尿病。

（4）发热、颈部包块,需警惕淋巴瘤。

（5）口干、唾液减少,需警惕干燥综合征。

（6）尿色变化、尿量减少,见于慢性肾衰竭。

（7）怕热、多汗、情绪易激,需警惕甲状腺功能亢进。

（8）怕冷、懒言少语,需警惕甲状腺功能减退。

5. 治疗经过　询问就诊经过、曾做的检查及结果、曾经的诊断、治疗及疗效,目前用药。

6. 病情演变　病情变化、是否有新的症状出现等,为病情的走向预测提供依据。

7. 一般情况　对全面评估病情的严重程度及后续治疗有重要作用,如精神状态、饮食改变、体重变化、大小便情况、瘙痒对睡眠、情绪的影响。

8. 既往史　糖尿病、肝胆疾病、肾脏疾病、甲状腺疾病、结缔组织病、血液系统疾病、神经系统疾病、抑郁焦虑等精神障碍性疾病等病史;恶性肿瘤病史;过敏性疾病病史;传染病史;药物食物过敏史、外伤手术史,输血史,预防接种史。

9. 个人史　日常工作生活环境（温度、湿度、卫生条件、职业暴露）;生活习惯（使用碱性强的肥皂或浴液、穿着毛衣或化纤织物、用过热的水洗澡）;有无家庭宠物、可能接触的植物;毒物药物接触史、吸烟饮酒史等。

10. 婚育月经史　可对于妊娠及内分泌紊乱导致的皮肤瘙痒的诊断提供线索。

11. 家族史　瘙痒是否发生在其他家庭成员中,排除传染性皮肤疾病或者遗传性皮肤瘙痒。

二、体格检查

主要是皮肤检查及针对系统性疾病相关体征的检查。

1. 皮肤检查　仔细观察皮肤,特别是瘙痒部位皮肤有无损伤。瘙痒部位的皮损可表现为条状抓痕、血痂、色素沉着或色素脱失,甚至湿疹样变和苔藓样变，常见于颈后、肘、臂伸侧、肛周、股内侧、膝和踝部。还可继发各种皮肤感染如毛囊炎、疖、淋巴管炎、淋巴结炎等。真性红细胞增多症患者可有面部、手掌皮肤发红；贫血患者可见皮肤苍白、结膜苍白、口唇颜色苍白。多汗应警惕甲状腺功能亢进。

2. 浅表淋巴结肿大　局部浅表淋巴结尤其是颈部淋巴结的无痛性肿大应考虑淋巴瘤或恶性肿瘤转移的可能。全身性淋巴结肿大可见于传染性单核细胞增多症、白血病、淋巴瘤。

3. 黄疸　可见于肝胆胰疾病。

4. 甲状腺肿大　可见于甲状腺功能亢进。

5. 肝脾大　可见于淋巴瘤、白血病、传染性单核细胞增多症等疾病。

6. 双手细颤　见于甲状腺功能亢进。

三、辅助检查

1. 血液学检查　血常规、尿常规、肝肾功能、血糖、甲状腺功能、性腺激素、自身免疫相关抗体等。

2. 影像学检查　X线、超声、CT、MRI、PET-CT等。

【评估】

单维度的瘙痒强度评估量表常用视觉模拟评分法（VAS）。

多维度的瘙痒评估可用 12 项目瘙痒严重程度量表详见附表 17。

皮肤瘙痒诊疗流程图见 ER-2-47-1。

【治疗】

ER-2-47-1　皮肤瘙痒诊疗流程

一、病因治疗

防治皮肤瘙痒的关键是明确病因及诱因。皮肤干燥者要注意保湿；系统性疾病、神经精神疾病患者积极治疗原发病；避免接触过敏食物、药物；避免皮肤瘙痒的外在因素，如温度的骤然变化，衣物的摩擦等。

二、对症治疗

1. **全身治疗** 抗组胺药物、调节免疫药物、性激素、维生素 A、维生素 C、钙剂、抗抑郁、抗焦虑等药物。

2. **局部治疗** 以保湿、滋润、止痒为主，选择刺激性小的外用制剂。

3. **物理治疗** 光疗、熏蒸、淀粉浴、矿泉浴等。

三、中医中药治疗

如中医汤药、药浴、足浴及针灸治疗。

四、健康教育

1. 生活环境整洁，温度适宜，避免环境温度骤升骤降。

2. 生活规律，早睡早起，适当锻炼。

3. 避免饮酒、喝浓茶、咖啡，避免食用胡椒、芥末等辛辣刺激食品。

4. 内衣以棉质为宜，应宽松舒适，避免摩擦。

5. 控制洗澡次数，尤其是冬季气候干燥时；不过度搓洗皮肤，不用碱性肥皂（洗浴用品）；浴后可涂抹保湿乳液。

6. 避免用搔抓、摩擦及热水烫洗等方法止痒。

五、重视患者的心理问题

重视患者的心理问题，予心理疏导，严重者可转诊至专科。

【红旗征及转诊指征】

1. 系统性疾病导致皮肤瘙痒，需要上级医院进一步诊治者。

2. 严重皮肤瘙痒治疗效果不佳者。

3. 严重精神障碍性疾病应转至专科医院治疗。

4. 合并其他慢性基础疾病急性加重需要上级医院诊治者。

【随访计划】
诊断明确、初始治疗 1 周后复诊。

【病例分析】

患者,男性,72 岁,退休公务员。皮肤瘙痒 1 年,加重 1 个月就诊。1 年前出现全身皮肤瘙痒,以小腿及后背部明显,秋冬季加重。曾间断口服氯雷他定并外用激素类软膏治疗,有效果但未完全缓解。近 1 个月来瘙痒日渐加重,不仅小腿及后背瘙痒明显,头颈部也出现瘙痒,以夜间为主,影响睡眠,烦躁不安,疲乏无力,体重下降 2kg,口服氯雷他定并外用激素软膏治疗无效。既往体健,否认食物、药物过敏史;无烟酒嗜好;已婚,配偶及子女体健。否认传染病史及其接触史,否认家族遗传病史。

患者老年男性,近期皮肤瘙痒加重,伴口干、夜尿增多、乏力、体重下降,检查示:快测血糖 15.9mmol/L;尿常规:葡萄糖 +++,酮体 -;生化检查:空腹血糖 9.1mmol/L,肝肾功能正常,甘油三酯 3.7mmol/L,总胆固醇、低密度脂蛋白正常;糖化血红蛋白 8.6%。诊断为 2 型糖尿病。予原发病糖尿病的治疗、局部外用炉甘石洗剂。2 周后复诊,患者皮肤瘙痒症状明显改善,并纳入社区糖尿病管理人群。

【思考题】

1. 简述皮肤瘙痒的常见病因。
2. 简述皮肤瘙痒的常用治疗方法。

(曹若瑾)

第四十八节　皮肤感觉异常

【学习要点】　1. 掌握皮肤感觉异常的全科诊疗思路及转诊指征。

2. 熟悉皮肤感觉异常的常见病因。

3. 了解皮肤感觉异常的评估及病因筛查。

【定义】

皮肤感觉异常指在没有任何外界刺激的情况下,皮肤产生的异样感觉,是皮肤感觉障碍性疾病。可分为麻痹性感觉异常(感觉减退、感觉消失、皮肤麻木感）及刺激性感觉异常（感觉过度、感觉过敏、疼痛，如蚁走感、针刺感、沉重感、触电感，或特殊的冷热感等）。

【病因及发病机制】

一、周围神经病变

（一）神经局部受压
神经局部受压麻痹可引起神经支配区域的皮肤麻木、疼痛。具有暂时性和可逆性，解除压迫后可恢复正常。

（二）外伤、手术相关的神经损伤
外伤、手术如果损伤神经可出现相应区域的皮肤感觉异常。

（三）代谢性周围神经病变
糖尿病、甲状腺功能亢进症、甲状腺功能减退症、尿毒症等疾病可并发周围神经病变，常为对称性，下肢较上肢严重。

（四）病毒感染
病毒感染可引起神经脱髓鞘改变。

（五）副肿瘤性感觉神经元病
常见于肺癌和霍奇金淋巴瘤。

（六）中毒性周围神经病
见于长期服用异烟肼、苯妥英钠、呋喃类药物或应用博来霉素、依托泊苷、顺铂等化疗药物，有机磷农药、重金属（砷、铊）中毒者。

（七）自身免疫疾病相关多发性神经炎
结节性多动脉炎、系统性红斑狼疮、类风湿关节炎、白塞综合征等自身免疫病患者可出现多发性神经炎的表现，如肢端皮肤麻木、感觉障碍。

（八）营养缺乏性周围神经病
见于营养不良、维生素 B_1、B_{12} 及烟酸缺乏者。

二、中枢神经病变

（一）中枢神经系统肿瘤
见于颅内和椎管内肿瘤压迫大脑功能区及脊髓的神经根。

（二）卒中
见于中央后回负责感觉的中枢部位的卒中。

三、局部循环障碍

局部血液循环障碍可导致相对应皮肤的感觉异常。见于久坐或坐姿不良、下肢动脉硬化性闭塞症、血栓闭塞性脉管炎、静脉曲张、严寒低温。

四、精神因素

见于精神紧张、受过精神创伤、精神刺激、疑病性神经症患者。

五、内分泌因素

卵巢功能衰退引起内分泌失调及自主神经功能紊乱，见于女性更年期。

【病史、体格检查和辅助检查】

一、询问病史

1. 一般信息　年龄、性别、职业等。

2. 起病情况　发病时间及急缓，急性（<4 周）、亚急性（4～8 周）、慢性（>8 周）、频度（间歇性或持续性）、季节、诱因（感染、外伤、情绪、药物、毒物接触）。

3. 主要症状　皮肤感觉异常的部位（肢体、躯干、近端、远端）、类型（感觉减退、感觉消失、麻木、疼痛、蚁走感、触电感、异物感、冷热感等）、分布范围（沿神经走行分布、肢端、手套袜套样）、对称性、程度（是否影响日常工作及生活）、持续时间、加重和减轻的因素、是否反复发作。

4. 伴随情况　肌肉无力、运动障碍；肌肉痉挛、疼痛；皮疹、关节肿胀、口腔溃疡；直立性低血压、胃轻瘫、尿潴留、阳痿等自主神经功能障碍；焦虑抑郁等情绪障碍等。

5. 诊治经过　诊治经过，已做检查、所用药物、剂量、疗效。

6. 病情演变　病情的发展变化、是否有新的症状出现等。

7. 患病以来的一般情况　精神状态，饮食改变，体重变化、大小便情况。

8. 既往史　慢性病史，如高血压、糖尿病、尿毒症、甲状腺疾病、癫痫、脑血管病、椎间盘突出病史、肿瘤及放化疗病史等；有无受过精神创伤、精神刺激等；有无癔症史；有无外伤手术史；传染病及接触史；用药史等。

9. 个人史　询问职业，有无重金属接触史、毒物暴露史，吸烟饮酒史，婚育月经史等。

10. 家族史　有亲缘关系的家庭成员中有无类似病史。

二、体格检查

（一）感觉检查

浅感觉、深感觉及本体感觉检查，嘱患者闭目，左右两侧及远近端对比。

1. 浅感觉　触觉、浅痛觉、温度觉。

2. 深感觉　关节位置觉、运动觉、振动觉。

3. 复合感觉　定位觉、两点辨别觉、形体觉。

（二）全身性疾病相关体征的检查

1. 皮肤检查　观察感觉异常皮肤的颜色、质地、温度、皮损、色素沉着或脱失、皮疹、瘢痕等。如系统性红斑狼疮的蝶形红斑、雷诺现象、带状疱疹预后皮肤色素沉着、下肢动脉狭窄引起的皮温下降等。

2. 浅表淋巴结检查　局部浅表淋巴结的无痛性肿大、质地坚硬、移动性差，需排除恶性肿瘤。

3. 其他　四肢关节有无红肿、变形；肌肉有无萎缩；足背动脉是否触及、强弱及对称性；肌力、肌张力、膝（跟）腱反射、病理反射（巴宾斯基征）等。

三、辅助检查

1. 血液检查　血常规、尿常规、肝肾功能、血糖及糖化血红蛋白、甲状腺功能、免疫学指标等。

2. 其他检查　肌电图、颅脑及脊髓的影像学检查、腰椎穿刺及脑脊液检查、颈（腰）椎影像学检查、下肢动脉检查等。

【评估】

针对病因进行评估。中枢神经系统病变如脑血管病、脊髓损伤或病变患者，应评估病变对侧肢体的皮肤感觉。周围神经病变如臂丛神经麻痹、坐骨神经损害麻痹的患者，主要评估病变侧肢体的皮肤感觉。外伤如切割伤、撕裂伤、烧伤等患者，一般评估外伤远端的皮肤感觉。缺血或营养代谢障碍性疾病如糖尿病、雷诺病、多发性神经炎的患者，主要评估肢端部位的皮肤感觉。

皮肤感觉异常诊疗流程见 ER-2-48-1。

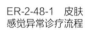

ER-2-48-1 皮肤感觉异常诊疗流程

【治疗】

一、病因治疗

认真寻找皮肤感觉异常的病因，积极治疗原发病。如解除神经压迫、积极控制血糖、开通闭塞血管等。

二、对症治疗

1. 营养神经治疗 维生素 B$_1$、甲钴胺口服或肌内注射治疗。

2. 镇痛剂或局部封闭 痛觉过敏者，尤其是神经痛可给予镇痛剂治疗，如带状疱疹后神经痛可予加巴喷丁、普瑞巴林等药物。必要时可局部神经阻滞治疗。

三、中医中药治疗

多因素体阳虚、外邪入侵、情志失调及药食不当等因素所致，可予中药汤药、熏洗、敷贴、足浴、针灸、穴位按摩等治疗。

四、健康教育

1. 营造舒适的生活环境，避免诱发及加重皮肤感觉异常的因素，如骤冷骤热、闷热潮湿、干燥等。

2. 早睡早起，适当锻炼。戒烟酒，饮食均衡，忌吃有刺激性的、含有咖啡因的、辛辣的食物。

3. 警惕日常生活工作中是否接触有毒物质及对末梢神经有损害的药物。

4. 感觉减退的患者日常应用水温计，不用热水泡脚，避免皮肤烫伤。避免冻伤及灼伤。穿软底鞋，定期查看足底，避免损伤。

5. 保持情绪稳定，避免情绪应激。

五、重视患者的心理问题

重视患者的心理问题,予及时的心理支持治疗。

【红旗征及转诊指征】

1. 疑为颅内病变如脑肿瘤、卒中或脊髓病变者。
2. 严重的神经压迫或者周围神经损伤者。
3. 全身性疾病需上级医院诊治者。
4. 严重精神障碍性疾病需转专科治疗者。
5. 出现意识障碍、肢体活动障碍、言语障碍者。

【随访计划】

1. 初始治疗后2周复诊。
2. 病情稳定,每2~4周复诊一次。

【病例分析】

患者,男性,69岁,退休工人。主因"双下肢皮肤麻木、刺痛、蚁走感3个月"就诊。3个月前出现双下肢皮肤麻木、针刺样疼痛并感觉似有蚂蚁在腿上爬行,以小腿外侧为著,伴下肢无力、发凉,踩棉垫感,为进一步诊治就诊。既往糖尿病15年,间断口服格列吡嗪治疗,血糖未监测;否认传染病史及接触史;否认食物、药物过敏史。否认特殊药物、毒物接触史;吸烟30年,不饮酒。已婚,配偶及子女体健。否认家族遗传病史。查体示:双下肢皮肤可见散在斑片状色素沉着,触觉、痛觉对称性减退,温度觉异常,振动觉异常,双跟腱反射消失,左侧足背动脉搏动弱,右侧足背动脉未触及,其余未见异常。

糖尿病未规律治疗及监测血糖。辅助检查:尿糖++,酮体−;空腹血糖8.6mmol/L,肝肾功能正常,总胆固醇6.1mmol/L、低密度脂蛋白3.8mmol/L;糖化血红蛋白10.3%。下肢动脉超声示双胫前动脉闭塞。诊断为2型糖尿病,糖尿病周围神经病变,下肢动脉粥样硬化闭塞症。

【思考题】

1. 简述皮肤感觉异常的常见病因。

2. 简述皮肤感觉异常常用的感觉检查。

3. 简述皮肤感觉异常的常用对症治疗方法。

（曹若瑾）

第四十九节　眼 睛 干 涩

【学习要点】　1. 掌握眼睛干涩的常见病因、临床表现、全科综合诊疗
思路。

2. 熟悉眼睛干涩预防保健知识。

3. 了解眼睛干涩的治疗。

【定义】

眼睛干涩为多因素引起的慢性眼病，是由泪液的质、量及活动异常导致的泪膜不稳定或眼表微环境失衡，可伴有眼表炎性反应、组织损伤及神经感觉异常，造成眼部多种不适症状和 / 或视功能障碍。

【概述】

眼球的表面覆盖了一层被称为"泪膜"的结构，分为三层从外向内依次是脂质层、水液层、黏蛋白层。眨眼时可在眼睛表面均匀涂布泪膜，以自我保护。泪膜不稳定可引起眼睛干涩症状和 / 或视力损害，任何因素致使这三层结构含量减少或不均衡均可导致眼睛干涩。

【病因】

一、按发病原因分类

（一）全身性疾病

尤其是免疫系统疾病及内分泌系统失衡会导致眼睛干涩，如严重的肝功能异常、甲状腺功能异常、糖尿病及痛风，更年期的女性较为普遍，其他如维生素 A 缺乏、雄激素缺乏等疾病也易导致。

（二）眼部局部因素

包括局部感染及免疫相关疾病，如感染性结膜炎、过敏性结膜炎、泪腺、睑板腺、角膜神经功能异常、螨虫性睑缘炎、睑缘结构异常等；各种原因引起的泪液动力学异常亦可导致，如眼睑皮肤及结膜松弛症、泪阜部增生、眼睑痉挛及眼型痤疮等。

二、按危险因素分类

（一）环境因素

包括空气污染、烟雾、射线、高海拔、气候干燥、高温和空调等。

（二）生活方式相关因素

长时间或黑暗环境操作电子产品、户外活动少、长时间近距离平面用眼、睡眠不足、使用空调、吸烟、长期配戴角膜接触镜、眼部化妆及长时间驾驶等。

（三）手术相关因素

激光角膜屈光手术、白内障摘除手术等眼睛干涩的发生率较高，大部分患者于术后3～6个月恢复，但少数患者可持续较长时间。

（四）药物相关因素

全身用药，如更年期补充激素、服用抗抑郁、抗组胺、抗胆碱、抗精神病类药物及异维A酸、利尿剂、避孕药物、全身化疗药物等；局部用药，如眼部消毒剂、抗病毒药物、抗青光眼药物（肾上腺能受体拮抗剂等）及含防腐剂滴眼液、眼膏等。

（五）精神心理因素

如焦虑、抑郁等情绪。

【病史、体格检查和辅助检查】

一、询问病史

1. 起病情况　发病年龄，性别，眼睛屈光状态，近期眼部手术、全身及眼部药物治疗史、角膜接触镜配戴情况、不良眼部化妆习惯、是否经常接触电子设备，睡眠情况、精神心理状态，工作和生活环境，饮食和生活习惯。

2. 病情特点　眼睛干涩的程度，对用眼环境是否敏感（如抽烟、粉尘、空调、暖气），是否受户外环境以及光线的影响，每天使用眼药水的次数和时间，睡眠饮食习惯有无改变等。

3. 伴随症状　眼部干涩感、烧灼感、异物感、针刺感、眼痒、畏光、眼红、视物模糊、视力波动等。伴随症状的严重程度、出现的时间及持续时间，全身症状如头晕、恶心、呕吐、心悸、乏力、口干、四肢关节疼痛、睡眠。

4. 治疗经过　曾做过哪些检查；曾使用哪些药物、治疗及疗效。

5. 既往史　糖尿病、甲状腺疾病、自身免疫性疾病及焦虑与抑郁等；特殊用药史及眼科手术史；用眼习惯；家庭成员及经济状况。

二、体格检查

1. 眼科检查　双眼裸眼视力，验光及矫正视力检测，色觉卡辨识色觉，倒睫；上下睑结膜、穹窿结膜、球结膜及巩膜；眼球形态及活动度，瞳孔形态，大小及瞳孔对光反射，调节和集合反射；眼底。

2. 口腔黏膜检查。

3. 甲状腺检查。

三、辅助检查

1. 实验室检查　肝功能、糖代谢、尿酸、血常规、甲状腺功能及自身抗体检查，抗核抗体、类风湿因子、干燥综合征抗体 A（抗 SSA）及干燥综合征抗体 B（抗 SSB）等。

2. 影像学检查　甲状腺及浅表淋巴结、肝胆脾彩超、唾液腺彩超；唾液腺核素显像；必要时唇腺或唾液腺黏膜活检。

3. 心理评估　采用抑郁自评量表、焦虑自评量表进行评分。

眼睛干涩诊疗思路见 ER-2-49-1。

ER-2-49-1　眼睛干涩的诊疗思路

【评估】

眼表疾病指数（ocular surface disease index，OSDI）量表：可评估眼睛干涩发生危险因素和临床特征，初步判断其严重程度，简单、易行，详见附录 21。

【治疗】

一、病因治疗

针对已知的相关因素进行治疗，予合理和个性化的治疗方案。

二、非药物治疗

物理治疗包括睑缘清洁、热敷熏蒸、睑板腺按摩等。其他还有强脉冲光治疗、热脉动治疗、湿房镜等。

三、药物治疗

1. 人工泪液　优先选择不含防腐剂的人工泪液，常用的有 0.1%～0.3% 玻璃酸钠、聚乙二醇、0.5%～1% 羧甲基纤维素等。

2. 促进泪液分泌的滴眼液　地夸磷索钠滴眼液，1 滴 / 次，每天 6 次，适用于伴泪液异常的角结膜上皮损伤者。

3. 促眼表修复的滴眼液　重组牛碱性成纤维细胞生长因子眼用凝胶或卡波姆眼用凝胶，每天 2～4 次，中、重度伴有明显角膜上皮损伤者可辅助适合的人工泪液。

4. 眼用血清制剂　自体血清和小牛血去蛋白提取物眼部制剂含有各种生物活性成分，适用于伴有眼表上皮损伤及角膜神经痛等多因素中、重度干眼患者。

四、中医药治疗

可采用中药熏蒸、针刺、按摩、刮痧、推拿、脐灸等方法。

五、健康教育及心理疏导

1. 生活习惯改善　保证睡眠质量和时间、适当增加运动、不吃甜食和辛辣刺激的食物，尽量不喝酒，不吸烟，不喝浓茶浓咖啡。

2. 眼部护理　眼部热敷，早晚洗脸时用 40℃ 左右的热毛巾敷眼，每次约 15 分钟；避免用眼过度，可遵循 20-20-20 护眼法则放松双眼：每隔 20 分钟休息 20 秒，眺望 20 英里以外的草地，绿树；避免灰尘、烟雾环境，空气加湿等。

3. 治疗依从性　遵循医生指导，规范使用眼药水，定期检查。

4. 心理疏导　积极沟通疏导,调节情绪,可行冥想放松训练。

5. 认识疾病　告知自然病程和治疗目标,帮助患者树立信心,提倡健康生活理念,保持乐观心态。

【红旗征及转诊指征】

1. 出现畏光,流泪,短时间内视力急剧下降。

2. 突发眼睛疼痛,伴有头痛,恶心,呕吐。

【随访计划】

1. 轻中度患者　初始生活方式干预后,建议 1～2 周复诊,治疗 1 周后复诊。

2. 重度患者　加用中药熏蒸、穴位按摩及热脉动治疗,治疗原发病,总疗程不少于 4 周。

【病例分析】

患者,女性,51 岁,会计。反复眼睛干涩 2 年就诊。近 2 年来反复出现眼睛干涩,伴有眼红、眼痒,怕光。自行使用各种"滴眼液"药物略有好转,但易反复。间断社区门诊就诊,近 1 个月因长时间用眼后感眼部干涩症状加重,伴有夜间视物不清。近半年来间断失眠。既往 30 年前诊断双眼屈光不正,长年佩戴接触镜。否认高血压、糖尿病病史,否认食物、药物过敏史。平时运动少,生活规律,家庭关系和睦。

患者眼睛干涩,曾多次尝试多种滴眼液治疗但是效果不佳,影响生活。高危因素有:①会计属高频率用眼职业,平时喜欢卧床看书,运动较少;②高度近视,长期佩戴接触镜;③处于更年期,伴有睡眠障碍;④生活在青海西宁,高海拔,气候条件高寒,干燥,风沙较大。眼睛干涩原因考虑为以上多因素导致,故建议患者减少用眼时间,适当增加户外运动,加强居住环境湿化及局部热敷熏蒸,并配外戴眼镜,间断使用不含防腐剂的眼药水滴眼。

【思考题】

1. 简述眼睛干涩常见病因。

2. 简述眼睛干涩的临床评估和治疗原则。

（尹向辉）

第五十节　耳　鸣

【学习要点】　1. 掌握耳鸣的常见病因和全科评估方法。
　　　　　　　2. 熟悉耳鸣的综合治疗策略。

【定义】

耳鸣（tinnitus）指无外界声源刺激情况下，耳内或颅内主观上有声音感觉，这种声音感觉为一种或多种，可长时间存在，也可短暂发生。

【概述】

研究显示，耳鸣患者占总人口的 15.5%～18.6%，且随年龄增长而增加。耳鸣易引发心情烦恼、睡眠困难、注意力不集中，严重时可影响工作、生活和社会交往。

根据能否被外人所感知，分为主观性耳鸣与客观性耳鸣。客观性耳鸣常由体内生物性活动所产生的实际声响，而主观性耳鸣则是指在体内和外界均没有任何声音刺激情况下的耳鸣。按病程分为急性、亚急性和慢性耳鸣，我国多以<6 个月为急性耳鸣，6～12 个月为亚急性耳鸣，>12 个月为慢性耳鸣。

【病因】

一、客观性耳鸣

1. 血管源性　常见于高血压性动脉粥样硬化或血管扭曲，引起动脉性涡流所致。其次为耳周部动脉瘤、动静脉瘘和颈静脉球体瘤，其中以乳突导静脉畸形与高位颈静脉球常见。耳鸣呈"嘟嘟"声，其频率和脉搏同步。

2. 肌源性　与咽腭肌、鼓膜张肌、镫骨肌的痉挛性收缩有关，以腭肌阵挛最常见。耳鸣低调与脉搏不同步,节律不规则,强度相对较低。

3. 关节源性 一般为颞下颌关节紊乱综合征,表现为关节局部酸胀或疼痛、张口时关节弹响、下颌运动障碍,伴压痛及清脆的单响声或碎裂的连响声。

4. 咽鼓管异常开放 咽鼓管咽口正常处于关闭状态,吞咽、呵欠、张口或擤鼻等动作时才会开放。如咽口肌肉麻痹、萎缩,经常处于开放状态,称为咽鼓管异常开放症。表现为耳闷、耳鸣、自听增强,站立时加重,卧位或低头抱膝位减轻。

5. 其他病因 主要为前骨半规管骨裂和后半规管骨裂所致耳鸣。

二、主观性耳鸣

1. 噪声 长期接触噪声易产生耳鸣,且随接触噪声时间延长,耳鸣发生率增加。

2. 耳部疾病 外耳、中耳、耳蜗与蜗后和听觉中枢病变均可引起耳鸣,如耵聍栓塞、中耳炎、耳硬化症、梅尼埃病、听神经瘤和耳外伤等。感冒、流感和鼻窦感染引起的鼻塞可在中耳产生较大压力,引起耳鸣。此外,潜水、跳水因水压的剧烈变化,引起急性气压伤,可能会伤及中耳和内耳,引起耳鸣。

3. 全身系统疾病 高血压、颈椎病和心脏病患者常发生耳鸣,可能与耳蜗血供障碍有关。其他如糖尿病、甲状腺功能异常、肾病、高脂血症、脑血管病、贫血、血管痉挛性疾病、自主神经紊乱、自身免疫性疾病和变态反应等均可引发耳鸣。

4. 耳毒性药物 如氨基糖苷类、大环内酯类、喹诺酮类和部分硝基咪唑类抗菌药、水杨酸类解热镇痛药,抗肿瘤药如长春新碱、2-硝基咪唑、顺氯氨铂等,抗疟药如奎宁、氯喹等。应用重金属如汞、铅、砷等时若出现耳鸣,常是中毒的主要表现。此外,咖啡、巧克力、茶、香烟及部分酒精饮料也可引起耳鸣。

5. 肿瘤 主要为听神经瘤、鼓室球瘤和颈静脉球体瘤等。

6. 心理精神因素 长期处于紧张、焦虑、抑郁、睡眠障碍和愤怒等精神状态,可引起耳鸣。

【病史、体格检查和辅助检查】

一、询问病史

1. 起病情况 耳鸣发生的时间，有无头部外伤、噪声损伤、心理压力、近期生活事件，是否患急性疾病等；是突然出现还是逐渐加重；是单侧还是双侧；耳鸣能否通过口面部、颈部或眼部运动、头部位置、下颌运动和体力活动等方式调节；耳鸣是否干扰了日常生活如工作、睡眠和情绪等。

2. 病情特点

（1）耳鸣音质：常被描述为蝉鸣声、嗡嗡声、咔嗒声、搏动声，或其他噪声。

（2）耳鸣音调：低调及中调耳鸣常见于中耳或内耳病变，高调多见于蜗后病变；复调可能为多部位病变，可变调多提示颈椎病；特殊音调如搏动性耳鸣可能为血管瘤或听神经瘤。

（3）耳鸣的病程与持续时间：急性耳鸣多见于外耳、中耳疾病和梅尼埃病等，慢性耳鸣多为全身性疾病所致。一过性耳鸣多提示短暂性内耳血管痉挛或听觉系统功能障碍。

（4）耳鸣的侧别和部位：单侧耳鸣常见于同侧耳部异物、中耳炎、乳突炎、内听动脉缺血、膜迷路水肿、梅尼埃病和颈椎病，部分为严重疾病如听神经瘤或血管瘤。双侧耳鸣多见于全身性疾病。颅鸣提示病变可能在听觉中枢，也见于紧张、焦虑等心身疾病。

（5）血管源性耳鸣：呈搏动性耳鸣，运动时耳鸣频率增快、强度增加，耳鸣与脉搏之间存在相关性。部分患者的耳鸣强度、音调，会随着头部运动或体位的改变而变化。

3. 伴随症状 有无耳道流液、耳痛、耳闷，有无视觉异常，有无听力下降或突发耳聋，有无头晕或眩晕，有无恶心或呕吐，有无肢体感觉、运动或平衡障碍，有无头痛或颈面部疼痛，有无焦虑、抑郁或睡眠障碍等。

4. 治疗经过 询问纯音测听、言语测听、耳鸣感知评估等检查结果。是否采取治疗措施及疗效如何。

5. 既往史 有无长期噪声暴露史。有无耳部疾病或全身疾病史。用药史，尤其询问耳毒性药物。有无汞、铅等重金属长期接触史。有无心理或精神疾病史。

二、体格检查

1. 全身系统查体　包括生命体征、心肺腹部及四肢等。注意有无心脏杂音、颈动脉杂音和其他血管杂音。有无全身系统疾病的阳性体征。神经系统包括脑神经检查，可协助引起耳鸣的中枢及其他周围神经系统病变的诊断及定位。

2. 耳鼻咽喉与颈部　重点检查耳部和头颈部，包括观察外耳道有无红肿、狭窄、耵聍栓塞、异物、分泌物、后上壁塌陷等。鼓膜有无充血、内陷、增厚、穿孔、萎缩、钙化斑及鼓室积液等。颈部和颞下颌关节功能检查，头、颈侧及耳的听诊，有无血管搏动音，判断颈部转动与颈动静脉受压对耳鸣的影响等。

三、辅助检查

1. 一般检查　对怀疑由全身系统疾病引起的耳鸣，应进行相关的常规检查，如血常规、尿常规、血生化和颈部血管超声等。

2. 听力学检查　纯音听阈、阈上功能测试、声导抗测试、电反应测听、耳声发射测试等。

3. 耳鸣音调测试和响度测试　测试患者耳鸣音调的主音调和强度。大多数耳鸣的感觉级在 10～15dB 之间。

4. 耳鸣掩蔽听力图　测试可掩蔽耳鸣的各频率纯音或窄带噪声的最小强度级，将其连线即为耳鸣掩蔽听力图，也叫掩蔽曲线。

5. 影像学检查　耳部 CT 平扫、头部 MRI 联合耳部 MRI 平扫等可用于诊断血管搏动性耳鸣、伴有听力损伤、眩晕或疑似颅脑肿瘤者。注意 MRI 检查期间产生的机器噪声可能会诱发或加重耳鸣。

6. 心理学评价　旨在对患者的心理问题进行早期评估并指导心理干预。多以问卷方式进行。

【评估】

1. 视觉模拟评分（VAS）　由患者根据耳鸣感受在标记 0～10 分的直线刻度上进行评分，评分越高，耳鸣的程度越重。VAS 简单直观，比较准确。

2. 中国耳鸣严重程度评估量表（tinnitus evaluation questionnaire，TEQ） 适合门诊快速评估。计算 6 项的总分，轻到重分为 5 级：Ⅰ级 1～6 分；Ⅱ级 7～10 分；Ⅲ级 11～14 分；Ⅳ级 15～18 分；Ⅴ级：19～21 分。根据以上耳鸣程度分级，推荐疗效评定方法：临床痊愈：耳鸣消失，且伴随症状消失，随访 1 个月无复发，显效：耳鸣程度降低 2 个级别及以上；有效：耳鸣程度降低 1 个级别；无效：耳鸣程度无改变。详见表 2-50-1。

表 2-50-1　中国耳鸣严重程度评估量表

评估指标	0分	1分	2分	3分
耳鸣出现的环境	无耳鸣	安静环境	一般环境	任何环境
耳鸣持续的时间	无耳鸣	间歇时间大于持续时间	持续时间大于间歇时间	持续性耳鸣
耳鸣对睡眠的影响	无影响	有时影响	经常影响	总是影响
对生活及工作的影响	无影响	有时影响	经常影响	总是影响
耳鸣对情绪的影响	无影响	有时影响	经常影响	总是影响
患者对耳鸣的总体感受	由患者自己根据对耳鸣程度的实际感受进行评分（0～6 分）			

注：根据近 1 周的表现，出现时间≤1/5 定义为"有时"，≥2/3 定义为"总是"，二者之间定义为"经常"。

3. 其他耳鸣评估量表 包括国际通用的耳鸣障碍量表、耳鸣残疾评估量表、耳鸣反应量表、耳鸣严重指数量表和耳鸣功能指数量表等，这些量表较为全面，可根据患者不同情况加以选择。

【治疗】

耳鸣大多给予综合治疗，重点减轻或消除患者对耳鸣有关的不良心理反应，心理疏导是治疗过程中的重要环节。

一、病因治疗

1. 全身系统疾病 积极治疗原发病。

2. 耳部疾病 如耵聍栓塞宜及时清除。分泌性中耳炎，应积极治疗急、慢性鼻炎和鼻窦炎，必要时可行鼓膜穿刺。耳硬化症行镫骨足板开窗,90% 患者耳鸣可减轻或消失。针对梅尼埃病、听神经病、噪声伤和突聋引起的耳鸣,需减轻内耳积水,予低盐饮食、糖皮质激素、利尿剂、脱水药物和改善微循环等。

3. 药物中毒引起的耳鸣应立即停药。

4. 爆震性聋和外伤引起的耳鸣,尽早使用皮质激素,有助于减轻水肿,减少瘢痕形成。

5. 焦虑、抑郁和失眠患者,可予心理治疗,改善睡眠障碍。

6. 客观性耳鸣,若病因明确,首选对因治疗。

二、经验性治疗

对病因不明者,按病程的长短给予不同的方案治疗。

1. 急性原因不明的耳鸣　可酌情按突聋治疗,如应用改善内耳微循环、糖皮质激素、降低血黏度和抗凝药物、营养神经和高压氧等治疗。

2. 亚急性耳鸣　除采用急性耳鸣的治疗外,还需根据不同检查结果选择适宜药物,如低频性耳鸣伴有听力下降,可予扩血管改善微循环等。

3. 慢性耳鸣　尚无有效药物,多采用"习服治疗",即对耳鸣的适应或习惯,主要包括噪声不全掩蔽、放松训练、心理调整和转移注意力等。

4. 心理治疗　耳鸣常与心理因素密切相关,全科医生要重视心理和社会因素对耳鸣的影响,纠正患者对耳鸣的错误认知,消除其疑虑和不必要的担心。对于严重耳鸣或疑似有心理障碍患者应行心理学评估,若存在较严重的心理障碍,及时转诊。

三、对症治疗

1. 伴听力损失的耳鸣　建议佩戴助听器,一般每天 4~6 小时以上,能获得较好疗效。

2. 认知行为疗法　包括心理教育、咨询、放松训练、行为重新激活和正念练习。通过发掘患者不良心理认知,给予心理辅导及认知重建,消除不良情绪与行为,减轻耳鸣症状。

四、中医中药治疗

中医强调补虚泻实。阴虚者,大补阴丸主之;脾虚湿滞者,多以益气聪明汤加减；肝火上扰，可予龙胆和柴胡，肝阳上亢予石菖蒲和葛根，肝气郁结用柴胡和葛根。银杏叶制剂、葛根素、复方丹参等改善耳蜗微循环药物，可治疗急性耳鸣。针灸、穴位注射、耳穴贴压也可用于治疗耳鸣。

五、健康教育

1. 远离噪声，或采取适当防护措施隔离噪声。

2. 避免或谨慎使用耳毒性药物，若服用药物后出现耳鸣，及时停药并就医。

3. 保持外耳道清洁。

4. 规律生活作息，戒烟酒。多培养兴趣爱好，分散对耳鸣的关注。重视睡眠健康，每天中青年7～8小时、老年人6小时睡眠。

5. 因全身疾病引起的耳鸣，应积极就医，做好基础疾病的治疗管理。

【红旗征及转诊指征】

1. 突发耳鸣，伴头颈痛、恶心或呕吐、视物模糊或一侧肢体无力，疑似卒中或岩骨内颈动脉夹层。

2. 头部外伤所致的耳鸣，出现头痛、视物模糊、意识障碍等，考虑严重颅内损伤。

3. 中、青年女性耳鸣，伴头痛、头晕或晕厥，怀疑颈动脉纤维肌肉发育不良。

4. 引发耳鸣的全身系统疾病加重，或出现严重并发症。

5. 外耳道感染，治疗不佳，伴听力下降或耳痛加重。

6. 疑似听神经瘤、颅内肿瘤，需进一步明确诊断。

7. 耳鸣伴有较严重的精神疾病，需专科诊治。

【随访计划】

明确耳鸣病因并已予治疗者，可根据不同疾病，制订个体化复诊时间和随访计划。病因不明且为初始治疗的耳鸣，建议患者1～2周复诊，观察治疗效果，调整后续诊治方案。经综合治疗，病情稳定的慢性耳鸣，可2～3个月复诊。

【病例分析】

患者，女性，36岁，持续性右侧耳鸣1周。发病前无明显诱因，自觉耳内闷胀，伴头晕，右侧听力下降。无视物旋转、视物模糊，无恶心、呕吐，无站立不稳，无外耳道流脓。近期睡眠浅、易醒，患者平素性格开朗，家庭和睦，经济条件好。否认长期噪声暴露史、特殊病史和服药史。查体未见阳性体征。辅助检查：血常规、肝肾功能均正常。耳镜检查：左侧外耳道畅，右侧外耳道稍充血，双侧鼓膜完整。纯音测听：右耳中度感音性听力下降。为进一步明确诊断，转上级医院。

中年女性，突然出现单侧耳鸣，伴同侧听力下降。结合其病程和临床特点，可排除全身系统疾病、外耳与中耳疾病、药物和头颈外伤等因素，耳硬化症多为缓慢进行性听力下降，亦可初步排除，但不排除突发性聋和蜗后病变。转上级医院，行头颅和内耳道MRI检查显示：右内耳道听神经瘤，大小为7mm×12mm。暂无手术指征，转回社区医院予耳鸣综合治疗，定期复诊，半年后复查内耳道MRI。

【思考题】

1. 简述耳鸣的定义和常见病因。
2. 简述耳鸣的综合治疗策略。

（任天成）

第五十一节　牙　痛

【学习要点】　1. 掌握牙痛的常见病因分类、临床表现及全科诊疗思路。

2. 熟悉牙痛相关预防保健知识。

3. 了解牙痛常见的危险因素及处理。

【定义】

牙痛指发生在牙齿或者牙齿周围组织的一种疼痛不适感。常由细菌感染、外伤等导致牙体进行性破坏或因精神因素而产生疼痛。

【概述】

牙痛常与龋齿、牙髓炎、根尖周炎、牙周脓肿、牙外伤等疾病有关。致病因素有不注意口腔卫生，牙齿受到周围食物残渣、细菌等物结成的软质牙垢和硬质牙石及长期冷热刺激、不正确的刷牙习惯和外伤等。

【病因】

一、牙髓源性牙痛

包括牙体硬组织非龋性疾病、龋齿、牙髓炎、急性根尖周炎、牙周脓肿等。

二、牙齿邻近组织的疾病

（一）急性化脓性上颌窦炎和上颌窦肿瘤

1. 急性化脓性上颌窦炎　持续上颌牙及上颌区胀痛，伴同侧头痛，晨起及弯腰低头时加重。有鼻塞及脓样鼻涕。有感冒史或上颌窦炎史。多个上颌前磨牙及磨牙叩痛，上颌窦前壁处有压痛。鼻甲黏膜充血，中鼻道有脓。鼻旁窦柯 - 华氏位 X 线片示患侧上颌窦均匀模糊的密度增高或其内有液面（积脓）。

2. 上颌窦肿瘤　上颌牙持续性痛，伴同侧头面部痛及眼痛流泪，夜间加重。有鼻塞、流脓血鼻涕，患侧上牙牙龈及眶下区感觉异常。影像学检查可见上颌窦内有占位性病变，窦壁破坏。

（二）智齿冠周炎

持续性痛，咀嚼及吞咽时加重。有时张口受限，下颌第三磨牙阻生。

（三）三叉神经痛

分布在三叉神经区域内，咀嚼、讲话及触摸面部某一"扳机点"时立即发作，持续几秒钟至 1～2 分钟。为剧烈的阵发性锐痛，如刀割、灼烧或撕裂样，反复发作，与温度刺激及牙体牙周病无关。

三、非牙源性牙痛

（一）心源性牙痛

见于冠心病心绞痛，好发于中老年人，为钝痛、刺痛或烧灼样痛，多放射至下颌骨、下牙齿，劳累可诱发，休息或使用硝酸甘油可缓解，止痛药效果不佳，发作时心电图表现为 ST 段抬高或压低。

（二）颌面部带状疱疹

多为深部烧灼样痛，常有先兆性疼痛，可伴有发热，检查可见黏膜糜烂，皮肤有小水疱，呈带状分布，且不超过中线，可出现一个象限内多颗牙疼痛。

（三）血管神经性头痛

与颅内、外血流变化或缺氧有关。常见疾病有丛集性头痛和偏头痛，常伴牙痛。

（四）颞下颌关节紊乱病

颞下颌关节紊乱综合征张口时下颌关节运动发生错位，咀嚼或张嘴时有疼痛感。

（五）非典型牙痛

见于癔症或神经症或更年期综合征，多为成年女性，牙齿及牙周组织正常，以上颌后牙多见，持续数月或数年，为自发性阵发性疼痛或持续性钝痛，不定位或固定于某一区域，与神经解剖不符，无冷、热激发痛，无"扳机点"，无叩痛。

【病史、体格检查和辅助检查】

一、询问病史

1. **起病情况** 发病年龄，诱发因素即温度刺激，化学刺激（酸、甜饮食），机械刺激（触摸口腔颌面部某一部位，即"扳机点"），体位及头位的变化，说话、咀嚼、大张口、吞咽动作、精神情绪变化等。

2. **病情特点** 持续时间、程度；夜间痛、自发痛、冷热激发痛；疼痛缓解及加重；咬合痛；部位、放射性及放射部位。

3. **伴随症状** 心悸、胸闷、胸痛、出汗等；睡眠障碍、情绪焦虑等。

4. **治疗经过** 做过哪些检查；曾应用哪些药物和治疗方法，效果如何。

5. **既往史** 咬硬物，冷热过敏史，食物嵌塞，牙龈出血，接受过口腔治疗，颞下颌关节弹响，夜磨牙。高血压病史、冠心病病史，吸烟饮酒史；更年期或者月经期。

6. 个人史　与口腔卫生相关的生活习惯,刷牙频率、食物硬度、甜度等。

7. 家族性头痛病史。

二、体格检查

监测生命体征;重点检查牙齿、牙周、颌面颈部、心脏及神经系统。

三、辅助检查

1. X 线及 CT 检查　有助于检查牙体缺损、髓室形态、根管及根尖周情况、牙周膜间隙情况、牙槽骨吸收等情况;必要时头颅及颌面部 CT。

2. 实验室检查　血常规、凝血功能、血沉、血糖、血脂、性激素水平、感染性疾病标志物检查等。

3. 高度怀疑心源性牙痛时动态跟踪检查心电图、心肌酶谱变化趋势。

4. 对非典型牙痛患者需做焦虑、抑郁量表评分。

【评估】

牙痛的评估有助于病情评估及疗效观察。

1. 简易早期预警评分系统评估(modified early warning score,MEWS)　动态评估非牙源性患者全身状况,分值越高,风险越大,MEWS 评分≥5 分,病情恶化的可能性大;>9 分,死亡风险增加(表 2-51-1)。

表 2-51-1　早期预警评分量表(MEWS 评分量表)

项目＼评分	3	2	1	0	1	2	3
体温 /℃		≤35.0	35～36.1	36.1～38	38.1～38.5	>38.5	
呼吸 /(次·min⁻¹)		≤8		9～14	15～20	21～29	>29
心率 /(次·min⁻¹)		≤40	41～45	51～100	101～110	111～130	>130
收缩压 /mmHg	≤70	71～80	81～100	101～199		>200	
意识水平				清醒	对声音有反应	对疼痛有反应	无反应

2. 数字疼痛评分量表（NRS） 详见本书附表 18。

牙痛的诊疗流程见 ER-2-51-1。

ER-2-51-1 牙痛
的诊疗流程

【治疗】

一、病因治疗

（一）牙源性牙痛

1. **牙源性牙痛** 常见龋齿，转至口腔科治疗。

2. **止痛对症** 双氯芬酸钠缓释片、牙痛宁止痛，甲硝唑，阿莫西林等抗感染治疗。

（二）非牙源性牙痛

1. **三叉神经痛** 首选卡马西平、苯妥英钠口服，对药物治疗无效的患者，可采用手术治疗或进行周围神经干封闭治疗等。

2. **颞下颌关节紊乱病** 首选非侵入性疗法，如应用肌松弛剂、非激素类止痛药、理疗、压力控制疗法及咬合板等。

3. **心源性牙痛** 舌下含服硝酸甘油片可缓解症状；转心血管专科诊治。

4. **非典型牙痛** 首选三环抗抑郁药；予心理疏导、健康教育、认知 - 行为治疗及生物反馈治疗等。

二、中医中药治疗

中药及针灸也有一定疗效。

三、健康教育

1. **注意口腔卫生** 早晚刷牙，饭后漱口。每 3 个月换一把牙刷，重视牙膏的选择，易患龋齿的家庭可以使用含氟的牙膏、含氟的漱口水等；牙本质过敏症患者，可选择抗过敏牙膏等。喜食夜奶的儿童重视漱口。

2. 在儿童替牙期如发现牙列不齐应及时去口腔专科做正畸治疗。及时治疗龋齿；及时修复缺牙，定期清洁牙齿。

3. 预防磨牙龋病 6～7 岁及 11～13 岁时各行一次窝沟封闭。

4. **常做转舌和鼓腮运动** 运动时产生的唾液应慢慢咽下能帮助

消化；建立良好的咀嚼习惯不咬硬物，不用力咀嚼，少食辛辣刺激、生冷硬等刺激性强的食物，建议细嚼慢咽，应多吃蔬菜和新鲜水果等纤维含量高、营养丰富的食物，既有利于牙齿的自洁作用，又增强咀嚼功能。

5. 保持良好的生活习惯　戒烟、限酒、拒槟榔，适当运动，保持心理平衡，生活规律。

【红旗征及转诊指征】

1. 牙齿剧烈疼痛无法缓解，NRS 评分≥7 分，伴有面部肿胀及发热。

2. MEWS 综合评分≥5 分，伴有高热、心悸、胸闷、头痛、呼吸困难等。

3. 牙痛剧烈，急性发作，循环功能不稳定，疑似心肌梗死者。

【随访计划】

1. 诊断不明确者　初始治疗后 1～2 周复诊。

2. 心源性牙痛患者建议治疗后 1～2 周后复诊，全程不超过 8 周。

【病例分析】

患者，男性，75 岁，感左下牙间断性疼痛 20 天就诊。牙痛反复发作，伴有头痛，失眠，在当地社区医院就诊，全科口腔专科检查结果：牙体未见明显龋损，局部牙龈有轻压痛，无牙体叩击痛，1 周后复诊，心电图示：窦性心律；ST-T 改变，口服硝酸甘油缓释片及阿司匹林后症状缓解。既往有高血压、糖尿病史 15 年，吸烟史 20 年。

患者老年男性，结合病史及辅助检查，考虑早期牙周炎，但伴有头痛，不排除血管神经性头痛的可能，颅脑 CT 未见异常；对症治疗 1 周后，患者牙痛伴左肩背部放射痛、心悸、胸闷，心源性牙痛可能，心电图检查：窦性心律，Ⅱ、Ⅲ、aVF 有 ST 段压低，考虑为心绞痛发作。

【思考题】

1. 简述牙痛的定义和常见病因。

2. 简述牙痛的转诊指征。

（尹向辉）

第五十二节 牙龈出血

1. 掌握牙龈出血的常见病因及处理流程。

2. 熟悉牙龈出血的红旗征及转诊指征。

3. 了解牙龈出血的治疗。

【定义】

牙龈出血（gingival bleeding）指牙龈组织的流血，是牙龈病常见的症状之一，轻者表现为仅在刷牙、吮吸、咬硬物时唾液中带有血丝，重者在牙龈受到轻微刺激时即出血较多甚至自发性出血。

【概述】

牙龈出血有主动出血和被动出血之分。主动出血是在无任何刺激时即自动流血，无自限性，并且出血量多；被动出血是当牙龈受到刺激如刷牙、咬硬物等时出血，可自行停止，出血量小。

【病因】

一、局部因素

（一）菌斑性牙龈出血

牙菌斑是引起牙龈炎的主要原因，食物嵌塞、牙石等均可促进菌斑形成加重牙龈炎，进而引起牙龈出血。

（二）非菌斑性牙龈出血

牙龈外伤、手术器械创伤直接引起的牙龈出血或局部组织感染、过敏引起的牙龈炎症导致牙龈出血。另外，化学、机械、不良充填体、不良矫治器、不良修复体等的刺激引发的局部炎症如牙周炎、增生性龈炎等也可以引起牙龈出血。

二、全身因素

（一）系统性疾病

由于疾病导致的凝血功能障碍、血管的器质性变化、血流的动力

学改变或机体免疫力下降,对于局部刺激的抵抗力下降,诱发牙龈炎引起牙龈出血,主要包括:

1. 血液系统疾病　血小板异常、血管壁功能异常、凝血功能障碍等常引起牙龈出血。

2. 内分泌系统疾病　体内雌激素的改变可引发牙龈组织非特异性炎症而引起牙龈出血,如青春期龈炎、妊娠期龈炎等;累及全身大中小血管及微血管的疾病,易出现牙龈出血,如糖尿病。

3. 风湿系统疾病　可导致全身的免疫力下降,容易出现牙龈炎而引起牙龈出血,如 SLE 等。

4. 营养性疾病　维生素缺乏者的机体抵抗力下降,常出现牙龈红肿发炎,如维生素 B_1 缺乏病、维生素 C 缺乏症等。

5. 长期消耗性疾病　如慢性肝炎和肝硬化、肝癌、脾功能亢进等。

（二）药物因素

抗血小板药物和抗凝药物如阿司匹林、氯吡格雷、华法林、利伐沙班等容易引起出血的药物。

（三）社会心理因素

如长期精神压力增加激素和免疫炎症介质释放,引起宿主防御能力降低也可以引起牙龈出血。

【病史、体格检查和辅助检查】

一、询问病史

牙龈出血患者主要担忧是否为不治之症或者出血危及生命。全科医生通过 RICE 问诊了解到患者的就医期望,有利于我们对患者进行心理咨询,有效缓解或解除患者的恐惧。

1. 起病情况　是否自发性出血,是否与牙龈外伤、服用抗凝药物有关,是否有不良的口腔卫生习惯,是否有感染史,是否有慢性牙周炎、牙结石、修复体、充填体、矫治器等,起病缓急,病程长短。

2. 出血特点　注意询问牙龈出血的时间、部位、范围、速度、出血量,加重及缓解因素。

3. 伴随症状　伴随牙龈肿大增生、牙痛、牙松动,多为牙龈炎引起;伴随皮肤黏膜瘀点、瘀斑、牙龈坏死性溃疡、剧烈牙痛、淋巴结无痛性肿大等症状的自发性牙龈出血多为白血病引起；伴随口腔黏膜苍白的牙龈少量出血应怀疑再生障碍性贫血；伴随三叉神经周围神经炎的牙龈出血，且舌和牙龈黏膜异常光滑水肿应怀疑维生素 B_1 缺乏病；伴随骨发育障碍的牙龈出血应高度怀疑严重维生素 C 缺乏；伴随牙周脓肿，口腔黏膜干燥，有时腮腺肿大可见于糖尿病；口腔恶性肿瘤好发于牙龈，表现为紫红色斑片或扁平包块，触之柔软，常见于艾滋病患者。

4. 伴随体征　是否伴有瘀点、瘀斑、黄疸、贫血、关节畸形等。

5. 既往史　有无血液病、过敏性疾病、心脑血管疾病、高血压、糖尿病、肝肾功能异常、肿瘤性疾病等。

6. 家族史　家族中有无血友病、遗传性毛细血管扩张症等遗传病史，有无肿瘤、系统性疾病史。

7. 个人史　有无吸烟史，有无偏食，情绪有无较大的精神压力等。

8. 手术史　有无口腔局部操作病史。

9. 传染病史　有无肝炎、结核等传染性疾病史。

10. 月经史和妊娠史　女性患者要注意询问是否月经过多，是否出现产后出血等。

11. 用药史　必须获得完整的用药史，是否存在服用特殊药物导致牙龈出血等。

二、体格检查

体检时需要注意口腔的检查，也要注意全身的检查。

1. 口腔检查　检查患者是否存在牙龈出血及与之相关的局部因素，注意观察口腔牙龈的色泽和质地，是否肿胀、松脆、缺乏弹性，有无出脓、触痛以及探诊后出血，口腔黏膜是否苍白、干燥，有无溃疡以及瘀点、瘀斑，舌部是否完整，有无感觉异常，口腔内有无包块等。

2. 全身检查　检查患者是否存在与牙龈出血相关的全身因素。如有无颜面部红斑、感觉异常，淋巴结是否肿大，全身皮肤黏膜有无瘀点、瘀斑，关节有无肿大等。

三、辅助检查

1. 血常规、尿常规、大便常规及潜血试验、生化、凝血功能检查可初步判定患者的基本状况，如患者年纪较大，建议常规行肿瘤标志物检查筛查肿瘤。根据患者情况可考虑激素水平、血管炎、风湿免疫指标的初步检测。

2. 超声检查　评估肝、胆、胰、脾、肾、甲状腺、心脏等情况，检查其是否为牙龈出血的病因。

牙龈出血的处理流程见 ER-2-52-1。

ER-2-52-1　牙龈出血的处理流程

【治疗】

一、急性牙龈出血治疗

主要进行对症治疗。首先进行止血，如填塞、压迫出血部位、缝扎牙龈乳头等，必要时短期全身应用止血药物，但应严格控制适应证。在止血同时需检查体温、脉搏、呼吸、血压等生命体征是否平稳，如不平稳需积极进行抢救，待病情稳定后需进一步检查，明确病因。

二、非急性牙龈出血治疗

1. 及时祛除局部刺激因素　包括龈祛除食物嵌塞；纠正口腔不良习惯等。

2. 如出血是牙周疾病如牙周炎、牙龈炎等引起的，炎症较重，可用 1%～3% 过氧化氢溶液冲洗龈沟，碘制剂沟内上药，必要时可用抗菌漱口剂氯己定含漱。

3. 维生素缺乏症予以补充相应的维生素；药物因素导致牙龈出血的予以停药或调整药物；对于可疑全身因素引起的牙龈出血，如血液系统疾病、传染病等，建议及时转诊至专科，针对系统疾病采取治疗措施。

三、健康教育

1. 保持心情舒畅，保持作息规律，合理饮食限制含糖饮料摄入，戒烟限酒，适当运动，提高机体免疫力。

2. 口腔卫生宣教，控制菌斑，培养良好的口腔卫生习惯，包括早晚正确刷牙，牙线、牙签的合理使用，定期的牙周检查及牙周支持治疗。

【红旗征及转诊指征】

1. 考虑口腔局部因素引起的牙龈出血，需考虑专科检查的特殊性，建议转至口腔科。

2. 考虑血液系统疾病引起的牙龈出血，血小板异常如白血病、再生障碍性贫血，凝血功能障碍如肝硬化、叶绿基甲萘醌缺乏等，考虑其他系统疾病如风湿免疫系统中的系统性红斑狼疮等疾病需进一步诊治的应及时转诊至相应专科或上级医院。

3. 诊断不明或经治疗后不能缓解的牙龈出血，需及时转诊。

4. 怀疑遗传病如血友病、遗传性毛细血管扩张症等。

5. 严重牙龈出血伴贫血和休克应转诊上级医院进一步检查及治疗。

【随访计划】

1. 系统性疾病导致牙龈出血按相应专科意见制订随访计划。

2. 口腔局部因素导致牙龈出血每半年进行一次口腔健康检查，并全口洁牙。

【病例分析】

患者，男性，43 岁。间断牙龈出血 1 年就诊。患者 1 年前刷牙或咬硬物时开始间断出现牙龈出血，刷牙或咬硬物停止后经冷水漱口后出血可止。患病以来患者无头晕、心慌、乏力、疲倦感等症状，饮食、睡眠正常，大小便正常，体重无改变。既往无系统疾病史，无毒物、放射线接触，无特殊药物服用史，无肝炎、结核等传染病病史。个人史：吸烟史 20 余年，每日 20 支，无饮酒史。平时喜欢喝碳酸饮料。家族史：无出血性疾病家族史。查体：Bp: 120/80mmHg，神清语明，浅表淋巴结未触及肿大。心肺查体未见异常。腹软，无压痛，肝脾肋下未触及，双下肢无水肿。辅助检查：血常规：白细胞 5.2×10^9/L，血红蛋白 125g/L，血小板计数 215×10^9/L。凝血功能检查：正常。

患者中年男性，结合病史及辅助检查，考虑口腔局部因素导致牙龈出血，转诊至口腔科就诊。经口腔专科检查：牙齿可见菌斑、牙石，个别龈乳头红肿，龈沟加深，探诊时易出血。最终确诊为慢性牙龈炎。

目前治疗：通过洁治术彻底清除菌斑、牙石，配合局部用药如 1%～3% 过氧化氢，经治疗后牙龈炎症消退。对患者进行健康教育，注意保持心情舒畅，规律作息，戒烟，及时治疗原发病，祛除引起牙龈炎的不良因素如纠正爱喝饮料的不良生活习惯。日常生活注意口腔卫生，建议每年进行1～2次口腔健康检查，并全口洁牙。

【思考题】

1. 牙龈出血的常见疾病有哪些？请列出至少5种疾病，并简要说一下它们的鉴别要点。

2. 引起牙龈出血的血液系统因素有哪些？

（王秋军）

第五十三节 味觉异常

【学习要点】 1. 掌握味觉异常的分类、常见病因、转诊指征和随访管理。

2. 熟悉味觉异常的全科综合诊疗。

3. 了解味觉异常的检测手段。

【定义】

味觉异常是以味觉改变为特征的异常状态，从程度上可分为完全性味觉丧失、味觉功能减退和味觉敏感，从性质上可分为味觉障碍和味幻觉。其中味幻觉指长时间在缺乏味觉刺激物的情况下，感知到异常味觉。味觉异常中最常见的是味觉障碍。

【概述】

味觉对于人体摄取营养物质，排查有毒、有害化学物质等功能具有重要作用。味觉异常的病因诸多，约 2/3 的患者在出现味觉异常症状的 10 个月后可自行恢复，但仍需接受临床治疗。患者存在味觉异常，易出现食欲缺乏、营养不良症状，伴有消极情绪，严重者还会伴发抑郁症。因无法感知味觉，患者会摄入过多的盐、糖等，进而诱发或加重一系列全身系统性疾病。

【病因】

一、味觉传导过程异常

（一）唾液

唾液分泌改变，如唾液腺肿瘤、唾液腺炎、干燥综合征等可致味觉异常。

（二）口腔局部刺激因素

口腔内卫生状况较差，伴牙周疾病、牙源性感染等均易引起味觉异常。化学暴露因素可产生味觉异常，如使用商用口腔清洁剂、烟草、牙膏等物质。

（三）口腔黏膜病

如扁平苔藓、大疱类疾病、念珠菌等引起的局部炎症可能会直接损伤周围神经末梢和味蕾，导致口内分泌脓性物质或产生大量菌丝，进而堵塞味孔、造成口腔异味或抑制味觉。

（四）周围神经系统受损

外伤、手术创伤、局部麻醉、放化疗、烧伤等均可造成周围神经系统受损。其中常见邻近周围神经的手术，包括扁桃体切除术可能损伤舌咽神经中、耳道手术可能损伤鼓索神经、第三磨牙拔除术可能损伤下颌神经舌支。

（五）中枢神经系统受损

卒中、头部创伤、颅内肿瘤等影响中枢神经系统的器质性病变。

二、嗅觉异常

嗅觉异常可能是味觉异常的诱发因素，也可能是味觉异常的伴发症状，且两者在临床上常难以区分。常见的如过敏性鼻炎、慢性鼻窦炎、上呼吸道感染伴发的味觉异常，可能是嗅觉异常所致，或仅为单纯的嗅觉异常。

三、全身疾病及治疗史

病毒感染、糖尿病、内分泌紊乱、慢性支气管炎、营养不良、恶性贫血、血液透析、甲状腺疾病、胃食管反流病等慢性病和治疗史都可能导致味觉异常。其中糖尿病、营养不良和胃食管反流是味觉异常较常见的病因。而新型冠状病毒感染除发热、咳嗽等常见临床症状外，也可引起味、嗅觉异常，值得警惕。

四、精神因素

味觉异常会严重影响患者的生活质量，可出现消极情绪，导致抑郁症，而抑郁症等精神因素又会加重味觉异常，形成恶性循环。

五、其他

可能影响味觉的因素包括年龄、性别、肿瘤、药物等。其中老年人、女性可能更易出现味觉异常。肿瘤早期侵袭的信号可能是味觉异常。抗生素、神经及内分泌调节剂、抗肿瘤药、抗组胺药等药物也可致味觉异常。

味觉异常的常见病因诊断流程图见 ER-2-53-1。

ER-2-53-1　味觉异常的诊断流程图

【病史、体格检查和辅助检查】

一、询问病史

1. 病情特点　味觉减退、丧失、敏感或有酸、苦、咸、金属味，诱发或加重因素、缓解情况、持续时间等。

2. 伴随症状　嗅觉异常，唾液改变，口腔内牙龈或黏膜等肿痛、流脓，面部、肢体感觉或活动异常、听力下降等周围或中枢神经损伤表现，发热、咽痛、咳嗽等，情绪低落等。

3. 治疗经过　检查内容及结果，治疗的应用及疗效。

4. 既往史　口腔感染或修复体、病毒感染、糖尿病、内分泌紊乱、呼吸道感染、营养不良、恶性贫血、血液透析、甲状腺疾病、胃食管反流病等疾病。

5. 用药及治疗史　肿瘤化疗药物、抗感染药物、氨氯地平、胺碘酮、呋塞米、布洛芬、氯雷他定等药物使用史，或肿瘤局部放疗史。

6. 外伤史　尤其是头面部外伤史。

7. 家庭关系及患者精神状态变化　家庭关系，患者本人及其家属的精神状态。

二、体格检查

重点关注口腔、耳鼻喉及神经系统查体。口腔、耳鼻喉黏膜充血、溃疡，黏性分泌物，异物等。神经系统：嗅觉和味觉检查、口鼻歪斜、面部感觉及活动异常，肢体麻木、无力等。

三、辅助检查

1. 化学味觉检测　是将特定的味觉溶剂用于检查味觉敏感性，常见的检测试剂有糖、氯化钠、枸橼酸、咖啡因或奎宁，尚无有效的鲜味试剂。常用的方法有三滴法、八杯法、味觉棉条或味觉药片。

2. 电味觉检测　用微弱电流刺激味蕾，以产生味觉刺激。其特点是设备携带方便，可精确地测试局部味觉敏感度，所提供的数值可在不同个体、不同位点、不同时间、不同环境间进行比较，可信度较高。

3. 辅助检查　成像技术、共聚焦显微镜、血液和生物化学检测。

味觉异常的诊疗思路见 ER-2-53-2。

ER-2-53-2　味觉异常诊疗思路

【评估】

味觉异常的评估方法包括客观测试和主观评估。

1. 客观测试　化学味觉检测、电味觉检测。

2. 主观评估　主要采用患者自评问卷或量表进行味觉评估，采用视觉模拟评分或线性变换成 0～100 点范围来评估味觉改变程度的单条目评估，以及多条目评估如包含基本味觉、异常味觉、整体味觉改变、患者困扰等 4 个维度和 18 个条目的化疗相关味觉改变量表。同时，对于味觉异常的患者需注意评估其心理、生活质量等情况，如采用贝克抑郁和焦虑量表评估患者心理障碍情况，采用生活质量测量简表评估患者的生活质量。

【治疗】

一、病因治疗

1. 改善口腔环境。

2．治疗系统性疾病及了解用药史，药物引起的味觉异常停药后多可自行好转。

3．治疗嗅觉异常。

4．评估和治疗心理问题。

二、药物治疗

可能有效的药物有糖皮质激素、维生素 A、三环抗抑郁药、氯硝西泮、硫辛酸等；伴口干者予人工唾液治疗；胃食管反流相关的味幻觉，予酸味抑制剂治疗。甲状腺疾病相关的味觉异常，暂缓口腔科治疗，使用无氟牙膏以避免氟离子摄入。

三、其他治疗

使用辐射防护剂预防和治疗放疗相关的味觉异常；采用冷冻疗法预防造血干细胞移植引起的味觉异常；对灼口综合征的患者进行半导体激光治疗；对于味觉障碍的患者，采用冷刺激治疗；嘱味觉障碍患者在进食前饮用柠檬汁或咀嚼口香糖等，以改善进食时的味觉功能；采用中医调理心、脾、胃、肝、肾等脏腑以改善味觉异常。

四、健康教育

1．鼓励患者发现味觉异常后积极就诊，配合相关检查测试，合理治疗。

2．针对不同类型味觉异常，指导患者日常口腔卫生保持和进食注意事项，如日常保持良好口腔卫生，适当使用漱口水，避免吸烟饮酒；有味觉敏感者避免使用气味浓烈的食物；味觉缺失或减退者酌情加重食物口味，但需注意避免食盐、糖等调味品过量摄入。

3．与消化道疾病有关的味觉异常，如胃食管反流病，一定要告知患者用药同时必须改变饮食、运动等生活方式。

4．味觉异常改善较慢或持续未能恢复者，需安慰患者给予必要心理评估和疏导。

【红旗征及转诊指征】

1．严重精神疾病引发的味觉异常，或因味觉异常进一步导致心理障碍。

2．急性卒中、脑外伤等中枢神经系统引发的味觉异常。

3．与急性卒中、脑外伤等中枢神经系统疾病相关，或由病毒感染等传染性疾病引起。

4．病因无法明确，治疗效果不佳，对患者困扰明显，需要进一步检查和专科治疗。

5．引起味觉异常的基础疾病需要进一步至专科诊疗。

【随访计划】

1．口腔炎症或不良修复体所致者，观察其抗炎及移除不良修复体后味觉改善情况。

2．糖尿病、胃食管反流等引起味觉异常，根据基础疾病制订随访策略。

3．大多数放化疗、造血干细胞移植相关的味觉异常者，治疗结束1年内味觉可自行恢复。

4．药物引起的味觉异常一般停药后可恢复，创伤或手术相关的味觉异常，具体恢复时间尚不确定，除定期随访味觉改变情况，还需注意心理情绪因素。

【病例分析】

患者，男性，36岁，销售经理。味觉异常2周就诊。通常饱食后症状较为明显，自觉口腔有异味，漱口后略有改善，偶有少许进食后腹胀，否认腹痛等不适。曾至社区口腔科就诊，未发现牙齿、牙龈有明显异常。自觉症状困扰其生活。既往有过敏性鼻炎病史10余年，未规范诊治。有饮酒史10余年，一般在工作中饮酒量较多。患者体形偏胖，平时缺乏运动。

患者，青年男性，结合病史，可考虑进一步完善胃镜、食管pH监测明确有无胃食管反流病；患者虽无多饮、多食、多尿等症状，但仍需糖尿病相关检查。无牙齿、牙龈明显异常，排除口腔疾病；询问检查患者的唾液、口腔卫生、饮食和用药情况，排除周围及中枢神经病变。需了解嗅觉情况，排除该因素引起的味觉异常。还需评估其心理状况，并加强健康教育，告知其积极配合查明病因，如最后确诊是胃食管反流病所致味觉异常，除采用制酸剂等药物治疗外，还需改善饮食和生活方式。

【思考题】

1．简述味觉异常的定义和常见病因。

2．简述味觉异常的健康教育内容。

3．简述味觉异常的转诊指征。

（张含之）

第五十四节　嗅觉异常

【学习要点】　1．掌握嗅觉异常的分类、常见病因、转诊指征和随访管理。

2．熟悉嗅觉异常的全科综合治疗。

3．了解嗅觉异常的检测手段。

【定义】

嗅觉异常是以嗅觉改变为特征的异常状态。其按性质分类，可包括嗅觉减退或不灵、嗅觉丧失以及嗅觉过敏、嗅觉倒错、幻嗅。其中嗅觉丧失从程度上可分为完全性嗅觉丧失和部分性嗅觉丧失。按病变部位可分为传导性嗅觉异常、感觉性嗅觉异常、神经性嗅觉异常、精神性嗅觉异常以及混合性嗅觉异常。

【概述】

嗅觉是人类原始的重要的感知功能之一，可辨别气味、影响食欲、调节情绪，面对危险物质时，还会产生不舒服或疼痛，起到预警作用。嗅觉异常不仅可由鼻腔病变引起，还需注意神经病变、精神障碍、药物等各类因素。嗅觉异常对患者的生活质量、必需营养物质的摄入都有一定影响。

【病因】

一、传导性嗅觉异常

（一）鼻腔阻塞

常见阻塞因素如鼻孔、鼻腔或鼻咽部闭锁或粘连、中鼻甲与下鼻甲肥大、鼻腔慢性肉芽肿（结核、梅毒或硬结病等特异感染所致）、鼻息肉、鼻肿瘤及鼻中隔偏曲等。

（二）喉全切术或气管切开术后

喉全切术或气管切开术后，呼吸气流经气管口进出而不经鼻腔，则产生非阻塞性嗅觉减退或嗅觉丧失。

二、感觉性及混合性嗅觉异常

感觉性嗅觉异常是因嗅黏膜、嗅神经及其末梢的病变或病变侵犯使其不能感受嗅觉所致，若同时伴有阻塞因素，则为混合性嗅觉异常。常见原因如鼻炎、外伤、病毒感染、化学损伤、中毒性嗅神经炎、肿瘤等。

（一）鼻炎

慢性鼻窦炎、萎缩性鼻炎、变应性鼻炎是嗅觉异常的常见病因，还可能伴发味觉异常。

（二）外伤

前额部外伤可直接破坏嗅区黏膜，额骨骨折可使筛板嗅神经断裂，枕部撞击引起的嗅觉异常也较为常见。外伤影响鼻内三叉神经功能可导致嗅觉丧失。

（三）病毒感染

病毒性上呼吸道感染是嗅觉障碍的常见原因，其引起鼻部急性炎症造成鼻腔阻塞而引起嗅觉减退，多数在阻塞解除后恢复。而病毒感染后嗅上皮反复损伤，也可致使嗅觉感受器形成不可逆改变。其中新型冠状病毒感染除发热、咳嗽等常见临床症状外，还可引起嗅觉异常，值得警惕。

（四）化学物质

因职业、环境或疾病治疗而接触某些化学物质可造成嗅觉减退或丧失。其中化学收敛剂和抗甲状腺药物引起嗅觉减退较为常见。某些金属尘埃或气溶胶如铅、汞、二氧化硫、油漆溶剂等对鼻部黏膜及嗅觉功能损害较大。

（五）手术

鼻顶部及颅前窝的外科手术易损害嗅觉传导通路而造成嗅觉障碍。而下鼻甲部分切除术或鼻中隔形成术则少有造成嗅觉丧失。

（六）肿瘤

鼻腔及颅内肿瘤可直接压迫嗅觉通路，额叶肿瘤引起的嗅觉障碍较多见。嗅沟脑膜瘤早期唯一有价值的症状就是嗅觉丧失。

三、神经性病变

帕金森病、阿尔茨海默病、癫痫等神经性病变可引起中枢嗅觉功能障碍，表现为不同程度的嗅觉异常，进一步影响患者的生活质量，并且有时还以嗅觉异常为首发症状。

四、精神障碍

常见精神障碍如精神分裂症、抑郁症、焦虑症等患者均可能伴有嗅觉功能异常，可能由于嗅觉处理过程所涉及的脑区与参与精神障碍病理机制的相关脑区高度重叠有关。除嗅觉敏感性减退、嗅觉辨识和再认功能减退外，精神障碍可引起嗅觉癔症，表现为幻嗅。

五、其他因素

其他可能影响嗅觉的因素：年龄、性别、吸烟、药物、放疗、微量元素缺失、糖尿病、免疫性疾病、肝肾功能损害等。老年人退行性改变，男性的嗅觉辨别能力平均比女性下降要快。吸烟对嗅觉功能有抑制作用，吸烟者的嗅阈相应提高，而嗅疲劳时间相应缩短。糖皮质激素、抗生素、胺碘酮等药物有报道引起嗅觉异常的情况。

嗅觉异常的常见病因见 ER-2-54-1。

ER-2-54-1　嗅觉异常的常见病因

【病史、体格检查和辅助检查】

一、询问病史

1. 病情特点　嗅觉减退或不灵、丧失、过敏、倒错及幻嗅情况，诱发或加重因素，金属尘埃或气溶胶、化学收敛剂等刺激性物质接触史，缓解情况、持续时间等。

2. 伴随症状　味觉异常，鼻塞、流涕、鼻腔出血或脓性分泌物，额面部疼痛、头痛，抽搐、震颤、运动迟缓、记忆力减退、性格行为改变等神经性病变表现，发热、咽痛、咳嗽等感染表现，幻觉、情绪低落或紧张等精神异常表现。

3. 治疗经过　检查内容及结果，药物及非药物治疗的应用及疗效。

4. 既往史　鼻咽部闭锁、粘连或占位性病变，病毒感染、帕金森病、阿尔茨海默病、癫痫、头面部肿瘤、精神障碍、微量元素缺失、糖尿病、免疫性疾病、肝肾功能损伤等疾病。

5. 相关药物使用史、头面部外伤史，鼻、头颅或喉部手术史。

6. 家庭关系及患者精神状态变化　家庭关系，患者本人与其家属的精神状态异常。

二、体格检查

重点关注鼻咽部、头面部及神经系统查体。是否存在鼻咽部阻塞、占位、黏膜充血、出血或异常分泌物，有无头面部损伤。神经系统：嗅觉和味觉检查、有无肢体或面部不自主活动、肌张力异常，有无记忆力减退、认知功能改变，有无感知、情绪或行为异常等。

三、辅助检查

1. 嗅觉主观检查法　简易法、嗅阈检查法、T&T嗅觉计定量检查法、Sniffin'Sticks嗅觉测试、视觉模拟量表等。

2. 嗅觉客观检查法　嗅觉诱发电位、嗅电图、嗅觉诱发脑电图和脑地形图、呼吸阻力测定。

3. 特殊检查　鼻窦 X 线、CT、磁共振、鼻内镜等检查。

嗅觉异常的诊疗流程见 ER-2-54-2。

ER-2-54-2　嗅觉异常的诊疗流程

【评估】

嗅觉异常的评估方法包括主观和客观检查法。

1. 主观检查　评估嗅觉功能和阈值。

2. 客观检查　嗅觉诱发电位检查、影像学技术等。

3. 心理和生活质量评估

【治疗】

一、病因治疗

针对鼻咽部及颅内病变、基础疾病、心理疾病的治疗，药物所致，停药后大多好转。

二、药物治疗

口服或局部使用如维生素 A、B、E 等可能改善嗅觉异常。血管收缩剂加肾上腺皮质激素对慢性鼻炎、鼻窦炎或鼻息肉等伴鼻腔阻塞的疾病有效。锌可能对缺锌引起嗅觉障碍有效。口服硫辛酸治疗病毒性上呼吸道感染后的嗅觉功能障碍。

三、其他治疗

中药、针灸及理疗；鼻气流诱导法、旁路通气法和嗅觉训练。

四、健康教育

1. 发现嗅觉异常后积极就诊。

2. 改变生活方式　如戒烟，避免接触刺激性气体；日常保持鼻咽部、口腔清洁卫生；避免接触致敏物；有职业接触化学物质者做好个人防护。

3. 针对引起嗅觉异常的全身疾病，做好饮食、锻炼相关指导。

4. 嗅觉异常改善较慢或持续未能恢复者，需安慰患者，给予必要心理评估和疏导。

【红旗征及转诊指征】

1. 严重精神疾病引发的嗅觉异常，或因嗅觉异常进一步导致心理障碍。

2. 与帕金森病、阿尔茨海默病、癫痫等神经性病变相关，或由病毒感染等传染性疾病引起，需进一步评估确诊及治疗。

3. 病因无法明确，治疗效果不佳，对患者困扰明显，需要进一步检查和专科治疗。

4. 引起嗅觉异常的其他基础疾病需要进一步至专科诊疗。

【随访计划】

需根据引起嗅觉异常不同病因制订随访计划。

1. 传导性嗅觉异常和某些颅内肿瘤压迫引起的嗅觉异常，观察其解除阻塞和压迫因素后嗅觉改善情况。精神分裂症等精神疾病引起的嗅觉异常，观察其作为阳性症状在疾病缓解后改善情况。

2. 帕金森病、阿尔茨海默病、癫痫、糖尿病、免疫学疾病等全身疾病引起嗅觉异常，需根据基础疾病制订随访策略。

3. 部分鼻炎、感染、手术及外伤患者嗅觉异常可能长期存在，此类患者除定期随访嗅觉改变情况，还需注意心理情绪因素。

【病例分析】

患者，女性，28岁，未婚。嗅觉异常1个月就诊。表现为对各类气味嗅觉减退，症状持续未缓解。1周前有鼻塞、流涕，轻度咽痛，无明显咳嗽咳痰，自行休息后目前症状已较前缓解。患者平时在工厂工作，近1个月失恋后情绪低落、闷闷不乐。

患者青年女性，1周前有上呼吸道感染，目前已缓解；行鼻咽镜、鼻窦X线等检查了解患者当前鼻咽部炎症情况，排除阻塞性病变。患者平时在工厂工作，无相关接触史，既往体健。患者近1个月失恋后情绪低落、闷闷不乐，心理评估后考虑可能为心理障碍所致的嗅觉异常，向其解释嗅觉异常病因以及心理障碍的特点和诊治必要性。

【思考题】

1. 简述嗅觉异常的分类和常见病因。

2. 简述嗅觉异常的健康教育内容。

3. 简述嗅觉异常的转诊指征。

（张含之）

推荐阅读

[1] 《中华消化外科杂志》编辑委员会，《中华消化杂志》编辑委员会. 急性非静脉曲张性上消化道出血多学科防治专家共识（2019版）. 中华消化外科杂志，2019，12：1094-1100.

[2] 北京医师协会呼吸内科专科医师分会咯血诊治专家共识编写组，咯血

诊治专家共识. 中国呼吸与危重监护杂志, 2020, 19(1): 1-11.

[3] 葛均波, 徐永健, 王辰. 内科学. 9版. 北京: 人民卫生出版社, 2018.

[4] 胡品津, 谢灿茂. 内科疾病鉴别诊断学. 7版. 北京: 人民卫生出版社, 2022.

[5] 贾建平, 陈生弟. 神经病学. 8版. 北京: 人民卫生出版社, 2018.

[6] 李东泽, 刘伯夫, 周法庭, 等.《2021年AHA/ACC/ASE/CHEST/SAEM/SCCT/SCMR 胸痛评估与诊断指南》解读. 华西医学, 2021, 36(11): 1488-1496.

[7] 李盼, 郝佳佳. 老年人嗅觉障碍研究进展. 继续医学教育杂志, 2021, 35(10): 94-96.

[8] 刘艳丽, 马力. 全科临床诊疗思维系列: 肌痛. 临床药物治疗杂志, 2022, 20(01): 76-81.

[9] 娄铮, 刘颖, 邵双阳, 等. 未分化性疾患(未分化疾病)的研究进展. 全科医学临床与教育, 2021, 19(7): 636-639.

[10] 卢兢哲, 钟萍, 郑芸. 欧洲多学科耳鸣指南: 诊断、评估和治疗. 听力学及言语疾病杂志; 2020, 28(1): 110-114.

[11] 罗小平. 矮身材儿童诊疗规范. 北京: 人民卫生出版社, 2019: 1-142.

[12] 吕传真, 周良辅. 实用神经病学. 5版. 上海: 上海科学技术出版社, 2021.

[13] 马克·C. 亨德森. 全科医生鉴别诊断. 北京: 科学技术文献出版社, 2020.

[14] 马明信, 贾继东. 物理诊断学. 4版. 北京: 北京大学医学出版社, 2019.

[15] 倪莲芳, 刘杰, 刘梅林. 高龄男性反复发热关节痛一例. 中国临床案例成果数据库, 2022, 04(1): E00760-E00760.

[16] 倪莹莹, 王首红, 宋为群. 神经重症康复中国专家共识(中). 中国康复医学杂志, 2018, 33(2): 130.

[17] 彭勇新. 以耳痛为主要临床表现的颞下颌关节紊乱病病例分析研究. 中华耳科学杂志, 2018, 16(5): 688-692.

[18] 邱嘉裕, 徐珺, 潘晓林. 2021年美国胃肠病学会《上消化道溃疡出血的管理指南》解读. 中国全科医学, 2021, 24(36): 4549-4554.

[19] 任菁菁. 全科常见未分化疾病诊疗手册. 北京: 人民卫生出版社, 2020.

[20] 上海市肾内科临床质量控制中心专家组. 慢性肾脏病早期筛查、诊断及防治指南（2022 年版）. 中华肾脏病杂志, 2022, 38（5）: 453-464.

[21] 孙虹, 张罗. 耳鼻咽喉头颈外科学. 9 版. 北京: 人民卫生出版社, 2018.

[22] 田国莉, 江潞, 陈谦明, 等. 味觉异常的病因和治疗研究进展. 国际口腔医学杂志, 2020, 47（3）: 356-361.

[23] 万红学, 卢雪峰. 诊断学. 9 版. 北京: 人民卫生出版社, 2018.

[24] 王静, 任菁菁. 全科医学导入式诊疗思维. 北京: 人民卫生出版社, 2018.

[25] 王静, 王敏. 全科医学 RICE 问诊病案研究——胃痛 / 焦虑. 中国全科医学, 2018, 21（5）: 563-565.

[26] 王静. 全科医学临床思维和沟通技巧. 北京: 人民卫生出版社, 2020.

[27] 王前. 临床检验学. 北京: 人民卫生出版社, 2019.

[28] 王天有, 申昆玲, 沈颖. 诸福棠实用儿科学. 9 版. 北京: 人民卫生出版社, 2022.

[29] 王卫平, 孙锟, 常立文. 儿科学. 9 版. 北京: 人民卫生出版社, 2018.

[30] 王晓冰, 卢赛赛, 朱晓芳, 等. 风湿性多肌痛 1 例. 中国临床案例成果数据库, 2022, 04（1）: E03251-E03251.

[31] 吴勉华, 石岩. 中医内科学. 5 版. 北京: 中国中医药出版社, 2021.

[32] 谢幸, 孙北华, 段涛. 妇产科学. 9 版. 北京: 人民卫生出版社, 2018.

[33] 熊源长, 杜兆辉. 社区常见疼痛疾病分级诊疗手册. 北京: 人民卫生出版社, 2018.

[34] 亚洲干眼协会中国分会, 海峡两岸医药卫生交流协会眼科学专业委员会眼表与泪液病学组, 中国医师协会眼科医师分会眼表与干眼学组. 中国干眼专家共识: 定义和分类（2020）. 中华眼科杂志, 2020, 56（6）: 418-422.

[35] 于晓松, 路孝琴. 全科医学概论. 北京: 人民卫生出版社, 2018.

[36] 约翰·莫塔. 全科医学. 5 版. 北京: 科学技术文献出版社, 2019.

[37] 张昕, 周伟伟, 丁谦文, 等. 口腔急诊中非外伤牙痛临床诊疗特征分析. 实用口腔医学, 2022, 38（2）: 248-252.

[38] 张志愿, 周学东, 郭传瑸, 等. 口腔科学. 9 版. 北京: 人民卫生出版社, 2018.

[39] 中国便秘联谊会, 中国医师协会肛肠分会, 中国民族医药学会肛肠分

会, 等. 2017 版便秘的分度与临床策略专家共识. 中华胃肠外科杂志, 2018, 21（3）：345-346.

[40] 中国康复医学会脊柱脊髓专业委员会, 中华医学会骨科学峰会骨科康复学组. 中国非特异性腰背痛临床诊疗指南. 中国脊柱脊髓杂志, 2022, 32（3）：258-268.

[41] 中华耳鼻咽喉头颈外科杂志编辑委员会, 中华医学会耳鼻咽喉头颈外科学分会. 良性阵发性位置性眩晕诊断和治疗指南（2017）. 中华耳鼻咽喉头颈外科杂志, 2017, 52（3）：173-177.

[42] 中华外科杂志编辑部. 颈椎病的分型、诊断及非手术治疗专家共识（2018）. 中华外科杂志, 2018, 56（6）：401-402.

[43] 中华医学会, 中华医学会杂志社, 中华医学会全科医学分会, 等. 广泛性焦虑障碍基层诊疗指南（2021 年）. 中华全科医师杂志, 2021, 20（12）：1232-1241.

[44] 中华医学会, 中华医学会杂志社, 中华医学会全科医学分会, 等. 心房颤动基层诊疗指南（实践版 2019）. 中华全科医师杂志, 2020, 19（6）：474-481.

[45] 中华医学会, 中华医学会杂志社, 中华医学会全科医学分会, 等. 胸痛基层诊疗指南（2019 年）. 中华全科医师杂志 2019, 18（10）：913-919.

[46] 中华医学会, 中华医学会杂志社, 中华医学会全科医学分会, 等. 抑郁症基层诊疗指南（2021 年）. 中华全科医师杂志, 2021, 20（12）：1249-1260.

[47] 中华医学会, 中华医学会杂志社, 中华医学会全科医学分会, 等. 预激综合征基层诊疗指南（2019 年）. 中华全科医师杂志, 2020, 19（6）：482-485.

[48] 中华医学会, 中华医学会杂志社, 中华医学会全科医学分会, 等. 支气管哮喘基层诊疗指南（实践版·2018）. 中华全科医师杂志, 2018, 17（10）：763-769.

[49] 中华医学会, 中华医学会杂志社, 中华医学会全科医学分会, 等. 帕金森病基层诊疗指南（实践版·2019 年）, 中华全科医师杂志, 2020, 19（1）：5-17.

[50] 中华医学会, 中华医学会杂志社, 中华医学会全科医学分会, 等. 特发性震颤基层诊疗指南（2021 年）, 中华全科医师杂志, 2021, 20（10）：1030-1036.

[51] 中华医学会,中华医学会杂志社,中华医学会全科医学分会,等. 头晕/眩晕基层诊疗指南(实践版,2019). 中华全科医师杂志,2020,19(3):212-221.

[52] 中华医学会儿科分会内分泌遗传代谢学组. 儿童体格发育评估与管理临床实践专家共识. 中华儿科杂志,2021,59(3):169-174.

[53] 中华医学会儿科学分会神经学组. 热性惊厥诊断治疗与管理专家共识(2017实用版). 中华实用儿科临床杂志,2017,32(18):1379-1744.

[54] 中华医学会妇产科学分会妇科内分泌学组. 异常子宫出血诊断与治疗指南(2022更新版). 中华妇产科杂志 2022,57(7):13-16.

[55] 中华医学会肝病学分会. 肝硬化诊治指南. 临床肝胆病杂志,2019,35(11):2408-2425.

[56] 中华医学会呼吸病学分会哮喘学组. 咳嗽的诊断与治疗指南(2021). 中华结核和呼吸杂志,2022,45(1):13-46.

[57] 中华医学会消化病学分会胃肠动力学组,中华医学会消化病学分会功能性胃肠病协作组. 中国慢性便秘专家共识意见(2019,广州). 中华消化杂志,2019,39(9):577-598.

[58] 中华医学会消化内镜学分会结直肠学组,中国医师协会消化医师分会结直肠学组,国家消化系统疾病临床医学研究中心. 下消化道出血诊治指南(2020). 中华消化内镜杂志,2020,37(10):685-695.

[59] 周冀英,贺维. 头痛的诊断思路与方法:《国际头痛分类第三版》的应用. 重庆医科大学学报,2021,46(7):773-776.

[60] 祝墡珠,江孙芳,陈陶建. 社区常见健康问题处理. 北京:人民卫生出版社,2018.

[61] 祝墡珠. 全科医生临床实践. 2版. 北京:人民卫生出版社,2017.

[62] HEADACHE CLASSIFICATION COMMITTEE OF THE INTERNATIONAL HEADACHE SOCIETY(IHS). The International Classification of Headache Disorders. 3rd edition. Cephalalgia,2018,38(1):1-211.

[63] LORD C,ELSABBAGH M,BAIRD G,et al. Autism spectrum disorder. The Lancet,2018,392(10146):508-520.

[64] STUCK BA,HOFAUER B. Clinical practice guideline:The diagnosis and treatment of snoring in adults. Dtsch Arztebl Int,2019,116:817-824.

第三章　未分化疾病常见体征

未分化疾病常见体征

第一节　胸 腔 积 液

【学习要点】　1. 掌握胸腔积液的常见病因、鉴别及诊断流程。

2. 熟悉胸腔积液的转诊指征。

3. 了解胸腔积液的管理与随访。

【定义】

胸腔积液，也称为胸水，是各种原因导致的胸膜腔内病理性的液体积聚。

【概述】

胸腔积液是一种临床常见体征，其诊断主要根据肺部叩诊、听诊等体格检查进行初步判断。对少量胸腔积液或胸膜腔包裹性积液等特殊情况时，需通过超声、X 线或 CT 等检查进一步明确诊断。基层医疗机构可通过胸腔穿刺这一基本操作为胸腔积液的病因诊断提供重要依据。

全科医生应对这一常见未分化疾病引起重视，查体发现胸腔积液，即需寻找相关病理因素，尽快明确病因，减少不良影响。

【初步评估】

一、判断有无胸腔积液

1. 体格检查　是判断有无胸腔积液最简单、直接的方法。胸腔积液体征与积液量相关，少量胸腔积液（300～500ml）可无明显体征，或闻及胸膜摩擦音、呼吸音减弱等；中至大量胸腔积液（＞500ml）时，可有视诊患侧胸廓饱满、呼吸运动度减弱，触诊语颤减弱，叩诊浊音，听诊患侧呼吸音减弱或消失，严重者可伴有气管、纵隔向健侧移位等。

2. X线检查　少量胸腔积液时，X线检查可见肋膈角模糊或变钝；胸腔积液量增多时可见呈弧形、凹面向上、外高内低的积液影，大量胸腔积液可见纵隔、气管向健侧移位。X线片上可以肋骨为参照判断胸腔积液量，胸腔积液上缘在第4前肋间以下为少量，第4前肋与第2前肋之间为中等量，第2前肋以上为大量。

3. CT　可发现X线片难以显示的少量胸腔积液，也能显示被胸腔积液遮盖的肺内病灶和胸膜病变，以及纵隔、气管、淋巴结的情况，有助于病因诊断。

4. B超　灵敏度高，是判断有无胸腔积液和指导胸腔穿刺定位的主要方法。

5. 胸腔穿刺　有助于明确胸腔积液的性质和病因诊断，同时胸穿抽液还可缓解患者症状。

二、鉴别胸腔积液性质

根据胸腔积液的性质将其分为漏出液和渗出液，二者的鉴别对明确胸腔积液病因及治疗均有重要意义（见本章第8节腹腔积液　表3-8-1）。

【病因】

肺、胸膜和肺外疾病均可引起胸腔积液。胸腔积液常见病因见表3-1-1。

表3-1-1　胸腔积液常见病因

分类	常见病因	胸腔积液性质
胸膜毛细血管内静水压增高	充血性心力衰竭、缩窄性心包炎、上腔静脉或奇静脉受阻等	漏出液
胸膜毛细血管内胶体渗透压降低	低蛋白血症、肝硬化、肾病综合征、急性肾小球肾炎、黏液性水肿等	漏出液

分类	常见病因	胸腔积液性质
胸膜通透性增加	胸膜炎症（肺结核、肺炎）、风湿性疾病、胸膜肿瘤（恶性肿瘤转移、间皮瘤）、肺梗死、膈下炎症（膈下脓肿、肝脓肿、急性胰腺炎）等	渗出液
壁胸膜淋巴引流障碍	癌症淋巴管阻塞、发育性淋巴管引流异常等	渗出液
损伤	主动脉瘤、食管、胸导管损伤或破裂等	渗出液
医源性	药物（如甲氨蝶呤、胺碘酮、苯妥英钠、呋喃妥因等）、放射治疗、内镜检查和治疗、支气管动脉栓塞术，冠脉旁路移植手术、中心静脉置管穿破等	渗出液或漏出液

【病史、体格检查和辅助检查】

一、询问病史

胸腔积液的问诊可结合 RICE 问诊，以患者为中心，详细了解其就诊原因、对健康问题的看法、顾虑和期望，要点包括：

1. 起病情况　起病时间及缓急，有无感染、外伤、肿瘤、手术等诱因。

2. 伴随症状　有无发热盗汗、消瘦、咳嗽咯血、胸痛胸闷、呼吸困难、心悸等。

3. 治疗经过　重点问询胸腔积液发生、发展的演变过程，尤其是诊治经过，包括已行检查结果及所用药物及其疗效。

4. 既往史　有无心肺疾病、恶性肿瘤、肝硬化、肾病综合征、甲减、胰腺炎或结缔组织病等，有无手术、外伤史，有无肺结核史，有无特殊药物应用史等。

5. 患者的看法、顾虑及期望　了解患者对自己病情的看法、对病情的理解程度及对治疗的期望，让患者共同参与到疾病的诊治中。

二、体格检查

除呼吸音减弱或消失、叩诊浊音等体征外,其他伴随体征对胸腔积液的鉴别诊断也具有重要意义。需关注有无全身或局部水肿及水肿程度,有无气管移位及鼻翼、唇甲发绀,有无颈静脉怒张、心动过速、第三心音等心衰体征,有无肝脾大,有无浅表淋巴结(特别是锁骨上淋巴结)肿大等。

三、诊断检查

(一)确定胸腔积液的存在(见初步评估)

(二)诊断性胸腔穿刺

抽取胸腔积液进行相关检查,了解胸腔积液的性质,有助于胸腔积液病因诊断。

1. 常规检查　胸腔积液外观、气味、比重、蛋白定性、细胞计数及分类。

2. 生化检查　胸腔积液蛋白定量、葡萄糖测定等。

3. 酶学检查　乳酸脱氢酶(lactate dehydrogenase,LDH)是反映胸膜炎症程度的指标。腺苷酸脱氨酶(adenosine deaminase,ADA)诊断结核性胸膜炎的敏感度较高。

4. 病原学及细胞学检查　胸腔积液涂片查找细菌及培养,有助于病原学诊断。脱落细胞检查发现肿瘤细胞是诊断恶性胸腔积液的直接依据。

5. 肿瘤标志物　CEA 在恶性胸腔积液中早期即可升高,比血清升高更显著。CA19-9、CA12-5、细胞角蛋白 19 片段、NSE、间皮素等肿瘤标志物也可作为恶性胸腔积液诊断的参考。

6. 苏丹Ⅲ染色　有助于鉴别真性与假性乳糜胸,真性乳糜胸呈阳性。

(三)根据患者的病史及体征,选择必要的实验室和辅助检查,协助明确胸腔积液病因

1. 实验室检查　包括血、尿、粪常规,炎症指标、肝肾功能、甲状腺功能、心肌标志物、肿瘤标志物等。

2. 血沉、结核菌素试验、结核感染 T 细胞试验　有助于结核性胸

膜炎的诊断。

3. X 线　有助于胸腔积液及其程度的判断,同时也可显示肺及胸膜病变情况。

4. 超声检查　B 超在显示胸腔分隔方面优于 CT,可估计胸腔积液的深度和量。超声引导下胸穿可用于局限性胸腔积液或粘连分隔胸腔积液的诊断与治疗。

5. CT 及 PET/CT　CT 可显示肺内、胸膜、纵隔、淋巴结、心脏等病变,还有助于局限包裹性胸腔积液与肺实质病变的鉴别。PET/CT 可为确定和查找肿瘤及其转移病灶提供依据,有助于胸腔积液病因诊断。

6. 心电图、心超　有助于心脏病的诊断。

7. 胸膜针刺活检　经皮闭式胸膜针刺活检对胸腔积液病因诊断具有重要意义,可发现肿瘤、结核等病变。

8. 胸腔镜　诊断困难者必要时可行经胸腔镜活检术协助病因诊断。

9. 支气管镜检查　对疑似支气管、肺疾病者可行纤维支气管镜检查协助诊断。

（四）结合病史、体征、相关辅助检查结果,经综合分析、判断推理得出胸腔积液的病因诊断。

【再度评估】

1. 对于恶性胸腔积液,常采用 LENT 评分（L：胸腔积液 LDH 水平；E：ECOG-PS 评分；N：血清中性粒细胞 / 淋巴细胞比值；T：肿瘤类型）评估恶性胸腔积液的危险度,0～1 分为低风险,2～4 分为中风险,5～7 分为高风险,高风险患者生存期较短（表 3-1-2）。

表 3-1-2　LENT 评分

评分指标		评分
L：胸腔积液 LDH 水平 / $(IU \cdot L^{-1})$	<1 500	0
	>1 500	1
E：ECOG-PS 评分	0	0
	1	1
	2	2
	3～4	3

续表

评分指标		评分
N：血清中性粒细胞 / 淋巴细胞比值（NLR）	<9	0
	>9	1
T：肿瘤类型	低风险肿瘤类型（间皮瘤、血液系统肿瘤）	0
	中风险肿瘤类型（乳腺癌、妇科肿瘤、肾细胞癌）	1
	高风险肿瘤类型（肺癌及其他肿瘤类型）	2

注：ECOG-PS 评分：（0 分：活动能力完全正常，与发病前无任何差异；1 分：能自由走动并从事轻体力活动，但不能从事较重的体力活动；2 分：能自由走动及生活自理，日间超过一半时间可以起床活动，但丧失工作能力；3 分：生活仅能部分自理，日间超过一半时间卧床或坐轮椅；4 分：卧床不起，生活不能自理；5 分：死亡）。

2. 感染性胸腔积液可采用 RAPID 评分（R：血尿素氮水平；A：年龄；P：是否为化脓性；I：社区 / 院内获得性；D：白蛋白水平）评估其危险度，0～2 分为低风险，3～4 分为中风险，5～7 分为高风险，风险越高，患者预后越差，临床上应予以重视（表 3-1-3）。

表 3-1-3　RAPID 评分

评分指标		评分
R：肾功能		
尿素 /（mmol·L^{-1}）	<5	0
	5～8	1
	>8	2
A：年龄 / 岁	<50	0
	50～70	1
	>70	2
P：胸腔积液性质		
脓性		0
非脓性		1
I：感染来源		
社区获得性		0

评分指标		评分
院内感染		1
D：白蛋白水平/$(g \cdot L^{-1})$	≥27	0
	<27	1

胸腔积液的诊断流程见 ER-3-1-1。

ER-3-1-1 胸腔积液的诊断流程图

【治疗】

一、治疗原则

胸腔积液常为全身性疾病或胸部疾病的反应，针对胸腔积液病因的治疗尤为重要。及早明确病因，治疗原发疾病；消除胸腔积液，减轻胸腔积液导致的胸闷、气促等症状，并避免胸膜粘连、肥厚。

二、对症治疗

主要针对胸腔积液的消除。漏出液在纠正病因后可自行吸收；大量胸腔积液引起呼吸困难等症状明显时可选择胸腔穿刺抽液或置管引流术，以缓解症状；治疗效果不佳时可考虑化学性胸膜固定术。注意大量胸腔积液每周抽液 2~3 次为宜，抽液速度不宜过快，首次抽液不超过 700ml，以后每次抽液量不超过 1 000ml；同时需维持水电解质、酸碱平衡。

三、病因治疗

胸腔积液病因明确后，应积极对因治疗（具体见各疾病治疗指南）。

四、中医中药治疗

中医学认为胸腔积液为悬饮，多因素体不强，或原有其他慢性疾病，肺虚卫弱，时邪外袭，肺失宣通，饮停胸胁，络气不和，若饮阻气郁，久则可以化火伤阴或耗损肺气。代表方剂有紫枳半夏汤、椒目瓜蒌汤合十枣汤加减、香附旋覆花汤、沙参麦冬汤合泻白散加减等。

五、健康教育

1. 合理营养膳食，适度运动，规律生活作息，保证充足睡眠，戒烟酒；维持机体免疫力，减少患病机会。

2. 定期健康体检，及早发现并治疗心脏、肝脏、自身免疫性等疾病。

3. 遵医嘱按时用药，定期门诊复查，一旦胸痛、胸闷、气促等症状加重，应及时就诊。

4. 胸腔穿刺引流患者保持伤口清洁干燥，注意有无渗血、渗液；保持引流管通畅，避免折叠、扭曲及拉扯引流管。

5. 对体检发现少量胸腔积液，经反复检查无明确病因者，针对性予以心理疏导。

【 红旗征及转诊指征 】

1. 胸腔积液患者伴有呼吸困难、发绀、咯血、休克、心力衰竭、高热等情况时，应予以紧急处理后立即转诊至上级医院。

2. 当胸腔积液病因不明或近期增长迅速者；确认外伤后出现胸腔积液，考虑存在血胸或血气胸者；经初步检查病因未明或胸腔积液原发疾病经规范治疗后效果不佳时，均应及时转诊至上级医院进一步检查和治疗。

【 随访计划 】

1. 定期门诊复查、随访，随访间隔时间因原发病而异。首次随访时间一般为 2～4 周，进行体格检查，随访血常规、肝肾功能及 B 超或 X 线等；若胸腔积液无明显变化，可酌情延长至 4～12 周随访。

2. 留置胸腔闭式引流的患者，首次随访时间为 1～2 周，进行相应检查；如胸腔积液病情稳定，4～8 周随访 1 次。如胸腔积液显著减少可拔除引流管；当胸腔积液明显增加或胸闷、气促等症状加剧，应立即就诊，根据情况及时转诊。

3. 使用抗结核、抗肿瘤药物患者，除监测肝肾功能、血常规外，还应关注有无视敏度异常（视力、色觉、视野及眼底）、耳鸣、肢端麻木等药物不良反应，一旦出现应及时停药。

【病例分析】

患者，女性，25 岁，职员。左季肋区深呼吸后疼痛半月余。偶有咳嗽，无咳痰、咯血、呼吸困难，无发冷、发热、盗汗等症状。精神、饮食及睡眠可，大小便未见异常，体重无明显变化。否认高血压、糖尿病等慢性病史。否认结核、肝炎等传染病史。否认食物、药物过敏史。否认吸烟、饮酒史。查体：一般情况可，全身皮肤黏膜无黄染，浅表淋巴结未及肿大，左下肺叩诊浊音，左下肺听诊呼吸音低，右肺呼吸音清，双肺未闻及明显干湿啰音。心律齐，心脏各瓣膜区未及杂音。腹部（−），双下肢无水肿。胸部 CT：左侧胸腔中等量积液，左下肺膨胀不全，见少许条絮模糊影，右肺野内未见异常密度灶。

患者青年女性，左季肋区深呼吸后疼痛半月余。结合左下肺叩诊浊音、听诊呼吸音低、胸部 CT 提示左侧胸腔中等量积液，患者胸腔积液诊断明确。入院后查 T-SPOT 阳性，行胸腔穿刺引流，胸腔积液腺苷脱氨酶：64.0U/L，胸腔积液常规：颜色：黄色；透明度：微浊；蛋白定性试验：+；比重：1.020；红细胞：5 800/mm^3；白细胞：2 895/mm^3；多个核细胞：8.0%；单个核细胞：92.0%，结合患者年龄、影像学表现，胸腔积液化验等结果，考虑结核性胸腔积液可能性大。

首选治疗：予异烟肼、利福平、乙胺丁醇、吡嗪酰胺强化抗结核治疗 2 个月，定期随访血常规、肝肾功能、血糖、尿常规、痰涂片或痰培养、胸部影像学检查等。

健康宣教：注意休息，加强营养，适当增强体育锻炼，避免劳累，避免到人群聚集处，如必须去人群聚集处、公共场所及空气流通欠佳场所，需佩戴口罩；注意开窗通风，注意个人卫生，口腔清洁；注意避免食用不洁食物等。坚持药物治疗，定期随访；如有视力下降、肢端麻木等症状请及时就诊。

【思考题】

1. 胸腔积液的常见病因。

2. 漏出液与渗出液的鉴别。

3. 胸腔积液的常用诊断方法。

（周　敬）

第二节　指/趾甲异常

【定义】

指/趾甲异常指甲器官发生结构改变时,出现的指/趾甲甲板增厚、裂隙、萎缩、变色或脱落、甲床颜色改变等体征表现。

【概述】

甲板(nail plate)是由甲母质表面上皮产生的完全角化结构。其生长从近端甲襞发生,附着并紧贴甲床向远端生长,当甲板接近指端,甲板形成甲下皮,甲板近端及侧缘由甲襞包绕。近端甲母质生成甲板的背侧部分,远端甲母质生成甲板的腹侧部分,通过透明甲板可见,呈白色向远侧凸起的半月形,称为甲半月。甲母质内含有黑素细胞,通常处于休眠状态,但可以活化,合成黑素,并向周围的角质形成细胞传递。

指/趾甲异常体征概括为三类:包括甲母质功能异常引起的体征、甲床疾病引起的体征、甲板内色素沉着引起的体征。

【评估】

指/趾甲异常是各类甲疾病的体征表现,容易被患者关注。全科医生在接诊患者查体时,发现指甲异常体征多样,与甲器官的受累部位有关,需要简单评估排查基层可处理的常见原因后,决定是否给予治疗或转诊至专科。若患者有可疑系统性疾病和恶性肿瘤倾向时,及时转诊。

甲下出血、糙甲症及杵状甲示图见图 3-2-1～图 3-2-3(彩图见书末彩插)。

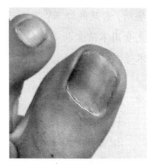

图 3-2-1　甲下出血示图

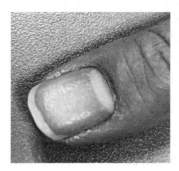

图 3-2-2　糙甲症示图

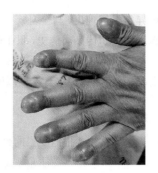

图 3-2-3　杵状甲示图

【病因】

指 / 趾甲异常有多种表现,不同病因有不同的指 / 趾甲特征,其主要原因有:

1. 感染性因素　铜绿假单胞菌感染产生的绿脓毒素导致指甲颜色变为黄绿色,真菌感染导致甲板增厚,甚至累及数甲。

2. 化学性因素　接触刺激物或去污剂或化疗药物导致的甲板损伤。

3. 外伤性因素　机械性损伤导致的甲板异常表现。

4. 遗传性因素　某些遗传性综合征的重要特征。

5. 自身免疫性因素　皮肌炎、系统性硬皮病、系统性红斑狼疮常出现甲角质层粗糙、出血和坏死,50% 银屑病可见指甲异常。

6. 过敏性因素　手湿疹常伴有指甲改变。

7. 肿瘤性因素　肿瘤的指甲异常各有特征。

8. 系统性因素　心血管疾病、肺部疾病、内分泌疾病可出现特征性甲异常,营养代谢疾病可引起多种甲的纹理改变甚至甲脱落。

【病史、体格检查和辅助检查】

一、病史询问

询问患者的伴随症状和持续时间,发病的诱因与时间,伴随症状、病情经过,是否治疗,何种治疗药物,效果如何。既往有无类似病史,指甲异常发展速度，与全身疾病的关系，外伤手术史，过敏性疾病史、特殊用药史和传染病病史，职业（如清洗工作及去污物品使用）、爱好、有无与指甲异常相关的特殊嗜好（如咬指甲）、生活及饮食习惯和周围环境改变，家族成员中有无类似患者（与遗传相关的指甲异常）等。

二、体格检查

指甲异常需要根据受累的解剖位置进行仔细辨别。

1. 检查甲板　要注意观察甲板的形状和厚度，有无增厚或变薄，甚至反甲；甲板的硬度，是否容易脆裂或粗糙；甲板的表面有无凹陷、纵嵴、纵裂；甲板的透明度，有无点状白甲或线状白甲还是弥漫白甲。

2. 检查甲床　注意观察甲板与甲床的关系，有无分离；甲床颜色，如甲床水肿可表现为明显白甲，观察纵向黑甲是单条或多条，甲下条纹反映甲下出血的形状。如银屑病有诊断意义的甲床体征（仅手指甲）为不规则点状凹陷、"油滴"征（鲑鱼斑）甲剥离伴红色边缘。

3. 检查甲板、甲床和甲襞的解剖关系　甲周皮肤有无破损、水疱和红斑，有无远端甲板与甲床粘连（甲反向嵌肉），有无指/趾肿胀、发红和疼痛，挤压甲襞有无脓性分泌物，按压甲床时有无颜色变白。

此外围绕有无伴随症状、全身疾病等进行系统查体和重点查体相结合的体格检查。

甲异常体征及病因思维导图见 ER-3-2-1。

ER-3-2-1　甲异常体征及病因思维导图

三、辅助检查

1. 皮肤镜检查　观察皮肤外皮下及其真皮顶层人眼无法看到的皮肤结构和改变，帮助判别病灶所累积甲器官的解剖位置，具有辅助确诊的意义。

2. 病原学检查　为了病因诊断和正确治疗，有时必须进行病原学检查。指甲或甲周分泌物涂片连同聚合酶链反应（polymerase chain reaction，PCR）检测、直接免疫荧光检测、细菌和真菌的培养、药物敏感试验等。绿甲综合征出现时，怀疑铜绿假单胞菌感染产生的绿脓毒素及脓毒素导致指甲变为黄绿色至黑绿色；怀疑甲真菌病时，如治疗效果不佳，可根据药敏协助药物方案制订；反复发作的急性甲沟炎需怀疑单纯疱疹病毒感染。

3. 活检病理学检查　可在皮肤镜检查下进行局部活检，通过病理明确良恶性疾病性质。

4. 影像学检查　球拍状拇指（短甲）是一种由于远端指骨缩短导致的常见先天畸形。以指甲短且异常增宽为特征，常染色体显性遗传疾病，影像学检查可辅助诊断。

5. 其他　继发于其他系统疾病或全身疾病者应完善相应检查。如成人反甲，需要筛查血清铁，排查有无严重缺铁；甲反向胬肉是系统性硬皮病的特征体征，体液免疫性血清学检查和毛细血管镜检查有助于诊断自身免疫性结缔组织病；杵状甲相关的系统病变，需要排查胸部 CT、肺功能检查有助于诊断肺源性疾病，心脏彩超、B 型钠尿肽有助于诊断心源性疾病。

【治疗】

针对病因治疗，局部给药为主，必要时全身用药。

1. 考虑感染性因素　给予针对性经验性抗感染治疗，效果不佳时进一步明确病原学依据以提供精准治疗。

2. 考虑化学性因素　避免可疑的刺激物再接触，让指甲自行恢复，必要时拔甲后重新生长，或补充相应元素铁。

3. 考虑外伤性因素　与精神相关的甲损害如咬甲癖，需要局部使用制剂和绷带，同时进行心理干预和治疗；急性甲下血肿，需要甲板穿孔引流。

4. 考虑过敏性因素　手湿疹常伴有指甲改变，控制皮肤疾病将逐渐改善指甲异常。

5. 考虑自身免疫性疾病　在明确皮肌炎、系统性硬皮病、系统性红斑狼疮等疾病后进行系统全身治疗。

6. 指甲异常活检考虑肿瘤性疾病时　尽快手术切除，再根据病理结果制订治疗方案。

【健康教育】

1. 普及指甲修剪卫生，避免咬甲撕甲的不良习惯，注意清洗物品时对手及指甲保护,建议穿戴手套。

2. 养成勤洗手脚、不共用毛巾、脸盆、足盆等个人生活用品。

3. 尽量避免或减少接触过敏原、改善生活环境有助于缓解和控制病情,改善指甲异常。

4. 饮食均衡,荤素适宜,避免偏食,保证营养充足,避免甲板甲床营养不良。

5. 注意穿鞋大小适宜,足跟不宜太高,避免不必要的挤压性外伤致指甲异常。

6. 注意观察指甲变化,通过系统性疾病的指甲变化及时就诊,从而改善疾病预后。

【红旗征及转诊指征】

1. 对于指甲短时间出现生长异常的结节或外伤后伴有剧痛及急性皮下血肿,及时转诊上级医院明确诊断和及时处理。

2. 对于出现自身免疫性结缔疾病的特征性指甲表现者,及时转诊专科进一步诊治。

【随访计划】

对于门诊诊治者,1周随访;对于转诊至上级医院者,2周内主动随访;未明确诊断者,长期随访,观察指甲异常变化。

【病例分析】

患儿男性,4岁,1周前被母亲偶然发现反甲。2岁时曾患手足口病治愈。查体:双手指甲呈匙状甲,无甲沟肿痛。

结合病史,查体:双手指甲呈匙状甲,无甲沟肿痛。询问母亲患儿性格开朗,指甲修剪卫生良好,无咬甲撕甲的不良习惯。无可疑化学物质接触史。挑食,喜欢面条和蒸蛋,不喜欢蔬菜和肉类。查体:双手指甲外侧部分脱落,无甲沟肿痛。柯萨奇病毒感染引起手足口病系2年前病史,关系不大。初步评估心理健康。结合挑食,要考虑有无缺铁导致反甲。血常规及血清铁筛查,均为正常。结合1~4岁儿童存在生理性反甲可能。和母亲沟通后进行观察,同时进行饮食教育,避免偏食。6岁后患儿上小学后反甲自行恢复。

指 / 趾甲异常概括为哪三类体征？

（苏巧俐）

第三节　发　绀

【学习要点】　1. 掌握发绀的常见病因、鉴别及诊治流程。

2. 熟悉发绀的转诊指征。

3. 了解发绀的治疗。

【定义】

发绀（cyanosis）指血液中还原型血红蛋白增多或存在异常血红蛋白衍生物，使皮肤及黏膜呈青紫色改变的一种表现。常发生在皮肤较薄、色素较少和毛细血管较丰富的部位，如口唇、指 / 趾、甲床等。

【概述】

发绀，常属临床急症。按血液中还原型血红蛋白的绝对含量是否增加，发绀分为真性发绀和假性发绀。血液中还原型血红蛋白增多导致的发绀，为真性发绀；血液中存在异常血红蛋白衍化物（高铁血红蛋白或硫化血红蛋白）导致的发绀，为假性发绀。

【初步评估】

发绀患者均应视为急症，全科医生接诊的首要任务是迅速判断并维持生命体征稳定，及时处理威胁生命的情况，强调诊断和治疗同步进行。一旦病因明确，应尽快针对病因治疗，并避免各脏器功能损害。

一、判断有无发绀

有导致血液中还原型血红蛋白增多或出现异常血红蛋白的病因，皮肤黏膜呈青紫色，即可基本诊断为发绀。

需注意：在血红蛋白浓度正常的患者中，当动脉血氧饱和度（SaO_2）<85% 时，口唇发绀已明确可辨；但在重度贫血患者中，即使 SaO_2 显著降低，也难以发现发绀；而红细胞增多症患者中，虽然 SaO_2 > 85%，亦会出现发绀。因此，临床所见发绀，并不能确切反映患者动脉血氧下降情况。

二、判断发绀临床类型

根据临床特征初步判断发绀的临床分型（表 3-3-1），对发绀病因诊断和治疗均具有重要意义。

表 3-3-1　发绀的临床分型与特征

临床分型		临床特征
真性发绀	中心性发绀（由心肺疾病致 SaO_2 降低）	全身性（除面颊、四肢外，也见于黏膜和躯干皮肤）；皮肤温暖
	周围性发绀（由于周围循环血流障碍所致）	常见于肢体末梢与下垂部分（如肢端、耳垂、鼻尖）；皮肤发凉，按摩或加温后发绀即可消失
	混合性发绀	中心性发绀和周围性发绀并存
假性发绀	药物/化学物质中毒致高铁血红蛋白血症（血中高铁血红蛋白量达 30g/L，即可出现发绀）	起病急骤、病情严重、经氧疗发绀不减；抽出静脉血呈深棕色，暴露于空气不变为鲜红色；静脉注射亚甲蓝、硫代硫酸钠或大量维生素 C，可使发绀消退
	先天性高铁血红蛋白血症	常有家族史，自幼即有发绀，一般状况较好，无心肺疾病及其他病因
	硫化血红蛋白血症（血中硫化血红蛋白达 5g/L，即可出现发绀）	有便秘和服用含硫药物史，发绀持续时间长，血液呈蓝褐色，分光镜检见硫化血红蛋白

【病因】

发绀常见病因见表 3-3-2。

表 3-3-2　发绀的常见病因

分类		常见疾病
真性发绀	肺源性发绀	各种严重呼吸道疾病,如喉部、气管阻塞、COPD、肺淤血、ARDS、肺栓塞等
	心源性发绀	发绀型先天性心脏病、严重休克等
假性发绀	淤血性周围性发绀	右心衰竭、渗出性心包炎、上腔静脉阻塞综合征、血栓性静脉炎
	缺血性周围性发绀	血栓闭塞性脉管炎、雷诺病、肢端发绀症、冷球蛋白血症等
	高铁血红蛋白血症	先天性高铁血红蛋白血症;后天获得性高铁血红蛋白血症(肠源性青紫症、药物或化学物质中毒)
	硫化血红蛋白血症	后天获得性硫化血红蛋白血症(服用含硫药物或化学物质)

【病史、体格检查和辅助检查】

一、询问病史

发绀的问诊要点包括:

1. 起病情况　发病年龄、起病时间、发绀出现的快慢、阵发性或持续性、持续时间、诱因、发绀发作与月经周期是否相关等。出生或幼年时即出现发绀,常为先天性高铁血红蛋白血症或先天性心血管病;起病急骤常为药物、化学物质中毒致高铁血红蛋白血症,或休克、急性充血性心力衰竭、呼吸道梗阻等所致;与月经周期相关的发绀常为特发性阵发性高铁血红蛋白血症。

2. 伴随症状　有无咳嗽、咳痰、咯血、呼吸困难,有无胸闷、胸痛、心悸、少尿,有无关节痛、肢体受寒,有无恶心、呕吐、腹痛、腹泻、便秘,有无意识障碍等均有助于发绀病因的判断。

3. 治疗经过　发绀发生、发展的演变过程,特别是诊断治疗经过。

4. 既往史　有无呼吸系统、心血管系统、血液系统疾病史,有无中毒(药物、化学物质、食用变质蔬菜等)史等。先天性高铁血红蛋白血症常有家族史，而中毒性高铁血红蛋白血症常有相关药物或化学物品摄入史，如有同食者可呈聚集性发病。

二、体格检查

快速、详细地完成体格检查，有助于发绀病因的判断。

1．一般情况　首要观察指标包括神志、精神状态和生命体征，尤其注意观察呼吸频率、幅度、节律。

2．发绀发生的部位（特别注意口唇、指趾端及肢体下垂部位等），以及发绀的程度和范围。

3．全身及肺部、心脏检查　面部、颈部、前胸部有无毛细血管扩张；有无杵状趾／指；肺部呼吸音情况，有无干湿啰音等；心界有无扩大，各瓣膜区听诊有无病理性杂音；腹部有无肝脾大、移动性浊音；肢端温度；下肢有无水肿；股动脉、腘动脉、足背动脉等搏动有无减弱等。

三、诊断检查

根据患者的病史及体征，紧急完成必要的实验室和辅助检查，以协助发绀病因诊断。

1．一般检查　应包括完整的血、尿、粪便常规，肝肾功能以及血气分析，血氧饱和度测定等。白细胞计数与中性粒细胞比例增高有助于感染性疾病或合并感染的诊断，嗜酸性粒细胞增多提示过敏性疾病或寄生虫病。血气分析、血氧饱和度测定有助于判断缺氧及其程度，若动脉血氧分压和血氧饱和度检查结果不对等时，应考虑高铁血红蛋白、硫化血红蛋白等异常血红蛋白血症所致。

2．剩余食物或呕吐物、血液毒物分析、尿亚硝酸盐定性检测及高铁血红蛋白鉴定试验（取 5ml 静脉血在空气中用力振荡 15 分钟，若始终呈深棕色不变色，可排除由呼吸循环衰竭引起的缺氧性发绀）有助于亚硝酸盐中毒诊断。血分光镜检查见硫化血红蛋白存在，可确定硫化物中毒。

3．痰微生物及细胞学检查　有助于确定呼吸系统感染性或肿瘤性病。自身抗体等检测有助于结缔组织病的诊断。

4．其他检查

（1）X 线检查：可提示呼吸系统疾病（如肺炎、慢性阻塞性肺疾病、支气管扩张、胸腔积液、气胸等）及部分心血管疾病（如心包疾病、先天性心脏病、风湿性心脏病等）。

（2）CT 或 MRI 检查：有助于中枢神经系统、呼吸系统及心血管系统疾病的诊断。

（3）心电图、心脏彩超及血管彩超等：有助于心血管疾病的诊断。

（4）支气管镜检查：对疑似支气管、肺疾病患者可行纤维支气管镜检查协助诊断。

【治疗】

在到达有条件救治的场所后应尽早对发绀患者进行后续监护和处理，并进一步完善病因检查和治疗。

一、治疗原则

继续维持患者生命体征，尽快明确发绀病因，及时治疗原发病。

二、病因治疗

针对具体疾病采取正确的治疗措施，如对亚硝酸盐、硫化物中毒者，给予解毒剂治疗。支气管哮喘患者给予解痉平喘、糖皮质激素等治疗。对先天性心脏病评估手术风险及时机等。

三、对症治疗

氧疗，并给予血管活性药物、静脉输液等治疗，纠正缺氧、休克，维持水电解质、酸碱平衡等。

四、健康教育

1. 保证合理膳食、适当运动和充足休息，保持自身免疫力，减少患病。

2. 定期健康体检，早期发现及治疗先天性疾病。

3. 改善不良生活习惯　不吃隔夜菜和变味的剩饭剩菜、不吃劣质熟食品、少吃腌菜、不喝反复煮沸的开水等。

4. 服用硝酸钾、亚硝酸钠、磺胺、苯胺衍生物等硫化物时，保持大便通畅，避免硫化血红蛋白的生成。

【红旗征及转诊指征】

当全科医生遇到急性发绀患者，或发绀伴意识障碍、休克、呼吸衰竭或心力衰竭等危重情况时，应立即给予紧急处理后即刻转诊至上一级医院。注意交代转运风险，在转运过程中密切监测并维持生命体征。

【随访计划】

1. 由呼吸系统、心脏疾病等所致的真性发绀患者出院后应定期至专科进行随访，监测原发疾病情况。

2. 假性发绀患者出院后首次随访时间在 2～4 周，监测肝肾功能、电解质等血生化指标，此后根据病情决定随访时间。

【病例分析】

患者，男性，68 岁，已婚，工人。恶心、呕吐 1 小时，发绀伴反应迟钝半小时。患者 2 小时前进食从菜场熟食摊购买的卤肉；1 小时前出现恶心、呕吐、腹痛、头晕、胸闷、乏力，呕吐物为胃内容物；半小时前出现反应迟钝伴口唇、面部发绀，无四肢抽搐、二便失禁、口吐白沫。与其一同进食的老伴和儿子有恶心、呕吐、口唇发绀，无意识障碍。家属呼叫 120 送至急诊室，救护车上测 BP 72/40mmHg，予多巴胺升血压、补液治疗。既往无高血压、糖尿病和心脏病等慢性疾病史。无结核、肝炎等传染病史。无手术、外伤史。吸烟史 20 余年，已戒 5 年，不嗜酒。查体：P 92 次 /min，R 16 次 /min，BP 88/60mmHg，指端 SaO_2（吸氧 4L/min）：70%。神志淡漠，呼之能应，对答不切题，查体不合作。全身皮肤、口唇、肢端发绀。颈软，无抵抗，双瞳孔直径 4mm，对光反射存在。双肺呼吸音粗，未闻及干湿啰音。心界不大，心率 92 次 /min，律齐，各瓣膜区未闻及病理性杂音。腹部平软，上腹部轻压痛，无反跳痛及肌紧张，肝脾未触及，肠鸣音略活跃。双下肢不肿。双侧病理征（-）。

患者老年男性，恶心、呕吐 1 小时，发绀伴反应迟钝半小时。入院后血常规、肝肾功能、血糖、胸部 CT 均未见明显异常，血气分析（吸氧 4L/min）：pH 7.25，PCO_2 44mmHg，PO_2 188mmHg，乳酸 9.0mmol/L；指端 SaO_2 60%～70%。结合患者皮肤、口唇、肢端明显发绀，指尖血氧饱和度与血氧分压严重不符，以及发病前有进食外购卤肉史，与其一同进食者有类似症状。考虑亚硝酸盐中毒可能。

进一步行高铁血红蛋白鉴定试验、尿亚硝酸盐定性检查，结果为阳性，"亚硝酸盐中毒"诊断明确，立即予以洗胃、导泻及亚甲蓝、维生素 C 解毒，多巴胺升压等治疗，约 15 分钟后皮肤黏膜红润、发绀消失，血压升至 120/80mmHg，四肢温暖；25 分钟后反应正常，对答切题。后转内科病房继续观察。毒检结果显示：血亚硝酸盐浓度 0.02μg/ml，尿亚硝酸盐浓度 0.1μg/ml。同时考虑该患者系外购食物导致亚硝酸盐中毒，上报疾病预防控制中心，由市场监管部门对该熟食摊剩余卤肉进行检测，发现亚硝酸盐含量显著超标。

【思考题】
1. 发绀的常见病因。
2. 发绀的临床分型与特征。

（周　敬）

第四节　血压升高

【学习要点】　1. 掌握血压升高的诊断、危险分层、转诊与随诊。
2. 熟悉血压升高的基层防治管理流程。
3. 了解基层医疗卫生机构在高血压管理中的重要地位。

【概述】
不同疾病均会导致血压升高，而高血压又可导致心脑肾等靶器官损害。高血压是最为重要的心血管病危险因素之一，积极控制血压有助于显著降低高血压相关靶器官损害的发生率。预防和控制高血压是遏制我国心脑血管疾病流行的核心策略之一。

【定义】
高血压是指未使用降压药物的情况下，非同日 3 次测量诊室血压，收缩压（systolic pressure，SBP）≥140mmHg 和 / 或舒张压（diastolic pressure，DBP）≥90mmHg。既往有高血压病史，目前正在服用降压药物，血压虽低于 140/90mmHg，仍应诊断高血压。

【初步评估】

一、判断是否血压升高

准确的血压测量　血压测量"三要点"：设备精准，安静放松，位置规范，详见 ER-3-4-1。

二、不同血压测量方法评价

ER-3-4-1　血压测量方法

1. 诊室血压测量（基本推荐）

（1）作用：①由医护人员在标准条件下按统一规范进行测量；②诊断高血压、血压水平分级、观察降压疗效的主要依据；③在医疗机构所有高血压患者都需要诊室血压测量。

（2）诊断标准：SBP≥140mmHg 和 / 或 DBP≥90mmHg。

2. 动态血压监测（ambulatory blood pressure monitoring，ABPM）（优化推荐）

（1）作用：①采用无创自动血压测量仪器，监测全天血压水平；②诊断白大衣高血压、隐蔽性高血压和单纯夜间高血压；③观察异常血压节律与变异；评估降压疗效、全时间段血压控制情况；④有条件的医疗机构可配备作为辅助诊断及调整药物治疗的依据。

（2）诊断标准：24 小时平均 SBP≥130mmHg 和 / 或 DBP≥80mmHg；白昼 SBP≥135mmHg 和 / 或 DBP≥85mmHg；夜间 SBP≥120mmHg 和 / 或 DBP≥70mmHg。

3. 家庭血压监测

（1）作用：①用于一般血压升高患者的自我家庭监测，以便鉴别白大衣高血压、隐蔽性高血压和难治性高血压；②评价血压长时变异，辅助评价降压疗效，预测心血管风险及预后等；③有助于增强患者健康参与意识，提高治疗依从性，适合长期血压监测。

（2）诊断标准：SBP≥135mmHg 和 / 或 DBP≥85mmHg。

【病因】

一、原发性高血压

高血压患者中，原发性高血压占90%～95%，是遗传因素和环境因素共同作用导致的。

1. 遗传因素　约60%的高血压患者有高血压家族史。

2. 环境因素

（1）饮食：盐摄入过多导致血压升高主要见于盐敏感人群。高蛋白质摄入、饮食中饱和脂肪酸或饱和脂肪酸/多不饱和脂肪酸比值较高均属于升压因素。饮酒量与血压水平显著相关，尤其是与收缩压的相关性更强。

（2）精神应激：一般由生活、工作等压力引发，与焦虑、抑郁等心理障碍密切相关。

（3）吸烟。

3. 其他因素

（1）体重：超重和肥胖，其中腹型肥胖更容易发生高血压。

（2）药物：部分药物会引起血压升高，如避孕药、麻黄碱、肾上腺皮质激素、NSAIDs、甘草等，停药后，血压会逐渐恢复正常。

（3）OSAHS：50%患者会发生高血压，且血压升高程度和睡眠呼吸暂停的病程长短及严重程度明显相关。

二、继发性高血压

在高血压患者中占5%～10%。早期诊断继发性疾病至关重要。引起继发性高血压的疾病种类繁多，涉及多个系统，临床上容易漏诊和误诊。

1. 肾实质性疾病　一般情况较差，多呈贫血貌；眼底病变重；进展为急进性或恶性高血压的可能性为原发性高血压的2倍；伴有尿路感染、梗阻、血尿、尿频；止痛药滥用；多囊肾家族史；血肌酐升高；尿液分析异常；预后比原发性高血压差。

2. 肾血管性疾病　如大动脉炎或纤维肌性发育不良，多见于女性。病情进展快或高血压病程较长但突然恶化；反复出现急性肺水肿；早发型高血压；上腹部或背部可闻及高调粗糙收缩期或双期杂音、其他部位的血管杂音。

3. 原发性醛固酮增多症　表现为顽固性高血压，可合并低钾血症；可伴肌肉痉挛或无力；伴阻塞性睡眠呼吸暂停；或偶然发现肾上腺肿块；常伴早发高血压或卒中家族史。

4. 嗜铬细胞瘤/副神经节瘤　三联征：头痛、出汗、心悸；表现为顽固性高血压或阵发性高血压或持续性高血压伴危重情况；肾上腺意外瘤。

5. 库欣综合征　表现为向心性肥胖、满月脸、紫纹、高血压、继发性糖尿病和骨质疏松。

6. 主动脉缩窄　见于青年高血压患者（年龄<30岁）；上肢血压高于下肢、股动脉搏动减弱或消失、背、胸或腹部连续性杂音。

7. 肢端肥大症　表现为软组织肥大、骨关节炎、骨骼结构改变、器官增大和高血糖等。

8. 其他疾病如甲状腺功能减退　甲状腺功能亢进也可引起继发性高血压。

【病史、体格检查和辅助检查】

一、询问病史

见表3-4-1。

表3-4-1　病史采集要点

起因和诱因	初次发现或诊断高血压的时间、场合
血压水平	最高血压、平时血压、持续性升高或阵发性升高
伴随症状	一般缺乏特异性临床表现。询问是否有头痛、头晕、疲劳、心悸等
继发性高血压线索	发现血压升高之前有／无发热、感冒，有／无水肿、少尿，有／无肢体无力或周期性瘫痪，有／无怕热、心悸、手抖，有／无夜尿增多，有／无打鼾伴有呼吸暂停和胸闷气短等
高血压靶器官损害相关症状	有／无活动后胸闷、胸痛，有／无夜间憋醒，有／无头晕、头痛、肢体活动受限，有／无视力下降，有／无泡沫尿等，如果有上述症状，需要进一步详细描述

起因和诱因	初次发现或诊断高血压的时间、场合
治疗情况	既往及目前使用的降压药物种类、剂量、疗效及是否有不良反应，血压控制是否理想，调整用药情况，依从性；是否服用使血压升高的药物
个人史	生活方式：盐、酒及脂肪的摄入量，吸烟情况、体力活动量，体重变化及睡眠习惯等
高血压相关的心脑血管疾病病史	如卒中或一过性脑缺血、冠心病、心力衰竭、心房颤动、外周血管病、糖尿病、痛风、血脂异常、肾脏疾病和性功能异常等症状和治疗情况
家族史	有／无高血压家族史以及心血管疾病家族史（发病年龄，祖孙三代）
心理社会因素	家庭情况、工作环境、生活经历事件、文化程度以及有无精神创伤等

二、体格检查

见表 3-4-2。

表 3-4-2　体格检查要点

项目	内容
一般检查	首次就诊者需要测双侧上臂血压，以后则固定测量较高一侧的上臂血压
	测量脉率、身高、体重、腰围、臀围，计算 BMI
	全身有无水肿，皮肤、毛发有无异常
重点查体	触诊甲状腺，听诊颈动脉有无杂音
	全面心肺检查
	腹部有无肿块
	血管杂音（颈动脉、腹主动脉、肾动脉等）
	四肢动脉搏动和神经系统
	是否有继发性高血压典型体征

三、诊断检查

见表 3-4-3。

表 3-4-3 实验室检查

基本项目	血常规、生化、尿液分析、心电图等
推荐项目	尿白蛋白/肌酐比值、尿蛋白定量、糖化血红蛋白、口服葡萄糖耐量试验、血超敏 C 反应蛋白、超声心动图、颈动脉超声、眼底以及胸部 X 线检查等
选择项目	冠脉 CTA/冠状动脉造影、颅脑磁共振、24 小时尿醛固酮浓度和血浆肾素活性、24 小时尿游离皮质醇、肾上腺静脉取血术等，需要依次进行风险分层以及与继发性高血压有关的检查，建议转至上级医院

【再度评估】

一、确定血压水平分级

见表 3-4-4。

表 3-4-4 血压水平分级

分类	收缩压/mmHg		舒张压/mmHg
正常血压	<120	和	<80
正常高值	120~139	和/或	80~89
高血压	≥140	和/或	≥90
1 级高血压（轻度）	140~159	和/或	90~99
2 级高血压（中度）	160~179	和/或	100~109
3 级高血压（重度）	≥180	和/或	≥110
单纯收缩期高血压	≥140	和	<90

二、判断高血压的原因，区分原发性或继发性高血压

继发性高血压人群的筛查：

1. 发病年龄<30 岁，血压水平中、重度升高且不伴有其他危险因素。

2. 老年患者原来血压正常或者规律服用降压药物下血压控制平稳，但突然出现高血压或者原有降压药物疗效下降。

3. 血压波动大，药物治疗反应差，顽固性高血压。

4. 急进性和恶性高血压,靶器官损害严重。

5. 出现继发性高血压疾病的特殊症状、体征。

6. 不明原因的肾功能异常、血常规异常、电解质紊乱、双肾不等大、肾上腺意外瘤的高血压患者。

对有继发性高血压线索的患者,在病史采集、体格检查和实验室检查的基础上进一步行专科检查,避免漏诊、误诊的同时,切忌拉网式地盲目过度筛查继发性高血压。

三、心血管危险分层

见表 3-4-5。

表 3-4-5　血压升高患者心血管危险水平分层

危险因素	血压及分层			
其他心血管危险因素和疾病史	SBP 130～139mmHg 和 / 或 DBP 85～89mmHg	1 级高血压	2 级高血压	3 级高血压
无	—	低危	中危	高危
1～2 个其他危险因素	低危	中危	中 / 高危	很高危
≥3 个其他危险因素,靶器官损害,或 CKD3 期,无并发症的糖尿病	中 / 高危	高危	高危	很高危
临床并发症,或 CKD≥4 期,有并发症的糖尿病	高 / 很高危	很高危	很高危	很高危

注:CKD 慢性肾脏疾病。

【治疗】

治疗"三原则":达标、平稳、综合管理。

高血压治疗流程见 ER-3-4-2。

ER-3-4-2　高血压治疗流程

注:如不达标转上级医院评估和治疗;SBP 收缩压;DBP 舒张压;A. 血管紧张素转换酶抑制药;或血管紧张素Ⅱ受体阻滞剂;B. β 受体阻滞剂;C. 钙通道阻滞剂;D. 利尿剂;SPC 单片固定复方。

【健康教育】

健康生活方式"六部曲":限盐减重多运动,戒烟戒酒心态平,相关内容详见表3-4-6。

表3-4-6　高血压健康教育内容

内容	正常人群	高危人群	高血压患者
高血压的定义、危害、健康生活方式、定期监测血压、高血压是可以预防的	+	+	+
高血压的危险因素，有针对性的行为纠正和生活方式指导	-	+	
非药物治疗与长期随访的重要性、坚持终身治疗的必要性、正确认识高血压药物的疗效和副作用、高血压自我管理的技能	-	-	+
继发性高血压定义、病因、临床表现、筛查时机，针对病因治疗可以提高治愈率和控制率	-	-	怀疑继发性高血压者+

【红旗征及转诊指征】

基层高血压转诊五类人群：起病急、症状重、疑继发、难控制、孕产妇。

一、初诊转诊建议

1. 血压显著升高，收缩压≥180/110mmHg和/或舒张压≥110mmHg，经短期处理仍无法控制。

2. 怀疑新出现心、脑、肾并发症或其他严重临床情况。

3. 妊娠和哺乳期女性。

4. 继发性高血压典型症状和体征。

5. 因诊断需要到上级医院进一步检查。

二、随访转诊建议

1. 顽固性高血压。

2. 血压明显波动并难以控制。

3. 怀疑与降压药物相关且难以处理的不良反应。

4. 随访过程中发现严重临床疾病或心、脑、肾损害而难以处理。

【随访计划】

1. 随访频率　血压未达标 2～4 周随访一次,血压达标每 3 个月至少随访一次。

2. 随访内容　是否有新的合并症、每次随访均应查体、生活方式评估、依从性及药物不良反应。

3. 年度评估　所有患者每年应进行一次年度评估,测量体重和腰围,进行必要的辅助检查。

【病例分析】

患者,男性,32 岁,司机。发现血压升高 5 天就诊。体检时测血压 155/102mmHg,次日血压 160/110mmHg,无头晕、头痛,无胸闷、胸痛,无心悸、乏力等症状。饮食正常,夜间睡眠打鼾,大小便未见异常,未服用药物治疗。既往体健,无吸烟、饮酒史,长期在外就餐,饮食不规律,缺乏体育锻炼。父母无高血压病史。社区门诊测血压 150/97mmHg。查体:体重 79.5kg,身高 1.76m,BMI 25.67kg/m^2,双肺未闻及干湿啰音,心率 90 次/min,各瓣膜听诊区未闻及杂音,腹部膨隆,未闻及腹部血管杂音,双下肢无水肿。实验室检查:空腹血糖 7.2mmol/L,血清总胆固醇 6.0mmol/L,肝功、肾功、尿常规、心脏彩超均正常。

患者青年男性,非同日 3 次测量诊室血压均高于 140/90mmHg,高血压诊断明确,分级 3 级。无继发性高血压典型临床表现,考虑原发性高血压可能性大,需与继发性高血压相鉴别。心血管危险分层,目前存在血脂异常、糖耐量异常 2 个危险因素,心血管风险水平分层很高危。另外患者存在超重、缺乏运动、精神高度紧张、饮食不规律、夜间打鼾等健康问题。目前治疗方案:

(1)非药物治疗:合理膳食,减轻体重,加强体育锻炼,保持良好心态,患者夜间打鼾,完善呼吸睡眠监测,排除睡眠呼吸暂停低通气综合征。

(2)药物治疗:立即药物治疗,联合用药,降压目标 140/90mmHg以下。

转诊：在社区短期处理后如仍无法控制可转诊。

随访：2～4周一次，达标后3个月随访1次。

【思考题】

1．血压升高的测量评估方法有哪些？

2．高血压如何危险分层？

3．请列出至少5类血压升高病因及其临床特点。

（董国霞）

第五节　血 压 降 低

【学习要点】　1．掌握血压降低的原因。

2．熟悉血压降低的常规处理。

【定义】

血压的正常范围90～140/60～90mmHg，一般认为成年人上肢动脉血压低于90/60mmHg为血压降低。

【概述】

血压的正常变异范围相当大，不易以一个数值代表不同年龄、性别、体质的人的正常血压。成年人血压低于90/60mmHg考虑为血压降低，分为急性血压降低与慢性血压降低两大类。

急性血压降低指血压由正常或较高的水平突然明显下降，其主要表现为晕厥与休克两大临床综合征。晕厥另起章节讨论，本章仅讨论休克。慢性血压降低而伴有症状者，主要见于体质性低血压和直立性低血压。

【评估】

血压是一项重要生命体征，急性血压降低往往伴有明显症状，患者多急诊就诊，全科医生在接诊患者时，一定要迅速全面评估患者的状况,以便决定能给予哪些急诊处理或维持生命体征平稳基础上迅速转诊各专科行进一步抢救处理。慢性血压降低,若没有症状或伴随症状轻微,要注意查找原因,寻找针对性的治疗方案。

【病因】

当发现患者出现急性血压下降,需要迅速判别晕厥还是休克,怀疑休克需要迅速采取措施维持生命体征平稳同时,查找休克原因,做好紧急转诊准备。全科门诊中,以慢性血压降低更为多见,其主要病因有:

1. **体质性低血压** 又称原发性低血压,常见于体质较瘦弱的人,女性较多,可有家族遗传的倾向。不少体质性低血压者无自觉症状,只在体检中偶然发现,这种情况并无重要的临床意义。另外一些患者则有精神疲倦、健忘、头晕、头痛,甚至晕厥,或心前区重压感、心悸等类似心脏神经症的表现,这些症状常由于合并某些慢性疾病或营养不良所致。本症诊断的主要根据是,血压降低及神经症状而无器质性病变或营养不良的表现,并可与其他原因所致的低血压相鉴别。

2. **体位性低血压** 又称直立性低血压,当人从平卧位突然转变为直立位,或长时间站立时发生的低血压。严重的体位性低血压甚至可引起晕厥。

体位性(直立性)低血压可区分为特发性与继发性两类。特发性者原因未明。继发性者可查明原因,常见继发于以下原因:

(1)脊髓疾病:包括多发性硬化、脊髓空洞症、肌萎缩侧索硬化及脊髓出血等。

(2)急性传染病恢复期,如大叶性肺炎、伤寒及斑疹伤寒等疾病之后。

(3)内分泌代谢功能紊乱,如慢性腺垂体功能减退症、慢性肾上腺皮质功能减退症及甲状腺功能减退症。

(4)慢性营养不良状态,如糖尿病、吸收不良综合征、慢性胰腺炎、重症肝病、恶性肿瘤及活动性肺结核。

(5)心血管疾病,如重度主动脉瓣狭窄、二尖瓣狭窄、慢性缩窄性心包炎、特发性肥厚型心肌病、大动脉炎及高山病等。

(6)晚期妊娠。

（7）降压药、镇静药的应用。此外，当高血压病合并体位性低血压时，直立时血压降低而卧位时血压反常地升高，这种情况尤其需要重视。

【病史、体格检查和辅助检查】

一、病史询问

1. 一般状况　如年龄、性别等，体质性低血压常发生在体质较瘦弱的女性患者。特发性直立性低血压是病因未明的以自主神经功能障碍为主的中枢神经系统多发性变性疾病，起病隐袭，多在中年后发病，男性罹患较多。

2. 诱因　是否与体位变化相关，是否与创伤、手术、妊娠、分娩、药物等有关。

3. 起病急缓及持续时间　是否急性或慢性血压降低，发作时间长短。

4. 伴随症状　是否伴有发热、寒战、苍白、恶心、出汗、心悸、尿量减少、四肢厥冷或神志改变，有无排尿困难、夜间多尿与遗尿、阳痿、腹泻或便秘、少汗或无汗，有无说话缓慢、写字手颤或笨拙、协调动作欠灵活、步态不稳，有无毛发稀少、月经紊乱、性功能减退、子宫阴道萎缩，有无乏力、畏寒、表情呆滞、水肿、皮肤粗糙而苍黄、缺乏弹性、少汗或无汗、食欲缺乏等。

5. 既往史　有无感染性疾病、脊髓疾病、代谢性疾病、心血管疾病、肝病、肾病、免疫性疾病、导致慢性营养不良状态的各类疾病、有无外伤史。

6. 过敏史　有无食物、药物过敏等。

7. 家族史　父系、母系及近亲是否有类似的血压降低等。

8. 月经史和妊娠史　女性患者要注意询问是否月经过多，有无痛经，是否出现过产后大出血等。

9. 用药史　必须获得完整的用药史，是否服用降压药，有无抗生素、镇静药物的使用。

二、体格检查

首先进行基本生命体征检测，包括体温、血压、脉搏、心率、呼吸频率、血氧饱和度等。需要对比双上肢血压，包括直立位和卧位的血压值变化，必要时还需测量双下肢血压。如果血压降低显著，生命体征均欠平稳，警惕休克可能。如患者直立位收缩压较卧位下降50mmHg、舒张压下降20～30mmHg，对特发性直立性低血压有诊断价值。如上肢脉搏减弱，甚至无脉，双上肢收缩压脉压大于1.33kPa（10mmHg），考虑大动脉炎可能。

围绕有无伴随症状、全身疾病等进行系统查体和重点查体相结合的体格检查：依次检查皮肤是否粗糙苍黄、皮温温暖或厥冷、皮肤潮湿或无汗、是否有黏膜色素沉着、毛发浓密或稀疏、有无乳腺萎缩等性征改变、有无水肿等。双肺有无实变和干湿啰音，心界大小、心音是否有力、有无心脏杂音，腹部有无压痛、叩痛及肌紧张。回答问题是否切题，动作是否协调、有无步态不稳等。

三、辅助检查

1. **实验室检查**　血常规、尿常规、大便常规及潜血试验、生化、血气分析、凝血功能检查可初步判定患者的基本状况，评估有无出血性休克、感染中毒性休克。根据患者情况可考虑性激素、甲状腺激素水平、肾上腺皮质激素刺激试验、血管炎、风湿免疫指标的初步检测，评估是否存在营养性、内分泌代谢系统及风湿免疫系统的疾病所导致的继发性体位性低血压，有无腺垂体功能减退症、慢性肾上腺皮质功能减退等疾病。心肌标志物、尿钠肽等指标评估有无急性心肌梗死，重症心肌炎、心力衰竭终末期。

2. **心电图**　心电图的动态变化，评估有无心源性休克的病因。

3. **B超检查**　评估肝、胆、胰、脾、肾有无感染灶或器官损伤，评估有无出血性、感染中毒性休克。血管彩超、心脏彩超评估继发性体位性血压降低的病因。

4. **X线/CT**　评估有无感染性病变和血管栓塞性疾病，导致感染性或梗阻性休克发生。肺栓塞是导致梗阻性休克的常见病因。

【治疗】

一、休克的治疗

对于怀疑休克患者，无论何种原因均应给予吸氧、平卧、保暖、立即心电监护，建立静脉通路，快速液体复苏，并充分告知可能出现的生命危险，尽快转至上级医院。待病情稳定后需进一步检查，明确病因。针对不同情况下的休克，处理如下：①明确为过敏因素导致的过敏性休克，尽快给予抗过敏和肾上腺素治疗。②心源性休克除常规抢救外，需准备血管活性药物及电除颤。③创伤性休克加强止血固定、止痛、液体复苏、保暖及妥善转运。④梗阻性休克需要明确诊断紧急处理。⑤感染性休克在积极液体复苏同时加强抗感染，血培养查找病原学依据。⑥内分泌性休克，在抗休克治疗同时积极查明原因，给予激素替代治疗。

二、慢性血压降低的病因治疗

体质性低血压患者，若无自觉症状，治疗上以心理安慰为主。若伴有精神疲倦、健忘、头晕、头痛，甚至晕厥，评估合并某些慢性疾病或营养不良所致，给予营养支持及疾病康复治疗。继发性直立性低血压患者，以病因治疗为主。若考虑血管舒缩障碍原因，无须药物治疗，需要加强锻炼，增强血管弹力。针对痛经导致的血压降低，考虑疼痛相关的神经反射性血管扩张，止痛为首选治疗。如近期有高血压药物服药史，尤其血管紧张素Ⅱ受体拮抗剂合并镇静剂口服，注意液体补充加强药物代谢，避免体位变化过快。中药人参或生脉饮可酌情使用。

【健康教育】

定期检测血压，普及血压正常范围知识。养成自我健康管理能力，发现血压降低后及时就医。

【红旗征及转诊指征】

对于休克患者，给予初步处理后，紧急转诊。对于继发性直立性低血压者，经验性处理效果不佳，转上级医院完善检查查明病因。

【随访计划】

对于门诊诊治者，1周随访，监测血压，注意药物指导；对于转诊至上级医院者，2周内主动随访了解病因，制订未来管理计划。

【病例分析】

患者，女性，27岁，反复头晕3年，摔倒2次，前来就诊。3年来反复头晕，站立位发生，坐位及卧位好转，夏季症状明显。近2次摔倒都发生在站立位，伴有头晕，坐下后好转，无跌伤，无意识丧失。自诉平时血压低，平时冬季血压波动在88～90/50～60mmHg，夏季血压更低。月经规律，经量不大，时有痛经，暂未生育。母亲年轻时血压偏低，60岁逐渐正常。查体：体温36.0℃，心率88次/min，呼吸频率14次/min，血压（左）82/54mmHg，（右）84/56mmHg，身高155cm，体重49kg，皮肤黏膜红润，未见皮损伤口，心肺未见异常，腹软，无压痛叩痛及反跳痛，四肢温暖，脉搏有力，对答切题，行走平稳。

患者，青年女性，反复头晕3年，摔倒2次，与体位、季节变化有关。近2次摔倒都发生在站立位，且发生在夏季月经期，坐下后好转。结合常年血压降低，夏季血压更低，目前正值夏季。患者考虑慢性血压降低可能。患者月经规律，经量不大，时有痛经，暂未生育，母亲年轻时有类似症状。生命体征基本平稳，BMI 20.3，营养状态良好。体质性低血压要考虑，但体位性低血压不能排除。与患者沟通血压问题，建议避免长时间站立，尤其月经期，还需要止痛对症，适当锻炼，增加血管弹力训练，夏季注意防暑，避免血管扩张。可酌情使用中药人参。

【思考题】

1. 血压降低常见原因有哪些？
2. 简述血压降低的诊断流程及治疗。

（苏巧俐）

第六节　四肢厥冷

【学习要点】　1. 掌握四肢厥冷的全科诊疗思路。

2. 熟悉四肢厥冷的常见病因。

3. 了解四肢厥冷的预防措施。

【定义】

四肢厥冷指四肢冰凉,由下而上冷至肘膝,为一种主观的症状,通常不认为寒冷的温度下,患者却感觉到寒冷。

【概述】

四肢厥冷亚洲女性常见,下肢比上肢更为多见,多数患者没有任何明显的潜在器质性原因,确切的病因尚不清楚。中医认为,"阴阳气不相顺接,便为厥。厥者,手足逆冷是也"。

【病因】

一、体质及遗传因素

具有高度遗传性,并和体质相关,阳虚体质女性多见。这与女性的生理构造、激素、肌肉含量等因素有关,痛经、分娩和即将进入更年期的女性,会特别怕冷。

二、基础代谢率降低的因素

甲状腺功能减退症、较低的体重指数、缺乏运动等。

三、四肢动脉病变

各种原因导致的肢体动脉狭窄或闭塞都会引起肢体供血不足,如血栓闭塞性脉管炎、闭塞性动脉硬化、肢端动脉痉挛症、多发性大动脉炎。伴有患肢乏力、发凉、怕冷、麻木、间歇性跛行等症状,甚至皮肤苍白、暗红。

四、糖尿病周围神经病变

可累及全身任何神经,引起感觉神经、运动神经及自主神经病变。表现为手足及下肢的发冷、麻木、疼痛。

五、营养缺乏

节食、贫血、胃肠功能不调、低血压、低血糖等。

六、腰椎病变

腰椎间盘压迫神经根所致，血流不足，下肢血管收缩，足背动脉相应减弱。

七、自主神经功能紊乱

也会表现为下肢发冷，常伴有心悸、气短、多汗、疲劳、失眠等不适症状。

八、结缔组织病

系统性硬化病、类风湿关节炎、系统性红斑狼疮等。

九、药物不良反应

β受体阻滞剂、环孢素、麦角碱等。

十、过食寒凉

气血运行变慢。

【病史、体格检查和辅助检查】

一、询问病史

1. 起病情况　患病时间、起病缓急；是否有紧张、劳累、节食、进食寒食、特殊用药史等诱因。

2. 病情特点　厥冷部位、性质、持续时间、加重或缓解因素等。

3. 伴随症状　乏力、食欲缺乏、嗜睡、反应迟钝、水肿、情绪低落；肢体麻木、疼痛、搐搦、间歇性跛行；皮肤颜色改变；心悸、气短、多汗、失眠；痛经。

4. 治疗经过　曾行检查结果、目前使用的药物种类、剂量、疗效及是否有不良反应，调整用药情况。

5. 既往史　用药史、基础疾病史。

6. RICE问诊　饮食、运动、睡眠、性生活等情况；了解患者的经济状况、文化水平、工作环境、家庭环境等。

二、体格检查

1. 生命体征、体重指数、营养状态。

2. 睑结膜是否苍白、眼睑是否水肿、甲状腺是否肿大、有无心衰体征、四肢皮肤颜色、硬度、厚度及温度有无变化、雷诺现象、有无四肢感觉异常、直腿抬高试验、足背动脉搏动是否减弱或消失，下肢有无水肿。

三、诊断检查

目前没有统一的诊断标准，多数学者认为患者主观症状更为重要。

1. **实验室检查** 三大常规；甲状腺功能检查；血糖、糖化血红蛋白，排除低血糖、糖尿病；血沉、C反应蛋白、免疫球蛋白、抗核抗体谱、补体等免疫相关检查排除免疫系统疾病。

2. **筛查动脉疾病相关检查** 踝肱指数检测可初步评估糖尿病足及下肢动脉硬化患者的下肢血供情况及血管状况。多普勒超声、磁共振成像、血管造影术、CTA可进一步评估动脉血管严重程度。

3. **神经受损相关检查** 神经电生理检查可以排除糖尿病等疾病导致的周围神经病变；腰椎CT或腰椎磁共振检查可以排除腰椎疾病导致的神经压迫；心率变异性可以评估自主神经病变。

4. **其他检查** 数字红外热成像、冷应激试验等。
四肢厥冷的诊疗思路见ER-3-6-1。

ER-3-6-1 四肢厥冷的诊疗思路

【治疗】

一、改善生活方式

注意保暖、休息，避免久坐、久站，补充富含维生素的食物，积极控制血压、血脂、血糖水平，戒烟戒酒，停用导致雷诺现象相关药物。

二、胸/腰交感神经化学毁损性阻滞

是治疗四肢厥冷的一种安全有效的方式，影像学引导下经皮穿刺具有成功率高、创伤小、并发症少的优点。

三、四肢动脉疾病治疗

运动可促进新的小型血管生长并将氧气输送到狭窄区域；药物可预防血栓形成；手术治疗包括血管成形术、支架植入术、搭桥手术等。

四、针对其他病因的治疗

对其他病因明确的原发疾病治疗，如甲状腺功能减退、免疫系统疾病、糖尿病引起的周围神经病变、贫血、自主神经功能紊乱等。

五、中医中药治疗

四逆汤、金匮肾气丸、右归丸、右归饮、当归四逆汤、针刺、艾灸等。

六、健康教育

1. 重视身体五个部位的保暖　头部、颈部、腰部、膝盖和脚踝，避免肢端温度骤变，适当增加体育锻炼，可进行手足按摩。

2. 多食用含铁丰富的食物　如动物内脏、瘦肉、菠菜、香菇等；可食用羊肉，生姜等温性食物，少吃寒凉性的食物或水果。适当补充维生素，改善血液循环。

3. 确诊之前切勿热水烫脚或近火烘烤，避免肢体缺血感知下降，导致局部损伤，加重病情。

4. 积极控制血压、血脂、血糖水平，戒烟戒酒，停用导致雷诺现象相关药物。

【红旗征及转诊指征】

1. 伴有四肢严重疼痛、明显颜色改变及动脉搏动明显减弱或消失。

2. 怀疑免疫系统疾病及严重腰椎病变。

3. 治疗效果不佳需进一步明确病因。

【随访计划】

症状缓解不明显的治疗后1～2周复诊,症状明显改善的治疗后2～4周复诊一次,复诊时评价疗效、病情变化、药物副作用、是否需进一步检查及评价依从性等,反复发作、持续不愈的情况,注意分析原因。

【病例分析】

患者,女性,57岁,农民。发现四肢厥冷3个月就诊。伴畏寒、乏力、反应迟钝、记忆力减退,逐渐出现全身水肿、皮肤干燥,无发热、咳嗽、咳痰,无肢体活动不灵,无胸闷、胸痛,进食较前减少,大小便正常,当地医院治疗无明显改善(具体不详)。既往"甲状腺功能亢进"病史10年,曾行 ^{131}I 治疗2次,未再定期复查。查体:神志清,精神差,全身皮肤粗糙干燥,颜面部水肿,双肺未闻及干湿啰音,心率68次/min,各瓣膜听诊区未闻及杂音,腹部平坦,双下肢轻度水肿。

根据患者病史、临床表现和查体,考虑甲状腺功能减退可能性大。完善实验室检查:血常规、肝功能、肾功能、血脂、血糖均正常。心肌酶:肌酸激酶961U/L,肌酸激酶同工酶5.4ng/ml。甲状腺功能:游离三碘甲状腺原氨酸1.10pmol/L,游离甲状腺素1.13pmol/L,促甲状腺激素83.90mIU/L,抗甲状腺球蛋白抗体921U/ml,抗甲状腺过氧化物酶抗体333U/ml。抗核抗体谱均正常。甲状腺彩超:甲状腺左叶低回声结节:ACRTI-RADS分级3级,甲状腺不均质改变。甲状腺功能减退症诊断明确。同时患者存在依从性差、对疾病认识不足的健康问题。目前治疗方案:①一般治疗:注意保暖、避免感染等各种应激状态。②药物治疗:左甲状腺素替代治疗。4～8周检测血清促甲状腺激素,治疗达标后6～12周复查一次。

【思考题】

1. 简述四肢厥冷常见原因。

2. 简述四肢厥冷的预防措施。

3. 简述四肢厥冷的治疗方法。

(董国霞)

第七节 黄 疸

【学习要点】 1. 掌握黄疸的常见病因、诊断及诊治流程。

2. 熟悉黄疸的转诊指征。

【定义】

黄疸（jaundice）是由于血清中胆红素升高致使皮肤、黏膜和巩膜发黄的症状。当胆红素 17.1～34.2μmol/L 时，临床不易察觉，称为隐性黄疸，超过 34.2μmol/L 时出现临床可见黄疸。

【概述】

胆红素是血液循环中衰老的红细胞在肝、脾及骨髓的单核巨噬细胞系统中分解和破坏的产物。

正常情况下，胆红素进入与离开血液循环保持动态的平衡，故血中胆红素的浓度保持相对恒定，总胆红素（TB）1.7～17.1μmol/L，其中直接胆红素（conjugated bilirubin，CB）0～3.42μmol/L，间接胆红素（unconjugated bilirubin，UCB）1.7～13.68μmol/L。

【病因】

临床上引起黄疸的原因有很多，具体见表 3-7-1。应详细询问患者病史特点，并进行针对性的体格检查，同时辅助相应的检查，见表 3-7-2。必要时行肝穿刺活检等有创检查进行鉴别诊断。

表 3-7-1 黄疸的分类及发病原因

类型	常见原因
假性黄疸	1. 食物 胡萝卜、南瓜、橘子汁等富含胡萝卜素的食物
	2. 药物 米帕林、呋喃类等
溶血性黄疸	1. 先天性溶血性黄疸 珠蛋白生成障碍性贫血、遗传性球形红细胞增多症
	2. 后天获得性溶血性黄疸 自身溶血性、新生儿溶血、不同血型输血后溶血、蚕豆病、阵发性睡眠性血红蛋白尿等引起的溶血

类型	常见原因
肝细胞性黄疸	1. 感染　病毒感染、细菌性感染、原虫感染、螺旋体感染、蠕虫感染等
	2. 酒精性肝病　脂肪肝、肝炎及肝硬化
	3. 药物性　如抗结核、真菌、肿瘤、解热镇痛、口服降糖药及某些中草药等
	4. 代谢性疾病　甲状腺功能亢进症、肝糖原累积症、淀粉样变性、肝豆状核变性等
	5. 免疫性肝病如原发性硬化性胆管炎等
	6. 肿瘤　原发性和继发性肝、其他恶性肝肿瘤
	7. 妊娠相关肝病　妊娠急性脂肪肝
	8. 营养性疾病　恶性营养不良症
	9. 化学药物中毒　碱、砷、有机溶剂等
	10. 肝内浸润性病变　白血病、淋巴瘤
胆汁淤积性黄疸	1. 肝内性细管病毒性肝炎、特发性黄疸，原发性硬化性胆管炎（肝内型），原发性胆汁性肝硬积性黄化，胆管细胞癌，寄生虫感染（华支睾吸虫病），肝内胆管结石
	2. 肝外性黄疸　急性梗阻性化脓性胆管炎、硬化性胆管炎、胆总管结石、胰头癌、Vater 壶腹周围癌、胆总管或肝胆管癌、急慢性胰腺炎、胰腺假性囊肿、十二指肠壶腹后溃疡
先天性非溶血性黄疸	1. Gibert 综合征　肝细胞摄取间接胆红素功能障碍及微粒体内葡糖醛酸转移酶不足，导致血中间接胆红素增高而出现黄疸
	2. Dubin-Johnson 综合征　肝细胞对直接胆红素及某些阴离子向毛细胆管排泄发生障碍，致血中直接胆红素增加而发生的黄疸
	3. Rotor 综合征　肝细胞对摄取间接胆红素和排泄直接胆红素存在先天性障碍，致血中胆红素增高而出现黄疸
	4. Crigler-Najjar 综合征　肝细胞缺乏葡糖醛酸转移酶，致不能形成直接胆红素，致血中间接胆红素增多而出现黄疸，可产生胆红素脑病，见于新生儿，预后差
	5. Lucey-Drisoll 综合征　患儿在出生后 48 小时出现黄疸，可在短时间内出现胆红素脑病

类型	常见原因
妊娠期黄疸	1. 妊娠期原发性黄疸（妊娠肝内胆汁淤积）常在妊娠晚期出现，表现为梗阻性黄疸，分娩后黄疸消失，再次妊娠又出现黄疸 2. 妊娠急性脂肪肝　常发生于妊娠晚期，多见于初产妇及妊娠期高血压疾病者，可发生肝肾功能不全及弥散性血管内凝血 3. 妊娠期高血压疾病　黄疸常在病情危重时出现，妊娠结束后黄疸迅速消失 4. 妊娠呕吐、严重失水、长期饥饿，代谢性酸中毒引起肝肾功能损害 5. 药物性肝损害　妊娠时肝脏负担加重，较正常人更易发生肝损害，常规剂量亦有可能引发肝损害 6. 妊娠合并病毒性肝炎 7. 宫腔感染、葡萄胎等病理性产科情况也需注意

表 3-7-2　三种黄疸实验室检查鉴别要点

项目	溶血性	肝细胞性	胆汁淤积性
TB	增加	增加	增加
CB	正常	增加	明显增加
CB/TB	<15%～20%	>30%～40%	>60%
尿胆红素	−	+	++
尿胆原	增加	轻度增加	减少或消失
ALT\AST	正常	明显增高	可增高
ALP	正常	增高	明显增高
AST	正常	增高	明显增高
PT	正常	延长	延长
对维生素 K 反应	无	差	好
胆固醇	正常	轻度增加或降低	明显增加
血浆蛋白	正常	清蛋白减低球蛋白升高	正常

注：*ALT：谷丙转氨酶；AST 谷草转氨酶；ALP：碱性磷酸酶；PT：血浆凝血酶原时间。

【病史、体格检查和辅助检查】

一、询问病史

1. 确定是否为黄疸必须除外下列情况　①老年人球结膜下脂肪积聚，其特征是分布不均匀；②进食过多的胡萝卜素后，往往会出现皮肤黄染，多累及手掌、足底、鼻及前额等处，但巩膜无黄染；③除外药物引起的假性黄疸。

2. 起病缓急　黄疸呈进行性加深者应警惕癌肿引起的梗阻性黄疸。

3. 尿、粪色　肝细胞性和胆汁淤积性黄疸时尿色加深，甚至呈浓茶色；急性血管内溶血时有血红蛋白尿，尿液呈酱油色；胆汁淤积性黄疸时，粪色变浅，甚至呈灰白色。

4. 皮肤瘙痒　胆汁淤积性黄疸常有明显的皮肤瘙痒，且持续时间较长；肝细胞性黄疸也可有轻度瘙痒；溶血性黄疸则无瘙痒。

5. 发病年龄　儿童和青少年发生黄疸要考虑先天性溶血性贫血和先天性非溶血性黄疸；儿童期至30岁以前急性黄疸以病毒性肝炎最多见；胆石症所致黄疸多发生于40岁左右；50岁以上发生黄疸要警惕癌肿可能。

6. 诱发因素　如有肝炎密切接触史或近期内有血制品输注史要考虑病毒性肝炎可能；曾使用有可能导致肝损的药物，要考虑药物性肝病。

7. 伴随症状　黄疸伴发热，见于急性胆管炎、肝脓肿、钩端螺旋体病、败血症及病毒性肝炎等。急性溶血可先有发热而后出现黄疸。黄疸伴上腹剧烈疼痛，见于胆管结石、肝脓肿或胆管蛔虫病。右上腹剧痛、寒战、高热和黄疸为查科三联征，提示急性化脓性胆管炎。持续性右上腹胀痛见于病毒性肝炎、肝脓肿或原发性肝癌。黄疸进行性加深而腹痛不明显者，要考虑胰头癌。

二、体格检查

1. 黄疸色泽　溶血性黄疸：皮肤呈柠檬色，伴睑结膜苍白；肝细胞性黄疸：皮肤呈浅黄色或金黄色；慢性肝病：皮肤呈土黄色，可见肝病面容、肝掌、蜘蛛痣等。

2. 腹部体征　肝大：见于病毒性肝炎、肝癌、肝硬化；脾大：见于溶血性黄疸、病毒性肝炎、钩端螺旋体病、败血症、淋巴瘤等；胆囊肿大：见于胆总管结石引起梗阻或胰头癌、壶腹周围癌、胆总管癌引起肝外胆淤积时。肿大的胆囊表面光滑，可移动，无压痛，即 Courvoisier征；腹腔积液、腹壁静脉曲张：见于肝硬化失代偿期、下腔静脉阻塞、肝癌等。

三、诊断检查

1. 血、尿常规　溶血性黄疸患者常有贫血。不同类型的黄疸，尿胆红素和尿胆原发生相应的改变。

2. 肝功能

（1）胆红素代谢：血清 UCB 增高、胆红素阴性为高间接胆红素血症的共同特征；在溶血性黄疸时，尿胆原可显著增高；血清 CB 增高、尿胆红素阳性、尿胆原及粪中尿胆原减少或缺如为高直接胆红素血症的特征。

（2）血清酶学检查：同时测定 ALT、AST、ALP、GGT，如前两种酶明显增加常为肝细胞损害的特征，而后两种明显增加常为胆汁淤积的特征。

（3）血浆凝血酶原时间测定：胆汁淤积性黄疸时，肌内注射叶绿基甲萘醌 10mg，24 小时后延长的凝血酶原时间恢复或接近正常。严重肝病时凝血酶原合成障碍，即使注射叶绿基甲萘醌也不能纠正。

（4）血脂测定：胆汁淤积时胆固醇和甘油三酯均可增高；肝细胞损伤严重时，胆固醇水平明显降低。

3. 免疫学检查　慢性活动性肝炎 IgG 明显增高；原发性胆汁性肝硬化 IgM 显著上升，而且血清 M 型抗线粒体抗体阳性。肝炎病毒标志物及甲胎蛋白检测有助于病毒性肝炎及肝癌的诊断。

4. 血液学检查　主要用于协助诊断溶血性黄疸。遗传性溶血性黄疸除贫血外、外周血中晚幼红细胞和网织红细胞可显著增多、骨髓红系细胞明显增生活跃。抗人球蛋白试验（库姆斯试验）在自身免疫性溶血性贫血和新生儿溶血性贫血时呈阳性反应。

5. B 超　可了解肝脏大小、形态、肝内有无占位性病变、胆囊大小及胆管系统有无结石及扩张、脾脏有无肿大、胰腺有无病变等。故可作为黄疸鉴别诊断的首选。

6. CT/MRI　对了解有无胆管扩张及占位性病变有重要参考值。

7. 内镜逆行胰胆管造影（endoscopic retrograde cholangiopancreatography，ERCP）和经皮肝穿刺胆管造影（percutaneous transhepatic cholangiography，PTC）　两者都可显示胆管梗阻部位、梗阻程度以及病变性质，但 ERCP 较 PTC 创伤性小，PTC 更适用于高位胆管梗阻的诊断。

8. 磁共振胰胆管造影（magnetic resonance cholangiopancreatography，MRCP）　能更好地显示胰胆管的直径、走向及有无梗阻等，对梗阻性黄疸具有较高的诊断价值，甚至可替代有创性 ERCP 检查。

9. 内镜和超声内镜检查　发现食管 - 胃底静脉曲张有助于诊断肝硬化及其他原因所致的门静脉高压。

10. 肝穿刺活体组织学检查　常用于慢性持续性黄疸的鉴别，尤其对遗传性非溶血性黄疸的鉴别更具有价值。

11. 腹腔镜和剖腹探查术　腹腔镜仅在少部分诊断困难的病例考虑应用，如经多项检查仍不能明确诊断，而且疑有恶性病变时也可考虑剖腹探查术。

黄疸的诊治流程见 ER-3-7-1。

ER-3-7-1　黄疸的诊治流程

【治疗】

一、对症治疗

祛除病因是治疗的关键。获得性溶血性贫血常有病因可寻，祛除病因后可能治愈。某些遗传性疾病也可通过避免诱发因素而防止发作。

二、病因治疗

略（详见各疾病治疗指南）。

三、中医药治疗

中草药疏肝利胆可治疗肝内胆汁淤积及胆囊炎。

四、健康教育

1. 规律、低脂饮食，避免进食油腻食物，不饮酒，适当运动，控制体重，规律作息。胆囊结石及慢性胆囊炎与饮食及肥胖有关，故提倡定时、定量的规律进食低脂食物。

2．帮助患者正确认识疾病。

3．避免使用对肝脏损害的药物，预防药物性肝损伤所致的黄疸。

4．定期复查肝功能、血脂。

【红旗征及转诊指征】

1．黄疸伴腹痛、寒战、高热、神经症状及休克症状。

2．无痛性梗阻性黄疸患者。

3．有症状的胆囊结石患者。

4．有恶性病变证据患者。

5．肝炎及肝硬化患者。

6．长期口服肝损伤药物。

7．黄疸病因无法明确，或怀疑为罕见病患者，如 Willson 综合征，需要进一步检查和专科治疗者。

【随访计划】

首次随访 1～2 周，进行腹围测量等腹部查体、肝肾功能、血脂四项及腹部彩超等检查；如黄疸病情稳定，4～8 周随访 1 次；如仍有黄疸及时转诊。

【病例分析】

患者，男性，33 岁，职员。反复右上腹部疼痛 1 年，加重伴黄疸 3 天就诊。3 天前进食油腻食物后右上腹痛再发加重，并发现巩膜及皮肤黄染，小便色深，无畏寒、发热，无腹胀腹泻，无恶心、呕吐。精神睡眠欠佳，食欲差，体重无明显变化。1 年前超声检查提示"胆囊炎、胆囊结石"，未重视。否认高血压、糖尿病病史，否认肝炎、结核等传染病病史，饮食不规律，且喜好进食油腻食物，无吸烟、饮酒等特殊嗜好。查体：T 37.0℃，P 76 次 /min，R 17 次 /min，BP 126/72mmHg，BMI 25.3kg/m^2。巩膜及皮肤黄染，未见肝掌及蜘蛛痣，两肺呼吸音清。心率 76 次 /min，律齐，各瓣膜区未闻及病理性杂音。腹部平软，肝脾肋下未触及，上腹部剑突下压痛，无反跳痛及肌紧张，墨菲征可疑阳性，肝区无叩痛，移动性浊音(−),肠鸣音4次/min。双下肢无水肿。生理反射存在,病理反射未引出。辅助检查:血常规:白细胞计数11.7×10⁹/L、中性粒细胞百分比82.2%;尿胆红素(−);血生化:总胆红素60μmol/L、直接胆红素36μmol/L、间接胆红素13μmo/L、谷丙转氨酶122U/L。肝胆胰脾彩超:轻度脂肪肝,胆囊炎,胆囊结石,胆总管轻度扩张。

患者青年男性,超重,平素饮食不规律,喜好油腻食物,既往有胆囊炎、胆囊结石病史。病程反复,此次急性发作,且发病前有进食油腻食物,为上腹部疼痛伴黄疸;查体右上腹剑突下轻压痛、墨菲征可疑阳性;血常规白细胞计数及中性分类增高,超声显示胆囊结石伴胆囊炎,胆总管轻度扩张;初步考虑胆囊炎;胆囊结石;胆汁淤积性黄疸;胆总管结石?需进一步完善上腹部MRCP检查明确是否有胆总管结石。

目前首选以清淡低脂饮食基础上给予抗感染、解痉、利胆、护肝治疗,同时完善上腹部MRCP检查,行手术前准备。

【思考题】

1. 黄疸的判断方法有哪些?

2. 黄疸的常见病因有哪些,并举出特异性检查方法。

(黄岳青)

第八节　腹腔积液

【学习要点】　1. 掌握腹腔积液的常见病因、鉴别及诊治流程。

2. 熟悉腹腔积液的转诊指征。

3. 了解腹腔积液的分级治疗。

【定义】

腹腔积液是一种体征,指由于各种原因引起腹腔内游离液体的积聚,也称为腹水。

【概述】

腹腔积液常在基层全科门诊时发现,腹腔积液诊断主要根据体格检查腹部叩诊法,特殊情况如腹膜腔有分隔、包裹时,则不易叩出,需要进一步完善检查来明确有无腹腔积液。

腹腔积液是一个常见临床问题,其病因的多样性及复杂性需要患者频繁就医以及接受各种检查来明确诊断,对患者和社会造成沉重的经济负担。因此全科医生需要对这一常见未分化疾病引起重视,提高诊治水平,争取尽快明确病因,减少不良影响。

【初步评估】

一、判断有无腹腔积液

1. 体格检查 是最简单的方法,移动性浊音阳性提示存在腹腔积液。小量腹腔积液只能在肘膝位叩诊脐部有浊音。中等量腹腔积液则出现显著的移动性浊音,当腹腔积液>1 000ml 才能叩出移动性浊音。大量腹腔积液时两侧胁腹膨出如蛙腹,检查时有液波震颤。

2. B 超检查 是目前诊断腹腔积液最敏感、简便的方法,当腹腔内有 300ml 左右的腹腔积液即可查出,提示腹腔积液是游离还是分隔,指导腹穿定位。当发现腹腔其他脏器病变,有助于腹腔积液的鉴别诊断。

3. CT 检查 敏感性与 B 超类似,特异性较 B 超高。CT 发现腹腔积液存在的部位,通过 CT 值判断腹腔积液的密度及均匀度,对于区别脓性或水性、血性有参考价值。此外,CT 还能显示其他脏器的情况,如肝硬化、肝癌、腹部肿块,为腹腔积液的鉴别诊断提供更多、更精确的信息。

4. 腹腔穿刺 最直接的方法,可观察腹腔积液的外观,并做必要的实验室检查,为腹腔积液的病因诊断提供重要依据。

二、鉴别腹腔积液性质

根据腹腔积液的性质将腹腔积液分为漏出性和渗出性,二者的鉴别对腹腔积液的病因诊断及治疗均有重要意义(表 3-8-1)。

表 3-8-1　漏出液与渗出液的鉴别要点

鉴别要点	漏出液	渗出液
原因	非炎症所致	炎症、肿瘤、化学或物理刺激
外观	淡黄，透明或微浑浊	脓性、血性、乳糜性、浑浊
比重	<1.018	>1.018
凝固性	不自凝	能自凝
细胞计数	常<100×10⁶/L	常>500×10⁶/L
细胞分类	以淋巴、间皮细胞为主	以中性粒细胞或淋巴细胞为主
蛋白定性	−	+
蛋白定量	<25g/L	>30g/L
葡萄糖定量	与血糖相近	常低于血糖
乳酸脱氢酶	与正常血清相近	可明显增高
细菌培养	−	可找到病原菌
LDH/IU	<200	>200

【病因】

　　腹腔积液病因多样，肝脏疾病是引起腹腔积液的最常见病因，如肝硬化、肝癌，肝外疾病约占 15%，其中腹膜疾病是肝外疾病性腹腔积液的最常见病因，如腹膜炎症、腹膜肿瘤，心血管疾病次之，如慢性充血性右心衰竭。还有肾脏疾病（如肾病综合征）、甲状腺功能减退症、营养障碍疾病、淋巴造血系统疾病、腹腔脏器破裂（如胃肠、肝脾、胆囊破裂等）、女性生殖系统疾病（如异位妊娠破裂、女性生殖系统肿瘤等）及其他导致腹腔积液原因，需结合病史及实验室检查避免漏诊。

【病史、体格检查和辅助检查】

一、询问病史

　　查体发现腹腔积液时，需要结合问诊，通过询问腹胀的持续时间、腹围的生长速度、有无发热、黄疸、贫血、心悸等伴随症状，了解有无饮酒史、有无高血压、慢性阻塞性肺疾病、肝肾等慢性病史、有无罹患或接触结核和肝炎等传染病史、有无特殊药物史和家族性肿瘤病史,营养及代谢情况等病史协助诊断。

二、体格检查

伴随症状对腹腔积液的鉴别诊断有重要意义。在体格检查时要重视腹腔积液与水肿的关系及水肿程度,是否伴有黄疸及其严重程度,是否伴有肝脾大及其程度,查实有无腹壁静脉曲张,有无腹部肿块。

三、诊断检查

(一)确定腹腔积液的存在(见初步评估)。

(二)诊断性腹穿,抽取腹腔积液作相关的检查,了解腹腔积液的性质。腹腔积液的实验室检查有以下几项:

1. 常规检查 包括外观、比重、蛋白定性、细胞计数及分类。

2. 生化检查 包括蛋白定量、葡萄糖测定。

3. 酶学检查 乳酸脱氢酶、淀粉酶、腺苷酸脱氨酶。

4. 肿瘤标志物 癌胚抗原(CEA)、糖类抗原 19-9(CA19-9)、糖类抗原 12-5(CA12-5)等在多数癌性腹腔积液中明显升高,可为癌性腹腔积液的诊断提供依据。

5. 脱落细胞检查 脱落细胞检查发现肿瘤细胞是诊断癌性腹腔积液的直接依据,但阳性率不高,需反复多次检查。

6. 苏丹Ⅲ染色与乙醚试验 可鉴别真性与假性乳糜腹腔积液,真性乳糜腹腔积液上述试验呈阳性,多为肠系膜淋巴管或胸导管阻塞引起,假性则呈阴性,多为腹膜炎症或肾病引起。

(三)根据患者的具体情况,选择必要的实验室检查、影像学或腹腔镜检查。

1. 肝功能、肝炎标志物、腹部彩超 有助于肝硬化的诊断。

2. 血沉、PPD 试验、结核感染 T 细胞检测 有助于结核的诊断。

3. 大便隐血试验 若阳性考虑消化道出血的可能。

4. 血管造影 为血管性病变所致腹腔积液如巴德 - 基亚里综合征的诊断提供重要依据,可显示静脉梗阻的部位、形态、程度等,有助于确定手术方案。

5. 腹膜活检 对腹膜转移癌、腹膜间皮瘤及结核性腹膜炎的诊断有价值。

6. 腹腔镜　诊断困难者，行腹腔镜检查，直接观察病变部位，还可穿刺取材行病理组织检查。

（四）结合病史、体征、相关的辅助检查，经综合分析、判断推理，得出腹腔积液的病因诊断。

【再度评估】

一、腹腔积液的分级

1 级：只有通过 B 超才能发现的腹腔积液，患者一般无腹胀表现，查体移动性浊音阴性；超声下腹腔积液位于各间隙，深度<3cm。

2 级：患者常有中度腹胀和对称性腹部隆起，查体移动性浊音阴性/阳性；超声下腹腔积液淹没肠管，但未跨过中腹，深度 3～10cm。

3 级：患者腹胀明显，查体移动性浊音阳性，可有腹部膨隆甚至脐疝形成；超声下腹腔积液占据全腹腔，中腹部被腹腔积液填满，深度>10cm。

二、良恶性腹腔积液的评估策略

针对腹腔积液原因，按良性疾病处理同时，需要密切随访，始终关注腹腔积液生长速度及恶性疾病的排查。

三、良性腹腔积液中，肝硬化腹腔积液和结核性腹腔积液鉴别最为常见

见表 3-8-2。

表 3-8-2　肝硬化腹腔积液与结核性腹腔积液的鉴别

鉴别项目	肝硬化腹腔积液	结核性腹腔积液
比例	约70%	约10%
病史	常有肝病史	常有其他部位结核病史
发热	多无，除并发自发性腹膜炎外	多有低-中热
腹膜激惹征	多无，除并发自发性腹膜炎外	多有，呈揉面感
门静脉高压表现	有	无
腹腔积液性质	多为漏出液，如并发自发性腹膜炎，则介于两者之间	渗出液

鉴别项目	肝硬化腹腔积液	结核性腹腔积液
腹腔积液 ADA	正常	活性增高
腹腔镜检查	肝硬化征象	腹膜广泛粟粒样结节,活检为结核性肉芽肿,抗酸染色阳性

腹腔积液的诊治流程见 ER-3-8-1。

ER-3-8-1 腹腔积液的诊断流程图

【治疗】

一、对症治疗

(一)腹腔积液分级治疗

腹腔积液治疗的关键在于病因治疗,由于肝硬化是最主要病因,病因未明以前,基层可以对腹腔积液采取分级治疗策略。1 级腹腔积液和轻度 2 级腹腔积液社区门诊治疗,中度 2 级腹腔积液或 3 级腹腔积液需转诊至上级医院住院治疗。

(二)腹腔积液分层治疗

针对腹腔积液的治疗目标是改善症状、提高生活质量。一线治疗包括限盐限水,合理使用利尿剂。二线治疗包括合理应用利尿剂;腹腔穿刺大量放腹腔积液患者可补充人血清白蛋白,需要注意腹腔积液速度不宜太快,首次总量不宜超过 1 000ml。

(三)中医药治疗

中医学认为各类腹腔积液多归属于"臌胀"范畴。临床以腹大胀满、绷急如鼓、皮色苍黄、脉络显露为特征。代表方剂包括柴胡疏肝散合胃苓汤加减、实脾饮加减、中满分消丸合茵陈蒿汤加减、调营饮加减、附子理苓汤或济生肾气丸加减、六味地黄丸合一贯煎加减。

二、病因治疗

略(详见各疾病治疗指南)。

三、健康教育

1. 倡导病毒性肝炎的一级预防,按时完成疫苗注射。

2. 坚持合理营养、适当运动和充足休息,保持自身免疫力,减少疾病罹患机会。

3. 注意饮水量及排尿量平衡性,及时发现有无腹腔积液。

4. 确诊腹腔积液后,遵医嘱做好低盐限水管理、腹围及尿量记录。

5. 针对多次 B 超发现少量腹腔积液,病因不明时,辅以心理辅导。

【红旗征及转诊指征】

1. 确认外伤后出现腹腔积液,或不能排除有无内脏器官破裂出血,尽快转诊。

2. 腹腔积液不明原因、生长速度快或近期增加迅速,或伴有腹痛、休克、重度贫血等,尽快转诊。

3. 病因长期不明确的中量及以上腹腔积液,建议转诊上级医院检查。

【随访计划】

1. 门诊诊治　首次随访 2～4 周,进行腹围测量等腹部查体、肝肾功能及腹部 B 超等检查;若腹腔积液无明显变化,4～12 周随访 1 次。

2. 出院后腹腔积液管理　首次随访 1～2 周,进行腹围测量等腹部查体、肝肾功能及腹部 B 超等检查;如腹腔积液病情稳定,4～8 周随访 1 次;如腹腔积液增加显著,坚持 1～2 周随访并及时转诊。

【病例分析】

患者,男性,52 岁,工人。反复腹胀半年,加重 1 月余。无腹痛、腹泻,无发热、消瘦,无心悸、气短等症状。饮食睡眠可,大小便未见异常。既往饮酒 20 年,每天 25g(白酒),不吸烟。否认高血压、糖尿病病史,否认食物、药物过敏史,否认肝炎、结核等传染病史。查体:一般情况可,未见皮肤黄染,可见肝掌和蜘蛛痣,心肺(-),腹部隆起,肝右肋下 3cm,无肝区叩痛,脾左肋下 2cm,质地中,移动性浊音(+),双下肢轻度凹陷性水肿。1 月余前血常规:血红蛋白 98g/L,白细胞

$3.5×10^9$/L，血小板计数 $62×10^9$/L，血清白蛋白 30g/L。

患者中年男性，反复腹胀半年，加重 1 月余。结合肝掌蜘蛛痣，腹部移动性浊音阳性、脾功能亢进，诊断肝硬化性腹腔积液可能性大，肝硬化病因尚不明确。结合患者既往有长期饮酒史首先考虑酒精性肝硬化，但患者饮酒量不大，还需要排查有无病毒性肝炎感染、非酒精性肝硬化、寄生虫性感染及自身免疫性肝病指标。

目前首选治疗：在戒酒限盐限水基础上给予螺内酯及呋塞米利尿治疗。如果提示乙肝感染状态，需要完善乙肝 DNA 及甲胎蛋白（AFP）、腹部 B 超或 CT 排查有无肝脏肿瘤。若无肝脏肿瘤证据，考虑肝炎后肝硬化合并酒精性肝硬化可能，在利尿基础上加用抗病毒治疗。如果肝源性病因证据不充分，还需要排查其他病因。健康宣教建议患者家属完成疫苗注射；坚持限量的优质蛋白饮食保证营养，提高自身免疫力；落实限盐限水管理，登记饮水量及尿量，监测体重，及时发现腹腔积液量变化；坚持药物治疗及定期随访，遵医嘱做好疾病管理。

【思考题】

1．腹腔积液的判断方法有哪些？

2．腹腔积液是如何分级的？

3．腹腔积液的常见病因有哪些？请列出至少 5 类病因，并举出特异性检查方法。

（苏巧俐）

第九节　腹　部　肿　块

【学习要点】 1．掌握腹部肿块的常见病因、评估方法、转诊指征和分类处理的原则。

2．熟悉腹部肿块的红旗征、定期随访、病情监控的基本措施。

3．了解以患者为中心的问诊和处理方法。

【定义】

腹部肿块指在腹部可触及的异常包块，指腹壁、腹腔内、腹膜后的器官或组织，由于各种原因增生、肿大或膨胀形成的局部异常团块。

【概述】

在社区门诊，因腹部肿块就医的患者，多数是位于腹壁的肿物（脂肪瘤、疝），或生理性的"肿块"（如椎体、粪块等）。在腹壁可触及的腹腔内或腹膜后的病理性肿块往往提示严重病变，必须行恶性肿瘤的排查，如风险较高，应及时转诊至专科，进一步检查和评估。

【病因】

根据肿块的部位和性质可大致分为六类。重点是识别腹腔内和腹膜后病理性肿块，及时转诊至相应专科进行处理。

1. 生理性"肿块"　并非真正的疾病，除妊娠的子宫、肿胀的膀胱、肠道粪块外，发达的腹直肌，消瘦者的腰椎椎体和自发性痉挛的肠管等，都可能被误诊为病理性肿块。甚至腹壁松软或薄弱者的腹主动脉，也会被误认为是"搏动性肿块"。

2. 腹壁肿块　大多没有明显症状，少数可有压痛。如脂肪瘤、皮脂腺囊肿，腹股沟疝、腹壁疝等。

3. 炎症性肿块　多伴有发热、局部疼痛、白细胞计数升高等炎症征象。如阑尾周围炎包块、肠系膜淋巴结结核、肾周围脓肿等。

4. 肿瘤性肿块　多为实质性肿块。恶性肿瘤占多数，特点为发展快，晚期伴有贫血、消瘦和恶病质；良性肿瘤则病史长，肿瘤较大，光滑，有一定活动度。

5. 囊性肿块　多呈圆形或椭圆形，表面光滑，有波动感。常见的有先天性的多囊肝、多囊肾、输尿管囊肿；胰腺囊肿；卵巢囊肿、包裹性积液、寄生虫性的棘球蚴囊肿等。

6. 梗阻性肿块　胃肠道的梗阻性肿块可引起腹痛、腹胀、呕吐或便秘不排气等；梗阻胆管的肿块引起无痛性黄疸，一般不发热；梗阻性泌尿系统肿块常引起腰部胀痛。严格说，淤血性脾大和淤积性肝大，也属于梗阻性肿块。

ER-3-9-1　腹部肿块的分类评估和处理流程

腹部肿块的分类评估和处理流程见 ER-3-9-1。

【病史、体格检查和辅助检查】

一、询问病史

1. 肿块发生的部位、时间和伴随症状 如肿块位于腹壁,则多为脂肪瘤,腹壁疝等良性病变。肿块发生前有腹痛、局部腹膜刺激征和全身感染性症状者,应疑为炎性肿块。患者曾患肺结核、长期低热、食欲缺乏、伴有腹痛,则腹内肿块可能为结核性。肿块出现很久,生长缓慢,无其他不适,多为良性肿瘤;反之,若生长迅速、患者显著消瘦,多为恶性肿瘤。

2. 有无消化道症状 因消化系统在腹部占有很大的空间,有此类症状者多为消化道本身肿块或肠道外肿块压迫引起。如反复呕吐,提示胃窦部或十二指肠病变;呕吐咖啡样残渣多见于胃癌;结肠肿块可引起便血和排便习惯改变;右上腹肿块伴有黄疸,多为肝脏或胆管附近的病变。

3. 其他伴随症状 泌尿系来源的肿块多有尿血、尿频等症状,如肾癌常伴有腰痛和肉眼血尿。女性生殖系肿块多伴月经改变或阴道出血,如子宫肌瘤患者可有月经量增多或不孕的症状。

4. 以患者为中心的问诊(RICE 问诊) 以腹部肿块为就诊原因(R)的患者大多无明显症状,往往是无意中触及。根据自身认知水平(I)判断是否属于病理状态,并评估其潜在风险,产生罹患疾病的担忧(C),进而寻求全科医生的专业建议,就医目的(E)以癌症排查最常见。由于患者真正的就诊原因并非生理病痛,而是对严重疾病的担忧和后续处理的专业建议,全科医生处于病情解释和协助决策的角色,应充分了解患者的关切,提供有针对性和具体的解释和建议。

二、体格检查

1. 全身检查 除注意营养、贫血、黄疸外,还应注意淋巴结是否肿大。左锁骨上窝淋巴结肿大,多为胃肠道肿瘤的转移。而盆腔和下腹部肿块,则应注意是否存在腹股沟淋巴结肿大。

2. 腹部肿块的位置 首先应注意区分肿块来自腹壁或腹腔内,腹壁肿块比较浅在,有时可将肿块抓起,可用腹壁紧张试验进行鉴别:屈颈抬肩动作,使腹肌收缩紧张,肿块更明显则位于腹壁上,如肿块变得不清楚，则位于腹腔内。其次应区分肿块来自腹腔内或腹膜后，可用肘膝位进行检查，如肿块更为清楚，且活动度增加，提示肿块位于腹腔内；如肿块变得不清楚，位置深而固定，无下垂感，则提示肿块位于腹膜后。

3. 腹部肿块的特征　肿块边缘清楚，表面光滑，无明显压痛，质地柔软，中等，可活动的多为良性肿瘤，脏器肿大或囊肿。肿块外形不规则，表面呈结节状，质地坚硬，位置较固定者，多为恶性肿瘤。多个结节，互相粘连则多见于腹腔结核。炎性肿块常有腹肌紧张、压痛、发热、外周血白细胞计数增高。小肠和肠系膜的肿块可随体位左右移动，活动度较大。

三、辅助检查

1. B超、CT、MRI　适用于实质性脏器的检查，以了解脏器内的占位性病变，也是诊断膀胱、子宫肿物的重要手段。

2. 胃肠道肿物　可行钡餐造影或胃肠镜检查。

3. 腹腔内肿物　必要时可用腹腔镜探查。

【评估】

在全科门诊，由于条件限制，腹部肿块大多无法作出确切病因诊断。评估的主要目标是估计疾病的严重程度，对后继处理提供依据。

1. 腹壁肿块　根据查体判断肿块是否位于腹壁，必要时可结合超声检查来明确。腹壁肿物大多为脂肪瘤、皮脂腺囊肿或腹股沟疝等良性病变。如果肿块质地坚硬、固定或合并顽固性皮肤溃疡等也应考虑恶性病变可能。

2. 生理性肿块　患者经常把正常的生理结构误认为病变。除剑突和腹直肌较浅表，大多数腹腔内的"肿块"发生在消瘦的患者。正常的腰椎、腹主动脉；胀满的膀胱、肠内粪块均可构成就诊原因。前者根据肿块的位置，查体，结合必要的辅助检查不难确诊。后者可进行试验性治疗（灌肠、导尿）即可明确。

3. 腹腔内或腹膜后肿块　可以触及的腹腔内和腹膜后肿块往往风险较高。合并发热、腹膜炎、白细胞升高多为炎性肿块。如有腹胀、呕吐、停止排便等表现可能存在梗阻性病变。如果肿块没有明显症状，超声检查可区分囊性或实性病变。

【治疗】

腹部肿块可由多种疾病引起，应积极寻找引起肿块的原发病，只有针对原发病治疗，包块才能缩小或消退。

1. 咨询解释　分为三种情况：如为生理性肿块，患者误以为病变，可直接说明，打消顾虑；如为腹壁脂肪瘤，腹股沟疝等良性病变，应明确告知诊断依据及最佳处理方案，协商解决，缓解患者的紧张和担忧，避免反复就诊；如考虑腹腔内病理性肿物，风险较大，应严肃认真，充分引起患者重视，保证转诊的有效性。

2. 腹壁肿物的处理　如为良性病变，可以根据一般皮肤肿物进行观察，如怀疑恶性病变或有明显症状可手术治疗。

3. 试验性治疗　如为粪块，肿胀膀胱等，可进行灌肠、导尿等试验性治疗，如肿块消失即可确诊，同时积极治疗便秘、前列腺增生等原发疾病。

4. 炎性或梗阻性肿块　特别是合并明显腹膜炎表现，应在积极对症处理的情况下，紧急转诊。

5. 对于各种疾病所致的腹腔内实质性肿块或较大的囊性肿块即使没有明显不适症状，只要诊断基本明确，有手术指征，均应转诊手术治疗。

【红旗征及转诊指征】

1. 肿块位于腹腔内或腹膜后，不管是否合并其他症状，均构成红旗征，需要引起高度重视。

2. 腹壁肿块持续增大或出现明显症状。

3. 合并腹膜炎，应紧急转诊。

【随访计划】

1. 重点患者应追踪转诊的依从性。因讳疾忌医，或对治疗费用、时间和手术风险的担忧，患者未及时转诊就医的情况并不少见，症状不明显、依从性较差的患者可与家属沟通，必要时电话随访。

2. 不需转诊的良性病变，应教育患者自我监测红旗征。

3. 根据病情需要合理安排复诊计划。

【病例分析】

患者,男性,68岁。发现右下腹部肿块1个月。偶有局部坠胀不适,运动后明显,休息可缓解。无其他伴随症状。既往前列腺增生病史,喜欢运动。查体:右下腹壁局部稍隆起,卧位消失,局部稍压痛,未及明显肿块。彩超未探及明显异常。

经评估患者存在极早期腹股沟直疝可能,局部腹壁肌肉薄弱,尚未形成明显疝囊。嘱患者积极治疗前列腺增生,避免增加腹压的运动。对患者希望进一步检查确诊的要求,进行有针对性的解释,主动讨论关于肠道肿瘤的排查思路,并就自我管理和预警症状监控达成共识。

【思考题】

1. 腹部肿块的常见原因有哪些?

2. 如何区分腹壁肿块和腹腔内肿块?

3. 如何识别和处理患者对恶性肿瘤的担忧?

(王剑强)

第十节 贫 血

【学习要点】　1. 掌握贫血的分类及诊断流程。

2. 熟悉贫血的转诊指征。

3. 了解贫血的治疗。

【定义】

贫血(anemia)指人体外周血红细胞容量减少,以女性、儿童及老年人多见,其中缺铁性贫血是我国居民最常见的贫血类型。

【概述】

贫血是一个常见临床问题,其病因的多样性及复杂性需要患者接受各种检查,甚至反复检查来明确诊断,给患者和社会带来沉重的经济负担。

【初步评估】

一、判断有无贫血

1. **体格检查**　查体最便捷,皮肤黏膜或睑结膜或甲床苍白提示存在贫血。

2. **血常规**　可确定有无贫血。

二、判断有无急性失血

根据患者临床表现及生命体征短期内有较大变化,血红蛋白短期内快速下降可以判断是否有急性失血。

【分类】

1. 按不同发病机制分类,见表 3-10-1。

表 3-10-1　贫血的发病机制分类

	具体分类	发病机制分类	主要临床类型
造血不良	红细胞生成减少	造血干细胞数量减少	再生障碍性贫血
		红系祖细胞,幼红细胞或红细胞生成素免疫性破坏	纯红细胞再生障碍性贫血
		骨髓被异常细胞或组织所浸润	骨髓病性贫血
		脱氧核糖核酸合成障碍	巨幼细胞贫血
		红细胞生成素产生减少和作用迟钝	慢性病贫血,肾性贫血
	血红蛋白减少	正铁血红素合成障碍	缺铁性贫血,铁粒幼细胞贫血,铅中毒贫血
		珠蛋白合成障碍	珠蛋白生成障碍性贫血

续表

	具体分类	发病机制分类	主要临床类型
红细胞破坏过多	红细胞内异常	膜结构缺陷	遗传性球形红细胞增多症，阵发性睡眠性血红蛋白尿
		酶活性缺陷	葡萄糖 -6- 磷酸脱氢酶缺陷
		珠蛋白肽链量改变及分子结构变异	血红蛋白病
	红细胞外异常	红细胞被血清中抗体或补体所影响	自身免疫性溶血性贫血
		机械性损伤	微血管病性溶血性贫血
		物理、化学及生物因素	砷化氢中毒、大面积烧伤、蛇毒咬伤
		脾功能亢进及脾脏内阻留	脾功能亢进
红细胞丢失过多		急性失血	急性失血后贫血
		慢性失血	缺铁性贫血

2. 按形态学分类，见表 3-10-2。

表 3-10-2　贫血的细胞形态学分类

类型	MCV/fl	MCH/pg	MCHC/($g \cdot L^{-1}$)	主要临床类型
大细胞性贫血	>100	>34	320～360	巨幼细胞贫血
正常细胞性贫血	80～100	27～34	320～360	急性失血性贫血、溶血性贫血、再生障碍性贫血、骨髓病性贫血、慢性病贫血
小细胞性贫血	<80	<27	<320	缺铁性贫血

3. 按血红蛋白浓度分类,见表 3-10-3。

表 3-10-3 贫血的严重程度分类

血红蛋白浓度	<30g/L	30～59g/L	60～90g/L	>90g/L
贫血严重程度	极重度	重度	中度	轻度

【病史、体格检查和辅助检查】

一、询问病史

应详细询问现病史和既往史、家族史、营养史、月经生育史及危险因素暴露史等。查体发现贫血时,需要结合 RICE 问诊,询问贫血发生的时间、速度、程度、并发症、可能诱因、干预治疗的反应等。既往史可提供贫血的原发病线索。家族史提供发生贫血的遗传背景。营养史和月经生育史对缺铁、缺叶酸或维生素 B_{12} 等造血原料缺乏所致的贫血、失血性贫血有辅助诊断价值。危险因素（射线、化学毒物或药物、疫区或病原微生物等）暴露史对造血组织受损和感染相关性贫血的诊断至关重要。

二、体格检查

全面、细致的体格检查可能给诊断和鉴别诊断提供重要的线索。如特征性的面容（鼻梁凹陷、眉距增宽、颧骨凸出）提示重型 β 珠蛋白生成障碍性贫血。皮肤黏膜苍白,巩膜黄染提示溶血性贫血可能。指甲变平或凹陷提示严重的缺铁性贫血。结膜苍白、舌乳头萎缩提示巨幼细胞贫血。贫血合并肝脾大提示肝硬化、脾亢可能,某些血液系统疾病如白血病、自身免疫性溶血也可以导致脾大。贫血合并血压升高提示可能存在慢性肾脏疾病。贫血合并胸骨、胫骨压痛提示可能有白血病。

三、实验室检查

1. 血常规检查　血常规可以确定有无贫血,贫血是否伴白细胞或血小板数量的变化。红细胞参数包括平均红细胞体积（mean

corpuscular volume，MCV）、平均红细胞血红蛋白量（mean corpuscular hemoglobin，MCH）和红细胞平均血红蛋白浓度（mean corpuscular hemoglobin concentration，MCHC），反映红细胞大小及血红蛋白改变，为贫血的病理机制诊断提供相关线索。血红蛋白测定为贫血严重程度的判定提供依据。网织红细胞计数间接反映骨髓红系增生情况。

2. 骨髓检查　根据骨髓增生与否，可将贫血分为增生性和增生不良性两大类。再生障碍性贫血属骨髓增生不良，缺铁性贫血、巨幼细胞贫血、溶血性贫血、急性失血性贫血属于骨髓增生良好，骨髓增生异常综合征贫血的骨髓增生多数也是良好的。骨髓涂片检查是确定巨幼细胞贫血的重要方法。骨髓涂片铁染色，是诊断缺铁性贫血和铁粒幼细胞贫血的重要依据。慢性病贫血有铁利用障碍，骨髓"干抽"常是诊断骨髓纤维化贫血的线索之一。

3. 贫血的发病机制检查　包括缺铁性贫血的铁代谢及引起缺铁的原发病检查；巨幼细胞贫血的血清叶酸和维生素 B_{12} 水平测定及导致此类造血原料缺乏的原发病检查；失血性贫血的原发病检查；溶血性贫血的红细胞膜、酶、珠蛋白、血红素、自身抗体、同种抗体或阵发性睡眠性血红蛋白尿症克隆等检查；骨髓造血功能衰竭性贫血的造血细胞质异常、T细胞调控、B细胞调控检查以及造血系统肿瘤性疾病和其他系统继发贫血的原发病检查。

【诊断步骤和思路】

贫血的诊断一般分为三个步骤（详见实用内科学）：

1. 贫血严重程度的确立

2. 贫血的性质诊断

3. 贫血的病因诊断

贫血的诊断流程见 ER-3-10-1～ER-3-10-3。

ER-3-10-1　小细胞性贫血的诊断流程图

ER-3-10-2　大细胞性贫血的诊断流程图

ER-3-10-3　正常细胞贫血的诊断流程图

【治疗】

一、对症治疗

重度贫血患者、老年人或合并心肺功能不全的贫血患者应输红细胞，纠正贫血，改善体内缺氧状态；急性大量失血患者应及时输血或红细胞及血浆，迅速恢复血容量并纠正贫血；对贫血合并出血者，应根据出血机制的不同采取不同的止血治疗；对贫血合并感染者，应酌情予抗感染治疗；对贫血合并其他脏器功能不全者，应根据脏器的不同及功能不全的程度而给予不同的支持治疗；先天性溶血性贫血多次输血并发血色病者应予祛铁治疗。

二、对因治疗

即针对贫血发病机制的治疗。如缺铁性贫血补铁及治疗导致缺铁的原发病；巨幼细胞贫血补充叶酸或维生素 B_{12}；溶血性贫血采用糖皮质激素或脾切除术；遗传性球形红细胞增多症脾切除有一定疗效；造血干细胞质异常性贫血采用造血干细胞移植；再生障碍性贫血采用抗淋巴/胸腺细胞球蛋白、环孢素及造血正调控因子；慢性病贫血及肾性贫血采用促红细胞生成素（erythropoietin，EPO）；各类继发性贫血治疗原发病等。

三、中医药治疗

中医学认为，心主血、肝藏血、脾统血、肾藏精，贫血的主要病因是脾胃虚弱、气血两虚、肝肾亏虚等，治疗上应以益气健脾、补益气血、滋补肝肾为主要原则。

四、健康教育

1. 饮食规律，营养搭配合理，改善烹调习惯，勿将蔬菜烹煮时间过长。平时适当多吃含铁丰富的食物。

2. 有胃肠道疾病者以及素食者应注意补充铁剂、维生素 B_{12} 和叶酸。

3. 对于工作中会接触到一些化学物质或放射线者，应严格执行防护措施，遵守操作规程，避免对造血系统造成损伤。

4. 注意婴幼儿应提倡母乳喂养，合理喂养，及时添加辅食。

5．妊娠妇女应多食新鲜蔬菜和动物蛋白质，妊娠后期可补充叶酸，定期产前及产后检查。

【红旗征及转诊指征】

1．就诊时生命体征不稳定者，给予基础生命支持后及时转诊。

2．需要进一步检查，而社区医院无相关检查项目，如胃肠镜等。

3．经过相关检查，贫血原因仍不明确者。

4．重症疾病，如骨髓增生异常综合征、再生障碍性贫血等。

5．治疗效果不佳或者需要特殊治疗如造血干细胞移植等。

【随访计划】

1．缺铁性贫血患者口服铁剂，首次随访 2 周～1 个月，复查血常规；若血红蛋白上升，2～3 个月再次随访；血红蛋白正常后铁剂治疗至少持续 4～6 个月，复查铁蛋白，正常后可停药。

2．维生素 B_{12} 缺乏症引起的巨幼细胞贫血在维生素 B_{12} 治疗 1～2 个月随诊复查；叶酸缺乏症引起的巨幼细胞贫血在叶酸治疗 1～2 周后随访复查。

3．慢性病贫血在应用 EPO 及其类似物后 4～6 周复查血常规、铁代谢指标。

【病例分析】

患者，男性，84 岁，退休工人。乏力、头晕 3 个月。患者 3 个月前无明显诱因开始出现乏力，体力活动受限，生活可自理，伴有头晕，伴心悸、气短，无恶心、呕吐，无发热、消瘦，未出现咳嗽、咳痰，无腹痛、腹泻，无胸闷、胸痛。饮食欠佳，量少，偏素食，睡眠尚可，大小便未见异常。既往不吸烟，不饮酒。有糖尿病病史。否认高血压病史，否认食物、药物过敏史，否认肝炎、结核等传染病病史。查体：Bp 120/70mmHg，一般状态可，皮肤黏膜苍白，睑结膜苍白，球结膜无水肿，巩膜无黄染，周身浅表淋巴结未触及肿大，胸骨无压痛，双肺呼吸音清，未闻及干湿啰音。心率：92 次 /min，节律整齐，各瓣膜听诊区未闻及杂音。腹平软，上腹部无压痛，无反跳痛及肌紧张，移动性浊音阴性。甲床苍白，四肢活动自如，双下肢无水肿。辅助检查：血常规：血红蛋白 43g/L，红细胞 $2.58×10^{12}$/L，血细胞比容 16.3L/L，MCV 63.2fl，MCH 16.5pg，MCHC 261g/L。

患者老年男性，病程 3 个月，有乏力、头晕临床表现；查体：血压正常，皮肤黏膜、睑结膜和甲床苍白；血红蛋白 43g/L 可明确诊断为重度贫血；且 MCV<80fl，MCH<27pg，MCHC<320g/L，考虑为小细胞性贫血。需进一步检查血清铁蛋白、铁测定、肿瘤标志物、溶血象、大便常规＋便潜血、腹部超声，必要时输血后行胃肠镜检查以除外胃肠道疾病，家属暂不同意胃肠镜检查，完善胃肠钡餐。既往有糖尿病，需要排除慢性病性贫血和排查肾功。后续检查粪便隐血试验阴性，铁蛋白：9.7ng/ml，铁：3.2μmol/L，肾功能正常，癌胚抗原：6.69ng/ml，腹部超声未见异常。结合进一步检查的结果考虑为缺铁性贫血。

目前首选治疗：右旋糖酐铁 50mg 每日 3 次饭后半小时口服，维生素 C 100mg 每日 3 次口服。如血红蛋白未见上升建议骨穿，必要时输血后经评估可行胃肠镜检查。健康宣教建议患者纠正偏食习惯，营养搭配合理，平时适当多吃含铁丰富的食物；坚持铁剂治疗 2 周后复查血常规，必要时可行胃肠镜检查以除外胃肠道疾病，遵医嘱做好疾病管理。

【思考题】

1. 贫血的临床表现都有哪些？

2. 贫血的常见病因有哪些？请列出至少 4 类病因，并举出特异性检查方法。

（王秋军）

第十一节　瘀点与瘀斑

【学习要点】　1. 掌握瘀点、瘀斑的常见病因。

2. 熟悉瘀点、瘀斑的转诊指征。

3. 了解瘀点、瘀斑的治疗。

【定义】

瘀点、瘀斑是出血性疾病中常见的一种体征，实质为皮肤或黏膜出血，表现为血液淤积于皮肤或黏膜下，形成红色或暗红色斑，在压力下不会变白。直径小于 2mm（针尖样大小）的出血称为瘀点（petechiae），直径大于 5mm 的出血称为瘀斑（ecchymoses），直径 3～5mm 的出血称为紫癜（purpura）。

【概述】

全科门诊中经常能见到瘀点、瘀斑的患者，但只有少数人能发现潜在的疾病。全科医生为患者作出进一步检查的决定是困难的，因为必须识别哪些患者存在止血或凝血功能障碍，因此全科医生识别出血性疾病的能力非常重要，对患者进行手术、妊娠、药物治疗、遗传咨询等方面都有重要作用。

【病因】

一、血管壁功能异常

当血管出现破损时，局部小血管即发生反射性收缩，使血流变慢，以利于初期止血。继之，在血小板释放的血管收缩素等 5- 羟色胺作用下，使毛细血管较持久收缩，发挥止血作用。当毛细血管壁存在先天性缺陷或受损伤时则不能正常地收缩发挥止血作用，导致瘀点、瘀斑。

常见于遗传性出血性毛细血管扩张症、过敏性紫癜、严重感染（如流脑、出血热等）、化学物质或药物中毒及代谢障碍、尿毒症、动脉硬化等。

二、血小板异常

血小板在止血过程中起非常重要的作用，当血管损伤时血小板相互黏附、聚集成白色血栓阻塞伤口。血小板膜磷脂在磷脂酶作用下释放花生四烯酸，随后转化为血栓烷，进一步促进血小板聚集，并有强烈的血管收缩作用，促进局部止血。当血小板数量或功能异常时，均可导致皮肤黏膜出血。

血小板减少常见于再生障碍性贫血、白血病、特发性血小板减少性紫癜、药物免疫性血小板减少性紫癜、血栓性血小板减少性紫癜、弥散性血管内凝血等。血小板增多常见于原发性血小板增多症、脾切除后、创伤等。血小板功能异常常见于血小板无力症、血小板病、药物、肝病、异常球蛋白血症等。

三、凝血功能障碍

当血液中凝血因子缺乏或活性降低时，影响凝血功能，导致皮肤黏膜出血。常见于血友病、严重肝病、低纤维蛋白原血症、凝血酶原缺乏症、低凝血酶原血症、凝血因子缺乏症、维生素 K 缺乏等。当血液抗凝物质增多或纤溶亢进时，也会影响凝血功能，导致皮肤黏膜出血。

常见于异常蛋白血症类肝素抗凝物质增多、抗凝药物治疗过量、原发性纤溶或弥散性血管内凝血所致的继发性纤溶等。

【病史、体格检查和辅助检查】

一、询问病史

1. 一般状况　如年龄、性别等，儿童或青少年常出现瘀点、瘀斑，遗传性疾病可能性大；成年人出现，多为后天获得性疾病如免疫性血小板减少性紫癜等；老年人出现，常与血管病变有关。

2. 诱因　是否自发性出血，是否与创伤、手术、妊娠、分娩、药物等有关。

3. 伴随症状　是否伴有鼻出血、牙龈出血、血尿、呕血、黑便、关节痛、腹痛、发热、皮疹、周身乏力等。

4. 伴随体征　是否伴有黄疸、贫血、关节畸形等。

5. 既往史　有无肝病、肾病、消化系统疾病、代谢性疾病、免疫性疾病、血液性疾病、肿瘤性疾病等。

6. 家族史　父系、母系及近亲是否有类似的出血性疾病等。

7. 月经史和妊娠史　女性要注意询问是否月经过多，是否出现产后出血等。

8. 用药史　必须获得完整的用药史，是否存在特殊药物应用史导致瘀点、瘀斑，如氯吡格雷、布洛芬、华法林、氯霉素、苯巴比妥、卡马西平、汞等。

9. 有出血史尤其要注意询问的要点为皮肤擦伤、鼻出血、创伤、家庭暴力、月经过多、关节血肿、拔牙、特别的血肿、扁桃体切除术、其他操作、分娩、血尿、直肠出血、药物、家族史、共病情况（如肝病、肾病）。

二、体格检查

仔细检查皮肤和黏膜很重要，尤其要注意出血的性质和分布情况。瘀点多局限于四肢，尤其是双下肢出现散在针尖大小暗红色出血点，压之不褪色，七天后颜色逐渐变淡、消退，病因不祛除又可以有新的瘀点产生。瘀斑常融合成片出现，多见于臀部和下肢，躯干少见，反复发生对称分布，可同时伴有发热、皮疹、关节肿痛、皮肤水肿等，初呈深红色，压之不褪色，数日内逐渐变成紫色、黄褐色，7～14 天逐渐消退。需要检查患者是否伴有贫血、肝脾淋巴结肿大、黄疸、腹腔积液等。年龄相关性紫癜通常见于手背、前臂伸面和胫骨。瘀点、瘀斑位于下肢提示血小板异常、脑膜炎球菌败血症和副蛋白血症，位于手指和足趾提示血管炎，位于嘴唇和口腔黏膜上提示需寻找遗传性毛细血管扩张的证据，合并牙龈增生提示单核细胞增多症，合并胸骨压痛、淋巴结肿大和脾大提示需进一步寻找恶性肿瘤的证据。

三、辅助检查

检查项目的选择取决于出血模式。如怀疑凝血功能异常，应进一步检查凝血酶原时间（PT）、国际标准化比值（INR）、活化部分凝血活酶时间（APTT）、纤维蛋白原水平（Fbg C）、凝血酶时间（TT）；如怀疑血小板异常，血小板功能分析仪进一步检查血小板计数；如怀疑遗传性疾病，应进一步检查Ⅷ因子、vW 因子活性、vW 因子抗原。全血细胞检查可以明确病因。血小板形态学可作为遗传性血小板疾病的诊断指南。其他复杂的检查如骨髓检查，可用来排除血小板减少的继发性原因。其他需要考虑的检查包括血沉、C 反应蛋白、自身免疫筛查、肝功能检查、肾功能检查、血浆电泳、皮肤活检。

【治疗】

一、病因治疗

1. 积极治疗基础疾病　控制感染，积极治疗肝、胆疾病、肾病，抑制异常免疫反应等。

2. **避免、停止可加重出血的药物**　患者一旦确诊为出血性疾病，应停止或避免影响凝血系统的药物。

二、止血治疗

1. 补充血小板和/或相关凝血因子。

2. **止血药物**　目前广泛应用于临床者有以下几类：

（1）收缩血管、增加毛细血管致密度、改善其通透性的药物：如垂体后叶素、糖皮质激素等。

（2）合成凝血相关成分所需的药物：如维生素 K 等。

（3）抗纤溶药物：如氨基己酸、氨甲苯酸等。

（4）促进止血因子释放的药物：如去氨加压素等。

（5）重组活化因子Ⅶ：一种新的凝血制剂。

（6）局部止血药物：如凝血酶等。

3. **促血小板生成的药物**　如半胱氨酸衍生物、咖啡酸片等。

4. **局部处理**　局部加压包扎。

三、其他治疗

包括免疫治疗、血浆置换、手术治疗、基因治疗、中医中药治疗等。

四、加强护理

当进行有创性的检查时，如各种穿刺、外科手术、拔牙时需遵循无菌操作原则，延长局部加压时间，并观察有无渗血情况。穿刺或注射部位应交替更换，以防止局部血肿形成。

五、健康教育

1. 坚持合理营养、充足休息，避免情绪激动。保持大便通畅，必要时可用甘油灌肠剂、开塞露等辅助排便，避免腹内压增高时引起出血。

2. 适当运动，防止身体受伤如跌倒、碰撞、擦伤。

3. 日常生活注意勤剪指甲，以免抓伤皮肤。

4. 保持床单平整，被褥轻软，避免皮肤摩擦及肢体受压，保持皮肤清洁，定期洗澡，轻擦不可用力。

【红旗征及转诊指征】

1. 瘀点、瘀斑病因不明确者。

2. 瘀点、瘀斑症状重，同时伴有深部血肿、关节内出血等。

3. 怀疑肝、肾、血液等系统基础疾病导致。

4. 瘀点、瘀斑治疗后无好转且有逐渐加重趋势。

【随访计划】

1. 门诊诊治，患者局部皮肤出现瘀点、瘀斑，应第一时间采取局部冷敷减轻病情进展，24 小时内积极观察病情变化。

2. 应该定时检查出血情况，注意出血部位、范围有无变化。

【病例分析】

患者，女性，34 岁。月经量增多 2 个月，双下肢瘀点、瘀斑 1 周就诊。患者 2 个月前无意中发现月经量较前增多，经期稍延长，未重视。1 周前发现双下肢出现瘀点、瘀斑遂来就诊。病来无特殊不适症状，无发热，无关节肿痛，饮食、睡眠正常，大小便正常，体重无改变。既往体健，无毒物、放射线接触史，无特殊用药史，无输血史，无肝炎病史。个人史：无烟酒嗜好。月经史及婚育史：14 岁月经初潮，患病前月经规律。29 岁结婚，正常妊娠，31 岁剖宫产 1 女，发育正常。家族史：无出血性疾病家族史。查体：意识清楚，浅表淋巴结无肿大。胸骨无压痛。心肺体格检查未见异常。腹软，无压痛，肝脾肋下未触及，双下肢可见散在的瘀点、瘀斑。辅助检查：血常规：白细胞 $8.2×10^9$/L，血红蛋白 104g/L，血小板计数 $15×10^9$/L。转上级医院复查血常规，并进一步完善血涂片、凝血功能、免疫学指标及骨髓检查等相关指标。后续检查回示：外周血涂片：白细胞分类计数和细胞形态正常，红细胞形态正常，未见特殊异常细胞，血小板少见。凝血功能：正常。血生化：ALT 及 AST 正常，Cr 正常。免疫学指标：ANA 谱正常。骨髓检查：全片巨核细胞 330 个，分类 26 个。其中幼稚巨核细胞 5 个，成熟巨核细胞 21 个，散在血小板少见。

患者青年女性，起病隐匿；月经量增多伴瘀点、瘀斑，无脾大和其他阳性体征；两次血常规示血小板计数减少，血涂片示血细胞形态无异常；骨髓检查示巨核细胞增多，产板巨核细胞减少，成熟障碍。考虑为原发免疫性血小板减少性紫癜，需排除其他引起血小板减少的疾病。患者 34 岁发病，先天性不考虑；查体无脾大，不考虑脾功能亢进；患者无感染表现及特殊用药史，可除外感染性血小板减少和药物性血小板减少；患者无红系、粒系异常，不考虑再生障碍性贫血及骨髓增生异常综合征。

目前治疗：患者血小板计数低于 $20×10^9/L$，但仅有月经过多伴瘀点、瘀斑，其他出血症状不重，暂不需要输注血小板治疗。经血液科专家会诊予地塞米松治疗，1 周后患者血小板升至 $152×10^9/L$，治疗有效逐渐停用糖皮质激素。出院时告知患者出院后 1 个月、2 个月门诊复查血常规。

【思考题】

1. 瘀点、瘀斑的常见病因有哪些？请列出至少 5 类病因，并举出特异性检查方法。

2. 血小板减少性紫癜的鉴别诊断应该如何考虑？

（王秋军）

第十二节　甲状腺肿大

【学习要点】　1. 掌握甲状腺肿大的常见病因、鉴别诊断。

2. 熟悉甲状腺肿大的转诊指征。

3. 了解甲状腺肿大的治疗。

【定义】

甲状腺肿大指不同原因引起甲状腺滤泡上皮细胞的非炎症性、非肿瘤性增生肿大。

【概述】

甲状腺肿大是常见病之一，初期无症状，后颈部逐渐变粗，患者可出现乏力、颈部不适，有时出现干咳、声音嘶哑、吞咽困难，影响工作与睡眠。目前西医治疗多用甲状腺素片或口服碘化钾等药物对症治疗缓解症状,并不能根治,易复发,疗效不明显。频繁就医及接受各种检查来明确诊断,给患者和社会造成沉重的经济负担。

【分类】

一、根据甲状腺功能分类

甲状腺肿分为非毒性甲状腺肿和毒性甲状腺肿,其分类对于其病因诊断及治疗均有重要意义。

1. 非毒性甲状腺肿　是甲状腺滤泡对所有损害甲状腺激素合成因素的一种适应性反应,可分为非格雷夫斯病和非毒性结节性甲状腺肿两类。非毒性甲状腺肿分类见表 3-12-1。

表 3-12-1　非毒性甲状腺肿分类

非格雷夫斯病
地方性(由于缺碘、碘过多、致甲状腺肿物质所致)
散发性
先天性 TH 合成缺陷
化学物质(如锂盐、硫氰酸盐、对氨基水杨酸盐等)
代偿性(如甲状腺次全切除后,先天性一叶甲状腺缺失等)
非毒性结节性甲状腺肿
病程较长的非格雷夫斯病
单结节甲状腺肿
多结节甲状腺肿
功能性甲状腺肿(毒性结节性甲状腺肿除外)
非功能性甲状腺肿

2. 毒性甲状腺肿　是伴有甲状腺激素分泌过多导致功能亢进的甲状腺肿大。包括格雷夫斯病、毒性甲状腺瘤、毒性结节性甲状腺肿等。

二、按形态分类

分为弥漫性、结节性、混合性甲状腺肿。

【病因】

1. **碘缺乏** 碘缺乏是非毒性甲状腺肿的主要原因。缺碘时，甲状腺不能合成足够的甲状腺激素（thyroid hormone，TH），引起垂体促甲状腺激素（thyroid stimulating hormone，TSH）的代偿性分泌增加，血TSH升高，刺激甲状腺增生肥大。若在青春期、妊娠期、哺乳期、寒冷、感染、创伤和精神刺激时，由于机体对TH的需要量增多，可诱发或加重甲状腺肿。

2. **碘过多** 是引起甲状腺肿的少见原因。发生机制为碘摄入过多，影响酪氨酸碘化，甲状腺呈代偿性肿大。妊娠期应用碘剂可形成胎儿先天性甲状腺肿。

3. **硒缺乏** 硒也是合成甲状腺激素的必需原料。因而硒缺乏可影响机体的生长发育和许多物质的代谢。

4. **遗传因素** 酶的遗传性缺陷、Tg基因缺失或突变、*NIS*基因突变等遗传因素导致甲状腺激素合成障碍，引起甲状腺肿。

5. **自身免疫因素** 甲状腺刺激生长免疫球蛋白（thyroid growth immunoglobulins，TGI）仅促进甲状腺细胞生长，不刺激甲状腺细胞的腺苷酸环化酶的活性，所以仅有甲状腺肿而无甲状腺功能亢进。

6. **促甲状腺生长因子**

（1）TSH：被认为是刺激甲状腺肿的重要激素，但非毒性甲状腺肿患者的血TSH是正常的。

（2）血管生成因子：在甲状腺肿的形成与发展过程中，新生血管生成起了关键作用，如VEGF血管生成素和肝细胞生长因子、内皮素等的表达异常，亦可导致甲状腺肿。

7. **致甲状腺肿物质、过氯酸盐和内分泌干扰剂**

（1）致甲状腺肿物质：干扰TH合成的物质都可导致甲状腺肿大，发生甲减或亚临床甲减，如天然的物质有卷心菜、大白菜类、大豆（不包括已煮过的豆奶）等。化学物质类有碘（如造影剂）、过氯酸、硫氰酸、钴、砷酸盐和锂盐等。药物有苯甲酸、胺碘酮、氨基水杨酸类、抗甲状腺药物（丙硫氧嘧啶、甲巯咪唑）等。

（2）过氯酸盐：食物或水源中的过氯酸盐是钠碘同向转运体的竞争性抑制剂，具有甲状腺毒性，干扰甲状腺的摄碘功能。

（3）内分泌干扰剂：指凡能干扰激素合成、分泌、血液浓度和生物学作用的人工合成化合物,主要影响性腺和甲状腺功能。

8. 药物　含硫有机物、类黄酮、多羟基酚和酚的衍生物、苯二甲酸酯、羟基吡啶、药物(如硫脲类、磺胺类、对氨基水杨酸、保泰松、过氯酸盐、秋水仙碱、锂盐、钴盐及高氯酸盐)等可抑制碘离子的浓集或碘离子有机化;间苯二酚和碳酸锂也有致甲状腺肿作用。大量碘化物可抑制 TH 的合成和释放,从而引起甲状腺肿。

9. 吸烟和感染　也有一定的致甲状腺肿、致突眼和甲状腺结节作用。

【病史、体格检查和辅助检查】

一、询问病史

查体发现甲状腺肿大时,询问甲状腺肿持续时间、生长速度、有无发热、多食消瘦、乏力、眼突、心悸等伴随症状,了解近期是否饮食、生活起居的明显变化,有无饮酒史、有无慢性病史、有无药物过敏史、有无近期上呼吸道感染史、有无特殊药物史和家族性甲状腺疾病病史,营养及代谢情况如何等协助诊断。

二、体格检查

首先对患者进行视诊观察甲状腺的大小和对称性,然后进行触诊甲状腺峡部和甲状腺侧叶的检查。触诊甲状腺峡部时,判断有无增厚、肿大或肿块。触及甲状腺肿时,用钟形听诊器直接放在肿大的甲状腺上,若听到低调的连续性静脉"嗡嗡"音,对诊断甲亢很有帮助。另外在弥漫性甲状腺肿伴功能亢进者还可听到收缩期动脉杂音。

三、辅助检查

1. 检测 T_3/T_4 和 TSH、TPO、Tg 和降钙素　评价甲状腺功能;当伴有继发性甲亢时,血清 T_3、T_4 升高,基础 TSH 下降。

2. 尿碘测定　用于估计碘的供应状态,测定个体的尿碘排出可提供碘摄入不足或过多的依据,但影响因素多,仅反映近期碘摄入状况。

3. 血 Tg　血 Tg 的测定被认为是衡量碘缺乏的敏感指标,因为缺碘时甲状腺功能及组织发生改变的同时导致细胞的转换率升高而使

Tg 入血。Tg 可能是比 TSH 更敏感的指标。

4. 影像学检查

（1）B 超：首选检查，能明确甲状腺肿特征和程度：甲状腺肿呈弥漫性或结节性，是否压迫颈部其他结构，是否存在颈部淋巴结肿大等。

（2）核素扫描：优点包括：功能性检查能探明甲状腺组织中是否有自主功能性结节；对甲状腺碘摄入情况进行评估；对 ^{131}I 治疗是否可行进行评估；异位甲状腺肿的检测。从临床实践来看，其对甲状腺良恶性肿瘤鉴别具有明显局限性。

（3）CT、MRI：可以提高分辨率、三维立体的影像学资料，具有良好的肿块形态和体积评估；对邻近重要结构和颈部淋巴结的评估；胸骨后甲状腺肿的评估；MRI 对局部软组织分辨率更佳等优点。但其对肿块内在结构描述和肿瘤的良恶性鉴别能力尚不及超声检查。

5. 甲状腺组织细针穿刺活检　这种方法安全可靠、简单易行、诊断准确性高。对良性甲状腺疾病，包括 Graves 病、结节增生性甲状腺肿、甲状腺炎和良性肿瘤均有重要诊断价值。

6. rhTSH 刺激试验　rhTSH 能使良性甲状腺肿组织的碘摄取增加，碘示踪剂的分布均匀，同时减少 ^{131}I 的用量。另一方面，rhTSH 能使隐性癌和转移癌显示得更清楚。但是，rhTSH 可使甲状腺进一步肿大（20% 左右），加重压迫症状。

甲状腺肿大的诊断流程见 ER-3-12-1。

ER-3-12-1　甲状腺肿大的诊断流程

【治疗】

一、TH 抑制性治疗

弥漫性甲状腺肿治疗的关键在于病因治疗，病因未明以前，基层可以对甲状腺肿患者使用 TH 抑制性治疗，以外源性 TH 抑制垂体 TSH 分泌，从而达到抑制甲状腺增生，缩小甲状腺体积的目的。给予的 TH 剂量应不使血 TSH 减低且不发生甲状腺功能亢进症，而肿大的甲状腺缩小为宜。具体药物用法用量和疗程可参考指南推荐。

二、抗甲状腺药物

对于弥漫性毒性甲状腺肿，可用药物来抑制甲状腺激素的合成和释放,包括硫脲类和咪唑类两类药物,适用于轻中度甲状腺肿,注意粒细胞减少、药物性肝损伤、ANCA 相关性小血管炎等副作用。

三、手术治疗

非毒性甲状腺肿无论是散发性还是地方性,不宜手术治疗。但若是巨大结节性甲状腺肿,有压迫症状或怀疑有癌变者宜手术治疗。为防止甲状腺肿的复发,建议术后给予小剂量 TH 1.5～2 个月。相关适应证和禁忌证具体参考专科。

四、^{131}I 治疗

1. 适应证　①甲状腺肿伴局部压迫或高龄伴心血管病患者;②非毒性和毒性多结节性甲状腺肿,尤其不能手术治疗的患者;③治疗后可能出现甲状腺功能亢进症、甲状腺功能减退症、放射性甲状腺炎等并发症。

2. 禁忌证　主要包括:①妊娠及哺乳期妇女;②严重肾功能不全者;③甲状腺极度肿大且有压迫症状者。

五、中医治疗

甲状腺肿归属中医"瘿病"范畴,临床常见症型有气滞痰阻、痰结血瘀、肝火旺盛、心肝血虚 4 种。治疗以理气化痰,消瘿散结为基本治疗原则。

六、健康教育

1. 保持乐观情绪,减轻各种压力,多食水果蔬菜,多饮水。

2. 若碘缺乏引起的甲状腺肿,需确保平时摄入足够的碘可适当食用加碘盐、海鲜和海藻等食物,也要避免过量摄入碘。

3. 若发现颈部两侧甲状腺部位有肿块或出现自主性胀痛,应立即就诊。学会自我检查有助于早期发现疾病。

4. 无明显原因的单纯性甲状腺肿患者,可采用甲状腺制剂治疗。应嘱坚持长期服药,不可随意更改,并定期到医院复查甲状腺功能、肝功能和血常规等。

【红旗征及转诊指征】

一、红旗征

1. 甲状腺肿伴呼吸困难。
2. 甲状腺肿伴休克。
3. 甲状腺肿伴心衰。

二、转诊指征

1. 甲状腺肿大，出现压迫症状如声音嘶哑、呼吸困难、吞咽困难等时，尽快转诊。
2. 甲状腺肿大伴随心动过速、心房颤动时，尽快转诊。
3. 甲状腺肿大患者在感染、精神刺激、创伤等诱因作用下，患者出现高热、大汗、恶心、呕吐等症状时，尽快转诊。

【随访计划】

若甲状腺功能正常，半年复查一次甲状腺彩超、甲状腺功能等检查。若甲状腺功能异常，则3~4个月复查甲状腺功能及甲状腺B超。

【病例分析】

患者，女性，16岁，学生。发现颈前肿物2月余，无寒战、高热、烦躁不安，无疼痛等症状。曾于当地诊断为"甲状腺肿"，嘱多食海带，未给予药物治疗，无好转，颈前肿物进行性增大至鸽蛋大小，无消瘦乏力、无失眠不安，无声音嘶哑。大小便正常，为进一步诊治就诊我院。既往体健，无结核或肝炎病史，家族中无精神病或高血压患者。查体：T 37.2℃，P 92次/min，R 20次/min，BP 120/70mmHg。发育营养可，颈软，未见颈静脉怒张，颈动脉无异常搏动及杂音。气管居中，双侧甲状腺弥漫性肿大，质软，无压痛，表面光滑，无结节，边界清楚，随吞咽上下移动，浅表淋巴结不大，心肺(-)，腹软，肝脾未及。

患者青少年女性，发现颈前肿物2月余，结合触诊两叶甲状腺轻度肿大。结合患者年龄、甲状腺轻度肿大，无寒战、高热、焦躁、易怒等高代谢症状，考虑环境缺碘引起甲状腺激素分泌不足和青春发育期对甲状腺激素需要量暂时性增高可能是导致甲状腺肿的主要因素，故诊断单纯性甲状腺肿可能性大。下一步首选甲状腺B超检查确诊弥漫性还是结节性甲状腺肿，若是弥漫性甲状腺肿，进一步完善T_3、T_4、TSH浓度检测，若正常，则诊断为单纯性甲状腺肿。若异常则进一步完善TRH试验进一步明确是单纯性甲状腺肿还是弥漫性毒性甲状腺肿。若B超显示结节性甲状腺肿，则进一步完善核素扫描对甲状腺肿进行评价。

目前首选治疗：对单纯性甲状腺肿的治疗，主要取决于病因，如果提示患者缺碘建议食用加碘盐、海鲜等食物，同时避免过量摄入碘。如能查明导致甲状腺肿的物质，则对应治疗。目前对单纯性甲状腺肿以观察为主，不主张采取特殊治疗。如果出现压迫气管、食管或者神经，继发甲亢、疑有恶性变，巨大甲状腺肿及胸骨后甲状腺肿，需要手术治疗。健康宣教建议患者保持乐观情绪，减轻各种压力，多食水果蔬菜，多饮水；应嘱坚持长期服药，不可随意更改，并定期到医院复查甲状腺功能、肝功能和血常规等。

【思考题】

1. 甲状腺肿大的判断方法？
2. 甲状腺肿大的常见病因有哪些？

（李　霞）

第十三节　消　　瘦

【学习要点】　1. 掌握消瘦的评估及诊治。

2. 熟悉消瘦的转诊指征。

3. 了解消瘦的罕见病因。

【定义】

在我国，消瘦（emaciation）是指人体因疾病或某些因素而致体重下降，低于标准体重的10%以上或体重指数小于18.5kg/m^2。

【概述】

消瘦患病率随年龄逐年增加。老年群体及养老机构消瘦患病率高于普通人群及门诊患者。消瘦患者除可能涉及全身各系统的器质性疾病外,还可能涉及精神心理疾病。

【初步评估】

初步评估时,首先需明确是否存在真实的体重下降,临床上很多患者主诉体重下降却无体重下降的证据。对于体重进行性下降不能稳定者往往提示严重的躯体或精神疾病,全科医生应引起重视。确诊消瘦后,全科医生需根据详细的病史采集、体格检查和实验室检查评估患者属于哪一类消瘦,分类如下:

(一)单纯性消瘦

1. 体质性消瘦　非渐进性消瘦,具有一定的遗传性,生来即消瘦,生活和工作正常,无任何疾病征象,可有家族史。

2. 外源性消瘦　通常受饮食、生活习惯等各方面因素的影响,经休息、补充营养等调整,可很快恢复至原来的水平。

(二)继发性消瘦

由某类疾病或药物等因素所引起的消瘦,经休息、补充营养等难以恢复正常体重。

【病因】

消瘦以体重下降为主要临床表现,除生理性原因外,常见的病理性原因有以下几个方面:

一、药物性消瘦

一些非处方药物、处方药物和违禁药物均可导致体重下降。临床常用处方药如抗癫痫药、糖尿病药、甲状腺药物及治疗痴呆的抗胆碱酯酶抑制剂(如利斯的明和加兰他敏);减量或停用抗精神病药物(如氯丙嗪、氟哌啶醇、硫利达嗪、美索达嗪)亦可引起严重体重下降;长期物质滥用如大量吸烟饮酒、可卡因、苯丙胺类、大麻等也会引起体重下降。

二、精神性疾病

如神经性厌食症、抑郁症患者均会出现消瘦。因此，消瘦患者应评估有无精神疾病，尤其是抑郁症。若疑似抑郁症患者，应行患者健康量表问卷（见附录8）或转诊精神卫生科明确诊断。

三、恶性疾病

体重下降可以是恶性肿瘤的主要症状，一般伴有其特有的症状和体征。

四、慢性感染性疾病

多见于慢性重症感染，如结核病患者可伴有低热、盗汗、乏力、咯血等。对于同性恋、吸毒等嗜好者也要考虑人类免疫缺陷病毒、丙型肝炎病毒等感染。某些感染性心内膜炎者可能病情进展缓慢，出现全身虚弱、体重下降和发热等。根据感染病菌和部位不同，可伴有其特异性症状和体征。

五、系统疾病

1. 消化系统疾病　可因营养物质摄入不足或消化、吸收利用障碍等引起消瘦，如口腔炎、慢性萎缩性胃炎、胰腺炎、胆囊炎、肝硬化等，除每种疾病特异性表现外，一般伴有食欲缺乏、恶心、呕吐、腹痛、腹胀、腹泻等症状。

2. 内分泌代谢疾病

（1）甲状腺功能亢进症：可伴畏热、多汗、性情急躁、震颤多动、心悸、突眼和甲状腺肿大、腹泻、乏力等。

（2）1型糖尿病：多有典型的"三多一少"症状。

（3）肾上腺皮质功能减退症：可伴皮肤黏膜色素沉着、乏力、低血压及厌食、腹泻等。

（4）希恩综合征：见于生育期妇女，因产后大出血使腺垂体缺血坏死进而导致腺垂体功能减退。可伴性功能减退、闭经、厌食、恶心、呕吐和毛发脱落等。

3. 神经系统疾病　包括延髓性麻痹和重症肌无力等，可表现厌食、吞咽困难、恶心、呕吐等。

【病史、体格检查和辅助检查】

一、询问病史

1. **起病情况** 患者一般健康状况；食欲及日常饮食习惯，如热量和蛋白质摄入，偏食或异食，进食困难，生吃鱼虾蟹、蔬菜、牛羊肉习惯等；近期主动减轻体重，如肥胖患者节食、增加运动等情况。

2. **特点** 体重下降的持续时间和特征，包括既往体重波动及体重是否进行性下降。

3. **伴随症状** 消瘦常见伴随症状及病因详见表 3-13-1。

表 3-13-1　消瘦常见伴随症状及病因

消瘦伴随症状	常见疾病
伴吞咽困难	口、咽、食管疾病
伴上腹部不适、疼痛	慢性胃炎、胃溃疡、胃癌、胆囊、胰腺等疾病
下腹部不适、疼痛	慢性肠炎、慢性痢疾、肠结核及肿瘤等
伴上腹痛、呕血	消化性溃疡、胃癌等
伴黄疸	肝、胆、胰腺等疾病
伴腹泻	慢性肠炎、慢性痢疾、肠结核、短肠综合征、倾倒综合征、乳糖酶缺乏症等
伴便血	炎症性肠病、肝硬化、胃癌等
伴咯血	肺结核、肺癌等
伴发热	慢性感染、肺结核及肿瘤等
伴多尿、多饮、多食	糖尿病
伴畏热多汗、心悸、震颤多动	甲状腺功能亢进症
伴皮肤黏膜色素沉着、低血压	肾上腺皮质功能减退症
伴情绪低落、自卑、食欲缺乏	抑郁症

4. **治疗经过** 是否行相关检查，治疗经过及疗效。

5. **既往史及家族史** 长期用药史，慢性胃炎、甲状腺功能亢进症、糖尿病、嗜铬细胞瘤等疾病。女性应注意月经周期情况。体质性消瘦者可有家族史而无病理表现，某些恶性肿瘤等有家族发病史。

6. **功能因素** 吞咽困难、口腔问题或认知功能低下/痴呆等功能因素可导致体重下降。

7. 社会因素　有无摄食过少相关的社会因素，如获取食物的途径及烹饪者，因为正常膳食无法满足不同疾病对微量营养素的特定需求。其他社会因素还包括患者的旅行史、性生活史、吸毒或麻醉药史等。

二、体格检查

消瘦的体格检查需要全面、仔细，重点内容包括六大方面。

1. 一般情况　心率、面色、淡漠等。

2. 浅表淋巴结。

3. 头颈部　眼肌麻痹和其他特征（如唇干裂、舌炎等）、牙齿情况、甲状腺。

4. 心、肺、腹部检查　明确慢性心肺疾病，腹部压痛、腹腔积液、肝脾大和腹部肿块。

5. 直肠指诊。

6. 认知功能和神经系统检查。

三、诊断检查

1. 三大常规　血常规、尿常规、粪便常规和潜血。

2. 生化　肝功能、肾功能＋电解质、钙测定、血糖＋糖化血红蛋白测定、醛固酮、肾素活性等测定，对相关基础疾病的诊断有帮助。

3. 肿瘤标志物、甲状腺功能。

4. 红细胞沉降率、CRP 炎症指标。

5. HIV、丙型病毒性肝炎等血清学检查。

6. 胸部 X 线、甲状腺 B 超、腹部 B 超或 CT、心电图、超声心动图、胃镜肠镜等检查。

【再度评估】

初步评估后建议观察 1～6 个月再评估。

评估内容包括隐匿性疾病的新发症状、患者的饮食史、心理 - 社会因素、故意隐瞒的用药史或药物滥用史。对于老年患者，需多次评估恶性肿瘤的可能。

消瘦的评估流程见 ER-3-13-1。

ER-3-13-1　消瘦的评估流程

【治疗】

一、对症治疗

1. 体质性消瘦　可不予处置。
2. 外源性消瘦　加强营养、适量运动。

二、病因治疗

继发性消瘦者，需明确原发病，对因治疗。详见各疾病治疗指南。

三、健康教育

1. 戒烟限酒。
2. 避免熬夜，改善睡眠。
3. 放松心情，减轻压力，必要时可药物治疗。
4. 改善膳食，加强营养，多吃富含蛋白质、维生素的食物，对于进食困难者应给予肠内或肠外营养支持。
5. 适当加强锻炼，增强体质。

【红旗征及转诊指征】

1. 严重消瘦且病因未明者。
2. 确诊或疑有严重器质性疾病者。
3. 营养状况差，需要特殊对症支持治疗者。
4. 严重精神心理疾病，自杀风险较高者，及时转诊。

【随访计划】

1. 体重下降不足 5% 者，密切随访，随访频率根据患者年龄和共存疾病而定。
2. 体重确实下降者，根据阳性症状和 / 或体征，明确病因后，根据基础病特点随访。
3. 多年体重稳定，近期体重下降、进行性体重下降初诊未发现异常、多次就诊证明患者的体重进行性下降（而非已经稳定）者，缩短随访间隔。

【病例分析】

患者，男性，22 岁。半年来体重下降 10kg，无明显诱因，伴乏力，偶有大便不成形，每天 1～2 次，无口干、口渴，无多饮、多尿，无易怒、情绪改变，无心慌胸闷，否认其他不适。饮食可，睡眠可，小便如常。慢性胃炎病史。无吸烟、饮酒等不良嗜好。无肿瘤家族病史。身高 170cm，体重 50kg，BMI 17.3kg/m^2，T 36.5℃，P 110 次 /min，R 20 次 /min，BP 120/60mmHg。神志清，无皮疹，浅表淋巴结无明显肿大，甲状腺饱满，肺部听诊无殊，律齐，各瓣膜听诊区未闻及明显杂音，腹软，无压痛及反跳痛，肝脾未及，双下肢无水肿，双手纤颤(+)。

患者青年男性，体重下降半年，伴乏力。查体：BMI 17.3kg/m^2，脉搏 110 次 /min，甲状腺饱满，双手纤颤(+)。考虑甲状腺疾病可能，不排除消化系统慢性炎症等。后续完善辅助检查：TT$_4$ 240.13 ↑ nmol/L，TT$_3$ 5.33 ↑ nmol/L，TSH<0.004 ↓ mIU/L，FT$_3$ 26.79 ↑ pmol/L，FT$_4$ 39.26 ↑ pmol/L，TPOAb 74.60 ↑ IU/ml，TgAb 871.30 ↑ IU/ml，TRAb 18.11 ↑ IU/ml。心电图：心率 110 次 /min，窦性心动过速。甲状腺超声：甲状腺弥漫性肿大伴血供丰富。该患者甲状腺功能亢进症诊断明确，予富马酸比索洛尔片控制心率，甲巯咪唑片 20mg 每日一次口服治疗，复查甲状腺功能、血常规、肝功能，同时监测体温、心率，根据随访结果调整用药。同时，要求患者严格忌碘饮食。

【思考题】

1. 消瘦的分类及常见病因有哪些？
2. 对于体重进行性下降的患者，如何进行评估与管理？

（邱　艳）

第十四节　肥　胖

【学习要点】　1. 掌握肥胖的全科诊治思路。

2. 熟悉肥胖的健康教育内容。

3. 了解肥胖的合并症及并发症。

【定义】

肥胖指机体脂肪总含量过多和 / 或局部含量增多及分布异常,是由遗传和环境等多种因素共同作用而导致,主要包括 3 个特征:脂肪细胞的数量增多、体脂分布的失调以及局部脂肪沉积。临床上,成年男性体脂率>25%,女性>30%,身体质量指数≥28.0kg/m²,为肥胖。

【概述】

依据身高、体重及腹围诊断肥胖较容易,但是控制好体重使之降至正常范围具有很大的挑战性。其中,健康教育尤其生活方式干预是首要关键措施。根据不同原因,可将肥胖分为原发性肥胖和继发性肥胖。

【初步评估】

一、肥胖类型评估

见表 3-14-1。

表 3-14-1　肥胖分类

肥胖类型	特征
脂肪积聚部位	
中心型	主要蓄积于腹部,内脏脂肪增加,腰部增粗,易患糖尿病等代谢性疾病,"梨形"肥胖
周围型	亦称"腹型"肥胖,脂肪蓄积于股部、臀部等处,"苹果形"肥胖
发病机制及病因	
原发性	无内分泌、代谢病病因,可分为体质性(幼年起病性)和获得性(成年起病性)
继发性	继发于神经 - 内分泌 - 代谢紊乱,如皮质醇增多症、甲状腺功能减退症、下丘脑或垂体疾病、胰岛相关疾病、性腺功能减退症等

二、合并症及并发症评估

肥胖确诊后,需评估其合并症或并发症。

1. 合并症　有无合并血脂异常、脂肪肝、高血压、糖耐量异常或糖尿病等疾病。

2. 并发症　有无伴随或并发 OSA、胆囊疾病、胃食管反流病、高尿酸血症和痛风、骨关节病、静脉血栓、生育功能受损（女性出现多囊卵巢综合征，男性多有阳痿不育、类无睾症）及某些癌症（女性乳腺癌、子宫内膜癌，男性前列腺癌、结肠和直肠癌等）。

3. 心理评估　严重肥胖患者可出现自卑、抑郁等精神问题，社会适应不良。

【病因】

肥胖的基础是能量代谢平衡失调，热量摄入多于消耗。

1. 遗传因素　肥胖具有明显的家族聚集性，大多数是多基因及环境因素共同参与的代谢性疾病。一些存在肥胖表型的遗传综合征如 Prader-Willi 综合征亦表现为肥胖。

2. 环境因素　能量摄入过多和体力活动过少。

3. 继发因素　内分泌疾病如皮质醇增多症、甲状腺功能减退症、下丘脑或垂体疾病、胰岛相关疾病、性功能减退症、多囊卵巢综合征等可致肥胖。

【病史、体格检查和辅助检查】

一、询问病史

1. 肥胖起病年龄、进展速度等。

2. 既往史　继发性肥胖相关疾病史等。

3. 药物应用史　抗精神病类药物、激素类药物如皮质激素或避孕药、胰岛素和磺脲类降糖药物、某些 α 和 β 受体阻滞剂等降压药物。

4. 生活方式　进食量、进食行为、体力活动、吸烟和饮酒等情况。

5. 婚育史　女性需特别询问月经史。

6. 家族史　一级亲属肥胖史。

二、体格检查

1. 重点测量身高、体重、腰围、腹围等。

2. 常用判断肥胖的简易指标　身体质量指数 BMI（kg/m²）=体重 / 身高²（表 3-14-2）。

表 3-14-2　肥胖诊断标准

分类	BMI/（ kg·m⁻² ）
体重过低	<18.5
体重正常	18.5～23.9
超重	24.0～27.9
肥胖	≥28.0

3. 腰围　区分向心性肥胖和周围性肥胖（表 3-14-3）。

表 3-14-3　肥胖的腰围诊断标准

分类	男性腰围 /cm	女性腰围 /cm
向心性肥胖前期	85～89.9	80～84.9
向心性肥胖	≥90	≥85
周围性肥胖	<90	<85

4. 其他体征　满月脸、紫纹、痤疮考虑皮质醇增多症；黏液性水肿需考虑甲状腺功能减退症；腺垂体功能减退症需检查生殖器官、毛发脱落、肌力和肌肉减少等，下丘脑疾病需检查视野、视力；多毛、黑棘皮病、痤疮需考虑多囊卵巢综合征。

三、诊断检查

1. 体脂率　生物电阻抗法测量人体脂肪的含量即体脂率。一般来说正常成年男性体内脂肪含量占体重的 10%～20%，女性为 15%～25%。

2. CT/MRI　诊断向心性肥胖较精确的方法，选取第 4 腰椎与第 5 腰椎间层面图像，测量内脏脂肪面积含量，中国人群面积≥80cm² 定义为向心性肥胖。

3. 实验室检查　肝肾功能、血脂、尿蛋白、血糖、胰岛素、C 肽、口服葡萄糖耐量试验、糖化血红蛋白、血尿皮质醇、甲状腺功能、垂体促性腺激素和性激素、肝脏 B 超、妇科 B 超、睾丸 B 超、视野、视力等，必要时可行头颅（鞍区）MRI 检查。

肥胖的诊疗流程见 ER-3-14-1。

ER-3-14-1　肥胖
诊疗流程

【治疗】

一、对症治疗

1. 个体化饮食方式改善　低能量、低脂、适量蛋白饮食，限制热量摄入、长期平衡膳食。

2. 运动锻炼　运动量和强度逐渐递增。

3. 行为方式干预　自我管理、目标设定、教育和解决问题的策略，心理评估、咨询和治疗，认知调整等。

二、病因治疗

1. 药物治疗　奥利司他，胃肠道脂肪酶抑制剂。用于年龄≥12 岁的青少年。孕妇和哺乳期妇女禁用。

2. 手术治疗　经改善生活方式和药物治疗未能控制的严重肥胖者，可考虑代谢手术。

关于上述药物和手术适应证详见《肥胖症基层诊疗指南（2019 年）》。

三、健康教育

1. 合理膳食　基本原则为低能量、低脂肪、适量蛋白质、含复杂糖类（如谷类），同时增加新鲜蔬菜和水果在膳食中的比重，避免进食油炸食物，尽量采用蒸、煮、炖的烹调方法，避免加餐、饮用含糖饮料。控制食盐摄入量低于 6g/d，钠摄入量不超过 2 000mg/d。

2. 限制能量摄入　男性能量摄入为 1 500～1 800kcal/d，女性为 1 200～1 500kcal/d，或在目前能量摄入水平基础上减少 500～700kcal/d。蛋白质、糖类和脂肪提供的能量比应分别占总能量的 15%～20%、50%～55% 和 30% 以下。

3. 戒烟限酒　男性酒精量<25g/d，女性<15g/d（15g 酒精相当于350ml 啤酒、150ml 葡萄酒或 45ml 蒸馏酒），每周不超过 2 次。

4. 坚持运动　每周运动 150 分钟以上，每周运动 3～5 天。建议中等强度的运动。如无禁忌，每周进行 2～3 次中等强度的抗阻运动，两次锻炼间隔≥48 小时，锻炼肌肉力量和耐力，抗阻运动和有氧运动联合进行可获得更大程度的代谢改善。建议记录运动日记。

【红旗征及转诊指征】

1. 疑似继发性肥胖患者。

2. BMI≥32.5kg/m²、采用生活方式干预 3 个月，体重减轻<5% 或呈进行性增加的患者。

3. 肥胖合并严重的代谢性疾病或合并症。

【再度评估及随访计划】

一、疗效评估

奥利司他治疗 3 个月后对疗效进行评价。如体重下降在非糖尿病患者>5%，在糖尿病患者>3%，继续药物治疗。若无效，停药并对整体治疗方案重新评估。

二、年度评估

每年评估身高、体重、腰围、腹围、血脂、血糖、肝肾功能、肝脏超声等合并症及相关指标。

【病例分析】

患者，女，30 岁，半年内体重进行性增加 10kg，自觉怕热、多汗、运动后气喘，夜间睡眠时打鼾伴憋醒。精神、夜眠佳，二便正常。既往体健，无烟酒史。T 36.5℃，P 70 次/min，R 16 次/min，BP 135/80mmHg，身高 165cm，体重 78kg，BMI 28.65kg/m²，腰围 100cm，臀围 106cm，查体均阴性。

患者 BMI 28.65kg/m²，腰围 100cm（≥85cm），属于向心性肥胖。结合病史，需排除心肺、甲状腺，尤其阻塞性呼吸睡眠暂停，完善生化、甲状腺功能、血糖、睡眠监测等均显示正常范围。调整生活方式，低能量、低脂肪、适量蛋白质饮食，每日能量维持在 1 200～1 500kcal，或在目前能量摄入水平基础上减少 500～700kcal/d。坚持每周运动 150 分钟以上。3 个月后评估，体重减轻<5%，加用奥利司他治疗后 3 个月，再次评估，若效果欠佳，转上级医院进一步诊疗。

【思考题】

1. 如何对肥胖进行诊治与管理？
2. 如何做好肥胖患者的健康宣教？

（邱　艳）

第十五节　水　　肿

【学习要点】　1. 掌握水肿的全科诊治思路及转诊指征。

2. 熟悉水肿的初步评估。

3. 了解水肿的家庭 - 心理评估及管理。

【定义】

水肿（edema）指人体组织间隙过量液体潴留引起的组织肿胀，包括胸腔积液和腹腔积液，但不包括内脏器官的水肿如脑水肿、肺水肿。

【概述】

长期慢性水肿，反复就医且多项检查未能明确病因给患者造成了心理、家庭及社会负担。水肿原因复杂多样，需要掌握水肿的诊治思路，尽早明确病因，积极治疗，减轻患者的生理 - 心理 - 社会方面的负担，改善不良结局。

【初步评估】

一、程度评估

见表 3-15-1。

表 3-15-1　水肿程度评估

水肿程度	临床表现
轻度	水肿仅发生于眼睑、眶下软组织、胫骨前、踝部等部位皮下组织，指压后组织轻度凹陷，恢复较快

水肿程度	临床表现
中度	全身疏松组织均有可见性水肿,指压后可出现明显的或较深的组织凹陷,平复缓慢
重度	全身组织严重水肿,身体低垂部皮肤紧张发亮,甚至可有液体渗出

二、病程评估

根据水肿发生时间,分为急性水肿和慢性水肿。

1. 急性水肿　无明显时间界限,多以 72 小时为限。

2. 慢性水肿　指组织间液积聚超过 3 个月,且无法通过抬高下肢或卧床休息缓解,多指淋巴水肿、脂肪水肿等。

三、危险因素评估

根据发病机制,水肿危险因素分为可控因素与不可控因素。

1. 可控因素　包括患者饮食、营养、运动、血脂、动脉粥样硬化、蛋白尿、肾功能、感染(特别是链球菌感染)等,可人为干预。

2. 不可控因素　指不能通过人为干预减少水肿的发生,包括患者的遗传、年龄、性别等。

【病因】

在正常人体中,血管内液体与组织液间通过毛细血管保持动态平衡,而组织间隙的液体则相对恒定。若机体脏器功能紊乱或某些因素影响液体交换,使组织间隙液体增多,即形成水肿。

可分为全身性水肿或局部性水肿。全身性水肿往往伴有浆膜腔积液如腹腔积液、胸腔积液和心包腔积液等。常见的水肿原因详见表 3-15-2、表 3-15-3。

表 3-15-2　全身性水肿常见病因及特点

常见病因	常见疾病	水肿特点
心源性	右心衰竭、全心衰竭、缩窄性心包炎	首先出现身体下垂部位,向上延至全身

第三章

未分化疾病常见体征

461

常见病因	常见疾病	水肿特点
肾源性	肾炎、肾病综合征	从眼睑、颜面、下肢开始延至全身
肝源性	失代偿肝硬化	先出现腹腔积液,后引起踝部水肿并逐渐向上蔓延,但无头部及上肢水肿
营养不良性	低蛋白血症、维生素 B_1 缺乏症	从足部开始逐渐蔓延全身
黏液性	Graves 病、甲状腺功能减退症	好发于下肢胫骨前区域,也可见于眼眶周围
药物性	肾上腺皮质激素、甘草及其制剂	用药后发生,停药后消失
经前期紧张综合征		月经前 1～2 周出现眼睑、踝部轻度水肿
妊娠性水肿	妊娠期高血压疾病	双下肢水肿,进行性加重,休息不消退
结缔组织病	系统性红斑狼疮	非凹陷性水肿
血清病	Ⅲ型变态反应性疾病	突然发生,对症治疗后迅速消退
特发性		呈周期性,主要见于身体下垂部位,体重昼夜变化很大,多见于女性
肺动脉高压	阻塞性睡眠呼吸暂停低通气综合征	双侧下肢水肿,肥胖患者多见

表 3-15-3　局部性水肿常见病因

常见病因	常见疾病
局部炎症	痈、疖、蜂窝织炎等
静脉回流受阻	深静脉血栓形成,血栓性静脉炎,下肢静脉曲张,上、下腔静脉阻塞综合征,骨筋膜隔室综合征,反射性交感神经营养不良,髂静脉阻塞等

常见病因	常见疾病
淋巴阻塞	原发性：先天性、早发性及迟发性淋巴水肿 继发性：腋窝淋巴结清扫、手术（如冠状动脉旁路移植术、腹股沟淋巴结切除术）、创伤、放射、肿瘤、丝虫病
脂肪组织的液体积聚	脂肪水肿
变态反应疾病	血管神经性水肿

【病史、体格检查和辅助检查】

一、询问病史

水肿开始部位及起病时间，持续性还是间歇性，随位置改变，是单侧还是双侧，凹陷性，诱因及缓解、加重因素，发病来的精神、饮食、睡眠、大小便、体重变化等情况。既往心脏、肝脏、肾脏、糖尿病、甲状腺、OSAHS 等病史，长期用药史或新近调整用药情况（药物引起的水肿见 表 3-15-4），营养代谢情况，女性月经史及家族史等。

表 3-15-4　引起水肿的药物清单

药物	具体药物
抗抑郁药	曲唑酮
抗高血压药	哌唑嗪、地尔硫草、维拉帕米、苯磺酸氨氯地平、硝苯地平控释片、可乐定、肼屈嗪、甲基多巴、米诺地尔
抗病毒药物	阿昔洛韦
抗肿瘤药物	环磷酰胺、环孢素、阿糖胞苷、普卡霉素、伊马替尼、索拉非尼、达沙替尼、来那度胺
细胞因子	粒细胞集落刺激因子、粒细胞 - 巨噬细胞集落刺激因子、干扰素 α、白细胞介素 2、白细胞介素 4
激素或类激素	雄激素、皮质激素、雌激素、孕酮、睾酮、甘草酸类
非甾体抗炎药	塞来昔布、布洛芬
口服降糖药	吡格列酮、胰岛素

72 小时内的下肢肿胀多为深静脉血栓形成、蜂窝织炎、腘窝囊肿破裂、外伤引起的急性筋膜室综合征或最近开始使用钙通道阻滞剂等。72 小时内的全身性水肿多为慢性全身性疾病的发作或恶化。

二、体格检查

血压、身高、体重、腹围，水肿部位及程度，是否凹陷性，水肿部位有无压痛及皮肤变化。心力衰竭应重点检查心肺、颈静脉怒张等以排除心力衰竭；无扑翼样震颤、腹腔积液等以排除肝脏疾病；有无眼征、甲状腺肿大、心动过速等以排除甲状腺功能亢进症。

三、诊断检查

1. 实验室检查　疑似肝病、肝硬化，查肝功能、肝炎标志物；疑似肾炎、肾病综合征，查 24 小时尿蛋白定量、尿常规、肾功能、血脂等；疑似心衰，查脑钠肽；疑似甲状腺功能异常导致的黏液性水肿，查甲状腺功能；疑似深静脉血栓，查 D- 二聚体。

2. 超声检查　疑似深静脉血栓形成，首选静脉超声检查评估。双功能超声可用于明确慢性静脉功能不全。疑似心力衰竭或 OSAHS，行超声心动图。疑似甲状腺疾病时，完善甲状腺超声。怀疑肝脏病变时完善肝脏超声检查。

3. MRI　行下肢和骨盆静脉造影的磁共振血管造影，评估内源性或外源性骨盆或大腿深静脉血栓形成。MRI 有助于诊断肌肉骨骼病因如腓肠肌撕裂或腘窝囊肿。

4. 淋巴造影　T_1 加权磁共振淋巴管造影可直接观察淋巴管。间接放射性核素淋巴闪烁显像，可见淋巴管缺乏或延迟充盈。

【再度评估】

经上述病史、体格检查和辅助检查仍无法明确时，再次对水肿进行评估，评估内容包括水肿程度评估、危险因素评估及家庭 - 心理评估。

水肿的诊断流程图见 ER-3-15-1。

ER-3-15-1　水肿的诊断流程图

【治疗】

一、对症治疗

1. 利尿剂　适用于心肺功能受累、明显腹腔积液或明显水肿又不能接受严格限盐者。肾源性水肿者需根据肾小球滤过率选择利尿剂；肝源性水肿者首选螺内酯治疗。密切监测体重、24 小时尿量、电解质变化等。

2. 补充白蛋白　适用于合并低蛋白血症且未明确病因者。

3. 中医药　如迈之灵片、七叶皂苷钠片。

二、病因治疗

详见各疾病诊疗指南。

三、健康教育

1. 采取合理有效的健康干预措施。

2. 开展一级预防及二级预防。

3. 家庭 - 心理支持。

【红旗征及转诊指征】

1. 严重心力衰竭。

2. 肝硬化水肿伴严重并发症。

3. 肾源性水肿伴呼吸困难、心衰、严重电解质酸碱平衡紊乱、感染、肾衰竭等。

4. 疑似黏液性水肿、其他内分泌疾病所致水肿及妊娠期高血压疾病的患者。

5. 血栓形成、静脉阻塞、肿瘤等引起的水肿。

6. 其他诊断不清或因条件限制无法进一步治疗的患者。

【病例分析】

患者，女，58 岁，居民，小学学历。双下肢伴颜面部水肿 10 天，无明显诱因，劳累后加重，伴泡沫尿等。食欲缺乏，睡眠差，焦虑明显，大便正常，尿量未测，近两 2 周体重增加约 3kg。既往冠状动脉粥样硬化性心脏病 2 年，未规律服药。无烟酒嗜好。已绝经。查体：血压 158/92mmHg，BMI 26.0kg/m²。神志清，精神差，颜面及双侧眼睑轻度水肿，巩膜无黄染，双肺呼吸音清，心律齐，各瓣膜区未闻及病理性杂音，腹平软，无压痛及反跳痛，肝脾未触及，双肾区叩击痛阴性，移动性浊音阴性，双下肢轻度水肿，神经系统检查阴性。尿蛋白 +++。生化：白蛋白 29.5g/L，甘油三酯 2.8mmol/L，总胆固醇 6.0mmol/L。

患者，中年女性，双下肢伴颜面部、双眼睑水肿 10 天。结合泡沫尿、血压高、尿蛋白阳性、低白蛋白血症、高脂血症，初步考虑肾病综合征的可能性大，需进一步完善 24 小时尿蛋白定量，必要时肾脏穿刺活检明确。但患者既往有冠状动脉粥样硬化心脏病史，需要除外心源性及其他因素导致的水肿。

目前首选治疗：利尿、药物降压治疗，适时补充白蛋白，同时转专科完善相关检查。患者血脂高，心血管风险高，建议加用他汀类药物。健康宣教指导患者监测体重、血压等指标，坚持低盐低脂优质蛋白饮食；避免受凉、劳累，预防上呼吸道感染及其他部位的感染，避免剧烈运动，戒烟限酒，减少复发；避免使用肾毒性药物。坚持药物治疗及定期随访血压血脂等，遵医嘱做好疾病管理。

【思考题】

1. 水肿的常见病因有哪些？

2. 如何运用全科临床思维诊治慢性水肿患者？

（邱　艳）

第十六节　震　颤

【学习要点】　1. 掌握震颤的病因及鉴别诊断。

2. 熟悉震颤的问诊要点。

3. 了解震颤的转诊指征。

【定义】

震颤（tremor）是由主动肌和拮抗肌同步或交替收缩产生有节律的振荡运动。

【概述】

震颤是在患者意识清楚的情况下出现的一种不受主观控制、无目的性的异常不自主运动，是潜在神经系统或全身性疾病的一种表现。震颤按病因学分类，分为遗传性、获得性及特发性；按活动性分类，分为静止性震颤和动作性震颤。静止性震颤指受影响部位无自主动作且完全获得对抗重力的支撑。动作性震颤通常在自主运动中出现，包括姿势性、运动性、意向性、等距性和任务特异性震颤等。

【病因】

引起震颤的原因有很多，根据2018年国际运动障碍协会震颤共识分为特发性、获得性和遗传性三类（表3-16-1）。

表3-16-1　震颤常见病因

病因分类	疾病类型	具体病因	临床特点
特发性	特发性震颤（essential tremor, ET）	家族性或散发性	以双上肢动作性震颤为主。震颤在活动时明显，休息时减轻，情绪紧张、焦虑状态等会加重
获得性	神经退行性病变	帕金森病（Parkinson's disease, PD）	为静止性震颤，典型者呈"搓丸样"动作，在随意运动时减弱或消失，情绪激动时加重，入睡后消失
	感染性或其他炎症性疾病	脱髓鞘疾病、细菌性或病毒性脑炎	—
	内分泌和代谢性疾病	肝性脑病、甲状腺功能亢进、肾病等	多为姿势性震颤。肝性脑病及尿毒症可表现为扑翼样震颤，节律稍慢，通常呈对称性，可累及上肢及下肢；甲亢震颤细微，最常见于双手伸平时

病因分类	疾病类型	具体病因	临床特点
获得性	毒物中毒	铅、锰、砷、氰化物、一氧化碳、甲苯等	—
	药物相关	抗惊厥药、抗精神病药、抗肿瘤药、β受体激动剂、茶碱类、甲状腺素和胺碘酮等	服用可疑药物后出现的震颤，多数在停用药物后自愈；少数如引起帕金森综合征需对症治疗
	颅内病变	卒中、脑外伤、肿瘤等，其中以卒中最为常见	表现为低频静止性和意向性震颤，多于原发病后延迟出现 Holmes 震颤综合征；小脑病变以意向性震颤为主
	其他	焦虑、应激状态、疲劳等	身体某一部分出现更大幅度生理性震颤
遗传性	基因相关帕金森综合征	—	以强直、少动为主，静止性震颤少见
	肌张力障碍	震颤性颈肌张力障碍、节段性震颤性肌张力障碍等	在肌张力障碍同时出现姿势性或运动性震颤
	—	肝豆状核变性病（Wilson病）	常染色体隐性遗传，静止性、姿势性或运动性震颤，伴肝损害、锥体外系症状、角膜色素环
	其他	神经卟啉病、脊髓小脑共济失调等	—

【病史、体格检查和辅助检查】

一、病史询问

震颤作为一种运动障碍性疾病的临床表现形式，易同时存在焦虑、抑郁等心理障碍,情绪紧张或焦虑可能加重震颤。作为全科医生对震颤患者的病史询问,要以患者为中心,结合 RICE 问诊法,详细了解患者的生活背景、看法、顾虑和期望。

1. 现病史

(1)发病的年龄、起病缓急、有无前驱症状、可能的诱因及进展速度。

(2)震颤的部位、性质、持续时间、程度、加重缓解因素及演变发展情况。

(3)有无伴随症状(认知功能障碍、心理障碍、睡眠障碍及感觉异常等)。

(4)有无治疗及治疗经过。

2. 既往史 既往一般健康状况,疾病史(卒中、脑外伤史)、传染病史、预防接种史、手术外伤史、过敏史等。

3. 个人史 吸烟、饮酒、咖啡等情况,有无药物服用史(抗精神类、抗肿瘤类、β 受体阻滞剂类等)、有无药物毒物接触史(杀虫剂、除草剂等),职业、家庭生活、人际关系等。

4. 家族史 有无类似症状的家族史,尤其是青年发病患者。

二、体格检查

对震颤患者详细的体格检查有利于鉴别震颤的病因。体格检查时,重点关注震颤的类型、部位、频率和加重、缓解因素,同时注意患者的步态、面部表情、语音语调、有无不自主运动、肌张力、生理及病理反射、自主神经系统检查(卧立位血压)等。

1. 静止性震颤的检查可让受检者双手安静置于大腿上或其他静止物体上观察。

2. 姿势性震颤可在患者伸出双手或将双手置于颏部下方出现,在握重物时更明显。

3. 运动性震颤检查主要观察受检者在做随意运动起始阶段、运动过程中或受累身体部位接近目标时(意向性震颤)的震颤特征。

4. 等距性震颤指在肌肉收缩对抗静止物体时发生,可让受检者握拳或抓住检查者手指观察。

5. 任务特异性震颤在精细运动如书写等特定任务期间发生。

震颤的诊断流程见 ER-3-16-1。

ER-3-16-1 震颤诊断流程

三、辅助检查

主要用于发现原发性疾病和对震颤的鉴别诊断。主要项目包括：

1. 血、尿、便常规，血生化，甲状腺功能等常规检查。

2. 肌电图可记录、检测震颤频率并评估震颤，具有一定鉴别作用。

3. 颅脑 CT/MRI 利于了解颅内情况。

4. 血液组织生物标志检测包括血液代谢测试、感染测试及遗传测试等，结合患者药物服用史可检测患者相应血药浓度。

5. 血清铜蓝蛋白测定可用于鉴别是否为肝豆状核变性。

6. 基因检测可能发现基因突变，对遗传性疾病有重要价值。

【评估】

震颤的临床评估工具主要为量表，评估内容包括：震颤严重程度评估（详见表 3-16-2）、震颤导致的功能障碍和生活质量下降的评估。

表 3-16-2 震颤临床分级

分级	临床表现
0级	无震颤
1级	轻微，震颤不易察觉
2级	中度，震颤幅度<2cm，非致残
3级	明显，震颤幅度为 2～4cm，部分致残
4级	严重，震颤幅度>4cm，致残

【治疗】

首先是震颤病因的处理，若未发现原发疾病，需结合震颤是否限制患者功能和日常生活以及影响程度决定治疗时机及方法。治疗方法包括药物、手术、康复、心理及中医药治疗等。

一、药物治疗

主要针对特发性震颤，轻度无须治疗；轻到中度由于工作或社交需要，可事前半小时服药以间歇性减轻症状；影响患者日常生活和工作的中到重度震颤，需要药物治疗。一线药物如普萘洛尔、阿罗洛尔、扑米酮，是特发性震颤首选的药物。二线药物有加巴喷丁、托吡酯、阿普唑仑、阿替洛尔等；三线用药有纳多洛尔、尼莫地平、A 型肉毒毒素等（具体用药方案详见疾病指南）。

对于帕金森病震颤以有效改善症状、提高工作能力和生活质量为目标。常用药物包括抗胆碱能药、复方左旋多巴、金刚烷胺、多巴胺受体激动剂、单胺氧化酶 B 型抑制剂等。

二、手术治疗

如脑深部电刺激术、MRgFUS 丘脑切开术、双侧丘脑损毁术等。

三、康复治疗

康复治疗是在药物治疗基础上，最大限度地延缓疾病的进展，改善各种功能障碍，提高生活质量。根据疾病严重程度、震颤的类型，制订个体化康复治疗措施。轻度以自我管理和促进积极主动的生活方式为主，以改善体能、减少运动受限为目的。中重度以提高活动能力和预防跌倒为主，并预防各类并发症的发生。

1. 运动疗法　适当有氧运动可减轻姿势性震颤，抗阻力训练是常见的运动疗法，包括俯卧撑、哑铃、杠铃等项目，其他运动疗法包括手功能活动训练，姿势训练、平衡训练等。

2. 智能辅具　双上肢震颤严重且影响日常生活者可使用智能辅具（如防抖勺、震颤矫形器等）帮助患者进食和日常活动。

四、心理治疗

部分震颤患者存在明显焦虑、抑郁等心理障碍，一定程度上影响患者生活质量。因而，不仅需要关注震颤症状的改善，而且要重视患者心理问题，予以心理疏导，严重时可适当使用药物治疗，减轻患者心理负担，从而达到更满意的治疗效果。

五、中医中药治疗

中医学中将震颤称为颤症，其基本病机可概括为肝风内动、髓海空虚、筋脉失养,病性为本虚标实,病位在筋脉及脑,与肝、脾、肾、脑等密切相关。中医治疗颤症主要包括中药内服、针灸治疗、穴位埋线等。中药内服如肝息风止颤汤、定颤汤、左归丸合新加附子汤、血府逐瘀汤等。

【健康教育】

1. 帕金森病是一种隐匿起病、缓慢进展的神经变性病,重点在于早诊断、早治疗,确诊后遵医嘱做好疾病管理。

2. 对于有遗传倾向的疾病,如特发性震颤,做好遗传咨询。

3. 长期服用药物人群,尤其是患有精神疾病人群需加强心理辅导,建议相关药物由家属保管,并协助患者规律服药,注意观察患者有无震颤等情况出现,定期随访。

4. 提高患者的自我管理意识,调动家庭成员参与意识,通过以患者为主与协同教育方式来改善患者生活质量。

【红旗征及转诊指征】

1. 初诊诊断不清的患者,建议转诊进一步明确诊断。

2. 药物难治性且有手术指征的震颤患者,建议转诊进一步评估手术指征和风险。

3. 震颤症状控制不佳及出现运动并发症,如"开 - 关"现象、冻结步态、异动症等。

4. 服用抗帕金森病药物在突然停药后,出现发热、大汗、肌强直及震颤加重等撤药综合征表现等。

5. 出现严重的内科合并疾病、精神症状等。

【随访计划】

1. 特发性震颤患者在个体自我管理基础上注意观察是否向帕金森病转化,如有出现需早期诊断并控制进展。

2. 诊断为帕金森病的患者每 3 个月进行抑郁量表测评,每 6~12 个月重新评估有无非典型的临床症状出现。

3. 如明确震颤的原发疾病,按相应疾病管理进行随访。

【病例分析】

患者，男性，45 岁，因"肢体抖动 6 月余，加重 1 月余"入院。入院前 6 月余，患者无明显诱因出现双上肢不自主抖动，写字时或拿水杯等精细动作时明显，失眠或精神紧张后加重，伴肢体灵活性欠佳，但不影响日常活动，后逐渐累及双下肢，表现为抬腿时抖动，无肢体麻木、抽搐、疼痛，无头昏、头痛；患者未重视及治疗。1 月前，患者肢体抖动加重，遂来就诊。既往有甲亢病史 3 年余，现已治愈（具体不详），余无特殊；吸烟 20 年余，10 支 / 天；饮酒 20 年余，饮白酒约 1 斤 / 天。否认家族遗传病、传染病、肿瘤病家族史。体格检查：BP 128/80mmHg，心肺腹部查体未见明显异常。神志清楚，查体合作，定向力、理解力、记忆力、计算力尚可。脑神经检查未见明显异常。全身无肌萎缩、肌肥大。双上肢齿轮样肌张力增高，其余肢体屈肌、伸肌肌张力正常。四肢肌力 5 级。四肢可见静止性震颤。共济运动阴性。感觉系统检查无异常。生理反射存在，病理反射未引出。

患者中年男性，以肢体抖动为主要表现，结合患者既往有甲亢病史，需警惕甲亢引起的震颤，进一步完善甲状腺功能。另患者有长期饮酒史，需了解患者近期饮酒情况，明确是否为酒精戒断综合征。该患者在失眠或精神紧张后可加重双手抖动症状，且查体可见双上肢肌张力齿轮样增高，考虑帕金森病可能性大，需进一步追问患者是否有运动迟缓症状，既往有无毒物接触史等。

目前可予以患者多巴胺能药物试用治疗，根据患者对其治疗反应，进一步明确是否为帕金森病，以便制订下一步治疗方案。对患者及家属进行健康宣教帮助其认识帕金森病，告知其坚持药物、运动康复等全方位综合治疗，积极配合心理指导，遵医嘱做好疾病管理。

【思考题】

1. 震颤的常见病因有哪些？

2. 请简述如何根据震颤类型进行鉴别？

（冯桂波）

第十七节 抽 搐

【定义】

抽搐指全身或局部成群骨骼肌非自主的抽动或强烈收缩,常可引起关节运动和强直。

【概述】

抽搐属于不随意运动,当收缩的肌群表现为强直性或阵挛性时,称为惊厥(convulsion)。惊厥时的抽搐一般为全身性、对称性、伴或不伴有意识丧失。病因不同,抽搐和惊厥的表现形式不同,可分为全身性和局限性两种。全身性抽搐以全身骨骼肌痉挛为主要表现,如癫痫大发作、癔症性发作。局限性抽搐以身体某一局部连续性肌肉收缩为主要表现,可见于口角、眼睑、手足等。

【病因】

抽搐的发病被认为可能是由于运动神经元的异常放电所致,与遗传、免疫、内分泌、微量元素、精神因素等有关。根据引起肌肉异常收缩的兴奋信号来源不同可分为大脑功能障碍:如癫痫大发作;非大脑功能障碍:如低钙性抽搐、破伤风等。抽搐的病因分为特发性和症状性。特发性指由于先天性脑部不稳定状态所致。症状性指由于脑部疾病、全身性疾病及神经症等原因所致。症状性抽搐具体病因见表 3-17-1。

表 3-17-1 症状性抽搐常见病因

分类	具体类型	常见病因	具体表现
脑部疾病	感染	脑炎、脑膜炎、脑脓肿、脑结核球等	可为全身或部分性抽搐发作,有相应的前驱病史,脑膜及脑实质受累表现,颅脑影像学及脑脊液检查协助诊断

分类	具体类型	常见病因	具体表现
脑部疾病	外伤	产伤、颅脑外伤	有产伤及外伤史,颅脑影像学及脑电图检查可协助诊断
	肿瘤	脑原发性肿瘤、转移瘤	颅压增高症状或体征,颅脑影像学助诊
	血管疾病	脑出血、蛛网膜下腔出血、脑栓塞等	有头痛、呕吐、偏瘫、失语或脑膜刺激征等,颅脑 CT/MRI 可明确类型
	寄生虫	脑型疟疾、脑血吸虫病、脑猪囊尾蚴病等	疫区居住史或疫水接触史,有癫痫发作、颅压增高表现,颅脑 CT/MRI 有助于发现病灶
	原因未明的大脑变性	结节性硬化、胆红素脑病等	智力减退、癫痫发作、皮肤及其他脏器损害等
全身性疾病	感染	小儿高热惊厥、败血症、中毒性菌痢等	有明确的感染、中毒或外伤史;其中破伤风可出现角弓反张表现
	中毒	内源性(尿毒症、肝性脑病)	既往基础疾病病史
		外源性(酒精、苯、阿托品等)	饮酒史或药物、毒物接触史
	心血管疾病	高血压脑病、Adams-Stokes 综合征	高血压脑病为血压骤然升高($>200/130\text{mmHg}$),出现头痛、意识障碍及抽搐；Adams-Stokes 综合征为心排血量骤减,严重脑缺血,突发意识丧失、晕厥或抽搐
	代谢障碍	低血糖、电解质紊乱、子痫、维生素 B_6 缺乏等	子痫表现为全身抽搐、意识丧失、呼吸暂停、口吐白沫等；低钙血症可表现为典型的手足抽搐
	风湿性疾病	系统性红斑狼疮、脑血管炎	系统性红斑狼疮可为癫痫大发作、头痛、嗜睡、眩晕等；脑血管炎取决于其受累部位

分类	具体类型	常见病因	具体表现
全身性疾病	药物撤除性	突然撤停安眠药、抗癫痫药等	具有明确服药及停药史，表现异常兴奋、焦虑不安、躁动甚至四肢抽搐
	其他	热射病、溺水、触电等	具有相应的病史
神经症	癔症性抽搐	—	常在精神因素刺激下发病，发作形式多样，抽搐动作杂乱、瞳孔无异常、无舌咬伤和大
			小便失禁，暗示或强刺激可终止发作

【病史、体格检查和辅助检查】

一、病史询问

（一）现病史

1.起病的年龄、起病缓急、有无前驱症状、可能的病因及诱因（精神刺激等）。

2.抽搐发作的详细过程，包括部位、程度、持续时间、频率、加重缓解因素及演变发展情况。

3.有无意识丧失、二便失禁、发热、心悸、剧烈头痛等伴随症状，处于妊娠期者重点询问有无高血压、水肿及蛋白尿等。

4.治疗经过。

（二）既往史

1.既往一般健康状况，是否患过什么重要疾病，如颅内感染性疾病、卒中、脑外伤、心脏疾病及肝肾疾病等。对于未成年人的抽搐发作需询问母亲妊娠是否异常及妊娠用药史，有无产伤、围生期损伤及先天性疾病。既往有无长期用药史及用药情况（如突然停药）等。

2.居住或生活地区的主要地方病史，传染病史、预防接种史、手术外伤史、过敏史等。

（三）个人史

1. 社会经历　居住地区和居留时间（有无疫源地／地方病流行区居住、疫水接触等）、受教育程度、经济情况、家庭生活、人际关系等。

2. 职业及工作条件　劳动环境、对工业毒物（苯、铅、砷、汞）的接触情况及时间。

3. 习惯与嗜好　吸烟、饮酒类型及数量，有无毒麻药物异嗜史。

4. 有无冶游史。

（四）家族史

有无类似症状的家族史。

二、体格检查

对抽搐患者进行系统查体是必需的。抽搐发作期进行紧急处理的同时注意观察抽搐情况及重点的查体，包括检查瞳孔反射、角膜反射及对刺激的反应。在抽搐发作间歇期进行全面、系统的全身及神经系统查体，包括生命体征、查找有无感染部位及外伤，有无神经系统定位体征、脑膜刺激征和病理反射。婴幼儿还应检查前囟门、颅骨缝。详细的体格检查有利于鉴别抽搐病因，抽搐鉴别思维见 ER-3-17-1。

ER-3-17-1　抽搐鉴别思维

三、辅助检查

1. 主要项目包括血、尿、便常规，C 反应蛋白，血生化，血糖，电解质，血气分析等常规检查。

2. 心电图检查有助于发现心律失常。

3. 脑电图有助于明确癫痫的诊断、分型和确定特殊综合征。

4. 颅脑 CT/MRI 利于了解脑结构异常或病变，SPECT/PET 等能从不同的角度反映脑局部代谢变化，协助癫痫病灶的定位。

5. 血液组织生物标志检测包括血液代谢测试、感染测试及遗传测试等，结合患者药物服用史可检测患者相应血药浓度。

6. 基因检测。

【治疗】

一、基本原则

首先要终止抽搐发作,保证呼吸道通畅,防止误吸,吸氧,监测生命体征,建立静脉通路,维持生命体征和内环境稳定,根据具体情况完善相关检查,积极寻找病因。

二、药物治疗

1. 癫痫发作　首选苯二氮䓬类药物,如劳拉西泮、地西泮或咪达唑仑,苯巴比妥和苯妥英钠为终止癫痫持续状态的二线用药。

2. 小儿高热惊厥　首选地西泮止惊。

3. 子痫　硫酸镁是治疗子痫和预防抽搐复发的一线药物。

4. 已明确抽搐病因者进行病因治疗。

三、心理治疗

癔症性抽搐是由心理障碍引起,全科医生应积极从多角度去寻找致患者发作的可能诱因,联合患者家庭成员,取得家庭支持,予以心理疏导;癫痫患者少部分合并存在假性癫痫发作(癔症样发作),结合前期 RICE 问诊中充分了解患者对疾病的认知程度,关注患者心理问题,予以适当鼓励,增强患者治疗的信心。

【健康教育】

1. 学习抽搐发作时的紧急处理及如何避免或减少意外伤害发生的方法。

2. 有癫痫病史者,单独外出时,应随身带有卡片,注明姓名、诊断,以便急救时参考。

3. 对于妊娠期高血压疾病患者,应做好自我健康管理,鼓励健康的饮食和生活习惯。

4. 既往有过热性惊厥的幼儿在 6 岁以前应避免再次发作,出现发热应及时治疗。

5. 长期服药者应遵医嘱服药、定期复查,不宜私自停药或减量,定期随访。

6. 了解自我身体状况，避免疲劳，生活、工作有规律，保证充足睡眠，加强营养，提高机体免疫力。

7. 鼓励戒酒。

【红旗征及转诊指征】

1. 初次发作或无法明确诊断者。

2. 经积极治疗，抽搐仍反复发作或呈抽搐持续状态。

3. 合并有其他危重情况可能危及生命，如重症感染。

4. 抽搐伴持续发热或反复高热，基层治疗效果差。

5. 子痫前期或子痫患者。

6. 新生儿惊厥。

7. 癫痫患者备孕或已经妊娠需要获得治疗指导。

8. 癫痫发作无法控制，需要调整用药或进一步查找潜在病因。

9. 癫痫病情控制良好，评价停药时机。

【病例分析】

患儿，男，2岁，因"间断咳嗽3天，发热1天伴抽搐1次"入院。入院前3天出现流涕、轻咳，家长自行给予患儿口服"小儿感冒冲剂"后流涕消失，但咳嗽较前加重，伴喉间痰响，后给予"儿童止咳糖浆"治疗后无明显好转。入院前1天，患儿出现发热，最高体温39.1℃，自行口服"泰诺林"治疗后体温无明显下降，于入院前6小时抽搐1次，表现为双眼上翻，牙关紧闭，颜面口唇发绀，四肢强直抖动，呼之不应，持续约2分钟后自行缓解。

既往体健，无类似抽搐史。否认家族遗传病、传染病史及类似病史。体格检查：T 38.2℃，R 30次/min，P 120次/min。神志清，精神稍差，热性面容，抱入病房，查体欠合作。全身皮肤未见异常，浅表淋巴结未扪及。面纹对称，眼球运动灵活到位。咽部充血，双侧扁桃体不大。呼吸略促，口周稍发绀，未见鼻扇及三四征，双肺呼吸音粗，可闻及少量痰鸣音及细湿啰音。心音有力，律齐，心前区未闻及杂音。腹软，肝脾不大。神经系统查体（-）。辅助检查：血常规：白细胞计数：11.6×10^9/L，中性粒细胞百分比：62%；胸部X线：双肺纹理增多，右下肺可见少许斑片影。

结合患儿年龄、有发热、抽搐的临床表现，发作后无持续的意识障碍和运动感觉障碍等，考虑单纯性高热惊厥可能性大，需进一步完善颅脑影像学及脑电图检查了解有无神经系统发育和脑结构异常。另不排除中枢神经系统感染、感染中毒性脑病、急性代谢紊乱等可能，需完善血生化、二便常规、脑脊液、电解质、感染相关指标等辅助检查助诊。目前患儿肺炎诊断明确，主要以抗感染治疗为主，惊厥发作时，可用地西泮、咪达唑仑、水合氯醛等止惊，防止舌咬伤，频繁、持续抽搐者注意防治脑水肿。

【思考题】

1. 症状性抽搐的常见病因？

2. 请简述如何通过体格检查进行抽搐鉴别？

（冯桂波）

第十八节 意 识 障 碍

【学习要点】

1. 掌握意识障碍的病因及诊疗思维。

2. 熟悉意识障碍的问诊要点。

3. 了解意识障碍的红旗征和转诊指征。

【定义】

意识障碍（disturbance of consciousness）指患者对自身和周围环境刺激的觉醒感知能力不同程度降低或丧失。

【概述】

意识活动包括觉醒状态与意识内容两个组成部分。觉醒状态指人脑的一种生理过程，与睡眠呈周期性交替的清醒状态。意识内容是指人的知觉、思维、记忆、情感、意志活动等心理过程（精神活动），还有通过言语、听觉、视觉技巧性运动及复杂反应与外界环境保持联系的机敏力，属大脑皮质的功能。正常意识是觉醒水平和意识内容都处于正常状态，语言、思维、行为、情绪正常，脑电生理正常。意识障碍是脑和脑干功能活动的抑制状态，抑制程度不同决定了不同的意识障碍水平。

根据觉醒状态、意识水平及对两个信号系统的反应，可将意识障碍分为觉醒水平异常和意识内容异常。

一、觉醒水平异常

1. 嗜睡（somnolence） 是最轻的意识障碍，一种病理性倦睡，表现为睡眠状态延长。可叫醒，能配合检查，能回答简单问题，当刺激撤去后很快再次入睡。

2. 昏睡（stupor） 是一种比嗜睡深的意识障碍。患者处于熟睡状态，不易唤醒，予以强烈的疼痛刺激，可有短时的意识清醒，有正确的语言行为表现，维持时间较短。

3. 昏迷（coma） 是严重的意识障碍，表现为意识持续的中断或完全丧失。脑功能处于严重抑制状态，造成患者高级神经功能活动丧失，对于内外环境刺激的反应有不同程度的受损。按其程度不同通常将昏迷分为三个阶段：①轻度昏迷，又称浅昏迷，意识大部分丧失，疼痛刺激下可出现防御反应，生理反射存在，生命体征平稳；②中度昏迷，抑制水平达脑桥，使得脑桥以上的反射减弱或消失，对外界各种刺激均无反应，防御反应减弱，生命体征发生变化；③深度昏迷，抑制水平达到延髓，对任何刺激均无反应，全身肌肉松弛，生理反射消失，生命体征不平稳。

二、意识内容异常

1. 意识模糊（confusion） 主要表现认识功能障碍，语言、文字表达能力丧失，不能对答，但对声、光、疼痛等的感受与反应存在。

2. 谵妄（delirium） 是一种常见的意识障碍，对客观环境的认识能力及反应能力均有轻度下降，注意力涣散，记忆力减退，具体表现在对时间、地点、人物的定向力完全或部分发生障碍。常产生大量的错觉和幻觉，发作时意识障碍明显，间歇期可完全清楚。意识恢复后对病中经过可有部分回忆，也可完全遗忘。

【病因】

一、意识障碍的常见病因

导致意识障碍的原因较多，其中常见病因有心源性疾病、脑血管疾病、血管迷走神经性晕厥等。另外，过度换气综合征、一氧化碳中毒、药物服用史等病因亦不可遗漏。意识障碍的常见病因见表 3-18-1。

表 3-18-1 意识障碍常见病因

病因分类	疾病类型	具体病因	临床特点
感染性疾病	急性重症感染	败血症、肺炎、中毒性菌痢、斑疹伤寒、颅脑感染等	具有感染相关的症状，感染指标明显升高
颅脑非感染性疾病	脑血管疾病	脑出血、脑栓塞、蛛网膜下腔出血、高血压脑病等	头痛、恶心、呕吐等，伴局灶性神经功能缺失，颅脑影像学具有相应表现
	脑占位性疾病	脑肿瘤、脑脓肿	高颅压表现，影像学提示占位病变
	脑损伤	脑震荡、外伤性颅内血肿等	明确外伤史，颅脑影像学协助诊断
	癫痫	特发性癫痫及各种病因继发的症状性癫痫	具有癫痫发作的共性及特性，脑电图及影像学等可协助诊断
内分泌与代谢疾病	甲状腺疾病	甲状腺危象	高热、大汗、甲状腺功能亢进症表现等
		甲状腺功能减退症	相应临床表现，甲状腺功能检查可协助诊断
	肝性脑病	急、慢性肝功能严重障碍及各种门静脉 - 体循环分流异常	常表现为性格行为改变、认知功能障碍、扑翼样震颤等，肝功能、血氨、脑电图等可协助诊断
	肺性脑病	各种病因导致肺通气或换气障碍引起的呼吸衰竭	常表现为认知缺陷、焦虑伴扑翼样震颤的意识错乱、昏睡、谵妄等
	糖尿病	糖尿病酮症酸中毒及高渗性高血糖综合征	见相关疾病指南
		低血糖反应	常见于糖尿病患者降糖治疗过程中

病因分类	疾病类型	具体病因	临床特点
内分泌与代谢疾病	低血糖症	Whipple 三联征	血糖低于 2.8mmol/L,可表现心悸、四肢无力、头晕、嗜睡等,检测血糖可明确诊断
心血管疾病	体循环障碍	重度休克	—
	心律失常	Adams-Stokes 综合征	突然发作,严重、致命性的缓慢性和快速的心律失常,短暂意识丧失、血压下降、大小便失禁、抽搐等
水电解质酸碱平衡紊乱	碱中毒、酸中毒、低钠血症	各种病因可引起	—
外源性中毒	药物性	有机磷杀虫药、安眠药、氰化物、吗啡等	相应病史,瞳孔、呼吸、气味等可协助诊断
	非药物性	酒精中毒	饮酒史,伴有烦躁不安、昏睡或昏迷,血压下降、呼吸减慢、心率增快
	动物咬伤	毒蛇咬伤等	动物咬伤病史,伤口局部表现
其他	血管或迷走神经性晕厥	—	有疼痛、情绪紧张、恐惧等诱因,血压下降、脉搏微弱,持续数秒或数十秒后可自然苏醒
	过度换气综合征	—	生气、情绪激动等诱因,呼吸困难、肢体麻木、晕厥及短暂性意识丧失
	直立性低血压	—	与体位改变有关
	物理及缺氧性损害	高温中暑、日射病、触电等	具有相应的病史及临床表现

二、意识障碍的诊疗思维

全科医生在接诊意识障碍患者时，全面的临床诊疗思维尤为重要，根据莫塔教授的临床安全策略 - 临床 5 问思维法对意识障碍患者进行分析如下（ER-3-18-1）。

ER-3-18-1 意识障碍诊疗思维

【病史、体格检查和辅助检查】

一、病史询问

意识障碍的病因多样，伴发不同症状或体征时对诊断有很大帮助，对意识障碍患者应从多方面（救助人员、家属、朋友、旁观人员等）获取尽可能多的详细病史。如患者就诊时神志已经转为清醒，医生要以患者为中心，详细了解患者的生活背景、看法、顾虑和期望。通过向患者或他人询问意识障碍发生的时间、地点（是否密闭、高温、有无毒气等）、持续时间、起病缓急、前驱症状、性质（觉醒异常或意识内容异常）；有无头痛、头晕、恶心、呕吐、复视、肢体活动无力、肢体抽搐、发热、心慌、胸闷、胸痛、喘憋等伴随症状；了解有无卒中、高血压、糖尿病、心脏病、肝病或呼吸疾病等病史；近期有无头部外伤或跌倒史；有无使用过阿片类或精神类药物等，以及患者家庭生活、社会关系、支持系统及意识障碍前有无应激事件等。

二、体格检查

在对意识障碍患者进行体格检查时，应当强调迅速、准确，一方面关注患者生命体征是否平稳；一方面尽快确定有无意识障碍及其程度：先通过视诊观察患者自发活动和姿势，再通过问诊和体格检查评估意识障碍程度，明确是觉醒水平异常和 / 或意识内容异常。意识障碍的重点体格检查见图示（ER-3-18-2）。

ER-3-18-2 意识障碍体格检查

三、辅助检查

意识障碍患者需完善血常规、肝肾功能、电解质、血糖、血气分析、D- 二聚体、心肌酶、二便常规等检查，如考虑颅内疾病需完善脑电图、颅脑 CT、脑脊液检查，必要时完善头颈部 CTA 或 DSA 检查。结合病史询问情况必要时选择检查血氨、毒物检测、酒精含量等。

【评估】

在保证生命体征平稳情况下，进行意识障碍类型和程度的评估，进而作出相应预后评定。评估方法包括：

1. 格拉斯哥昏迷评分量表（Glasgow coma scale，GCS） 对预后评定有重要价值，简便易行，应用广泛但对植物状态和死亡的预后评估缺乏特异性。

2. 全面无反应评分量表（full outline of unresponsive-ness，FOUR）常作为意识障碍急性期的候选量表。用于因气管切开或呼吸机辅助呼吸无法进行言语能力评估的患者。可以弥补 GCS 的不足。

3. 修订昏迷恢复量表（coma recovery scale revised，CRS-R） 对各种感觉刺激（听觉、视觉、运动、言语、交流和觉醒水平）是否有特定行为反应进行评分。

4. 格拉斯哥昏迷结局评分量表（Glasgow outcome scale，GOS） 多用于判断昏迷结局。

具体评估方法见相关指南。

【治疗】

1. 一般治疗 意识障碍患者属于危重患者，应立即检查生命体征和气道是否通畅，立即吸氧、建立静脉通路，稳定生命体征，同时保证必要的营养支持，监测水电解质、酸碱平衡。

2. 病因治疗 根据不同病因引起的意识障碍，具体治疗方案见疾病治疗指南。

【健康教育】

1. 一般人群 坚持合理营养、充足休息和适当运动，提高自身免疫力。

2. 慢性病人群 坚持规律口服相关药物、监测相关指标，定期随访复查相关检查。

3. 精神疾病人群 加强心理辅导，建议相关药物由家属保管，并协助患者规律服药,定期随访。

【红旗征及转诊指征】

1. 意识障碍原因不明或短时间内意识障碍程度逐渐加深。

2. 意识障碍合并严重神经功能缺损。

3. 意识障碍合并生命体征不平稳。

4. 确定外伤后出现意识障碍,在维持患者生命体征平稳情况下,尽快转诊。

5. 在经积极治疗后意识障碍无好转者。

6. 严重全身疾病引起的意识障碍。

【随访计划】

意识障碍患者的随访取决于引起意识障碍的病因,因基础慢性疾病引起者,按照慢性病随访计划随访。

【病例分析】

患者,男性,70岁,因"发现一过性意识障碍1小时"就诊。1小时前,患者家属发现患者躺倒在地,呼之不应,当时无面色苍白、口唇发绀、双目凝视、牙关紧闭、口吐白沫,无肢体抽搐、舌咬伤、大小便失禁,无大汗淋漓、四肢湿冷。十余分钟后患者意识恢复,醒后不能回忆,遂来就诊。既往有高血压、2型糖尿病病史,长期口服硝苯地平控释片和皮下注射胰岛素治疗。体格检查:BP 150/80mmHg,心肺腹查体未见明显异常。意识清楚,查体合作;双瞳孔等大等圆约3mm,直接、间接对光反射灵敏。全身无肌萎缩、肌肥大。四肢肌力、肌张力正常。双侧病理征阴性。

患者,老年男性,一过性意识障碍1小时。结合患者糖尿病,长期接受皮下注射胰岛素治疗,首先考虑低血糖症,但患者发作时未出现其他低血糖反应,且未经过进食或补充糖转为清醒,故其可能性小。另患者年龄大,突发短暂意识障碍,不能除外心律失常可能,需进一步检查动态心电图等明确。患者发病前无物理性损害及外源性毒物中毒病史,既往无精神疾病病史。结合患者老年,有高血压、糖尿病病史,需考虑颅脑疾病,尤其是短暂性脑缺血发作可能性大,可进一步行脑血管检查明确。

目前首选治疗：监测患者生命体征，建立静脉通路；完善相关检查查找病因。若提示低血糖，则立即予以葡萄糖治疗，继续监测血糖；如提示水电解质、酸碱平衡紊乱，则予以补液、稳定内环境等；如提示为脑血管疾病，在保证患者生命体征平稳情况下，紧急转诊至上级医院。建议患者家属协助并监督患者坚持低盐低脂糖尿病饮食；院外规律监测血压、血糖；规律口服降压、降糖药物；适当锻炼；定期门诊随访，遵医嘱做好疾病管理。

【思考题】

1. 引起意识障碍的病因有哪些？
2. 请简述意识障碍的一般治疗。

（冯桂波）

第十九节　认知功能障碍

【学习要点】　1. 掌握认知功能障碍的鉴别思维。

2. 熟悉认知功能障碍的病因和药物治疗。

3. 了解认知功能障碍的分类。

【定义】

认知指人脑接受外界信息，经过加工、处理、储存以及信息提取，获得知识并应用知识的过程。认知包括记忆、语言、视空间、执行、计算和理解判断等方面。认知障碍（cognitive impairment）指上述认知域有 1 项或多项受损。

【概述】

认知功能障碍根据认知域范围分为记忆障碍、视空间障碍、执行功能障碍、计算力障碍、失语、失用、失认；根据损害程度分为轻度认知障碍和痴呆。

1. 记忆障碍　记忆是信息在脑内储存和提取的过程,分为瞬时记忆、短时记忆和长时记忆三类。

(1)遗忘:对识记过的材料与情节不能再认与回忆,或表现为错误的再认或回忆。

(2)记忆减退:识记、保持、再认和回忆普遍减退。

(3)记忆错误:包括记忆恍惚、错构及虚构。

(4)记忆增强:对远事记忆的异常性增加。

2. 视空间障碍　患者不能准确判断自身及物品的位置而出现的功能障碍。

3. 执行功能障碍　患者综合运用知识、信息的能力出现障碍。

4. 计算力障碍　各种计算能力减退。计算能力取决于患者本身的智力、先天对数字的感觉和数学能力。

5. 失语(aphasia)　在神志清楚,意识正常,发音和构音没有障碍的情况下,大脑皮质语言功能区病变导致的言语交流能力障碍,表现为自发谈话、听理解、复述、命名、阅读和书写等方面的能力残缺或丧失。

6. 失用(apraxia)　在意识清楚、语言理解功能及运动功能正常的情况下,患者丧失完成有目的的复杂活动的能力。

7. 失认(agnosia)　在意识正常,无视觉、听觉和躯体感觉障碍的情况下,患者不能辨认以往熟悉的事物。

8. 轻度认知障碍(mild cognitive impairment, MCI)　介于正常衰老和痴呆之间的一种状态,患者存在轻度认知功能(一项或一项以上)减退,但日常能力没有受到明显影响。

9. 痴呆(dementia)　由于脑功能障碍而产生的获得性、持续性智能损害综合征,可由脑退行性变(如阿尔茨海默病)引起,也可由其他原因(如脑血管病、中毒等)导致。认知域有 2 项或以上受累,患者的日常或社会能力明显受损。

【病因】

诊断认知功能障碍后,要结合起病形式、各认知域损害的顺序及特征、病程发展特点以及既往史和体格检查提供的线索,对其病因作出初步判断。认知功能障碍常见病因及具体表现详见表 3-19-1。

表 3-19-1　认知功能障碍常见病因

类型	分类		常见病因	具体表现
轻度认知障碍	遗忘型	单纯记忆损害	阿尔茨海默病早期	—
		多认知域损害	阿尔茨海默病、脑血管病、抑郁等	—
	非遗忘型	—	额颞叶变性	记忆以外的认知域损害
痴呆	变性病性痴呆		阿尔茨海默病（AD）	早期近事记忆减退，逐渐远期记忆减退，可伴情感淡漠、哭笑无常、言语能力丧失，后期不能完成日常简单的生活事项
			路易体痴呆病（DLB）	波动性认知障碍、帕金森病样症状、反复生动的视幻觉和快速眼动睡眠行为障碍
			帕金森病合并痴呆（PDD）	认知障碍、肌强直、运动减少、姿势异常，伴智力障碍、人格改变和精神病样表现
			苍白球黑质色素变性	—
			皮层基底核变性（CBGD）	单侧帕金森综合征、肢体观念运动性失用
			亨廷顿病	进行性舞蹈症、行为改变及痴呆
			肝豆状核变性	肝功能障碍，行为异常及异常运动
			额颞叶痴呆	人际交往减少、持续的刻板行为、缄默等
			进行性核上性麻痹	有轻度痴呆，中轴肌张力障碍（颈后倾）

类型	分类		常见病因	具体表现
痴呆	非变性病性痴呆	血管性痴呆（VaD）	脑缺/出血性痴呆、淀粉样血管病	有明确的血管病变病史
		正常颅压脑积水	—	步态不稳、精神运动迟滞及尿便失禁
		脑外伤性	—	明确脑外伤病史后出现痴呆表现
		感染性疾病	神经梅毒、艾滋病痴呆综合征、病毒性脑炎等	—
		脑肿瘤或占位病变	脑内原发或转移肿瘤、慢性硬膜下血肿	颅脑影像学相应表现
		代谢/中毒性脑病	肝/肾性脑病，药物、酒精、毒品、CO、重金属中毒	相应基础疾病或中毒病史

【病史、体格检查和辅助检查】

一、病史询问

（一）现病史

1. 通过对患者/他人询问认知障碍起病时间、起病形式、前驱症状、具体表现（认知域损害情况）、进展方式、转归。

2. 询问有无对社会功能、日常生活、自理能力产生影响。

3. 是否伴有精神行为/人格改变及其与认知障碍发生的先后顺序；伴随的肢体功能异常或其他系统疾病的症状。

4. 近期有无头部外伤/跌倒史、重金属/毒物接触史及可疑药物/毒素中毒史等。

（二）既往史

既往是否患有可能导致认知障碍的疾病或诱发因素、儿时智力及发育情况。

（三）个人史

1. 社会经历　居住地区和居留时间（有无疫源地/地方病流行区居住、疫水接触等）、教育程度、经济情况、家庭生活、人际关系、此前有无应激事件等。

2. 职业及工作条件　劳动环境、重金属或毒物的接触情况及时间。

3. 习惯与嗜好　吸烟、饮酒类型及数量，有无毒麻药物异嗜史。

4. 有无冶游史。

（四）家族史

有无类似症状的家族史。

二、体格检查

对认知障碍患者进行体格检查时，重点关注认知障碍的类型、表现，同时注意患者的一般行为、情绪、态度、举止、穿着习惯、连贯思维、注意力、有无不自主运动、肌张力、生理及病理反射、自主神经系统检查及系统的智力检查、初步高级皮质功能检查、脑神经、运动及感觉系统等。详细的体格检查有利于鉴别病因，认知障碍鉴别诊断见ER-3-19-1。

ER-3-19-1　认知障碍鉴别诊断

三、辅助检查

1. 针对脑结构及功能的检查　颅脑 CT/MRI、CTA 便于了解颅内及脑血管情况；脑电图有助于鉴别正常老化与痴呆；诱发电位和事件相关电位可检测认知功能损害。

2. 血液方面检查　血液代谢测试、感染测试；结合患者药物服用史可进行相应血药浓度检测；血清铜蓝蛋白测定可用于鉴别是否为肝豆状核变性。

3. 针对遗传性疾病的特殊检查　可进行遗传测试，如基因检测。

【评估】

认知障碍涉及多个认知域,其损害的程度可干扰日常生活能力或社会职业功能,在病程某一阶段常伴有精神、行为和人格异常。因此,对此类患者的评估通常包括认知功能、社会及日常生活能力、精神行为症状等方面。

1. 总体认知功能评估　推荐简易精神状态检查(MMSE)用于痴呆的筛查,蒙特利尔认知评估量表(MoCA)用于 MCI 的筛查,阿尔茨海默病评估量表 - 认知部分(ADAS-cog)用于轻中度 AD 药物疗效评价、临床痴呆评定量表(CDR)用于痴呆严重程度分级评定和随访,详见附录13～16。

2. 社会及日常生活能力的评估　如社会功能问卷(FAQ)、重度阿尔茨海默病患者日常生活能力量表等。

3. 精神行为症状评估　常见的症状有淡漠、抑郁、焦虑和夜间行为紊乱等,精神行为症状是 MCI 向痴呆转化的危险因素,因此,临床应对精神行为症状进行关注和评价。具体详见相关疾病指南。

【治疗】

认知障碍的治疗原则是改善患者的认知功能,提高患者的生活质量,最大程度地延缓其发展进程。治疗包括针对病因(见相关疾病指南)、认知症状和精神行为症状的药物和非药物治疗。

一、药物治疗

1. 改善认知功能障碍的药物

(1)胆碱酯酶抑制剂:是目前治疗轻、中度阿尔茨海默病的一线药物,对改善血管性痴呆、帕金森病痴呆的认知功能有一定效果,常用的药物包括多奈哌齐、利斯的明、加兰他敏和石杉碱甲。

(2)兴奋性氨基酸受体拮抗剂:代表药物美金刚对中、重度阿尔茨海默病疗效确切,也可用于治疗轻到中度的血管性痴呆患者。

2. 改善精神行为症状的药物　在使用促认知药物后,精神行为障碍无改善者可酌情使用抗精神病、抗抑郁、抗焦虑及镇静催眠药物。

二、非药物治疗

对认知功能障碍患者的护理在其非药物治疗中具有重要地位,应根据患者认知功能障碍程度制订个性化的护理计划、采取相应的护理措施以达到其治疗目标。

认知障碍的治疗见 ER-3-19-2。

ER-3-19-2 认知障碍治疗

【健康教育】

1．认知障碍病程隐匿、进展不一、临床表现多样，患者病情轻重差异大，健康教育侧重各有不同。

2．早期轻度认知障碍者，鼓励其自己料理生活，树立积极乐观生活态度，积极参加社会活动，养成健康生活方式，饮食注意营养均衡，主动及时治疗慢性病，有条件培养业余爱好，改善居住环境。

3．中、重度痴呆患者，以安全维护、智能锻炼和生活自理能力锻炼为主，家属多陪伴、多与其交流谈话，加强生活照顾，留意其安全，避免患者单独外出，防止迷路、走失、坠楼、烫伤等。

4．对于有遗传倾向的疾病，如亨廷顿病及肝豆状核变性，做好遗传咨询。

【红旗征及转诊指征】

1．经过初步评估需进一步检查才能确诊者。

2．存在可疑病因需要进一步检查明确者。

3．认知障碍患者接受药物治疗期间病情进展快或出现药物不良反应需调整治疗方案者。

4．重度痴呆患者出现严重并发症，如误吸发生呼吸道梗阻等。

5．出现严重精神障碍者。

6．出现严重的内科合并疾病。

【随访计划】

1．轻度认知障碍患者在个体自我管理基础上注意观察是否向痴呆转化，如病情进展需早期治疗并控制进展。

2．认知障碍出现精神症状，定期随访用药情况及病情变化，及时调整用药方案。

3．如明确引起认知障碍的原发疾病，按相应疾病进行治疗及随访。

【病例分析】

患者，女性，72 岁，因"记忆力减退 4 月余，加重 1 个月"入院。入院前 4 个月，患者无明显诱因出现记忆力下降，丢三落四，经常在家寻找手机等物品，不记得是否服药，当时未予以重视。患者生活能力逐渐下降，不能独立完成做饭、购物等事情。入院前 1 个月，患者病情加重，有时在自己家里找不到放在固定位置的东西，表达能力、理解能力亦下降，不能完全听懂家人谈话，未予特殊诊治。既往有"高血压"20 年，最高血压 180/100mmHg，现服用坎地沙坦酯片、厄贝沙坦氢氯噻嗪片控制血压，自诉血压控制可；5 年前诊断为脑出血，经治疗后出院，未遗留明显后遗症。无吸烟、饮酒等不良嗜好。否认家族遗传病、传染病、肿瘤病家族史及类似病史。体格检查：BP 107/64mmHg，心肺腹查体未见明显异常。神志清楚，言语清晰，对答切题，查体合作。定向力、理解力、计算力正常，记忆力下降。脑神经检查未见明显异常。双侧肢体肌张力正常。四肢肌力 5 级。共济运动阴性。感觉系统检查无异常。生理反射存在，病理反射未引出。

患者老年女性，以记忆力减退为主要表现，结合患者合并高血压、脑出血病史，需警惕血管性痴呆可能，但既往脑出血 5 年期间未出现记忆减退，需进一步行颅脑 MRI、CTA、脑电图等检查除外。该患者近事记忆力、生活能力下降、视空间障碍、综合分析能力减退、影响日常工作及生活，考虑阿尔茨海默病可能性大，需进一步追问患者是否有人际交往失范、淡漠、视幻觉、共济失调等症状，既往有无毒物接触史等。

目前可予以改善认知障碍药物试用治疗，根据患者对其治疗反应，进一步明确是否为阿尔茨海默病，以便制订下一步治疗方案。对患者及家属进行健康宣教帮助其认识阿尔茨海默病，告知其坚持药物治疗，加强家属对患者的全方位护理防迷路、走失及坠楼等。

【思考题】

1. 痴呆的常见病因有哪些？

2. 简述认知功能障碍药物治疗方法。

（冯桂波）

第二十节　淋巴结肿大

【定义】

淋巴结肿大指一个或多个淋巴结增大,可看到或触及、可有疼痛或压痛。成年人的正常淋巴结直径通常<0.5cm,光滑柔软,无粘连和压痛。在颈部以及腹股沟触及小的淋巴结可能是正常的,但是在锁骨上窝、腋窝、滑车上或者腘窝通常不应触及淋巴结。

【概述】

在初级医疗实践过程中,淋巴结肿大的2/3以上患者是由于非特异性疾病或者上呼吸道感染(病毒性或者细菌性),患有恶性疾病的患者<1%。所以,患有淋巴结肿大的大部分患者为非特异性病因,不需要或极少需要诊断性检查。

【病因】

在全科门诊,大多数淋巴结肿大为非特异性或一般性感染,相当多的患者找不到肿大的原因,也无法作出确切诊断。鉴别诊断的目的并不意味着一定可以作出某种确定诊断,更多是对潜在疾病的排查或者鉴别。最经济有效的措施是注重问诊和查体,对预警症状进行查找,在排除特定疾病,特别是严重疾病的基础上决定后续处理。

1. 非特异性慢性淋巴结炎　质韧,局限性,多在颈部、颌下,无疼痛,活动好。不需治疗,观察变化。

2. 急性淋巴结炎　局限性、疼痛、质软,严重者可有发热、白细胞升高,用抗生素治疗有效。相应引流区域可找到原发病灶。

3. 传染性单核细胞增多症　泛发性(以颈部为常见)、无痛;青少年好发,发热、咽喉炎、白细胞增多、淋巴细胞比例增高,有非典型淋巴细胞,合并肝脾大。

4. **药物热** 泛发性、皮疹、关节痛、白细胞增多、血沉快、用抗生素治疗无效。全身情况好,有服用药物史。

5. **急性白血病** 泛发性、无痛、高热、贫血、出血、肝脾大,全身情况差。

6. **淋巴结核** 儿童、青年,无痛性、以颈部淋巴结肿大为主,粘连、质地较硬,合并低热、消瘦或其他部位结核、按一般炎症治疗无效。血沉、淋巴结活检可明确。

7. **恶性肿瘤转移** 常见中老年人,无痛性、局限性、质地坚硬、活动度差。相应引流区域可能有相关临床表现。

8. **淋巴瘤** 肿大较明显,无痛性、进行性、局限性或泛发性淋巴结肿大,合并发热、出汗,肝脾大。

9. **慢性淋巴细胞性白血病** 无痛性、泛发性淋巴结肿大、粘连形成巨大肿块,肝脾大,血白细胞明显增多、淋巴细胞比例增多且多为成熟小淋巴细胞。

10. **嗜酸性粒细胞性淋巴肉芽肿** 青壮年,局限性或泛发性淋巴结肿大、中等硬度,皮肤干燥、色素沉着、皮肤脱屑、萎缩性皮肤病变。嗜酸细胞增多、无贫血及出血表现。

11. **结节病** 泛发性、质地坚硬、无粘连、无痛性淋巴结肿大,伴有咳嗽、乏力、发热、盗汗。

【病史、体格检查和辅助检查】

一、询问病史

详细的病史采集对于确定淋巴结肿大的病因非常重要。患者认为淋巴结肿大可能是癌症的临床表现。病史的询问有助于排除大部分恶性疾病或其他潜在的严重疾病。

1. **症状的问诊** 应注意询问发现淋巴结肿大的方式,病情特点及伴随症状,患病以来的精神、生活状况,治疗经过及效果,与淋巴结肿大相关的既往史、个人史、家族史等。淋巴结肿大常是某些疾病的继发表现,查找和排查相关疾病,就尤为重要。全身症状如发热、盗汗、体重下降等。局部症状如有无疼痛,相应引流区域有无外伤、肿块、疼痛或功能异常等表现。

2. 生活史的问诊　大多数淋巴结肿大为非特异性,难以直接确诊。往往与生活不规律、精神压力或饮食不当有关,如果存在相应的诱因和相关性,对于病情的评估和解释有参考意义。

3. 以患者为中心的问诊(RICE问诊)　除去少数急性淋巴结炎疼痛明显的患者,促使大多数淋巴结肿大患者就诊的主要原因是对恶性肿瘤的担忧,由于疾病认知水平和病耻感的关系,相当多的患者并不会主动表达这一点,对于存在焦虑情绪的患者,医生应主动询问患者的担忧和就医期望的相关内容。

二、体格检查

发现一处淋巴结异常后,一定要检查其他部位,以排除全身淋巴结肿大。检查所有淋巴结群都应谨记以下特点:

1. 位置　局部淋巴结肿大提示局部病因,应寻找淋巴结引流区域的病理改变,仔细检查异常淋巴结的引流区域有无皮肤破损,皮疹等。全身淋巴结肿大通常是全身性疾病的表现,应注意有无发热、肝脾大等。颈部及腹股沟淋巴结肿大多为良性病变,而锁骨上窝和肱骨内上髁淋巴结肿大则应高度警惕恶性病变。

2. 大小　异常淋巴结直径通常>1cm。

3. 质地　质地坚硬的淋巴结见于引起纤维化(硬化)的恶性肿瘤和既往炎症留下的纤维化。质地坚韧的淋巴结见于淋巴瘤和慢性白血病;而急性白血病中的淋巴结往往较软。

4. 固定　正常淋巴结可在皮下自由移动。异常淋巴结可因癌症侵袭或周围组织的炎症而与相邻组织(如深筋膜)粘连,淋巴结之间也可因同样的原因相互粘连固定。

5. 压痛　提示淋巴结近期快速增大,导致包膜的疼痛感受器受压。压痛一般见于炎症,也可能由淋巴结出血、免疫刺激和恶性肿瘤引起。

三、辅助检查

1. 血常规　如有明显疼痛或压痛,特别是合并发热等情况可明确炎性病变。

2. 局部彩超　超声检查可确认淋巴结病变并排除其他肿物。

3. 淋巴活检　可疑病例大多可获确诊。

【评估】

淋巴结肿大应首先评估是单一区域还是多个区域的全身性病变。区域淋巴结肿大多见于非特异性淋巴结炎、淋巴结结核及恶性肿瘤转移，应按淋巴引流区域寻找原发病灶。全身性淋巴结肿大，指两个区域以上淋巴结肿大，为全身性疾病引起，多见于传染性单核细胞增多症、药物热、白血病、淋巴瘤等。全身性淋巴结肿大提示病情较严重，一般宜转诊至专科处理。

相当一部分非特异性肿大淋巴结，没有明显疼痛，查体呈现良性改变，一般不需特殊处理，可观察随访。但这类患者可能存在对恶性肿瘤的顾虑，由于非特异性肿大难以找到确切病因，在病情解释上存在一定困难，要注意了解患者的认知状况和就医期望，以便给予针对性的处理。

淋巴结肿大的分类评估和处理流程见 ER-3-20-1。

ER-3-20-1　淋巴结肿大的分类评估和处理

【治疗】

淋巴结肿大经常是其他疾病的外在表现，应积极治疗原发病，肿大的淋巴结才能缩小或消退。需要特别指出，极少数情况下淋巴结肿大是严重疾病的表现，但大多数淋巴结肿大是非特异性的，避免过度检查和手术。

1. 咨询解释　大多数患者虽然并不考虑严重疾病，但也难以确定淋巴结肿大的确切原因。理论上淋巴结活检是有效的确诊措施，但基于风险和获益的考量，并不是普遍采用的方法。患者需要给予自身状况的合理解释，有时候基于文化背景的解释，也可以得到患者认同，比如"上火"是具有中国特色，普遍被接受的解释，其原因可以为辛辣食物、情绪变化、心理压力、熬夜等。

不管患者自己是否意识到，对恶性肿瘤的担忧往往是真正的就诊原因。对于医生解释不满意的患者，主动讨论癌症或淋巴瘤相关议题能明显提高患者满意度。细节包括患者所关注癌症的具体种类及其临床表现、癌性淋巴结的特征、促使患者就诊的原因以及医生的判断依据等。

2.如果病史和体格检查提示无特异性病因,如上呼吸道病毒感染伴颈部淋巴结肿大的患者,可能不需要任何处理,仅需观察即可。如果疼痛明显,有明显炎症则给予抗炎治疗。如由局部引流区域病变引起,则应同时治疗。

3.自我观察与复诊 基于大多数淋巴结肿大并不能找到确切原因,为避免原发病加重或遗漏严重的疾病,患者的自我观察就尤为必要。如果淋巴结肿大的程度、数量、部位等特征发生明显变化,或出现发热、消瘦等新的并发症状应及时复诊,重新评估或检查。

4.病因治疗 病因明确的患者应积极治疗原发病,必要时转诊至专科。

【红旗征及转诊指征】

1.考虑恶性肿瘤。如果根据淋巴结特征(如质硬、迅速增大、持续增多或位置特殊,如锁骨上淋巴结)、症状(发热、盗汗、体重减轻等全身症状)或高危特征(老年吸烟者的坚硬颈部淋巴结、老年女性的腋窝淋巴结)考虑为恶性肿瘤,应转诊,接受相应检查和评估。

2.存在发热等严重合并症又无法解释。

3.经过合理的治疗,原发病或局部疼痛无改善,淋巴结肿大的数量和程度随时间推移有增加趋势。

4.患者出现焦虑等情绪异常,多次复诊仍不满意,医患冲突风险增加。

【随访计划】

1.重点患者应追踪转诊的依从性。

2.不需转诊的良性病变,应教育患者自我监测红旗征。

3.根据病情需要合理安排复诊计划。

【病例分析】

患者,男性,39岁。发现颈部肿物1周就诊。1周前出现右颈部皮下肿物1个,轻微疼痛,偶咳嗽,无发热流涕咳痰胸痛等不适。既往:慢性咽炎。查体:右颈部胸锁乳突肌中段位置皮下可及蚕豆大肿物一枚,质地软韧，稍压痛，活动好。咽后壁稍红肿，轻度滤泡增生。血常规：白细胞$6.5×10^9$/L，中性粒细胞百分比74%。彩超：右颈部淋巴结肿大。

结合病史及辅助检查，诊断患者存在急性淋巴结炎，给予抗炎治疗。对患者希望进一步检查确诊的要求，主动询问患者的担忧，患者爷爷因肺癌去世，希望对此进行排查，全科医生详细解释急性淋巴结炎的诊断依据，肺癌发生淋巴结转移的临床表现和排除理由，并就暂不进行过多检查和肺癌的自我监控达成共识。

【思考题】

1. 淋巴结肿大的常见原因有哪些？

2. 如何区分感染性和癌性淋巴结肿大？

3. 如何识别和处理患者对恶性肿瘤的担忧？

（王剑强）

第二十一节　乳腺肿块

【学习要点】　1. 掌握乳腺肿块的常见病因、评估方法和处理原则。

2. 熟悉乳腺肿块的红旗征及转诊指征。

3. 了解乳腺肿块患者的健康教育与咨询技巧。

【定义】

乳腺肿块（breast lump）指乳腺中的结节性或增生性组织，是乳腺疾病的常见体征。

【概述】

临床上发现的乳腺肿块绝大多数是良性病变，但是患者最主要的担心是乳腺癌，未能早期诊断乳腺癌是导致医疗纠纷的主要原因。查找恶性肿瘤的红旗征，避免漏诊非常重要。另一方面，由于乳腺肿块在女性中发病率非常高，消除患者不必要的担忧，避免过度检查和转诊，也是全科医生需要具备的重要技能。

【病因】

1. **乳腺小叶增生** 小叶增生是乳腺增生早期的一个病理变化，多见于25～40岁妇女，肿块常为多发性，可局限于一侧乳房或两侧乳房，肿块为颗粒状，小如芝麻绿豆，大的集结成块，边界模糊不清，与皮肤和深部组织无粘连，患者常有不同程度乳房胀痛，与月经周期有关，月经期疼痛，月经后疼痛缓解。

2. **乳腺囊性增生病** 是继小叶增生后，乳腺组织出现导管囊性扩张，故称囊性增生。多见于中年妇女，其特点是乳房胀痛，有时为刺痛或隐痛，疼痛及肿块大小、质地可随月经周期变化，常在月经来潮前显著增大，伴有疼痛，月经来潮后肿块缩小，疼痛消失，肿块或局部乳腺增厚与周围乳腺组织分界不明显。

3. **纤维腺瘤** 常见于青年女性，尤其是20～25岁，肿瘤大多为圆形或椭圆形，边界清楚，质韧，表面光滑，活动度大，发展缓慢。对于40岁以上女性不能轻易诊断纤维腺瘤，应该排除恶性可能。

4. **乳管内乳头状瘤** 好发于40～45岁女性，乳晕周围发病多见，常以单侧乳头溢液，乳晕旁结节为首发症状。

5. **乳腺导管扩张症** 多见于40岁以上非哺乳期或绝经期妇女。病变常限于一侧，亦有两侧乳腺同时受累者。多以乳腺肿块为症状首诊，肿块多位于乳晕深部，边缘不清，早期肿块即与皮肤粘连，常伴乳房轻度疼痛和乳头溢液。乳头溢液有时为本病的首发症状，可见单孔或多孔溢液，其性质可为浆液性或血性。

6. **乳腺癌** 早期乳腺癌在乳房内可触及蚕豆大小的结节，较硬，可活动。一般无明显疼痛，少数有阵发性隐痛、钝痛或刺痛。乳腺肿块处皮肤可有隆起，或局部皮肤呈橘皮样，甚至水肿、变色、湿疹样改变等，乳头近中央伴有乳头回缩。乳头溢液呈血性、浆液血性时应特别注意做进一步检查。

【病史、体格检查和辅助检查】

一、询问病史

1. **病情特点及伴随症状** 肿块发现的方式、时间和增长速度，肿块的大小,有无合并疼痛,是否跟月经周期相关,乳头是否有溢乳。乳房是否有红肿热痛,是否伴随畏寒、发热,肿块是否可自行消退等。

2. 个人史　有无乳腺癌家族史,月经婚育史,避孕药和激素类药物使用情况。

3. 治疗经过　是否曾行相关检查,治疗经过及疗效。

4. 以患者为中心的问诊(RICE 问诊)　除少数炎症性病变,大多数乳腺肿块没有或仅有轻度的不适,促使患者就诊的真正原因是对乳腺癌的担忧,担忧的程度与患者对乳腺癌的认知水平和健康信念直接相关。全科医生应详细询问患者对乳腺肿块的看法及其信息来源,有无亲友罹患乳腺癌病史,从网络、媒体或其他渠道获得的认知观念等。

二、体格检查

1. 视诊　患者坐位,将两侧乳房完全显露。观察乳房的形状、大小是否对称,乳房表面有无突起或凹陷,乳头的位置有无内缩或抬高,乳房皮肤有无发红、水肿,或橘皮样、湿疹样改变,乳房浅表静脉是否怒张等。乳房皮肤如果有凹陷,让患者两臂高举过头,或用手抬高整个乳房,则可使凹陷部分更为明显。

2. 触诊　根据需要选择坐位或卧位。先检查健侧乳房,再检查患侧,以便对比。发现乳房内有肿块应明确肿块的位置、数目、形状、大小、质地、边界、表面情况、活动度、有无压痛等;鉴别肿块是否与皮肤粘连,可用手指轻轻提起肿块附近的皮肤,以确定有无粘连。

三、辅助检查

1. 乳腺 B 超　无创、无辐射操作方便、价格便宜,可进行反复多次检查。适用于所有患者的乳腺癌筛查及乳腺病灶的随访(包括哺乳期及孕妇)。在致密型乳腺患者的检查中具有明显优势,可准确分辨乳腺肿块的囊、实性,高分辨率彩超能发现 5mm 以上的结节或肿块。同时也可应用于腋下淋巴结以及乳腺引流区淋巴结的探查。

关于乳腺超声检测分级,美国放射学会 2003 年提出的 BIRADS-US 评估(表 3-21-1)。

表 3-21-1　乳腺超声检测分级

BI-RADS-US 分级	乳腺超声检查情况	检查结果性质判断	处理
0 级	评估是不完全的，需要其他影像学检查	评估未完成	建议钼靶或 MRI 检查
1 级	未发现病变	乳腺基本正常	依年龄随诊，建议成人 45 岁及以下每年检查一次，45 岁以上每半年检查一次
2 级	单纯性囊肿、乳腺内淋巴结、纤维腺瘤等肿块	良性	建议定期复查，最好每半年复查一次
3 级	边缘光整、椭圆形且呈水平生长的肿块。可能的纤维腺瘤，首诊发现的单个复杂性囊肿和簇状小囊肿	可能的良性病变，其恶性的可能≤2%	建议短期随访(3 个月)
4 级	不具有典型的恶性征象，又不完全符合良性病变的征象，恶性的可能为2%～95%		
	4A　恶性可能>2%，但≤10%	低度可疑恶性	应考虑活检
	4B　恶性可能>10%，但≤50%	中度可疑恶性	
	4C　恶性可能>50%，但<95%	高度可疑恶性	
5 级	具有多项恶性征象的肿块，恶性可能≥95%	高度提示恶性	应考虑活检或手术治疗
6 级		活检已证实恶性	尽快采取适当的治疗措施

2. 双乳钼靶　高频数字化的乳腺钼靶 X 线对微小钙化的识别达到 95% 以上；具有对大乳腺及脂肪型乳腺检出率高的特点，可检出 85%～90% 50 岁以上的乳腺癌，以及发现临床触诊阴性的乳腺癌。对

于以钙化为主要表现的导管内原位癌具有很高的敏感性和特异性。对于以钙化为主要表现而彩超无法发现结节或肿块的患者,可行钼靶 X 线定位。

3. 针刺细胞学检查 常可对肿块的病理性质作出确诊。BI-RADS 分类≥4 类,或 BI-RADS 分类 3 类,合并乳腺癌家族史或其他乳腺癌高危因素者,应进行超声引导下穿刺活检。

【评估】

乳腺肿块的评估目的主要在于乳腺癌的早期识别以及后期的随访管理。超声检查是最常用的评估方法,有成熟的管理策略。对于不具备检查条件的全科门诊,详细的查体是最主要的评估手段,其中肿块的硬度和活动度是最主要的指标,最终的决策还有赖于结合患者的年龄、家族史等风险因素综合评估后来确定。

评估患者的心理状态是重要且容易被忽视的内容。对于经验丰富的全科医生,工作的难点并非肿块本身的处理,而是回应患者的各种疑虑和担忧。提供高质量的咨询和解释,促进共同决策是临床工作的重要内容。如果患者存在明显的焦虑情绪或者多次就诊的经历,往往在最终决策上较难达成一致。

乳腺肿块的分类评估和处理流程见 ER-3-21-1。

ER-3-21-1 乳腺肿块的评估和处理流程

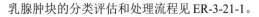

【治疗】

1. 健康教育 对于评估为良性肿块的患者,要给患者进行适当的心理辅导,维持良好心态。因乳腺肿块就医的患者,主要原因是对乳腺癌的担忧。最常见的期望为乳腺癌筛查,心理负担较重的患者,可能提出过度的检查和转诊要求,应详细解释评估的依据,以及进一步检查的利弊得失,共同确定下一步处理方案。

2. 随访和自我管理 根据评估结果,进行门诊定期随访(每 3~6 个月一次)。指导患者自我监测肿块变化,设定复诊条件。

3. 乳腺小叶增生一般无须特殊治疗。

4. 乳腺囊性增生病一般采用非手术治疗方法,可在月经前半期采用温阳补肾的方法,促进黄体生成,而后半期则停用该类药物,改用疏肝理气的治则。绝经前期疼痛明显者,可在月经来潮前服用甲睾酮 5mg,每日 3 次,或在月经来潮前 7~10 天口服孕酮 5~10mg,每日 1 次。中西医联合治疗可收获良好的效果。

【红旗征及转诊指征】
1.肿块质地坚硬,活动度差。
2.乳房肿块伴乳头血性或咖啡色溢液。
3.随访期间肿块明显增大。
4.乳腺超声 BIRADS-US 分级 4 级及以上者。
5.患者心理负担重,难以达成一致意见。

【随访计划】
1.根据超声检查分级制订随访方案。长期无变化的乳腺结节,可适当延长随访时间。
2.无超声检查条件的根据病情评估结果,合理安排复诊计划。
3.无须转诊的良性病变,应教育患者自我监测红旗征。
4.重点患者应追踪转诊的依从性。依从性较差的患者可与家属沟通,必要时电话随访。

【病例分析】
患者女性,38 岁。发现乳腺肿块 1 周。洗澡时无意触及右乳腺肿块,无疼痛不适,无乳头溢液。个人史:月经正常,未生育。姥姥罹患乳腺癌去世。查体:右乳外上象限可触及 2cm×3cm 大小肿块,质软韧,界限不清,表面粗糙颗粒状,活动好,稍压痛。左乳未触及异常,双侧乳头无溢液,腋窝未触及肿大淋巴结。

经评估患者为良性乳腺囊性增生,因患者存在乳腺癌家族史,担忧情绪较重,故转诊行乳腺超声检查,报告 BIRADS-US 分级为 2 级。向患者解释目前检查提示良性病变,嘱患者半年后复查,不需特殊治疗。患者表示同意目前处理方案。

【思考题】
1.乳腺肿块的常见病因有哪些?

2. 如何评估乳腺肿块的良恶性？

3. 如何识别和处理患者对乳腺癌的担忧？

（王剑强）

第二十二节　乳 头 溢 液

【学习要点】　1. 掌握乳头溢液的常见病因、诊断及诊治流程。

2. 熟悉乳头溢液的转诊指征。

【定义】

乳头溢液指从乳腺导管流出或挤出来的少量液体。乳头分泌物是由导管系统上皮细胞产生的。当分泌物很多或者一直持续时，它们会自发地从导管排出，称为乳头溢液。

【概述】

乳头溢液是女性中一类常见症状，导致乳头溢液的原因有很多，既可以是生理性溢液，也可能是良性乳腺增生性疾病，还可以是乳腺恶性肿瘤。值得一提的是少数男性亦可出现乳头溢液，但原发病复杂。多见于垂体肿瘤，松果体瘤，睾丸绒毛膜上皮癌以及男性乳房发育症等。

【病因】

乳头溢液分为生理性和病理性，生理性溢液可能由外源性或内源性激素、药物、直接刺激、压力或内分泌失调引起。大多数生理性溢液是双侧、非自发的，涉及多个导管。溢液的颜色可从乳白色到黄色、灰色、棕色或者暗绿色，取决于组成成分和生理性溢液的原因。

病理性乳头溢液（pathologic nipple discharge，PND）是由于导管内皮的异常引起的。典型病变是单侧的并且是来自单个导管。病理性溢液通常是透明的、浆液性的或血性的，这类溢液不受月经周期或激素状态的影响，是自发的，容易挤压出来的。所有病理性溢液的患者需要评估排除恶性的可能。表 3-22-1 为乳头溢液的常见原因。

表 3-22-1　乳头溢液的原因

生理性乳头溢液	病理性乳头溢液
妊娠和哺乳期泌乳	乳内疾病（乳腺导管扩张症、导管内乳头状瘤、乳腺囊性增生病、导管内乳头状癌、绒毛膜癌、乳腺癌等）
绝经后妇女单侧或双侧少量溢液	感染性疾病（乳头局部感染、乳腺炎、乳管瘘）
机械刺激	内分泌疾病（甲状腺功能减退、下丘脑垂体功能障碍、特发性高催乳素血症、异位催乳素分泌等）
药物因素（口服避孕药、镇静药）胸壁异常（带状疱疹、烧伤、胸壁创伤等）	肿瘤（垂体腺瘤、下丘脑肿瘤、颅咽管瘤、脑膜瘤等）

【病史、体格检查和辅助检查】

一、病史询问

全科医生应详细询问以上所有的症状以及近期或目前是否妊娠、乳房有无创伤史、手术史和月经状态。对于绝经前的女性患者，询问是否出现闭经、头痛、视觉障碍、食欲改变或体温调节的变化等，这些症状可能是垂体或下丘脑病变的征兆。一些药物的使用也会引起催乳素水平升高，从而诱发溢乳。

二、体格检查

全科医生应对患者进行详细的乳腺检查，观察乳头溢液的性状，常见乳头溢液性状及其临床意义见表 3-22-2。观察有无乳腺癌典型体征，如酒窝征、乳头内陷及乳房肿块。还应仔细检查双侧乳头以明确是否有 Paget 病的征象（皮肤发红、结痂、干燥、抓痕、湿疹样外观）。病理性乳头溢液多发生于单侧乳房且局限于单支乳导管。与之相反，生理性乳头溢液常仅在受挤压时出现并以多支乳导管受累为特点，溢液常发生在双侧乳房。两种类型的溢液都有可能呈清水样、黄色、白色或深绿色。生理性与病理性乳头溢液的区别见表 3-22-3。

表 3-22-2　常见乳头溢液性质

乳头溢液性状	临床意义
淡黄色溢液	呈浆液性,可见于各种良、恶性乳腺疾病
乳汁样溢液	溢液颜色如乳汁,可见于乳溢症、口服避孕药后、垂体功能亢进
清水样溢液	多见于导管内乳头状瘤、乳腺囊性增生病及乳腺癌
脓性溢液	常见于乳腺炎和乳腺脓肿
血性溢液	可见于导管内乳头状瘤和乳头状癌
粉刺样溢液	类似面部的粉刺般黏稠,有带臭味的分泌物溢出,常伴有乳房的疼痛、瘙痒,多见于乳腺导管扩张症
淡绿色溢液	较少见,一般见于乳腺囊性增生症

表 3-22-3　生理性与病理性乳头溢液的区别

生理性乳头溢液	病理性乳头溢液
挤压乳头时出现溢液	自发性溢液
多支乳导管受累	单支乳导管受累
双侧乳房	单侧乳房
不伴有肿块	伴有肿块
呈清水样、白色、黄色或绿色	呈清水样、白色、黄色、绿色或血性

三、辅助检查

1. 乳腺超声　因乳头溢液就诊的患者,做乳腺超声检查常无明显异常发现。多需要结合乳腺导管造影来确定病变的方位和范围。

2. 乳腺钼靶检查　如果生理性溢液为主要症状,乳腺钼靶检查可以作为适当年龄和有风险患者的主要检查。病理性乳头溢液无论年龄大小,都应进行乳房钼靶检查。

3. 肿瘤标志物的检测　血清中癌胚抗原(carcinoembryonic antigen,CEA)、糖类抗原 15-3 检测作为乳腺癌手术后监测远处转移的肿瘤标志物,其价值得到公认。但是,在发生全身转移前,血清中 CEA、糖类抗原 15-3 的水平多不会升高,因此对于原发肿瘤的诊断作用不大。

4. 溢液涂片细胞学检查　乳头溢液的涂片细胞学检查是最为简便易行的定性诊断方法。

5. 乳腺导管造影　乳腺导管的造影是目前临床最有价值的乳头溢液疾病的定位诊断方法。X 线导管造影不仅可显示溢液导管的形态，还有助于确定病变在乳腺中所处的位置、整个病变导管所处腺叶可能的范围，也能够对溢液病变的良恶性判断提供帮助。

6. 乳管镜　乳管镜能够直观观察到乳腺导管内的情况。

7. MRI 检查　尤其对于具有致密乳腺组织的年轻女性，MRI 相比于乳腺钼靶检查、乳腺超声检查和乳腺造影检查具有更高的敏感性。

8. 活组织病理检查　是确诊乳头溢液病因的最可靠方法，尤其对早期微小瘤灶，需进一步确诊的可靠方法。若能在影像学定位基础上行穿刺活检，则确诊率尚可提高。

【评估】

一种疾病可以出现不同性质的乳头溢液，一种性质的乳头溢液还可见于多种不同的疾病。因此不能把乳头溢液作为诊断疾病的唯一依据，但可作为追踪某一疾病的重要线索，并结合患者的年龄、病史、症状和体征和辅助检查综合分析。溢液量的评估可分为 5 个等级。+++：不用挤压，自然流出。++：轻压时，丝状喷出。+：强压时流出 2～3 滴。±：强压时勉强可见。−：压迫亦不见溢液。治疗后评估乳头溢液量亦可作为治疗效果的评价参考。

乳头溢液的评估流程见 ER-3-22-1。

ER-3-22-1　乳头溢液的评估流程

【治疗】

当临床体检提示完全正常，病史也倾向于生理性乳头溢液时，完善乳腺超声及乳腺 X 线检查，如无特殊，告知患者定期复查。任何对血红素敏感的试纸均可用于检测溢液是否含血，若检测结果为阳性，则需转诊至专科；若为阴性，则不需要再做检查，因为对乳头的刺激（如挤压乳头检查溢液情况）实际上会促使溢液增多。不做任何处理生理性溢液常也会自愈。

乳头溢液的手术指征可参考具体乳腺疾病指南。

【健康教育】

1．指导患者掌握乳房自查知识，可于每月洗澡时进行乳房自查。

2．保持情绪平衡，规律作息。

3．适当体育锻炼，保持健康的体重，戒烟，减少酒精摄入，母乳喂养。

【转诊指征】

1．经全科医生接诊评估后考虑为病理性乳头溢液。

2．乳头溢液病因无法明确时需要进一步检查和专科治疗的疾病。

3．乳头溢液伴有乳房肿块、乳头疼痛、乳头瘙痒、局部皮肤改变等。

【随访计划】

生理性乳头溢液，定期乳房自查，建议每年复查一次乳腺超声，每两年复查一次乳腺钼靶检查；如为病理性乳头溢液，则转诊至专科，视治疗情况全科医生每3～6个月随访一次。

【病例分析】

患者，女性，51岁，职员。发现右侧乳头黄褐色溢液1周。平素无吸烟饮史，食纳睡眠可。否认高血压、糖尿病史，否认食物药物过敏史，否认肝炎、结核等传染病病史。查体：一般情况可，双乳形态对称，乳房皮肤正常，无乳头内陷，轻挤压右乳乳头可有少许黄褐色溢液，左侧乳头无溢液。乳房未扪及肿块，双侧腋窝、锁骨上未扪及肿大淋巴结。辅助检查：CEA 1.8ng/ml，CA15-3 9.6U/ml。乳腺彩超：双乳乳腺增生，导管内异常回声，BI-RIDS分类：4A。

更年期女性，病程短，发现右侧乳头黄褐色溢液1周，无疼痛不适；查体轻挤压右乳乳头可有少许黄褐色溢液，其余无特殊；乳腺彩超提示"导管内异常回声，BI-RIDS分类：4A"；临床考虑：①乳腺癌；②导管内乳头状瘤；③导管内扩张。需进一步评估排除乳腺癌可能，故转诊至上级医院甲乳外科，完善乳腺钼靶等检查，未见占位性病变，最终诊断为右乳导管内扩张。嘱患者定期复查乳腺超声、乳腺钼靶。

【思考题】

【思考题】

1．如何区分生理性乳头溢液和病理性乳头溢液？

2．常见的病理性乳头溢液有哪些？请至少列举5种。

（黄岳青）

第二十三节　皮肤局部肿物

【学习要点】 1．掌握皮肤局部肿物的常见病因、评估方法和处理原则。

2．熟悉皮肤局部肿物的红旗征和转诊指征。

3．了解皮肤局部肿物患者的健康教育与咨询技巧。

【定义】

体表肿物指位于身体表面，发源于皮肤及附属器、皮下及深部软组织而在体表可以触及的肿块，常因可见肿物而就诊。

【概述】

皮肤肿物非常常见，发病率高，大致可分为良性肿物和恶性肿物两大类。良性肿物占据绝大多数，如色素痣、脂肪瘤、皮脂腺囊肿（粉瘤）等。恶性肿瘤较少见，包括基底细胞癌、鳞状细胞癌、恶性黑色素瘤等，早期治疗效果良好。如不及时治疗，亦可转移扩散，引起严重后果。因此，恶性皮肤肿瘤的早期发现具有重要的临床意义。

【病因】

一、常见的良性皮肤肿物

1．**色素痣**　为最常见的良性皮肤肿物，由黑色素细胞聚集在表皮与真皮的交界处产生。外观常为扁平、突起、疣状颗粒状，也可为其他形状，颜色则可能为棕色、黑色或蓝色。

2．**皮脂腺囊肿**　俗称"粉瘤"，指因皮脂腺导管阻塞，因皮脂腺分泌物聚积而形成囊肿，以生长发育旺盛的青年人多见，为常见的皮肤

511

良性肿物。该病好发于头皮和颜面部，其次是躯干部，可因毛孔堵塞而继发感染，肿块表面常可见皮脂腺开口（黑头）。

3. 皮样囊肿　属先天性疾患，为错构瘤的一种，是由于偏离原位的皮肤细胞原基所形成的先天性囊肿，常位于皮下。皮样囊肿所在部位较深，不与表层的皮肤相粘连，质柔而韧，有较大张力，其基底部常和深部组织，如筋膜或骨膜等粘连而不可移动，可因长期压迫在局部骨面上形成压迹。

4. 脂肪瘤　是由增生的成熟脂肪组织形成的良性肿瘤，多见于40～50岁的成年人。瘤体质地柔软，位于皮下，可以推动，呈圆形或分叶状，大小不等，皮肤表面正常。肿瘤单发或多发，见于体表的任何部位，以肩、背、腹为多见。可自觉疼痛，触之有压痛，手术可完整切除。

5. 腱鞘囊肿　发生于关节处腱鞘内的囊性肿物，由于关节囊、韧带、腱鞘中的结缔组织退变所致的病症，多发于腕背和足背部。内有无色透明或橙色、淡黄色的浓稠黏液，呈半球形隆起于皮下浅表，表面光滑，可推动，无明显症状或轻微酸痛。囊液充满时，囊壁坚硬，局部可有压痛，触诊时皮下饱满。可伴有腕部无力，不适或酸痛。

二、常见的恶性皮肤肿物

1. 鳞状细胞癌　鳞癌在外观上常呈菜花状，有时癌组织发生坏死，脱落形成溃疡，产生恶性臭味，若癌细胞向深层发展则形成侵袭性生长。皮肤鳞状细胞癌早期是红色硬结，以后发展后呈疣状损害、浸润，常有溃疡、脓性分泌物，常见于颊、前额口唇。

2. 基底细胞癌　多见于老年人，好发于头、面、颈及手背等处，尤其是面部较突出的部位。初起为肤色，渐变为暗褐色浸润小结节，较典型者为蜡样、半透明状结节，有高起卷曲的边缘。破溃常起源于结节中央，向深部组织扩展蔓延，呈大片状侵袭性坏死，可以深达软组织和骨组织，可结黑色坏死性痂。

3. 黑色素瘤　表现为色素性皮损在数月或数年中发生明显改变。虽其发病率低，但恶性度高，转移发生早，死亡率高，因此早期诊断及治疗很重要。恶性黑色素瘤多发生于成人，巨大性先天性色素痣继发癌变的病例多见于儿童。临床症状包括出血、瘙痒、压痛、溃疡等，其症状可与发病年龄相关，年轻患者一般表现为瘙痒、皮损的颜色变化和界限扩大,老年患者一般表现为皮损出现溃疡,通常提示预后不良。

【病史、体格检查和辅助检查】

一、询问病史

1. 背景资料 包括患者的年龄、性别、起病诱因等。

2. 病史 包括皮肤肿物的发生发展、生长速度、演变过程等。

3. 肿物伴随症状 有无疼痛,有无瘙痒,是否伴有消瘦及其他不适症状。

4. 治疗经过 相关检查结果、治疗经过及疗效情况。

5. 既往史 有无心、肾、肝、内分泌及过敏性疾病病史及其相关症状,有无家族史。

6. 以患者为中心的问诊(RICE问诊) 除少数肿物,大多并无明显不适,促使患者就医的原因是多方面的。常见为寻求对产生肿物的解释、恶性肿瘤排查、影响美观和预后的担忧。问诊时要注意识别患者的期望,以及是否存在焦虑情绪。特别是否有相关的家族史和特殊职业(美观)等因素,要深入了解患者的顾虑和愿望,才能给予针对性的处理。

二、体格检查

1. 视诊 肿物单发或多发,局部还是全身,突出体表还是皮下,皮肤颜色和形态是否有异常变化,肿物境界是否规整清晰,是否伴有皮肤红肿、渗出、溃疡、结痂等。

2. 触诊 肿物边界是否清楚,表面是否光滑,硬度及活动度,囊性还是实性,有无压痛,与深部组织有无粘连等。

3. 其他 如考虑淋巴结肿大,应全面检查对侧淋巴结和周围引流区域脏器相关情况。

三、辅助检查

1. 血常规 对于感染性病变可有白细胞和中性粒细胞升高等炎性改变。

2. B超检查 可以判断肿物的形状、大小、质地(实质性还是囊性),有无钙化及肿物的血液供应情况。

3. X线　了解深层瘤体大小、范围，或瘤体是否侵犯骨质具有一定意义。

4. 穿刺和组织活检　有较高的诊断价值。

【评估】

1. 关键是识别皮肤肿物的良恶性，评估风险程度，对后续处理提供支持（表 3-23-1）。

表 3-23-1　皮肤肿物的良恶性鉴别

	良性肿物	恶性肿物
生长速度	缓慢	较快
形状	圆形或椭圆形	不规则
边界	边界清楚，表面光滑	边界不清，表面凹凸不平
质地	可柔软，韧性或坚硬	大多较硬
活动度	较大，可推动	小，与深部和周围组织粘连
有无破溃	无炎症时不破溃	易发生糜烂或溃疡
有无转移	局部膨胀生长	可向近处和远处转移

2. 皮肤局部肿物的分类评估和处理流程见 ER-3-23-1。

【治疗】

根据评估结果进行分类处理。既要考虑肿物的良恶性，也要顾及美观、不适症状及可能的进展等因素，与患者共同决策。

ER-3-23-1　皮肤局部肿物的分类评估和处理

1. 健康教育　对于评估为良性肿块的患者，向患者明确地说明，并对预后作出必要的解释。对于肿物恶性变的担忧，要根据具体肿物的类型进行解释，如脂肪瘤、皮脂腺囊肿等常见肿物，可用人群广泛的发病率来打消顾虑。对于美容的关切，应根据手术后瘢痕情况进行对比，协助患者作出选择。

2. 观察随访　观察是全科门诊常用的处理手段，对于风险较高的皮肤肿物，应科学设定复诊时间，并指导患者自我监控的知识和技能。

3. 良性肿瘤　一般不发展或发展缓慢，无症状的良性肿瘤不需治疗，有症状或影响美观，或者有癌变可能者，可考虑手术切除。

4. 恶性肿瘤　多数皮肤恶性肿瘤早期发现，及时手术治疗，多能治愈。但对于恶性程度较高的皮肤鳞癌、恶性黑色素瘤等如诊断不及时、治疗不彻底，很容易局部复发、转移，甚至威胁生命。因此，怀疑恶性变的肿瘤应积极处理，必要时可病理活检明确诊断。

【颈部肿块的评估和处理】

评估成人颈部肿块时，根据病史和体格检查将其分为 3 类：疑似感染、疑似恶性肿瘤和疑似非恶性肿瘤。初步评估结果可指导实验室检查、影像学检查、组织活检等进一步评估，以及可以据此安排相应转诊。

1. 感染性颈部肿块　必须及时治疗或排除。若病史提示存在上呼吸道感染、牙科感染、创伤，则可考虑系感染因素所致。应给予一段时间的广谱抗生素治疗，并于 2 周后再次评估。若届时肿块完全消退，应在 2～4 周后再次评估有无复发。若抗生素治疗无效或仅部分有效，或者停药后复发，则需开展进一步诊断性检查以排除恶性肿瘤。

2. 患者没有提示感染性病因的症状或体征时，应接受进一步诊断性检查，以排除恶性肿瘤。病史信息和查体发现下列特征时，应怀疑颈部肿块为恶性肿瘤。包括病史：年龄大于 40 岁、吸烟史，合并声音嘶哑、鼻出血、吞咽困难、慢性咳嗽、反酸呃逆等。体征：病变大于 1.5cm、质地坚硬、活动差、上覆皮肤溃疡、无触痛。若颈部肿块怀疑恶性肿瘤，应及时转诊，以便进一步检查和评估。

3. 若恶性肿瘤检查结果阴性，则需进一步查明是否为其他（良性）病因。相关辅助检查包括血液检测，以及一些针对性影像学检查（如针对甲状腺结节的颈部超声检查，或针对结核病的胸部 X 线检查等）。根据临床表现，合理选择辅助检查，诊断为特定疾病的患者应行相应治疗。诊断不明者应接受临床随访，直至颈部肿块可以确诊或消退。

【红旗征及转诊指征】

1. 肿块质地坚硬，活动度差，界限不清。

2. 肿块伴皮肤溃疡，久不愈合。

3. 随访期间肿块明显增大。

4. 肿物症状较明显或影响美观。

5. 患者心理负担重,难以达成一致意见。

【随访计划】

1. 避免曝晒,避免长期摩擦,不能任意搔抓。

2. 保持皮肤清洁,利于分泌物排泄。

3. 不需转诊的良性病变,应教育患者自我监测红旗征。

4. 重点患者应追踪转诊的依从性。依从性较差的患者可与家属沟通,必要时电话随访。

【病例分析】

患者女性,48岁。右肩部肿块3年,肿痛1周。3年前洗澡时无意触及右肩部肿块,无疼痛不适,未就诊。1周前饮酒后肿块出现红肿疼痛。既往2型糖尿病,口服药物控制良好。查体:右肩2cm×3cm大小肿块,上有"黑头",红肿,压痛明显,无波动感。

经评估患者肿物多年,囊性,皮肤有"黑头",为典型皮脂腺囊肿表现。患者糖尿病病史,饮酒后出现红肿疼痛,查血白细胞轻度升高,应为合并感染,给予头孢呋辛抗炎治疗后红肿消退。嘱患者3个月后择期手术切除,防止继发感染。

【思考题】

1. 皮肤肿物的常见病因有哪些?

2. 如何评估皮肤肿物的良恶性?

3. 颈部肿块分类处理的原则和方法?

(王剑强)

第二十四节 皮 疹

【学习要点】　1. 掌握常见皮疹的临床特点及诊断思路。

2. 熟悉皮疹的危险评估。

3. 了解常见皮疹的预防。

【定义】

皮疹指可见、可触及的皮肤形态学改变,是各类皮肤损害的统称。

【概述】

皮疹有多种表现形式,从单纯的皮肤颜色改变到皮肤表面隆起或发生水疱等,不同的皮肤病可出现相似或不同的皮疹,可发生于任何年龄段。识别不同皮疹的原因、性质、形态特点有助于皮肤病的正确诊断。

【评估】

判断皮疹类型

皮疹分为原发性损害和继发性损害两大类,见表 3-24-1 和表 3-24-2。

表 3-24-1　原发性皮疹分类

不可触及的、扁平的	斑疹	皮肤黏膜的局限性颜色改变,直径<1cm
	斑片	皮肤黏膜的局限性颜色改变,直径≧1cm
可触及、实性包块	丘疹	浅表、局限、实质性,直径<1cm 的隆起
	斑丘疹	局限性、皮肤颜色改变的表浅隆起,形态介于斑疹丘疹之间
	结节	局限、实质、深在性,隆起或不隆起,触之有硬度或浸润感
	斑块	局限、实质、表浅损害,直径>1cm
	风团	暂时性、隆起性、局限性皮损,发生快,消退快,不留痕迹
可触及、液性	水疱	局限、隆起、内含液体,直径<1cm
	大疱	局限、隆起、内含液体,直径>1cm
	脓疱	局限、隆起、内含脓液
特殊原发皮疹	粉刺	扩张的皮脂腺中充满角质和脂肪
	囊肿	含液体或黏稠物及细胞成分的囊性皮损,有完整囊壁
	脓肿	脓性物质在真皮层或皮下层积聚形成的一类特殊原发皮损
	粟粒疹	角蛋白在汗腺末梢聚集形成的充满角蛋白囊肿

表 3-24-2 继发性皮疹分类

鳞屑	干燥或油腻的角质层细胞层状堆积,大小、厚薄、形态不一
痂	皮损中的浆液、脓液、血液与脱落组织、药物等混合干涸后凝结而成
糜烂	局限性表皮或黏膜上皮缺损形成,由水疱、脓疱破裂或浸渍处表皮脱落所致,仅累积表皮,预后不留瘢痕
溃疡	由局限性皮肤或黏膜缺损形成,可达真皮或更深位置,底部坏死组织附着,边缘陡直、倾斜或高于周围皮肤,愈合慢,常留瘢痕
皲裂	线状皮肤裂口,深达真皮,好发于掌跖、指趾、口角等部位
浸渍	皮肤角质层吸收较多水分后变软变白,常见于指、趾缝等皱褶处,摩擦后表皮易脱落露出糜烂面
瘢痕	真皮或深部组织损伤或病变后,由新生结缔组织增生修复而成,增生性瘢痕呈隆起、表面光滑的暗红色条状或不规则硬斑块,萎缩性瘢痕皮肤略凹陷、变薄,局部血管扩张
萎缩	皮肤退行性变,表皮、真皮、皮下组织减少,皮肤变薄
抓痕	线状或点状,表皮或深达真皮浅层的剥脱性缺损,皮损表面可有渗出、血痂或脱屑
苔藓样变	反复搔抓、摩擦导致的皮肤局限性粗糙增厚,皮嵴隆起,皮沟加深,皮损界限清楚

【病因】

常见皮疹的病因见表 3-24-3。

表 3-24-3 皮疹病因

感染性疾病	细菌感染	脓疱疮、丹毒、蜂窝织炎等
	病毒感染	单纯疱疹、水痘、带状疱疹、麻疹、风疹、手足口病等
	真菌感染	头癣、体癣和股癣、手癣和足癣等
非感染性疾病	动物性皮肤病	疥疮、虫咬皮炎、蜱叮咬等
	皮炎和湿疹	接触性皮炎、湿疹、特应性皮炎、汗疱疹等
	荨麻疹类皮肤病	荨麻疹、血管性水肿、皮肤划痕症

非感染性疾病	物理性皮肤病	日晒伤、多形性日光疹、外源性光感性皮炎、冻疮等
	药疹	中药及中成药、头孢类、青霉素类抗生素、破伤风抗毒素、解热镇痛药、别嘌醇、抗癫痫药等
	红斑鳞屑性皮肤病	多形红斑、银屑病、玫瑰糠疹等
	结缔组织病	红斑狼疮、皮肌炎、硬皮病等

【病史、体格检查和辅助检查】

一、询问病史

1. 起病情况　患病时间、起病缓急；流行病学史；是否有发热、受凉、情绪激动、紧张、劳累、日晒、特殊用药史、皮肤外伤史、异物、动物接触史、虫咬史等诱因。

2. 病情特点　前驱症状，皮疹部位、出现时间、数目、分布、扩展顺序、变化规律等。

3. 伴随症状　乏力、发热、畏寒、寒战、皮肤瘙痒、疼痛及并发症相关症状。

4. 治疗经过　曾行检查结果、目前使用的药物种类、剂量、疗效及是否有不良反应，调整用药情况。

5. 既往史　用药史、外伤史、过敏史、免疫障碍、基础疾病史。

6. RICE 问诊　饮食、运动、睡眠、性生活等情况；了解患者想法、担忧、期望、依从性；了解患者的经济状况、文化水平、工作环境、家庭环境等。

二、体格检查

1. 一般查体　生命体征、面容、营养、发育状态等。

2. 重点查体

(1) 皮疹：视诊皮疹大小、数目、颜色、界限及边缘、形状、表面、基底、内容物、排列、部位和分布；触诊了解皮疹坚实或柔软、浅表或深在、有无浸润增厚、萎缩变薄、皮温、压痛等。

（2）伴发热的儿童应重点检查头皮、手和足、口腔黏膜、口咽部、结膜和淋巴结等部位。

三、诊断检查

1. 一般检查　根据病情完善三大常规、肝功、肾功等实验室检查。

2. 变应原检测

（1）斑贴试验：接触性皮炎、职业性皮炎、手部湿疹、化妆品皮炎等。

（2）点刺试验：荨麻疹、特应性皮炎、过敏性鼻炎等。

（3）特异性 IgE 检测：曾有过敏性休克者。

3. 上级医院进一步检查　病毒血清特异性 IgM 抗体、PCR 检测 DNA 或病毒分离、细菌培养、真菌培养、疥螨检查、阴虱检查、蠕形螨检查、自身抗体、免疫学、病理检查、滤过紫外线检查、皮肤镜检查等。

【再次评估】

大部分皮疹病因是良性的，但部分皮疹相关疾病风险高，会危及生命。皮疹风险评估第一步根据皮疹视觉和触觉特征分为四大类：瘀点 / 紫癜、红斑、斑丘疹、水疱大疱；第二步判断是否伴发热或毒性症状，皮疹的危险评估见 ER-3-24-1。

ER-3-24-1　皮疹危险评估
注：①★代表高风险疾病；②尼科利斯基征：是某些皮肤病发生棘层松解时的触诊表现，可有 4 种阳性表现：手指推压水疱一侧，水疱沿推压方向移动；手指轻压疱顶，疱液向四周移动；稍用力在外观正常皮肤上推擦，表皮即剥离；牵扯已破损的水疱壁时，可见水疱周边的外观正常皮肤一同剥离。

【治疗】

一、外用药物治疗

（一）正确选用外用药物种类

1. 感染性疾病

（1）细菌感染：莫匹罗星软膏、夫西地酸乳膏、红霉素软膏、复方多黏菌素 B 软膏等。

（2）病毒感染：阿昔洛韦乳膏是首选抗病毒药物。

（3）真菌感染：卢立康唑乳膏、特比萘芬乳膏、克霉唑乳膏等。

2. **过敏性皮肤病**　外用糖皮质激素：乙酸地塞米松、乙酸氢化可的松、曲安奈德、糠酸莫米松、卤米松等。

（二）外用药物注意事项

1. 应针对不同病原菌选择药物，避免长时间、大面积外用抗菌药物，如果外用药物后出现瘙痒性皮疹，即刻医院就诊，及时停药。

2. 使用外用激素前要注意诊断是否正确；掌握适应证、禁忌证、使用方法、不良反应；真菌、细菌、病毒等皮肤感染、痤疮、口周皮炎、皮肤溃疡等为相对禁忌证；不能忽视病因和诱发因素的检查和治疗；长期外用会引起痤疮、局部皮肤萎缩、毛细血管扩张等，甚至会引起全身不良反应。

二、系统用药治疗

通过口服或注射等方式进行治疗，抗过敏药物、糖皮质激素、抗感染药物应用最多。

（一）抗组胺药

1. H_1 受体拮抗剂　常用药物：氯苯那敏、苯海拉明、氯雷他定、西替利嗪、依巴斯汀等。

2. H_2 受体拮抗剂　常用药物：西咪替丁、雷尼替丁等。主要用于慢性荨麻疹、皮肤划痕症等。

（二）糖皮质激素

如氢化可的松、泼尼松、甲泼尼龙、地塞米松、倍他米松等。剂量及疗程强调个体化。减量过快或不适当停药会导致病情反跳。

（三）抗感染药物

抗菌药物、抗病毒药物、抗真菌药物等。注意询问过敏史，注意监测肝肾功能。

三、物理治疗

如电疗法、光疗法、微波疗法、冷冻疗法、水疗法及放射疗法等。

四、外科治疗

用于皮肤肿瘤切除、创伤清理、组织取材等。

【健康教育】

1．保持皮肤清洁卫生，纠正不良习惯，增强体质。

2．避免日晒、光敏性食物及药物，注意遮阳防晒预防光线性皮肤病。

3．保持心情舒畅、生活规律、睡眠充足。

4．避免长期使用对皮肤有害的药物，避免使用劣质或过期化妆品。

5．发现传染性皮肤病及时隔离，切断传播途径，早发现、早诊断、早治疗。

6．仔细寻找过敏原，避免再次接触。

7．接种疫苗。

【红旗征及转诊指征】

1．发热或全身症状明显、皮损严重或黏膜受累。

2．出现多脏器损害、继发严重感染、出现败血症。

3．生命体征不稳定、低血压或出现过敏性休克者、喉头水肿。

4．传染性较强的（如麻风）应转入专门防治机构。

5．高龄或婴幼儿、免疫抑制人群。

【随访计划】

急性发作建议治疗后1周、亚急性发作治疗后1～2周、慢性发作治疗后2～4周复诊一次，复诊时评价疗效、病情变化、药物副作用、是否需进一步检查及评价依从性等，反复发作、持续不愈的情况，注意分析原因。

【病例分析】

患者，男性，65岁，农民，胸痛5天就诊。5天前患者无明显诱因出现左侧胸痛，呈持续性烧灼感，无放射痛，无心悸、胸闷、出汗，无发热、咳嗽、咳痰，进食可，近期无体重下降，当地医院完善胸部CT、心电图、心肌酶学检查均无异常，口服止痛药物可暂时缓解。查体：神志清，左侧胸部可见带状分布水肿性红斑，心肺查体无异常。

患者老年男性，无吸烟、饮酒、高血压、糖尿病等危险因素，症状为持续性烧灼感，心电图及心肌酶无异常改变，胸部CT无异常，结合患者左侧胸部新发的带状分布水肿性红斑，可初步诊断为带状疱疹，早期带状疱疹症状体征不典型，极易误诊。本病有自限性，治疗原则为抗病毒、止痛、消炎、缩短病程及预防感染，减少后遗症，采取接触隔离措施。神经痛剧烈，常规治疗无效，需请神经内科及疼痛科会诊协助治疗。告知患者坚持正确的药物剂量和疗程，保持皮损清洁，避免继发细菌感染，适当休息，保证足够营养。

【思考题】

1. 简述皮疹常见病因。

2. 简述皮疹的治疗原则。

3. 简述皮疹的预防方法。

（董国霞）

第二十五节　脱　　发

【学习要点】　1. 掌握脱发的病因、诊断。

2. 熟悉脱发的转诊指征及常用治疗药物。

【定义】

脱发（hair loss）指由遗传、免疫、应激、服用某些药物、内分泌失调等因素导致头发的非正常脱落，造成头发稀疏或形成秃发斑。

【概述】

毛发的生长周期分为：生长期、退行期、静止期。正常成人头皮毛囊密度平均为200～300个/cm^2，正常情况下每天有将近100根休止期毛发会脱落。毛发的生长由多种因素调控，多种激素参与毛发生长调控，主要有雄激素、甲状腺激素、生长激素等；毛囊和隆突区的生长因子和细胞因子、免疫相关抗原表达、神经及神经营养因子、毛乳头、毛囊干细胞等都对毛囊的生长发育起调控作用。

【评估】

全科医生接诊脱发时应初步评估脱发的原因。临床上以雄激素性脱发、斑秃常见。雄激素性脱发通常发病于青春期，表现为进行性头发直径的变细、头发密度的降低和脱发，直至出现不同程度的秃发，通常伴有头皮油脂分泌增多的症状。

男性雄激素性脱发早期表现为前额、双侧额角和 / 或双侧鬓角发际线后移，或顶部进行性脱发，最终使头皮显露。女性雄激素性脱发主要表现为头顶部与发际缘之间头发弥漫性稀疏、纤细，前额发际线位置不改变。

斑秃典型的临床表现是突然发生的斑状脱发，脱发斑多呈圆形或椭圆形，大小不等，可单发或多发，与未脱发区边界清晰，皮肤外观基本正常。如合并有全身症状或对脱发病因诊断困难时，应及时转诊至专科。

【病因】

遗传因素、年龄增长、免疫因素、精神压力过大、应激、内分泌失调、服用某些药物、自身免疫等因素均可导致脱发的发生。

1. 遗传因素　以雄激素脱发最为常见，男女都可患病，男性更多。

2. 毛囊炎、紧张和焦虑、抽烟、产后、某些免疫学疾病也与雄激素性脱发相关。

3. 自身免疫因素以斑秃为代表，部分斑秃患者还可能同时合并自身免疫性疾病，如甲状腺肿、慢性淋巴细胞性甲状腺炎等。

4. 精神压力过大或突然应激，也可造成斑秃、休止期脱发等类型的脱发。

5. 精神因素如拔毛癖，可造成脱发。

6. 药物副作用如恶性肿瘤的化疗药物会造成头发的大量脱落。

7. 感染某些感染如真菌、细菌感染，可造成毛囊的破坏和瘢痕的形成，造成永久性毛发脱落。

8. 头皮外伤头皮受到外伤导致瘢痕形成可出现瘢痕性脱发。

9. 美发、梳头发的一些习惯使头发长期被牵拉太紧可导致牵拉性脱发。

【分类】

根据进展分类可分为瘢痕性脱发和非瘢痕性脱发。

根据引起毛发脱失的原因可分为：①由于毛囊发育不全（先天性的）：毛囊数目缺乏或减少（无毛、毛发稀少）、伴毛发稀少的遗传性疾病、毛发育不良性稀毛；②由于毛囊的破坏（物理性外伤、化学性外伤、皮肤感染、皮肤肿瘤、特异性皮肤病）；③弥漫性休止期脱发；④由于毛囊小型化（雄激素性脱发）；⑤斑秃；⑥弥漫性生长期脱发。

【病史、体格检查和辅助检查】

一、病史询问

询问患者脱发持续时间、起始情况、脱发部位、进展速度、轻重程度、分布特点和伴随症状。了解患者的工作性质和紧张程度、性格类型、处理问题的态度、近期家庭、工作或生活有无重大变化、对脱发的重视程度和心理紧张程度。对脱发患者，需着重询问脱发前几个月的情况，因为致病因素作用于毛囊后经过一段时间才会出现各种类型的脱发；对于斑秃患者，必须对斑秃的分布做一详细的分布记录，利于评价疗效；其他类型的脱发也需要详细地描述病损的分布部位、形态特点等。有些脱发患者对自己疾病的描述可能会夸大其词，主诉与临床体征往往脱节，这种情况通常应该考虑由于精神性因素如神经症、强迫症等引起的精神性脱发。

询问患者头发有无自然再生现象、预防接种情况，是否患过内分泌疾病、传染性疾病和梅毒、麻风病等。询问生活情况及习惯，有无烟酒嗜好，是否偏食；女性患者需要询问月经、妊娠、生育史、绝经情况；询问近期有无外伤和手术史，目前情况如何；近半年有无情绪上较大波动；患者的皮肤类型（油性、干性、中性、混合）；近期服药史，如维生素 A、左旋多巴、硫脲嘧啶、避孕药等可以引起生长期的脱发，肝素、类肝素混合物、香豆素、葡聚糖等会导致休止期脱发；询问有无体重减轻、营养障碍性疾病，如营养不良、缺铁性贫血、皮肌炎等。询问家族中有无类似病史。此外，还要询问患者个人毛发护理情况，如使用直发器、编发、烫发等。

二、体格检查

检查患者皮肤和头皮油脂分泌情况，头皮有无鳞屑、痂、红斑等，患处毛发长度，终毛、毳毛分布和生长情况，脱发的形态和分布特点。

此外，全科医生在诊室中可行头发牵拉试验，具体为：用拇指和示指以中等力度捏起患者前额或颞区的一束 50～100 根毛发的根部，然后沿头发纵轴缓缓地向外拔。在不同部分重复 6～8 次。在正常情况下，总共有 2～5 根休止期松动头发可以拔出。每次拉动头发如有超过 8 根脱落则为异常。

三、辅助检查

1. 激素水平检测　对于弥漫性脱发患者，可进行性激素、铁蛋白和甲状腺激素等检测，以便与贫血或甲状腺功能异常引起的脱发相鉴别。

2. 其他如皮肤镜、毛发显微、皮肤组织病理学检查等　常见脱发疾病的鉴别见表 3-25-1。

表 3-25-1　常见脱发疾病的鉴别

疾病	临床特征	组织病理	血清学检查	其他
雄激素性脱发	男性型、女性型牵拉试验常阳性休止期脱发	休止期毳毛增多，生长期的终毛囊减少，晚期患者毛囊密度减少	—	阳性家族史
斑秃	斑状或弥漫性，感叹号形发，牵拉试验常阳性，休止期毛发多见	毛囊变小，毛球周围和毛囊内炎症	可有自身抗体	早期发病和严重病变者常有遗传过敏
拔毛癖	斑状，长度不等的断发，牵拉试验阴性，毛囊炎	退化和休止期毛囊增多，毛囊炎，黑素颗粒	—	病史可能有帮助
头癣	斑状	化脓性和肉芽肿性毛囊炎毛干内及周围菌丝、孢子	—	镜检和培养阳性
休止期脱发	弥漫性，牵拉试验常阳性，休止期毛发	不定	—	有相关因素的病史
梅毒	斑状或弥漫性	真皮浅层密集的浆细胞和组织细胞围管浸润	荧光螺旋体抗原阳性，RPR 阳性	可能有相关病史

脱发的诊治思路见 ER-3-25-1。

ER-3-25-1　脱发的诊治思路

【治疗】

明确病因后应针对病因治疗。常见治疗方法如下：

一、药物治疗

1. 5α- 还原酶抑制剂　主要用于雄激素性脱发的治疗。

2. 雄激素受体拮抗剂　仅用于女性雄激素性脱发患者的治疗。

3. 雌激素　仅用于女性患者，长期使用可使子宫内膜增生过度，导致子宫出血与肥大，肝肾功能不全及孕妇禁用。

4. 皮质激素　对于急性进展期和脱发面积较大的成人患者，可酌情系统使用糖皮质激素。系统使用糖皮质激素常可在短期内获得疗效，但减量过快或停药后复发率较高，应缓慢减药。治疗中应注意监测药物的系统不良反应并及时调整治疗。

5. 辅助药物治疗　维生素 A、维生素 B_2、维生素 B_6、维生素 E 可通过促进上皮组织完整性、抑制皮脂分泌等起辅助作用。

二、局部外用药治疗

1. 糖皮质激素　外用 0.025% 丙酸倍氯米松霜、0.05% 倍他米松霜、0.1% 曲安西龙霜等或二甲亚砜溶液；或局部注射药物。

2. 米诺地尔　对累及顶部的脱发效果好，对前额部的脱发效果较差，对化疗引起的脱发也有一定疗效。停药后 6 个月内再生毛发可逐渐脱落。

3. 维 A 酸　临床可用于治疗各种脱发，尤其是休止期脱发、雄激素性脱发等，常用 0.025% 维 A 酸酊剂外用，治疗脱发效果良好。与 0.5% 米诺地尔溶液联合外用产生协同效果。停药后 2 年内不能妊娠，妊娠妇女禁用，局部应用可出现红斑、烧灼等不适。

4. 环孢素　该药局部外用无明显不良反应，偶见局部红斑、刺痒感，停药后可恢复。

5. 二氮嗪　临床常用 3% 二氮嗪溶液外用治疗雄激素性脱发。

三、局部理化治疗

包括紫外线疗法、液氮冷冻、氦氖激光疗法。

四、毛发移植

毛发移植适用于各种类型的脱发。

五、中医治疗

中医认为毛发疾病内因为七情所伤,外因为六淫外邪所感,不内外因为饮食不节、恣食肥甘等所致。脱发的病因以热、湿、瘀为标,以肝肾不足为本,治疗时急则治其标,再以滋补肝肾、养血益气治其本。

六、健康教育

1. 保持情绪平衡,避免长时间精神紧张及焦虑。

2. 每日摄入新鲜蔬菜、水果,保证身体基本维生素需求;摄入充足的蛋白质等营养,保证头发生长的基本营养。

3. 尽量不染发、烫发。

4. 选择适合自己发质的洗发水、护发素;选择正确的梳头方式,勿过于用力梳头;选择舒适的发夹、发箍,勿将头发箍得太紧。

【红旗征及转诊指征】

1. 消瘦、中重度贫血、营养不良者。

2. 瘢痕性脱发或脱发原因不明。

3. 需要进一步诊断及治疗者。

4. 拟诊斑秃或雄激素性脱发。

【随访计划】

对于门诊诊治者,1~2周随访;对于转诊至上级医院者,2周内主动随访。评估患者脱发情况、疗效、心理状态。

【病例分析】

患者女性,35岁,脱发2年,2年前开始出现脱发,头顶部为主,每天脱发大于100根,无明显季节性,现可见头顶部毛发稀疏明显,否认家族遗传史,否认慢性病病史。查体:头顶部毛发稀疏明显,拔毛试验阴性。

患者青年女性，缓慢发病，每天脱发大于 100 根，头顶部为主，表现为头顶部毛发稀疏明显，无明显季节性，拔毛试验阴性。诊断为雄激素性脱发女性型，予局部外用 2% 米诺地尔溶液治疗。

【思考题】

1. 脱发的病因。
2. 雄激素性脱发的诊断。

（黄岳青）

推 荐 阅 读

[1] 陈孝平, 汪建平, 赵继宗. 外科学. 9 版. 北京：人民卫生出版社, 2018.

[2] 国家心血管病中心国家基本公共卫生服务项目基层高血压管理办公室, 国家基层高血压管理专家委员会. 国家基层高血压防治管理指南 2020 版. 中国循环杂志, 2021, 36（3）：209-220.

[3] 蒋劲松, 陈磊. 下肢静脉曲张治疗方法进展及要点. 中国实用外科杂志, 2021, 41（12）：1368-1372.

[4] 梅家才, 郑月宏. 原发性下肢浅静脉曲张诊治专家共识（2021 版）. 血管与腔内血管外科杂志, 2021, 7（7）：11.

[5] 张学军, 郑捷. 皮肤性病学. 9 版. 北京：人民卫生出版社, 2018.

[6] 中国抗癌协会乳腺癌专业委员会. 中国抗癌协会乳腺癌诊治指南与规范（2015 版）. 中国癌症杂志, 2015, 25（9）：692-754.

[7] 中华医学会, 中华医学会杂志社, 中华医学会全科医学分会, 等.【基层常见疾病诊疗指南】高血压基层诊疗指南（实践版•2019）. 中华全科医师杂志, 2019, 18（8）：723-731.

[8] 中华医学会, 中华医学会杂志社, 中华医学会全科医学分会, 等. 肥胖症基层诊疗指南（2019 年）. 中华全科医师杂志, 2020, 19（2）：95-101.

[9] 中华医学会外科学分会. 中国腹腔感染诊治指南. 中国实用外科杂志, 2020, 40（1）：1-16.

[10] 中国痴呆与认知障碍诊治指南写作组, 中国医师协会神经内科医师分会认知障碍疾病专业委员会. 2018 中国痴呆与认知障碍诊治指南（五）：轻度认知障碍的诊断与治疗. 中华医学杂志, 2018, 98（17）：1294-1295.

[11] HUSAIN M，CHALDER T. Medically unexplained symptoms：assessment and management. Clin Med（Lond），2021，21（1）：13-18.

[12] ISMAIL J，ACHIM R. 乳腺疾病诊疗学. 2 版. 北京：中国科学技术出版社，2020.

[13] JEAN L. BOLOGNIA. JULIE V，et al. 皮肤病学. 4 版. 朱学骏，王宝玺，孙建方，等译. 北京：北京大学医学出版社，2019.

[14] SANTISTEVAN J，LONG BK A，et al. Rash Decisions：An Approach to Dangerous Rashes Based on Morphology.J Emerg Med，2017，52：457-471.

第四章 常见辅助检查异常的未分化疾病

常见辅助检查异常的未分化疾病

第一节 血常规异常

【学习要点】 1. 掌握血常规异常防治的相关知识。

2. 熟悉血常规异常的管理。

3. 了解血常规异常的风险及意义。

【概述】

血常规异常是疾病发生发展中最主要的指标之一,掌握血常规异常的原因,相关疾病的早期识别和及时防治具有重要意义。

【定义与分类】

定义

传统的血液常规检测仅有红细胞计数、血红蛋白测定、白细胞计数及分类。随着检验技术的发展,血液常规检测项目的内涵逐渐增多,除有形成分指标外,红细胞个体形态、网织红细胞定量及分级,血小板个体形态,及异常白细胞提示,甚至外周血有核红细胞数量都已逐渐成为常规检测内容,因此也有把常规检测称为全血细胞计数(complete blood count, CBC)。本章节主要介绍血常规常见项目异常的识别与诊治。

【诊断】

一、病史询问与体格检查

1. 病史询问 血常规异常的常见症状有贫血,出血倾向,发热,肿块,肝、脾、淋巴结肿大,骨痛等。对每一位患者应了解这些症状的有无及特点,还应询问有无药物、毒物或放射性物质接触史、营养及饮食习惯、手术史、月经孕产史及家族史等。

2. 体格检查 皮肤黏膜颜色有无改变,有无黄疸、出血点、结节或斑块;舌乳头是否正常;胸骨有无压痛;浅表淋巴结、肝、脾有无肿大,腹部有无肿块等。

二、诊断标准

血常规正常水平和异常切点见表 4-1-1。

表 4-1-1　血常规结果及正常值对照表

项目	参考期间	单位	项目	参考期间	单位
1. 红细胞计数（RBC）	3.80～5.10	10^{12}/L	10. 嗜酸性粒细胞计数	0.02～0.52	10^9/L
2. 血红蛋白浓度（HB）	115～150	g/L	11. 嗜酸性粒细胞百分比	0.4～0.8	%
3. 血细胞比容（HCT）	35.0～45.0	%	12. 淋巴细胞百分比	20.0～50.0	%
4. 平均红细胞体积（MCV）	82.0～100.0	fl	13. 淋巴细胞计数	1.1～3.2	10^9/L
5. 平均红细胞血红蛋白含量（MCH）	27.0～34.0	pg	14. 单核细胞计数	0.1～0.6	10^9/L
6. 平均红细胞血红蛋白浓度（MCHC）	316～354	g/L	15. 单核细胞百分比（MO%）	3.0～10.0	%
7. 白细胞计数（WBC）	3.5～9.5	10^9/L	16. 嗜碱性粒细胞计数	0～0.06	10^9/L
8. 中性粒细胞计数	1.8～6.3	10^9/L	17. 嗜碱性粒细胞百分比	0～1.0	%
9. 中性粒细胞百分比	40.0～75.0	%	18. 血小板计数（P）	125～350	10^9/L

三、血常规各指标异常诊断流程图

1. 红细胞及血红蛋白异常的诊断流程见 ER-4-1-1。常见贫血的病因诊断见表 4-1-2。

ER-4-1-1 红细胞及血红蛋白异常诊断流程图

表 4-1-2 贫血的细胞学分类

贫血的形态学分类	MCV（80~100fl）	MCH（27~4pg）	MCHC（320~360g/L）	病因
正常细胞性贫血	80~100	27~34	320~360	再生障碍性贫血、急性失血性贫血、多数溶血性贫血、骨髓病性贫血如白血病等
大细胞性贫血	>100	>34	320~360	巨幼细胞贫血及恶性贫血
单纯小细胞性贫血	<80	<27	320~360	慢性感染、炎症、肝病、尿毒症、恶性肿瘤、风湿性疾病等所致的贫血
小细胞低色素性贫血	<80	<27	<320	缺铁性贫血、珠蛋白生成障碍性贫血、铁粒幼细胞贫血

2. 白细胞的检测结果异常

（1）细胞计数：参考值成人（4~10）×10^9/L；新生儿（15~20）×10^9/L；6 个月~2 岁（11~12）×10^9/L。

（2）临床意义：白细胞总数高于参考值（成人为 $10×10^9$/L）称白细胞增多，低于参考值（成人为 $4×10^9$/L）称白细胞减少，白细胞总数的增多或减少主要受中性粒细胞数量的影响,淋巴细胞数量上的较大改变也会引起白细胞总数的变化。

中性粒细胞改变的常见病因详见 ER-4-1-2 及 ER-4-1-3。

3. 嗜酸性粒细胞异常

参考值:为 0.5%~5%;绝对值为 $(0.05~0.5)×10^9/L$。

嗜酸性粒细胞异常诊断流程见 ER-4-1-4。

ER-4-1-2　白细胞增多常见病因　　　ER-4-1-3　中性粒细胞减少诊断流程图　　　ER-4-1-4　嗜酸性粒细胞异常诊断流程

4. 淋巴细胞(lymphocyte)异常

参考值:为 20%~40%;绝对值为 $(0.8~4)×10^9/L$。

淋巴细胞异常诊断流程见 ER-4-1-5。

5. 单核细胞异常

参考值:为 3%~8%;绝对值为 $(0.12~0.8)×10^9/L$。

单核细胞异常诊断流程见 ER-4-1-6。

6. 血小板的检测

血小板计数:血小板减少低于 $100×10^9/L$,称为血小板减少;血小板数超过 $400×10^9/L$,为血小板增多。

血小板计数异常诊断流程见 ER-4-1-7。

ER-4-1-5　淋巴细胞异常诊断流程　　　ER-4-1-6　单核细胞异常诊断流程图　　　ER-4-1-7　血小板计数异常诊断流程

【危急值识别】

日常工作中,遇到以下指标达到红旗征需要紧急处理,见表 4-1-3。

表 4-1-3　血常规常用指标的红旗征

项目	参考期间	单位	红旗征
白细胞计数（WBC）	3.5～9.5	10^9/L	<2.5×10^9/L 或>30.0×10^9/L
血红蛋白浓度（HB）	115～150	g/L	成人 HGB<50g/L 或 HGB>200g/L 新生儿 GB<95g/L 或 HGB>230g/L
血细胞比容（HCT）	35.0～45.0	%	HCT<0.15% 或 HCT>0.6%
血小板计数（PLT）	125～350	10^9/L	PLT<30×10^9/L 或 PLT>1 000×10^9/L

【干预】

一、干预靶点及目标值

血常规有异常应查出病因进行干预，目标值是基本恢复到正常范围，不是危及生命的诊断不清的轻度异常可以临床观察和定期复查。

二、干预策略

（一）一般治疗

包括饮食与营养及精神与心理治疗。

（二）祛除病因

使患者脱离致病因素的作用。

（三）保持正常血液成分及其功能

1. 补充造血所需营养　巨幼细胞贫血时，补充叶酸和 / 或维生素 B_{12}；缺铁性贫血补充铁剂。

2. 刺激造血　如慢性再生障碍性贫血时应用雄激素刺激造血；粒细胞减少时应用粒细胞集落刺激因子刺激中性粒细胞释放等。

3. 脾切除　切除脾减少血细胞的破坏与滞留，从而延长细胞的寿命，遗传性球形红细胞增多症所致的溶血性贫有确切疗效。

4. 成分输血及抗生素的使用　严重贫血或失血时输注红细胞，血小板减少、有出血危险时补充血小板。白细胞减少有感染时予以有效的抗感染药物治疗。

（四）祛除异常血液成分和抑制异常功能

1. 大多数血液疾病导致的血液成分异常患者需要到血液专科或者肿瘤专科治疗。

2. 抗凝及溶栓治疗　如弥散性血管内凝血时为防止凝血因子进一步消耗，采用肝素抗凝。血小板过多时为防止血小板异常聚集，可使用双嘧达莫等药物。一旦有血栓形成，可使用尿激酶等溶栓，以恢复血流通畅。

（五）其他治疗

如靶向治疗、表观遗传学抑制、造血干细胞移植、细胞免疫治疗均需要专科进行。

【健康教育】

健康教育可以提高患者掌握血常规异常相关知识，正确认识到不同疾病的危险程度，使患者在生活方式上有所改变，合理进行加强饮食、生活方式调理及药物治疗的依从性。由有经验的医务人员进行专题知识讲座，讲解血常规异常的相关知识，对不同疾病的患者进行个体化的方案制订及指导，并分层次进行随访。

【血常规异常随访与转诊】

血常规异常涉及的病种较多，比较复杂，转诊及随访也各不同，要根据具体疾病进行确定，如涉及以上各个指标危急值的情况及诊断不清疾病的时候，应该及时向上级医院转诊。

【病例分析】

患者，男性，37岁，农民。因确诊乙肝肝硬化6年，乏力伴腹胀1周入院。有吸烟及饮酒史30年，每天40支，已戒烟、戒酒8年，饮食偏咸。多次住院经系统检查后已明确诊断为"乙型病毒性肝炎肝硬化（失代偿期）"，有合并上消化道出血、自发性腹膜炎、慢性肝衰竭等病史，予利尿、放腹腔积液、抗感染、护肝等治疗后好转出院。近1周来患者腹胀、乏力、尿量减少，无畏寒，无恶心、呕吐，无呕血、黑便，无胸闷、心悸，无咳嗽、咳痰等，否认结核等慢性病史，否认输血及血制品史，否认食物及药物过敏史。肝功能明显异常，血常规检查：RBC 1.67×10^{12}/L，Hb 64g/L，HCT 0.189，MCV 113.60fl，MCH 38.20pg，MCHC 336g/L，WBC 7.5×10^9/L，N% 0.88，L% 0.034，E% 0，M% 0.083 及 PLT 34.00×10^9/L。

患者中年男性，乙肝肝硬化病史，肝功能损害，凝血功能异常；影像学提示：肝硬化表现、腹腔积液及脾大；血常规提示：贫血，白细胞计数及中性粒细胞分类增加，其他粒细胞及血小板明显下降。该患者血常规改变考虑由肝硬化、脾亢、消化道出血同时合并感染（腹膜炎）综合因素所致，必要时可做骨髓穿刺检查排除骨髓异常增生综合征。入院后给予护肝、抗病毒、抗感染、输成分血及其他辅助治疗，病情稍有好转。

【思考题】

1. 血常规异常的危急值有哪些？

2. 如何对血常规异常结果进行分析？

3. 如何对血常规异常的人群有效地进行干预？

（陈向红）

第二节　尿常规异常

【学习要点】　1. 掌握尿常规中蛋白质异常的临床意义。

　　　　　　　2. 熟悉和了解尿常规异常相关疾病。

【概述】

尿常规检查是针对尿液标本所进行的一组医学检验项目，而分析尿常规检查结果则是医学诊断过程中最为常用的辅助方法之一，不少肾脏病变早期可出现尿潜血、蛋白尿或者尿沉渣中有形成分。本章节针对蛋白尿异常重点进行分析。

【定义与分类】

一、定义

尿常规检查是指针对尿液的相关检查，包括尿液一般性状的检查，如外观、比重、酸碱度等，也包括特殊指标如尿蛋白、潜血、尿糖、酮体、尿胆原、尿胆红素、白细胞酯酶等的检查。尿常规不仅对泌尿系统疾病的诊断疗效观察有重要意义，对于其他系统疾病的诊断预后判断也有重要价值。

二、分类

（一）pH

肾脏参与机体内酸碱平衡调节，这种调节能力可以通过尿液 pH 反映出来。由于内源性酸产生偏多，尿液 pH 普遍偏酸，为 5.0～6.0。酸性尿多见于进食肉类过多和某些水果（如酸果蔓果实）、代谢性酸中毒、呼吸性酸中毒以及使用排结石药物（如碳酸钙）；碱性尿多见于进食素食和柑橘类水果、代谢性碱中毒、呼吸性碱中毒、一些肾脏疾病（如肾小管性酸中毒）等。

（二）蛋白

由于肾小球滤过膜的滤过作用和肾小管的重吸收作用，健康人尿中蛋白质（多指分子量较小的蛋白质）的含量很少（每日排出量小于150mg）。蛋白质定性检查时，呈阴性反应。当尿中蛋白质含量增加，普通尿常规检查即可测出，称蛋白尿。尿蛋白含量≥3.5g/24h，称为大量蛋白尿。蛋白尿分为以下类型：

1. 生理性蛋白尿　①功能性蛋白尿，呈一过性且尿蛋白一般<0.5g/24h，很少超过 1g/24h。②体位性蛋白尿（可能为脊柱前凸压迫左肾静脉所致），又称直立性蛋白尿。其特点为夜间无蛋白尿，起床活动若干时间后出现蛋白尿，再平卧后蛋白尿消失。

2. 病理性蛋白尿　①肾小球性蛋白尿：由于肾小球滤过膜受损而使通透性增加，滤出较多的血浆蛋白，超过了肾小管重吸收能力。蛋白尿以清蛋白为主。常见于急、慢性肾小球肾炎、狼疮性肾炎、过敏性紫癜性肾炎、肾静脉血栓形成、心功能不全、肾肿瘤等。②肾小管性蛋白尿：由于炎症或中毒引起近曲小管对低分子量蛋白质的重吸收障碍导致以低分子量蛋白质为主的蛋白尿，其特点是以 β_2 微球蛋白、溶菌酶等增多为主。常见于活动性肾盂肾炎、范科尼综合征、肾移植、镉等重金属中毒等。③溢出性蛋白尿：由于血红蛋白、肌红蛋白、免疫球蛋白、本周蛋白等增多所致，见于骨髓瘤、重链病、轻链病等。④组织性蛋白：包括肾前性蛋白尿和肾后性蛋白尿，由于肾小管分泌蛋白过多或肾组织破坏分解所引起。如 Tamm-Horsfall 糖蛋白、IgA、黏蛋白。⑤混合性蛋白尿：由于炎症或中毒时累及肾小球和肾小管而产生的蛋白尿。此类特点是清蛋白和 β_2 微球蛋白同时增多。

（三）潜血

血尿详见第二章第二十五节血尿。

（四）酮体

当机体不能有效利用葡萄糖、脂肪酸代谢不完全，可导致大量酮体产生，此时尿液就会出现酮体。除糖尿病酮症酸中毒外，酮尿也可见于长期饥饿、急性发热、低糖类饮食、中毒引起的呕吐、腹泻等情况。

（五）尿糖

尿中出现葡萄糖，应结合临床区别是生理性糖尿还是病理性糖尿。生理性糖尿多见于饮食过度、应激状态和妊娠；病理性糖尿多见于血糖升高引起的糖尿、肾小管功能受损所导致的肾性糖尿以及一些内分泌异常（如甲状腺功能亢进、嗜铬细胞瘤等）所引发的糖尿。

（六）胆红素

某些肝脏疾病如病毒性肝炎、胆总管结石、胰头癌、肝内炎症时管内压力增加所致胆汁反流时均可出现尿胆红素增高，尿中一些药物（如嘧啶）的代谢产物可以出现假阳性，胆红素见光易分解，尿液不新鲜或见光时间过长，检测结果可出现假阴性。

（七）尿胆原

直接胆红素分泌入小肠腔后，经过一系列反应生成系列产物，尿胆原为主要产物之一，约 20% 的尿胆原被重吸收，进入肝肠循环，其中少量（2%～5%）进入血流从肾小球滤过。

检测结果结合尿胆红素结果分析，有助于黄疸的鉴别诊断。

（八）亚硝酸盐

正常饮食中含有硝酸盐，并以硝酸盐形式而非亚硝酸盐形式从尿液排泄。尿路感染时，致病菌大多数含有硝酸还原酶，可以将硝酸盐还原为亚硝酸盐。影响亚硝酸盐形成的因素有：病原菌必须能够利用硝酸盐；尿液在膀胱潴留 4 小时或以上；饮食中含有充分的硝酸盐。尿中亚硝酸盐测定常用于尿路感染的快速筛选试验。

（九）白细胞脂酶

正常人尿中可有少量白细胞，但尿白细胞酯酶阴性。如果酯酶试验阳性，高度提示有尿路感染。某些肾脏病如狼疮性肾炎、急性间质性肾炎、肾移植排斥反应，尿液中白细胞也可升高。

【检测】

一、尿常规检测的人群

尿常规适合所有人群。尤其是存在尿频尿急尿痛、水肿表现以及慢性疾病如高血压、糖尿病、结缔组织等相关疾病的患者。

二、检查时要求

1. 装尿液的容器用前一定要洗干净，避免污染。

2. 原则上留取早晨起床后第一次尿标本送检。选取中段尿液。

3. 女性患者在经期一般不宜取尿做检查，若有服用影响尿液检查的药物，应在停药后留取标本。

三、检测影响因素

检查人群的生理活动、饮食、药物、检查设备等均会影响检查结果。

【诊断】

一、病史询问与体格检查

1. 病史询问　包括询问尿液颜色及形状、有无伴随症状及引起尿液异常的相关病史、用药史及家族史。

2. 体格检查　尿常规异常的特异性临床体征少见。主要表现为原发疾病引起的体征，如慢性肾脏疾病导致的贫血、水肿、高血压等，肝胆系统损伤导致的黄疸等。

二、诊断标准

尿常规异常分类及诊治见 ER-4-2-1。

ER-4-2-1 尿常规异常分类及诊治

【干预】

一、干预靶点

发现尿常规异常，要根据病因适时地、正确地进行干预。

生理性的蛋白尿，一般不需要治疗可自行恢复。如考虑为病理性蛋白尿，则在完成尿蛋白的定量检测后，在进行肾穿刺之前可使用 ACEI/ARB 类药物进行早期干预，以降低肾灌注压、减少蛋白尿漏出、增加肾小管对尿蛋白重吸收。在糖尿病肾病患者中，还可以选择 SGLT-2i、GLP-1 受体激动剂等降蛋白尿，减少蛋白尿和改善肾脏结局。

二、干预策略

结合病史、临床症状及相关辅助检查综合分析病因，予以控制尿蛋白、血压，利尿消肿等治疗，制订进行个体化的治疗方案。

【健康教育】

健康教育可以提高患者掌握尿常规异常相关知识，认识到尿常规检查的重要性，以便及时发现潜在疾病进行早期干预。

【随访与转诊】

原因不明的如疑为肿瘤、血液系统疾病、结核、上尿路感染、肾小球疾病导致的血尿蛋白尿者均需及时转诊。

【病例分析】

患者，女性，38 岁，农民，已婚，无吸烟饮酒史，饮食偏油腻、爱吃腌菜，平时劳动量较大，身高 163cm，体重 67kg，BMI 25.2kg/m²，BP 125/60mmHg。3 个月前体检发现蛋白尿、血尿。查肾功能正常。此前 2 天有受凉史。患者监测尿检查情况如下（表 4-2-1）。

表 4-2-1　病例尿液检查结果

检验项目	结果	参考值
颜色	黄色	—
潜血	3+	阴性
蛋白质	2+	阴性
PH	6.0	5.0～7.5
红细胞总数	21 000↑	0～6
异形红细胞	70%	—
白细胞总数	5	0～8
葡萄糖	—	阴性
酮体	—	阴性
尿胆红素	—	阴性
亚硝酸盐	—	阴性

　　患者青年女性，既往无高血压、糖尿病等慢性疾病，初次发现血尿、蛋白尿，无其他临床表现，发病前有受凉病史；查体：未见异常体征；肾功能正常；尿液检测以异形红细胞增多为主，考虑该患者肾小球性血尿，但目前病因不明，故需上级医院明确诊断。

　　转上级医院后检查：引起继发性肾小球损伤的相关因素，如血常规、肝功能、尿蛋白定量、乙肝、狼疮全套、免疫全套、腹部彩超等检查均正常。后完善肾活检示：局灶增生型 IgA 性肾病。治疗：该患者 24 小时尿蛋白大于 0.5g/d，肾功能正常，可加最大耐受剂量 ACEI/ARB 类药物降尿蛋白治疗，根据血压、尿蛋白调整药物剂量，因此给予阿利沙坦酯 240mg 口服，每日一次。控制在 125/75mmHg 以下。同时进行钠盐摄入限量、戒烟、体重控制和体育锻炼。坚持药物治疗及定期随访，遵医嘱做好疾病管理，根据检查结果调整后续治疗方案。

【思考题】

1. 必须进行尿常规筛查的特殊人群有哪些？

2. 血尿及蛋白尿患者随访中所干预的指标有哪些?

（刘翠中）

第三节　肝功能异常

【学习要点】　1. 掌握肝功能异常防治的相关知识。

2. 熟悉肝功能异常的管理。

3. 了解人群肝功能异常预防的重要意义。

【定义与分类】

一、定义

肝功能异常是指肝脏受到某些致病因素的损害,引起肝脏的代谢功能及形态结构发生了异常。肝功能试验包含白蛋白、胆红素和凝血酶原时间等指标,可用于评估肝脏疾病的严重程度,转氨酶反映肝细胞损伤。本节主要阐述转氨酶异常,胆红素参考本书第三章第八节黄疸。

二、分类

（一）病因分类

1. 感染　各种病毒性肝炎均可能导致转氨酶异常。其他感染性疾病,如寄生虫感染也可能是引起转氨酶异常的原因。

2. 不良生活习惯　大量饮酒、高能量饮食、含糖饮料、久坐少动等生活方式,容易引起脂肪性肝病,进而引起转氨酶异常。

3. 免疫功能异常　机体对肝细胞产生自身抗体及 T 细胞介导自身免疫应答导致肝损伤,如自身免疫性肝病。

4. 药物　各类化学药物、生物制剂、中药、天然药、保健品、膳食补充剂及其代谢产物乃至辅料导致的肝损伤均可引起转氨酶异常。

5. 胆管系统疾病　胆管系统疾病引起的胆汁淤积可能会引起肝硬化,导致转氨酶异常。

（二）临床分类

1. 急性肝损伤　急性肝损伤（acute hepatic injury）指在较短时间内迅速发生的肝细胞损伤，主要包括各种急性病毒性肝炎、急性缺血性肝损伤及急性毒性肝损伤。急性肝损伤的主要实验室检测变化特征是转氨酶显著升高，血清丙氨酸氨基转移酶又称谷丙转氨酶（ALT）＞300U/L，天冬氨酸氨基转移酶又称谷草转氨酶（AST）＞200U/L，通常超过正常参考范围上限 8 倍，AST/ALT 比值＜1，常伴有血清胆红素的升高。

2. 慢性肝损伤　慢性肝损伤（chronic hepatic injury）指在较长的时间内（＞6 个月）肝细胞发生持续性损伤，包括慢性病毒性肝炎、自身免疫性肝炎、肝豆状核变性、血红蛋白沉着病、原发性胆汁性肝硬化、原发性硬化性胆管炎等。慢性肝损伤时，血清转氨酶活性轻度升高，通常在其正常参考范围上限 4 倍以下，少数患者血清转氨酶活性可在正常参考范围之内。

3. 肝硬化　慢性肝损伤可反复长期引起肝脏损害，使细胞外基质过量沉积及异常分布，从而导致肝纤维化的发生，引起进行性肝功能不全、门静脉高压，最终导致肝硬化。

4. 肝衰竭　肝衰竭是由多种因素引起的严重肝脏损害，导致其合成、解毒、排泄和生物转化等功能发生严重障碍或失代偿，出现以凝血机制障碍和黄疸、肝性脑病、腹腔积液等为主要表现的一组临床综合征。

【检测】

一、肝功能检查适用于

1. 健康体检人群。

2. 有不良饮食习惯或有不良生活习惯者。

3. 既往或现患肝病者。

4. 有肝病家族史。

5. 有传染性肝病接触史。

6. 有使用肝损害药物史。

二、检测影响因素

影响肝脏生物化学试验结果的因素很多：留取标本的过程、检测过程、性别、年龄等因素的、检测时间及是否进行剧烈运动等因素的影响。

【诊断】

一、病史询问与体格检查

1. 病史询问　针对主要症状，要尽可能了解其起因、起病情况、发病经过（急性还是慢性、间歇还是持续等）、用药情况等，包括有无疲乏、食欲减退、嗜睡、皮肤粗糙、黄疸、尿色加深、陶土样大便等。了解其程度、时间、加剧和缓解的规律，以及所伴随的其他症状等。此外，患者的一般情况信息、精神状态、饮食及生活习惯、烟酒嗜好、接触史以及家族史等对诊断亦有相当意义。

2. 体格检查　如皮肤巩膜黄染、蜘蛛痣、肝掌等是诊断肝病的重要线索。重点进行全面细致腹部查体。腹壁静脉曲张提示门静脉高压（但要查血流方向以与下腔静脉阻塞鉴别）。腹部触诊十分重要，肝脏触诊到包块时应详细检查其位置、大小、形状、表面情况、硬度、活动情况、是否疼痛及搏动感等。墨菲征是否阳性等。

二、诊断标准

1. 肝功能异常的常见症状

（1）食欲减退及消化功能障碍：如恶心、呕吐，厌油腻食物以及易乏力，易困倦或嗜睡等。

（2）合并胆色素代谢异常，导致黄疸的发生，出现皮肤黏膜黄染的现象。

（3）合并白蛋白合成障碍，严重时导致腹腔积液、胸腔积液等。

（4）合并维生素类代谢障碍，导致皮肤粗糙、瘀斑、瘀点、夜盲、唇舌炎症、水肿及骨质疏松等。

2. 肝功能异常的诊断　主要是根据实验室检查的结果诊断。常用的转氨酶实验室检查主要是检测血清氨基转移酶，包括 ALT、AST，其升高是临床最主要的判断依据。ALT、AST、乳酸脱氢酶存在于肝细胞内,当肝细胞损伤时细胞质内的酶释放入血流,使血清中的这些酶活性升高。

值得注意的是,由于 AST、ALT 也存在于其他组织中,因此血中以 AST 升高为主,不一定是肝细胞受损。在 ALT 升高的同时,伴有明显的 AST 升高,提示肝细胞严重受损。严重肝炎时,转氨酶下降而胆红素升高,此"胆酶分离"现象是肝细胞严重坏死的表现,病死率高达约 90%;而肝硬化时,肝脏病理以肝纤维化、肝细胞萎缩为主,很多患者 ALT 和 AST 值正常。转氨酶异常时酶学正常值及诊断标准见表 4-3-1。

表 4-3-1　转氨酶异常时酶学正常值及诊断标准

检测项目	ALT	AST	AST/ALT	ALP	GGT
检测方法及正常值	终点法（赖氏法）5～25 卡门单位速率法（37℃）5～40U/L	终点法（赖氏法）8～28 卡门单位速率法（37℃）8～40U/L	1.15	磷酸对硝基苯酚速率法（37℃）男性：45～125U/L女性：20～49 岁30～100U/L50～79 岁50～135U/L	γ- 谷氨酰 -3-羟基 - 对硝基苯胺法（37℃）男性：11～50U/L女性：7～32U/L

转移酶水平高低与肝损害的严重程度通常并不完全一致,但划分氨基转移酶升高程度有利于缩小病因鉴别诊断的范围。具体详见表 4-3-2。

表 4-3-2　引起氨基转移酶升高的病因

肝源性		非肝源性
ALT 升高更明显	AST 升高更明显	
急性病毒性肝炎慢性乙型肝炎、慢性丙型肝炎药物性 / 中毒性肝损害自身免疫性肝炎、非酒精性脂肪性肝炎血色病、肝豆状核变性、α_1- 抗胰蛋白酶缺陷	酒精性肝病肝硬化非酒精性脂肪性肝炎	溶血肌病甲状腺疾病剧烈运动

转氨酶升高的诊断流程详见 ER-4-3-1。

三、转氨酶异常的鉴别

不同的肝脏疾病转氨酶表现有所区别，总结见表 4-3-3。

ER-4-3-1 转氨酶升高的诊断流程图

表 4-3-3 几种常见肝病的转氨酶改变

	AST	ALT
急性肝炎	↑↑↑	↑↑↑
酒精性肝炎	↑	↑
慢性肝炎	↑	↑
肝硬化	N-↑	N-↑
胆汁淤积	N-↑	N-↑
肝癌	N-↑	N-↑
暴发性肝衰竭	↑↑↑	↑↑

【危急值识别】

采用 Child-Pugh 评分

上述肝功能指标与肝脏健康与否并不完全平行，因此对肝功能的评估，应该结合患者的症状、体征、影像资料及病理综合判断，当确定有肝脏损伤及肝功能减退时，应注意找各种致病原因，并采用 Child-Pugh 评分（表 4-3-4）对肝功能进行分级评估（表 4-3-5），便于临床诊治决策。由于肝功能分级可随病情而波动，应灵活运用。

表 4-3-4 肝功能 Child-Pugh 评分表

观测指标	分数		
	1	2	3
肝性脑病（期）	无	I～II	III～IV
腹腔积液	无	少	多
胆红素/(μmol·L⁻¹)	<34	34～51	>51
清蛋白/(g·L⁻¹)	>35	28～35	<28
PT（>对照秒）	<4	4～6	>6

表 4-3-5 Child-Pugh 分级及存活率

分级	评分	1～2 年存活率 /%
A	5～6	85～100
B	7～9	60～80
C	10～15	35～45

注：以上分级可以看出，分数越低，存活率越高。

【干预】

一、干预靶点及目标值

肝功能检测指标超过正常值就可以干预，先进行生活方式干预，转氨酶超过 2 倍参考值上限可以开始药物干预，其他指标根据具体病情进行干预。

目标值：尽量达到正常值范围。

二、干预策略

（一）非药物治疗

即生活方式干预，无论任何年龄阶段、无论是否进行药物治疗，都需坚持控制饮食和健康的生活方式。健康的生活方式包括远离烟酒、停止熬夜、保持良好的心态、多运动、科学饮食等。

（二）药物治疗

主要有保肝治疗和针对病因治疗。

1. 保肝治疗　转氨酶异常者，可选用还原型谷胱甘肽、甘草酸制剂、双环醇、维生素 E 等抗炎、减轻过氧化损伤等药物。

2. 伴有肝内胆汁淤积的患者，可选用熊去氧胆酸、腺苷甲硫氨酸等。

3. 针对病因　①抗病毒治疗：病毒性肝炎需抗病毒治疗，如恩替卡韦、替比夫定和干扰素等；②基础病治疗。

（三）中医药治疗

中医药干预转氨酶异常的措施有汤剂、中成药、针灸等，其在改善转氨酶异常症状及预防方面均可发挥积极作用，常用的有肝舒胶囊、护肝片、水飞蓟素、肝苏颗粒、扶正化瘀胶囊等,根据情况辨证施治。

（四）其他治疗

要求患者急性期应住院或居家隔离治疗休息,恢复期注意动静结合,避免过劳;营养支持治疗,对因食欲下降、恶心、呕吐的患者可行静脉滴注营养液,尽可能保证热能供应,避免低血糖;补充各种维生素;酌情输注血浆或清蛋白。

【健康教育】

1．休息　不宜进行重体力活动及高强度体育锻炼,保持情绪稳定,减轻心理压力。

2．酒精及药物　严格禁酒。避免不必要且疗效不明确的药物、各种解热镇痛的复方感冒药、不正规的中药偏方及保健品,失眠患者应在医生指导下慎重使用镇静、催眠药物。

3．对已有食管-胃底静脉曲张者,进食不宜过快、过多,食物不宜过于辛辣和粗糙,在进食带骨的肉类时,应注意避免吞下刺或骨。

4．食物应以易消化、产气少的粮食为主,持续少量摄入蛋白质及脂肪类食物,常吃蔬菜水果,调味不宜过于辛辣。保持大便通畅,不宜用力排便。

5．感染　居室应通风,养成良好的个人卫生习惯,避免着凉及不洁饮食。

6．了解肝硬化的病因,坚持使用针对病因的药物,如口服抗乙肝病毒的药物等,定时复查。有轻微肝性脑病者,因反应力较低,不宜驾车及高空作业。

7．乙型肝炎和丙型肝炎可以通过血液及体液途径传染,因此,接触患者开放伤口时,应戴手套;性生活应适当,如没有生育计划,建议使用避孕套。

【转氨酶异常转诊】

1．首次发现肝功能损害,排除生理性原因或干扰因素后,可转诊到上级医院进一步明确病因。

2．有肝性脑病、腹腔积液、胆红素、清蛋白、凝血酶原时间等达到肝功能衰竭标准应立即转诊。

3. 合并严重并发症如消化道出血、电解质紊乱等,治疗过程中出现病情恶化,应及时转诊。

4. 有手术指征者给予转诊。

5. 其他社区不能处理的情况均应转诊。

【病例分析】

患者,男性,50 岁,已婚,工人。腹痛 1 年余,加重 2 个月。患者 1 年余前无明显诱因下出现间断腹痛,下腹部为主,隐痛感,与进食无关,无发热,无胸闷、胸痛,无恶心、呕吐,无气促、呼吸困难,无皮肤黄染,无腹胀、腹泻,无呕血、黑便,未予重视。2 个月前腹痛症状再发,程度较前加重,伴乏力、食欲缺乏、体重下降。既往有乙肝抗原携带病史 10 余年,未治疗,未定期复查。否认高血压、冠心病及慢性肾脏病史。否认结核、菌痢、伤寒传染病史,否认药物、食物过敏史。无肾病、糖尿病病史。否认烟酒嗜好,平素饮食清淡。查体:T 36.5℃,P 84 次/min,R 19 次/min,BP 120/85mmHg。双肺呼吸音清,未闻及明显啰音。心律齐,各瓣膜未闻及明显杂音。腹软,下腹部有压痛及反跳痛,余腹部无压痛及反跳痛。双侧肾区有叩击痛。双下肢无水肿。辅助检查:

(1)肝功能检测结果如下(表 4-3-6)。

表 4-3-6　病例肝功能结果

项目	结果	参考值
ALT	262U/L↑	7～40U/L
AST	262U/L↑	13～15U/L
碱性磷酸酶	253U/L↑	50～135U/L
总胆红素	35.8μmol/L↑	2～23μmol/L

(2)抗核抗体测定:抗核抗体 337.00↑AU/ml。

(3)乙肝两对半定性:乙肝病毒表面抗原阳性↑,乙肝病毒核心抗体阳性↑。乙型肝炎 DNA 测定:HBV-DNA 3.32×10⁴U/ml。

(4)腹部 CT 示:胆囊多发结石。肝 S5/6 少许低密度影,①肝 S4a 结节,血管瘤可能;②肝内多发再生结节可能;肝 S2、S5、S6 多发囊肿；③肝硬化，脾大；④胆囊多发结石。

（5）肝硬化指标系列：层粘连蛋白 87.40ng/ml，Ⅲ型前胶原 N 端肽 824.00ng/ml，Ⅳ型胶原 263.00ng/ml，透明质酸 197.00ng/ml；抗核提取物抗体测定：干燥综合征抗体 A（抗 SSA）阳性，抗双链脱氧核糖核酸抗体（dsDNA）阳性。

（6）甲丙戊型肝炎病毒抗体等未见异常。

（7）肿瘤标志物：甲胎蛋白（AFP）12.10U/ml，糖类抗原 19-9 54.20U/ml。

患者中年男性，出现转氨酶升高，碱性磷酸酶增高，胆红素增高，乙肝表面抗原阳性、乙肝 DNA 异常，肝纤维化的指标异常，免疫指标有异常，腹部 B 超提示有胆囊结石，肝脏增强 CT 异常，诊断肝功能损害为多因素所致，包括病毒性肝炎、肝硬化、不排除自身免疫性肝炎等，经乙肝病病毒治疗及护肝后，患者的病情有所改善。

10 天后复查转氨酶较前明显好转。

【思考题】

1．转氨酶异常的筛查人群有哪些？

2．如何对转氨酶异常进行鉴别及处理？

3．如何对转氨酶异常的人群进行监测？

（陈向红）

第四节　肾功能异常

【学习要点】　1．掌握肾功能异常的临床意义。

2．熟悉慢性肾功能不全患者的管理。

【概述】

肾脏的功能主要是分泌和排泄尿液、废物、毒物和药物，调节和维持体液容量和成分（水分和渗透压、电解质、酸碱度）、维持机体内环境（血压、内分泌）的平衡。变态反应、感染、肾血管病变、代谢异常、先天性疾病、全身循环和代谢性疾病、药物、毒素对肾脏的损害，均可影响肾功能，从而表现为肾功能检查指标异常，在临床诊断和治疗上具有重要的意义。肾功能检查有助于了解疾病的严重程度、观察病情变化、估计预后及制订治疗方案。

【定义与分类】

一、定义

肾功能指肾脏通过排泄方式排除体内代谢产物，维持体内电解质及酸碱平衡功能，衡量指标包括血肌酐、尿素氮、尿酸。

二、分类

（一）按检验项目分类

1. 血尿素氮　尿素氮是蛋白质代谢的主要终末产物之一，从肾脏排泄。血清尿素氮增高常见于肾脏疾病如慢性肾炎、严重的肾盂肾炎等；泌尿系统疾病泌尿道结石、肿瘤、前列腺增生、前列腺疾病使尿路梗阻等引起尿量显著减少或尿闭时，也可造成血清尿素氮增高；其他高蛋白饮食、脱水、蛋白质分解代谢增高、腹腔积液、水肿、胆管手术后、上消化道出血、妊娠后期妇女、磷、砷等化学中毒等，心排血量减少或继发于失血或其他原因所致的肾脏灌注下降均会引起血尿素氮升高。

2. 血肌酐　肌酐是蛋白质（来源于体内或食物）代谢产生的小分子物质。血清肌酐浓度可在一定程度上准确反映肾小球滤过功能的损害程度。血肌酐增高主要见于急、慢性肾小球肾炎等肾脏疾病。早期或轻度肾功能损害时，由于肾的储备力和代偿力很强，血肌酐浓度可以表现为正常，当肾小球滤过功能下降到30%～50%时，血肌酐数值才明显上升。在正常肾血流条件下，血肌酐176～355μmol/L时，提示有中度至严重肾损害。血肌酐和尿素氮如同时增高，提示肾功能损害很严重。

3. 尿酸　尿酸是体内嘌呤代谢的终末产物。主要经肾脏排泄，增高见于痛风和肾脏病变，如急性或慢性肾炎、肾盂肾炎、肾结核等可使血清尿酸升高。各种恶性肿瘤也可导致血清尿酸升高。

（二）临床分类

肾功能异常分为急性肾功能不全和慢性肾功能不全两类。

1. 急性肾功能不全　指各种原因导致的肾脏泌尿功能急剧下降，以致机体内环境出现严重紊乱的临床综合征。常见病因包括肾前性、肾性和肾后性。

2. 慢性肾功能不全　指各种原因造成的慢性进行性肾实质损害，致使肾脏明显萎缩，不能维持其基本功能，临床出现以代谢产物潴留，水、电解质、酸碱平衡失调，全身各系统受累为主要表现的临床综合征，也称为尿毒症。常见的原因包括各种慢性肾脏疾病以及全身性疾病如高血压、糖尿病、系统性红斑狼疮、感染相关疾病、中毒等。

【检测】

肾功能检测适合所有人群。尤其是存在腰肋疼痛、血尿、蛋白尿、水肿、口渴、尿量改变、夜尿次数增多等情况，或者存在时全身慢性疾病患者如糖尿病、高血压、系统性红斑狼疮、心功能不全等，也应该定期检查肾功能。

【诊断】

一、病史询问与体格检查

1. 病史询问　包括询问引起肾功能异常的相关病史、用药史及家族史。

2. 体格检查　主要包括导致肾功能异常的常见慢性、急性疾病引起的体征，如高血压、糖尿病、心功能不全、慢性肾脏疾病、外伤、结石等。

二、诊断标准

常用肾小球滤过率（GFR）水平对肾功能不全进行分期：成人GFR 按照 Cockcroff-Gaulf 公式计算，eGFR（ml/min）=（140- 年龄）×体重 ×0.85（女性）/（72×Scr），根据 GFR 可将慢性肾病做如下分期，见表 4-4-1。

表 4-4-1　慢性肾病分期

CKD 分期	特征	GFR 水平 /(ml·min^{-1})
G1 期	已有肾病，GFR 正常	>90
G2 期	GFR 轻度降低	60～89
G3a 期	GFR 轻 - 中度降低	45～59
G3b 期	GFR 中 - 重度降低	30～44
G4 期	重度下降	15～29
G5 期	肾衰竭	<15

注：GFR 为肾小球滤过率，CKD 为慢性肾脏疾病

急、慢性肾功能异常诊疗流程见 ER-4-4-1、ER-4-4-2。

ER-4-4-1　急性肾功能不全诊治流程　　ER-4-4-2　慢性肾功能不全诊治流程

【危急值识别】

当肾功能出现血肌酐≥530μmol/L、尿素氮≥35.7mmol/L 时，提示肾功能严重不全，需结合其他生化指标及患者情况决定是否需肾脏替代治疗。

【干预】

肾功能不全需要一体化的治疗。对已有的肾脏疾患或可能引起肾损害的疾患（如糖尿病、高血压等）进行及时有效的治疗，防止肾衰竭的发生。对已经存在轻、中度肾功能损伤及时进行治疗，延缓、停止或逆转肾功能损伤的进展，防止尿毒症的发生，包括坚持病因治疗、避免或消除肾功能急性加重的危险因素、阻断或抑制肾单位损害渐进性发展的各种途径，保护健存肾单位。

【健康教育】

1. 营养治疗　给予高热量、高维生素、优质低蛋白饮食，可根据肾功能调节蛋白质摄入量，高血压者应限钠盐的摄入，若已进行透析

治疗，则应予以优质高蛋白的饮食。有高钾血症应限制含钾高的食物。慢性肾功能不全患者蛋白摄入量一般为0.6～0.8g/（kg·d），以满足其基本生理需要。如有条件，患者在低蛋白饮食[（0.4～0.6）g/（kg·d）]的基础上，可同时补充适量[（0.1～0.2）g/（kg·d）]的必需氨基酸和/或α-酮酸，此时患者饮食中动物蛋白与植物蛋白的比例可不加限制。磷摄入量一般应<0.6～0.8mg/d。

2．维持液体的出入量平衡。

3．预防感染，避免劳累，注意保暖，注意个人卫生，经常开窗通风，避免去公共场合。

4．避免使用对肾脏有损害的药物。

5．对已行血液透析者应指导其保护好动静脉瘘管，腹膜透析者保护好腹膜透析管道。定期复查肾功能、电解质。

【随访与转诊】

急、慢性肾功能不全的患者出现尿量减少或无尿、高钾血症、需要透析等情况。

【病例分析】

患者，女性，76岁，农民，已婚，无吸烟饮酒史，不挑食，不饮浓茶、咖啡等。身高154cm，体重58kg，BMI 24.4kg/m²。既往有高血压病史10余年，最高血压175/86mmHg，现硝苯地平控释片30mg每日1次降压，平素未规律监测血压。近10日感头晕，测血压160/72mmHg，加用厄贝沙坦150mg每日1次降压。有糖尿病病史10余年，口服阿卡波糖0.1g每日3次降糖，未规律监测血糖。2个月前体检发现肾功能、血常规异常，患者肾功能及血常规检查情况如下（表4-4-2）。

表4-4-2　肾功能及血常规结果

检验项目	结果	参考值
尿素氮	8.68mmol/L	1.70～8.30mmol/L
肌酐	128.0mmlo/L	40.0～100.0mmol/L
尿酸	452.0μmol/L	155.0～357.0μmol/L
血红蛋白	95g/L	113～151g/L

患者老年女性,有高血压、糖尿病病史,平素血压、血糖控制欠佳;2个月前体检发现肾功能异常,有贫血;诊断考虑慢性肾功能不全,病因考虑高血压、糖尿病肾病可能。计算患者 EGFR 为 30.3ml/min,予以更改降糖药,改甘精胰岛素 12U 晚上 10 点皮下注射,利格列汀 0.1g 每天早餐前 1 次口服控制血糖,予以降压、改善贫血、肠道透析等治疗。随诊半年监测血压、血糖及肾功能、血常规结果有改善见表 4-4-3。

表 4-4-3 血压、血糖、肌酐及血红蛋白结果

检查时间	血压	空腹血糖	血糖(早餐后 2 小时)	肌酐	血红蛋白
1 月	145/91mmHg	7.4mmol/L	11.2mmol/L	132.4μmol/L	92g/L
3 月	130/75mmHg	6.8mmol/L	9.0mmol/L	116.5μmol/L	98g/L
6 月	132/76mmHg	6.5mmol/L	8.1mmol/L	102.4μmol/L	102g/L

【思考题】

1. 急性肾功能不全的常见病因有哪些?

2. 慢性肾功能不全防治原则包括哪些?

(刘翠中)

第五节 血脂异常

【学习要点】　1. 掌握血脂异常防治的相关知识。

2. 熟悉血脂异常的管理。

3. 了解降低人群整体心血管风险发生的重要意义。

【概述】

WHO 最新资料显示,全球超过 50% 冠心病的发生与胆固醇水平升高有关。我国居民因动脉粥样硬化性心血管疾病(atherosclerotic cardiovascular disease,ASCVD)死亡占居民疾病死亡构成 40% 以上,

居首位。血脂异常是 ASCVD 发生发展中最主要的致病因素之一。血脂异常的防治对降低心血管病患病率与提高生活质量具有重要意义。

【定义与分类】

一、定义

血脂异常（dyslipidemia）通常指血清中胆固醇（CH）、甘油三酯（TG）、低密度脂蛋白（LDL-C）水平升高，高密度脂蛋白（HDL-C）水平降低。

二、分类

（一）病因分类

1. 继发性血脂异常　是指由于系统性疾病、不良生活方式或使用某些药物所引起的血脂异常。

2. 原发性血脂异常　是由遗传性基因缺陷与环境因素相互作用引起。由基因缺陷所致的血脂异常多具有家族聚集性，有明显的遗传倾向，临床上称为家族性高脂血症（familial hyperlipidemia，FH）。

（二）临床分类

通常根据血脂检测中总胆固醇（TC）、TG、LDL-C 和 HDL-C 的水平进行临床分类：高 CH 血症、高 TG 血症、混合性高脂血症、低 HDL-C 血症。

【检测】

一、需进行血脂检测的人群

《中国成人血脂异常防治指南（2016 修订版）》建议：

1. 20～40 岁成年人至少每 5 年检测 1 次血脂。

2. 40 岁以上男性和绝经期后女性每年检测血脂。

3. ASCVD 患者及其高危人群，应每 3～6 个月检测 1 次血脂。

4. 因 ASCVD 住院患者，应在入院时或入院 24 小时内检测血脂。

5. 首次发现血脂异常时应在 2～4 周内复查，若仍异常，即可确立诊断。

二、检测影响因素

血脂检测的准确性受多重因素影响,主要包括:①机体处于特殊生理或病理状态,剧烈运动后、经期、近期内发生过急性心肌梗死、卒中、重大创伤等;②行为因素,检测前大量摄入高脂饮食、饮酒、咖啡、吸烟等;③样本采集和处理过程中的体位变化、止血带阻滞血流时间、抗凝剂等;④检测仪器、试剂、操作流程差异等因素。

基于以上因素,建议在血脂检测前应注意以下事项:

1. 抽血前 2 周应保持稳定的饮食习惯,忌暴饮暴食;抽血前 24 小时不饮酒,避免剧烈运动。

2. 应空腹 12 小时(可正常饮水)后取坐位采静脉血。

3. 用于检测的样本应于 24 小时内完成检测,否则应在相应条件下保存。

【诊断】

一、病史询问与体格检查

1. 病史询问　包括询问饮食与生活习惯、引起继发性血脂异常的相关病史、用药史及家族史。

2. 体格检查　血脂异常的特异性临床体征少见。主要包括黄色瘤、角膜弓和脂血症眼底改变。严重的高 CH 血症尤其是纯合子型 FH(HoFH)可出现游走性多关节炎。严重的高 TG 血症可引起急性胰腺炎。

二、诊断标准

血脂正常水平和异常切点见表 4-5-1。

表 4-5-1　血脂异常诊断及分层标准　　　　单位:mmol/L

分层	理想水平	合适水平	边缘水平	升高	降低
TC	—	<5.2	≥5.2 且<6.2	≥6.2	—
LDL-C	<2.6	<3.4	≥3.4 且<4.1	≥4.1	—
HDL-C	—	—	—	—	<1.0
TG	—	<1.7	≥1.7 且<2.3	≥2.3	—

注:—代表无。

血脂异常的诊治流程见 ER-4-5-1。

ER-4-5-1 血脂异常诊治流程

【干预】

一、干预靶点及目标值

（一）以 LDL-C 为首要治疗靶点

血脂异常尤其是 LDL-C 升高是导致 ASCVD 发生、发展的关键因素。国内外血脂异常防治指南均推荐以 LDL-C 为首要干预靶点。

（二）干预靶点目标值

血脂异常危险分层以及目标值见表 4-5-2。

表 4-5-2　血脂异常危险分层以及目标值

危险分层	疾病或危险因素	LDL-C 目标值
超高危	ASCVD 患者并存以下情况之一： （1）复发的 ASCVD 事件 （2）冠状动脉多支血管病变 （3）近期 ACS （4）心、脑或外周动脉多血管床动脉粥样硬化性血管疾病 （5）LDL-C≥4.9mmol/L（190mg/dl） （6）糖尿病	<1.4mmol/L
极高危	ASCVD 患者[1]	<1.8mmol/L
高危	LDL-C≥4.9mmol/L 或 TC≥7.2mmol/L 糖尿病患者 1.8mmol/L≤LDLC<4.9mmol/ 或 3.1mmol/L≤TC<7.2mmol/L 且年龄≥40 岁 高血压 +2 项及以上危险因素[2]	<2.6mmol/L
中危	无高血压，2 项及以上危险因素[2] 高血压 +1 项危险因素[2]	<3.4mmol/L
低危	无高血压，0～1 项危险因素[2] 高血压，无危险因素[2]	<3.4mmol/L

注：[1]ASCVD 动脉粥样硬化性心血管疾病，包括急性冠脉综合征（ACS）、稳定性冠心病、血运重建术后、缺血性心肌病、缺血性卒中、短暂性脑缺血发作、外周动脉粥样硬化病等；[2] 危险因素有吸烟，年龄（男性>45 岁、女性>55 岁），HDL-C<1.0mmol/L。

二、干预策略

（一）非药物治疗

即生活方式干预。无论任何年龄阶段、无论是否进行药物治疗，都必须坚持控制饮食和健康的生活方式。健康的生活方式包括抗动脉粥样硬化饮食，控制体重，规律锻炼，戒烟。

（二）药物治疗

建议首选他汀类药物，依据血脂基础水平以中等强度他汀起始，根据个体疗效和耐受情况调整剂量；若 LDL-C 水平仍不达标，可联用依折麦布、PCSK-9 抑制剂等药物；若非 HDL-C 不达标，可联用贝特类药物；同时监测肝肾功能、血糖及肌酸激酶情况，以获得安全、有效的干预效果。

（三）中医药治疗

中医药干预血脂异常的措施有汤剂、中成药、针灸等，其在改善血脂异常症状及预防方面均可发挥积极作用。具有调脂作用的中药有山楂、苦丁、绞股蓝等，中成药可选用血脂康胶囊等。

（四）脂蛋白血浆置换

脂蛋白血浆置换是 FH 患者重要的辅助治疗措施，可使 LDL-C 水平降低 55%～70%。

【健康教育】

健康教育可以提高患者掌握血脂异常相关知识，认识到规律服药及血脂达标的重要性，使患者重视生活方式改变所致，主观上加强饮食控制和增加体能锻炼，可提高患者对生活方式及药物治疗的依从性。对血脂异常患者进行健康教育，可由有经验的医务人员进行专题知识讲座，讲解血脂异常的相关知识，对患者进行生活方式干预，倡导戒烟、限酒的健康生活方式；制订低糖、低脂、低盐、高纤维的合理食谱；鼓励患者参加一些力所能及的家庭、社会活动，提倡参与步行、游泳、太极拳等适合的运动。

【随访与转诊】

药物治疗开始后 4～8 周复查血脂、肝功能、肌酸激酶，若无特殊情况且血脂达标可改为每6～12个月复查1次；长期达标者可每年复查1次。如血脂未达标则需调整降脂药剂量或种类，或联合不同作用机制的降脂药进行治疗。每当调整降脂药种类或剂量时，都应在治疗6周内复查。

反复调整降脂治疗方案，效果不佳者，或合并多种疾病、多重用药的患者，建议向上级医院转诊。

【病例分析】

患者，男性，47岁，教师。不吸烟不饮酒，饮食偏素食，平时爱运动，身高184cm，体重72kg，BMI 21.3kg/m²，血压118/76mmHg。既往有哮喘史，沙美特罗替卡松气雾剂50/250mcg 1吸，每日2次，控制良好；慢性淋巴细胞性甲状腺炎史，口服甲状腺素片替代治疗中；寻常型银屑病史，间断使用激素软膏；父亲53岁出现急性冠脉综合征，后行冠脉搭桥手术。患者监测空腹血脂结果如下（表4-5-3）。

表4-5-3　病例空腹血脂结果

检验项目	结果	参考值
TC	7.86↑	<5.2mmol/L
HDL-C	1.73	>1mmol/L
LDL-C	5.37↑	<1.4mmol/L
TG	1.76↑	<1.7mmol/L
脂蛋白(a)	>240↑	≤75.0nmol/L

注：颈动脉超声：左侧颈动脉窦低回声斑块形成（5.8mm×2.4mm；10.6mm×1.9mm）。

冠脉CTA：左前降支近段及中段钙化斑块，管腔弥漫性中度狭窄，右冠状动脉近中段混合性斑块，管腔弥漫性轻中度狭窄。

根据病例所示，患者有早发心血管疾病家族史、慢性自身免疫性疾病，结合辅助检查，考虑该患者属于超高危人群，LDL-C目标值应<1.4mmol/L。予：阿托伐他汀钙片40mg每晚1次，6周后复查血脂见表4-5-4。

表 4-5-4　6 周后复查血脂结果

检验项目	结果	参考值
TC	4.41	<5.2mmol/L
HDL-C	1.51	>1mmol/L
LDL-C	2.59↑	<1.4mmol/L
TG	1.03	<1.7mmol/L
肌酸激酶 CK	130	50～310U/L

尽管 LDL-C 较基础水平降低 51.8%>50%，但 LDL-C 2.59mmol/L>目标值 1.4mmol/L，未达到指南要求，继续阿托伐他汀 40mg 每晚 1 次，口服。

目前各国均尚未批准某一药物专门用于降低脂蛋白（a），进一步治疗方案可换成瑞舒伐他汀 20mg 每晚 1 次，联合依折麦布 10mg 每日 1 次，如仍>1.4mmol/L，应联合 PCSK9 抑制剂皮下注射。

【思考题】

1. 血脂异常的筛查人群有哪些？

2. 如何对血脂异常进行危险分层以及指定目标值？

3. 如何对血脂异常的人群有效地进行干预？

（刘晓宇）

第六节　血尿酸异常

【学习要点】　1. 掌握尿酸异常防治的相关知识。

2. 熟悉尿酸异常和痛风的管理。

【概述】

我国高尿酸血症（hyperuricemia，HUA）的患病率逐年增高，并呈年轻化趋势，已成为仅次于糖尿病的第二大代谢性疾病。血尿酸升高除可引起痛风之外，还与肾脏、内分泌代谢、心脑血管等系统疾病的发生和发展有关。

【定义与分类】

一、定义

高尿酸血症是指在正常嘌呤饮食下，不同时间 2 次检测空腹血尿酸水平男性>420μmol/L（7mg/dl），女性>360μmol/L（6mg/dl）。

尿酸由饮食摄入和体内分解的嘌呤化合物在肝脏中产生，约 2/3 尿酸通过肾脏排泄，其余由消化道排泄。尿酸经肾小球滤过、近端肾小管重吸收、分泌和分泌后再吸收，未吸收部分从尿液中排出。正常情况下，体内尿酸产生和排泄保持平衡，凡导致尿酸生成过多和 / 或排泄减少的因素均可导致 HUA。

二、分类

1. 原发性高尿酸血症

（1）特发性尿酸增多症：绝大多数发病原因不明，10%～20% 的患者有阳性家族史，仅 1% 左右患者由先天性酶缺陷引起，如家族性幼年高尿酸性肾病、次黄嘌呤 - 鸟嘌呤磷酸核糖转移酶缺陷、磷酸核糖焦磷酸合成酶活性增高、Ⅰ型糖原累积症、遗传性果糖不耐受症等。

（2）尿酸产生过多：与高嘌呤饮食、酒精过多摄入、高糖饮食、核酸代谢增强相关，常合并代谢综合征相关的临床表现或疾病。

2. 继发性高尿酸血症
包括血液系统肿瘤、慢性肾功能不全、先天性代谢异常、中毒、药物等因素。

【临床表现】

1. 有相当一部分高尿酸血症患者可终身不出现关节炎等明显症状，称为无症状高尿酸血症。

2. 高尿酸血症患者最常见表现为痛风。长期 HUA 可引起和 / 或加重其他多器官损伤，并发肾脏病变（急性尿酸性肾病、慢性尿酸盐肾病、肾石症）、高血糖、血脂紊乱、高血压、冠心病、心功能不全及卒中等。

【检测】

需进行血尿酸检测的人群

1. 一级亲属中有 HUA 或痛风患者。

2. 久坐、高嘌呤高脂饮食等不良生活方式者。

3. 存在肥胖、代谢异常性疾病（如糖代谢异常、血脂紊乱、非酒精性脂肪肝等）。

4. 心脑血管疾病（如高血压、冠心病、心力衰竭、卒中等）以及慢性肾脏病等高危人群。

【诊断】

一、病史询问与体格检查

1. 病史询问　包括询问饮食与生活习惯、引起尿酸异常的相关病史、用药史及家族史。

2. 体格检查　无症状的高尿酸血症早期可无明显体征。痛风发作或长期高尿酸血症可出现第一跖趾关节，或踝、膝等关节出现急性关节炎，或小如芝麻，大如鸡蛋或更大，受挤压后可破溃或形成瘘管，有白色豆腐渣样排出物的痛风石。

二、诊断标准

不同时间 2 次检测空腹血尿酸水平男性>420μmol/L（7mg/dl），女性>360μmol/L（6mg/dl）即可诊断。

血尿酸异常诊治流程见 ER-4-6-1。

ER-4-6-1　血尿酸异常诊治流程

【干预】

一、降尿酸时机及目标值

HUA 及痛风一经确诊，应立即对患者进行宣教及生活方式干预，筛查并预防并发症。详见表 4-6-1。

表 4-6-1　高尿酸血症和痛风降尿酸时机及目标值

	时机	控制目标
无症状高尿 酸血症	≥540μmol/L	<420μmol/L
	≥480μmol/L（有合并症 1）	<360μmol/L（有合并症 2）
痛风	≥480μmol/L	<360μmol/L
	≥420μmol/L	<300μmol/L（有合并症 2）

注：合并症 1：高血压、脂代谢异常、糖尿病、肥胖、卒中、冠心病、心功能不全、尿酸性肾石病、肾功能损害（≥CKD2 期）等。

合并症 2：痛风发作次数≥2 次 / 年、痛风石、慢性痛风性关节炎、肾结石、慢性肾脏疾病、高血压、糖尿病、血脂异常、卒中、缺血性心脏病、心力衰竭和发病年龄<40 岁。

二、干预策略

（一）非药物治疗

HUA 经非药物干预疗效不佳时采用药物治疗。治疗方案需个体化、分层、达标、长程管理，逐步调整剂量，避免短期内血尿酸水平波动过大诱发痛风急性发作。

（1）痛风相关健康常识、健康行为宣传，包括避免高嘌呤饮食、酒精、外伤、劳累、寒冷等，避免使用升高尿酸的药物，定期督促监测血尿酸水平及药物治疗等。

（2）改善饮食习惯与控制饮酒：每日饮食嘌呤含量控制在 200mg以下，避免摄入高嘌呤动物性食品（如动物内脏、甲壳类、浓肉汤和肉汁等），限制或减少红肉摄入；酒精总量男性：28g/d，女性<14g/d（14g纯酒精约合 1 个酒精单位）。

（3）体重管理：超重和肥胖会诱发或并发许多常见慢性疾病，如高血压、冠心病、脑血管病、糖尿病、血脂异常、脂肪肝、高尿酸血症 / 痛风等。

（4）痛风性关节炎的运动指导：鼓励 HUA 患者坚持适量运动。建议每周至少进行 150 分钟（30 分钟 / 天 ×5 天 / 周）中等强度[运动时心率在（220- 年龄）×（50%～70%）范围内]的有氧运动。运动中应当避免剧烈运动或突然受凉诱发痛风发作。运动可以减轻疼痛、维持关节周围的肌肉力量和耐力，有利于减轻疼痛、改善关节的僵硬，预防功能下降，降低心脑血管事件发生率，并改善精神状态和生活质量。

（二）药物治疗

根据患者基本情况制订个体化的治疗方案。确立痛风诊断的患者，以降尿酸、碱化尿液、止痛为治疗原则，必要时针对痛风石予以手术治疗。具体治疗方案可参考高尿酸血症/痛风患者实践指南。

【血尿酸异常随访与转诊】

1. 定期（3～6个月）检查血尿酸水平，血尿酸稳定在正常水平时可逐渐减量。

2. 合并急性肾衰竭、首次发作关节症状且尚无法明确诊断痛风、痛风反复发作控制不佳、明确诊断痛风性关节炎或正在发作急性关节症状的患者需转诊上级医院确诊并制订治疗方案；合并其他慢性病、系统性疾病或因此服用影响尿酸代谢的药物的痛风或高尿酸血症患者、特殊类型痛风或高尿酸血症患者（青少年甚至儿童起病的痛风或高尿酸血症患者、绝经前女性痛风或高尿酸血症患者、有明确家族遗传史高度怀疑遗传性疾病所致痛风或高尿酸血症的患者）也应及时转诊。

【病例分析】

患者，男性，36岁，公务员。突发右足第一跖趾关节红肿疼痛就诊。不吸烟，常饮酒，饮食偏油腻、爱吃海鲜类食物，平时运动量可，身高174cm，体重72kg，BMI 23.8kg/m²，血压118/70mmHg。既往有血脂异常病史，未予药物治疗。父亲50岁时诊断为痛风。患者尿酸及血脂情况如下（表4-6-2）。

表4-6-2 病例空腹尿酸及血脂结果

检验项目	结果	参考值
UA	570↑	
TC	5.6↑	<5.2mmol/L
HDL-C	1.73	>1mmol/L
LDL-C	4.2↑	<1.4mmol/L
TG	1.5	<1.7mmol/L
脂蛋白（a）	67↑	≤75.0nmol/L

该患者疾病特点：青年男性，此次起病急，病程短，突发右足第一跖

趾关节红肿疼痛；有着高嘌呤高脂饮食等不良生活方式，存在血脂紊乱一级亲属中有 HUA 或痛风患者；查体：右足第一趾跖关节红肿明显；综上所述诊断考虑痛风急性发作合并脂代谢紊乱，治疗方案痛风急性发作期，需迅速控制关节炎症状，卧床休息，抬高患肢、局部冷敷，可在发作 12 小时内给予秋水仙碱 1.0mg 口服，1 小时后追加 0.5mg，12 小时后按照 0.5mg，每天 1～3 次，出现恶心、腹痛、腹泻时立即停药，同时监测肝肾功能等指标。该患者无禁忌，可早期足量使用塞来昔布口服 100mg 每天 2 次口服。急性期暂不予降尿酸治疗。待症状控制后，强化生活方式干预的基础上进行降尿酸药物治疗。尿酸的目标值应<300μmmol/L。给予非布司他片 20mg，口服每日 1 次，复查尿酸见表 4-6-3。

表 4-6-3　复查血脂结果

检验项目	非布司他	尿酸
2 周	20mg	550mmol/L
4 周	20mg	420mmol/L
8 周	40mg	350mmol/L
12 周	20mg	280mmol/L
肌酸激酶 CK	130	50～310U/L

【思考题】

1．血尿酸异常的筛查人群有哪些？

2．血尿酸干预的时机及目标？

（刘翠中）

第七节　血糖与糖化血红蛋白异常

【学习要点】　1．掌握血糖与糖化血红蛋白在糖尿病管理中的应用。

2．熟悉血糖与糖化血红蛋白的相关知识。

3．了解血糖与糖化血红蛋白检测的注意事项。

【概述】

血糖保持一定的水平是维持各器官和组织需要的基本条件。临床上可通过监测血糖和糖化血红蛋白来实现血糖控制。

【定义与分类】

一、定义

血糖(blood glucose，BG)指血液中葡萄糖的含量，可用于筛查、诊断、监测糖尿病、低血糖症等多种糖代谢异常相关疾病。

二、分类

通常血糖检测内容包括空腹血糖、餐后 2 小时血糖、随机血糖、口服葡萄糖耐量试验、糖化血红蛋白及糖化白蛋白等。

1. 空腹血糖　指不能进食任何食物，可饮水，空腹 8～12 小时，次日清晨早餐前所测的血糖。正常空腹血糖 3.9～6.1mmol/L。

2. 餐后 2 小时血糖　从进食第一口饭开始计时，2 小时后采集血标本测得的血糖值。正常餐后 2 小时血糖值不超过 7.8mmol/L。

3. 随机血糖　一天中任何时间采集的血标本测得的血糖值。正常随机血糖应不超过 11.1mmol/L。

4. 口服葡萄糖耐量试验(oral glucose tolerance test，OGTT)　早餐 7～9 点之间，取空腹血标本后，受试者饮用含有 75g 葡萄糖的液体 250～300ml，5 分钟内饮完；儿童按每千克体重 1.75g 葡萄糖服用，总量不超过 75g。从服糖第一口开始计时，分别于 30 分钟、60 分钟、120 分钟及 180 分钟时采取血标本测定血浆葡萄糖。正常人 2 小时 OGTT 不超过 7.8mmol/L。

5. 糖化血红蛋白(glycosylated hemoglobin，GHb)　是红细胞中的血红蛋白与血清中的葡萄糖通过非酶反应相结合的产物，其中 HbA1c 约占 70%。HbA1c 正常参考范围是 4%～6%。糖化血红蛋白不受每天血糖波动的影响，反映近 2～3 个月的平均血糖水平，是评估近期血糖控制的主要标准。

【检测】

一、检测方法

（一）毛细血管血糖监测

通过采集毛细血管全血，经血糖仪检测得到血糖数值。包括患者自我血糖监测及在医院内进行的即时检测，是血糖监测的基本形式。反映实时血糖水平。

（二）静脉血浆葡萄糖检测

在中心实验室采用自动生化仪检测静脉血浆或血清葡萄糖水平。

（三）动态血糖监测（CGM）

指通过葡萄糖感应器连续监测皮下组织间液葡萄糖浓度的技术，可提供连续、全面、可靠的全天血糖信息，了解血糖波动的趋势和特点。主要优势在于能发现不易被传统监测方法所探测到的隐匿性高血糖和低血糖，尤其是餐后高血糖和夜间无症状性低血糖。

二、检测人群和频率

（一）重点人群

糖尿病患者的治疗监测；评价糖类代谢状态；有糖尿病家族史、体形肥胖、妊娠期、年龄大于 45 岁，以及高血压、高脂血症、高尿酸血症、肥胖等代谢紊乱的人群。

（二）检测频率

血糖检测频率因人而异，对于初诊断、血糖波动大、更换药物、调整药物剂量或病情较重的患者需要一天测 4～7 次，对于血糖水平保持较好且口服降糖药者，血糖检测可控制在一周 2～4 次，特殊患者需要个性化监测。

三、检测影响因素

（一）血糖监测的影响因素

1. 在测试时切勿以过度挤压采血部位（如指腹侧面）的方式获得血样，以免大量组织间液混入血样而影响血糖测试结果。

2. 采用葡糖氧化酶的血糖监测系统容易受到氧气的影响。在相同的血浆葡萄糖水平，随着氧气的增加，全血葡萄糖检测值会逐步降低。

3.导致毛细血管血糖与静脉血糖差异的因素　通常血糖仪采用毛细血管全血,而实验室检测的是静脉血浆或血清葡萄糖。

4.操作不规范可能影响血糖测定结果的准确度。

(二)糖化血红蛋白检测的影响因素

1.影响红细胞生成和寿命的因素　任何引起红细胞生成下降、寿命延长的因素(如铁缺乏、维生素 B_{12} 缺乏、脾切除)都会使 HbA1c 的浓度增高。

2.与检测方法的特异性和抗干扰性有关的因素　如糖化血红蛋白前体、氨甲酰化血红蛋白、高胆红素和高甘油三酯等,以及血红蛋白病或异常血红蛋白等。

3.药物影响　长期使用大剂量维生素 C、维生素 E,大剂量水杨酸盐、促红细胞生成素、抗反转录病毒药物等均可使 HbA1c 检测结果降低。

4.检测结果对调整治疗后的评估存在"延迟效应",不能精确反映患者低血糖的风险,也不能反映血糖波动的特征。

【诊断】

一、病史询问与体格检查

1.病史询问　包括糖尿病家族史,体重、饮食、运动等生活习惯。重点询问有无多尿、烦渴、体重减轻等典型症状及其他相关症状,如乏力;不能遗漏对主要糖尿病并发症如冠心病、脑梗死、下肢动脉疾病、糖尿病周围神经病变等相关症状的询问;引起血糖和血红蛋白异常的相关病史、用药史。

2.体格检查　血糖异常的患者需进行详细的全身查体,应特别关注:①一般检查,包括皮肤有无毛囊炎、真菌性趾间糜烂等感染;②身体质量指数(BMI)、腹围;③视力、眼底;④血压、心率;⑤周围血管动脉搏动、静脉回流情况;⑥周围神经病变检查:腱反射,感觉。

二、诊断标准

糖代谢状态的分类标准及糖尿病的诊断标准见表 4-7-1。

表 4-7-1　糖代谢状态的分类标准及糖尿病的诊断标准(血糖浓度：mmol/L)

疾病	状态	静脉血浆葡萄糖或 HbA1c 水平
空腹血糖受损	空腹	6.1～7.0
	OGTT 2h	<7.8
糖耐量异常	空腹	<7.0
	OGTT 2h	7.8～11.1
糖尿病	空腹	≥7.0
	OGTT 2h	≥11.1
	HbA1c	≥6.5%

注：OGTT2 小时：OGTT 葡萄糖负荷后 2 小时血糖。HbA1c 为糖化血红蛋白。

【危急值识别】

1. 高血糖危急值指血糖≥33.3mmol/L。若不及时处理易发生酮症酸中毒或者高渗昏迷。

2. 低血糖危急值指血糖<2.8mmol/L，患者会出现低血糖症状，如心悸、出汗等。患者会出现意识障碍甚至昏迷，此时应该对其进行快速补糖，并观察患者的情况给予相应的治疗。

【治疗】

一、治疗目标

血糖和糖化血红蛋白的监测可以帮助血糖异常患者了解血糖状态。根据患者的年龄、病情、预期寿命、并发症或合并症等方面评估病情的严重程度并制订个体化的血糖控制目标。

二、治疗手段

(一)生活方式干预

1. 糖尿病饮食　①合理饮食，吃动平衡，有助于血糖的良好控制。②主食定量，粗细搭配，提倡低血糖指数的主食。③多吃蔬菜，水果适配，种类和颜色要丰富多样。④常吃鱼禽，蛋肉适量，限制加工肉类制品摄入。⑤奶类豆类，天天要有，零食加餐按需合理选择。⑥清淡饮食，少油低盐，应当足量饮水且不饮酒。⑦定时定量，细嚼慢咽，根据实际情况少食多餐。

2. 适量运动　成人 2 型糖尿病患者每周至少 150 分钟中等强度有氧运动。

3. 戒烟戒酒。

4. 限盐　食盐摄入量限制在每天 5g 以内。

5. 心理平衡　规律作息,减轻精神压力,保持心情愉悦。

（二）药物治疗

1. 口服类　胰岛素促泌剂(磺脲类和格列奈类);增加胰岛素分泌的胰岛素增敏剂(双胍类和噻唑烷二酮类);延缓肠道糖类吸收(α- 糖苷酶抑制剂);改善胰岛细胞功能(二肽基肽酶Ⅳ(DDP-4)抑制剂);减少肾脏对葡萄糖的重吸收,增加尿糖排出,并对改善体重和血压有益处的钠 - 葡萄糖共转运蛋白 2(SGLT-2)抑制剂。

2. 注射类　各类胰岛素和胰高血糖素样肽 -1 (GLP-1)受体激动剂。

药物选择时应注意各类药物的不良反应。

2 型糖尿病高血糖患者治疗简易路径图见 ER-4-7-1。

ER-4-7-1　2 型糖尿病高血糖患者治疗简易路径

【健康教育】

包括规范化的血糖检测、记录及结果解读,使用者的操作技术是影响血糖测量结果精确性的关键因素。血糖监测可以评估生活事件(饮食、运动、情绪及应激等)以及疾病、药物对血糖的影响,有助于提高治疗的有效性、安全性,改善患者的生活质量。通过健康教育使患者认识到血糖监测的重要性及血糖控制目标,指导患者进行规范监测。

【随访与转诊】

基层糖尿病健康管理流程见 ER-4-7-2。

ER-4-7-2　基层糖尿病健康管理流程

【病例分析】

患者,男性,44 岁,职员。身高 174cm,体重 88.5kg,BMI 29.23kg/m²。12 年前无明显诱因出现多饮、多食、多尿,体检时测随机血糖 18.5mmol/L,未诊治。5 年前发现视力下降,在某三甲医院诊断为"2

型糖尿病视网膜病变"，院外口服"西格列汀二甲双胍"，空腹血糖波动在 18mmol/L。现降糖方案"盐酸二甲双胍缓释片 0.5g 每天 2 次口服＋利拉鲁肽注射液 0.6mg 每天一次皮下注射"控糖治疗。查体：血压 118/80mmHg，心率 80bpm，呼吸 19 次 /min。甲状腺未及肿大，无压痛、震颤、血管杂音。随机血糖：12.7mmol/L。吸烟史 20 年，10 支 / 天，饮酒史 20 年，30g/d。胰岛素抗体无明显异常。家族中无类似疾病发生，否认家族性遗传病史。患者检测空腹血糖、血脂结果如下（表 4-7-2）：

表 4-7-2　空腹血糖、血脂结果

检验项目	结果	参考值
糖化血红蛋白	10.5% ↑	4%～6%
空腹血糖	10.7mmol/L ↑	3.9～6.1mmol/L
总胆固醇	5.0	<5.2mmol/L
甘油三酯	2.5 ↑	<1.7mmol/L
高密度脂蛋白胆固醇	0.5 ↓	>1mmol/L
低密度脂蛋白胆固醇	3.0	1.9～3.1mmol/L

　　结合患者病史、查体及辅助检查，目前考虑诊断为"2 型糖尿病视网膜病变"。

　　下一步检查：因患者糖尿病病程较长，长期血糖控制不详，易合并急慢性糖尿病并发症，完善凝血功能、心电图、彩超等常规检查，同时完善神经传导速度、感觉定量、眼底彩照、骨密度等检查评估糖尿病并发症情况。

　　治疗方面：①根据患者目前情况，调整降糖方案为"二甲双胍片 1g 每天 2 次口服、卡格列净 0.1g 每天一次口服、利拉鲁肽注射液 0.6mg 每天一次皮下注射"降糖治疗，"天麦消渴片 0.24g 每天 2 次口服"增加胰岛素敏感性，改善口渴症状；②予糖尿病健康宣教，戒烟酒、低盐低脂糖尿病饮食，适当运动，密切监测患者血糖情况，及时根据血糖情况调整药物，防止低血糖发生，服用卡格列净期间多饮水，不适及时处理。

【思考题】

1. 糖尿病的诊断标准。

2. 血糖监测包括哪些指标？

3. 血糖与糖化血红蛋白异常的检测注意事项。

（刘晓宇）

第八节　肌酸激酶升高

【学习要点】　1. 掌握肌酸激酶升高的常见病因。

2. 熟悉肌酸激酶升高的诊断思路。

3. 了解肌酸激酶升高的处理原则。

【概述】

肌酸激酶（creatine kinase，CK）主要存在于细胞质和胞质内线粒体中，是参与机体能量代谢的一种酶，包含 3 个亚型：CK-MM，主要存在于骨骼肌；CK-MB，存在于心肌；CK-BB，存在于脑组织。CK 在骨骼肌、心肌和脑疾患时常明显升高，如同时测定同工酶还有助于疾病的鉴别诊断。CK 正常值：男性 24～94U/L，女性 24～170U/L。临床出现急性肌无力、肌痛、肌肉肿胀等症状，CK>1 000U/L 或超过正常值上限 5 倍，且排除肌炎、心脏、肾脏、神经系统基础疾病所致可诊断为横纹肌溶解症。

【定义与分类】

一、定义

肌酸激酶（creatine kinase，CK）升高指将运动校正后不同种族正常人群肌酸激酶水平的第 97.5 百分位为正常值上限，大于正常值上限的 1.5 倍诊断为肌酸激酶升高。轻微症状 / 无症状高 CK 血症指无特异症状和体征的血清 CK 水平升高。特发性高 CK 血症指 CK 持续性升高，但采用当前实验室检查方法无法发现临床、神经生理或组织病理的神经肌肉疾病证据。

二、分类

（一）肌源性疾病

肌营养不良、代谢性肌病、先天性肌病、炎性肌病、甲状腺功能亢进性肌病、甲状腺功能减退性肌病等。

（二）非肌源性疾病

1. 神经系统病变　肌萎缩侧索硬化、遗传性脊肌萎缩症Ⅲ/Ⅳ型、脊髓灰质炎后综合征等中枢神经系统病变以及部分周围神经系统疾病。

2. 非肌肉非神经系统疾病

（1）物理化学生物因素：①物理因素：剧烈运动、烧伤、创伤、刮痧、手术、电击伤等均可引起 CK 升高。定期运动 CK 水平可持续性轻度增高，偶尔剧烈运动 CK 可显著增高。CK 升高水平与病情严重程度并无明确相关性。②化学因素：他汀类降脂药最常见，其他类药物还包括贝特类降脂药、抗精神病药、秋水仙碱、具有内在拟交感活性的 β 受体阻滞剂、异维 A 酸、血管紧张素受体阻滞药、羟氯喹等。乙醇、有机磷、一氧化碳中毒可致肌肉损伤出现 CK 升高。③生物因素：食用鱼、小龙虾等。

（2）病理性疾病：首先需要警惕心肌梗死、心肌炎等心脏疾患，其他疾病包括甲状腺功能减退、甲状腺功能亢进、病毒感染、低钾血症、低钠血症、阻塞性睡眠呼吸暂停、结缔组织病、恶性肿瘤等。

【检测】

一、需进行肌酸激酶检测的人群

1. 肌肉组织大量创伤性损伤、血管损伤或肌肉缺血。

2. 规律服用他汀类、贝特类降脂药物。

3. 需排除急性心肌梗死、心肌炎、结缔组织病。

4. 长期服用除降脂药以外的其他可以导致 CK 升高的药物者。

5. CK 持续升高，需定期监测者。

二、检测影响因素

CK 检测的影响因素主要包括：①严重溶血会影响 CK 测定结果；②熬夜、过度疲劳、剧烈运动可使 CK 一过性升高；③稳定性差，室温放置 4 小时或 4℃放置 12 小时以上 CK 可失活。

基于以上因素，建议在肌酸激酶检测前应注意以下事项：

1. 尽量避免溶血，使干扰降到最低。

2. 化验前避免熬夜、过度疲劳及剧烈运动。

3. 标本采集后尽快送检或冷藏至 4℃。

【诊断】

一、询问病史

1. 起病情况　起病缓急；是否有熬夜、过度运动、外伤、服药、进食小龙虾等诱因。

2. 病情特点　一过性升高/持续性升高、加重或缓解因素。

3. 伴随症状　肌肉疼痛、肌肉无力、肌肉肿胀、酱油色尿、胸痛、胸闷、乏力、发热、皮疹等。

4. 治疗经过　曾行检查结果、目前使用的药物种类、剂量、疗效。

5. 既往史　用药史、家族遗传史。

二、体格检查

1. 一般查体　生命体征、面容、营养、发育状态等。

2. 重点查体　眼眶周围、颈背部及手指关节处有无特异性皮疹、甲状腺是否肿大、心脏有无异常、肌肉有无萎缩、强直或肥大、肌力、腱反射。

三、诊断检查

1. 实验室检查　血常规、C 反应蛋白、血沉、肝肾功、电解质、CK-MB、甲状腺功能，必要时上级医院完善血乳酸、呼吸道病原学、EB 病毒抗体及 DNA、补体、抗核抗体谱、血尿肌红蛋白等。

2. 神经传导和肌电图　间隔 1 个月复查血清 CK，如果复查结果证实为高 CK 血症,并排除正常运动导致。

3. 肌肉活检 适用于:①肌电图异常提示肌源性改变;② CK 高于正常值 3 倍;③年龄小于 25 岁;④同时存在运动诱发的肌痛或运动不耐受;⑤ CK 值不到正常值 3 倍的高 CK 血症女性。

【再度评估】

一、CK 升高的分级

轻度:正常值的 5 倍以下;中度:正常值的 6～10 倍;重度:升高10 倍以上。

二、根据 CK-MB 与 CK 比值判断 CK 的组织来源

CK-MB/CK<5%,提示骨骼肌来源;CK-MB/CK>6%,考虑心肌来源可能性大;CK-MB/CK>25%,应注意自身免疫性疾病及肿瘤的可能。

肌酸激酶升高的诊疗思路见 ER-4-8-1。

ER-4-8-1 肌酸激酶升高诊疗思路

【干预】

一、干预靶点

肌酸激酶水平升高大于正常值上限的 1.5 倍。

二、干预策略

1. 一般治疗 祛除可逆性导致肌肉损害的因素,阻止肌肉进一步损害。如避免高强度运动、减少剂量或停用药物、纠正电解质紊乱、治疗感染等。

2. 肌源性疾病 只有少部分确诊的肌病有特异的治疗方法,缺乏特异治疗方法的肌病可以通过遗传咨询、潜在并发症治疗和预防使患者和家庭获益。

3. 非肌源性疾病 针对具体病因进行治疗。

4. 横纹肌溶解症 治疗原发病、积极液体复苏、碱化尿液、利尿、小剂量糖皮质激素,发生急性肾衰竭和 / 或难以纠正的电解质紊乱应

尽快血液净化治疗。

【健康教育】

1．运动要循序渐进、逐渐增加强度，避免长时间高强度运动，补充足够的水分和电解质。

2．服用可能引起 CK 升高药物时，避免随意增加剂量，联合用药需谨慎，尤其是降脂药物，定期检测 CK 水平，轻度升高可继续服用，中度或重度升高建议减量或停用，一旦出现肌肉疼痛、无力、尿液改变时，应及时就医。

3．特发性 CK 升高，无须治疗，长期随访预后良好。

4．化验前 2 天避免剧烈运动和锻炼。

【随访与转诊】

一、随访

如果考虑与剧烈运动有关，建议休息 15 天复查，其他情况间隔 1个月复查 CK，病情稳定者建议 6～12 个月复查一次。

二、红旗征与转诊指征

1．急性心肌梗死、重症心肌炎。

2．CK>1 000U/L 或超过正常值上限 5 倍，有急性肌无力、肌痛、肌肉肿胀等症状。

3．急性肾衰竭、高钾血症、弥散性血管内凝血等并发症。

4．需进一步行肌肉活检明确病因。

【病例分析】

患者，女性，48 岁，农民。发作性胸闷、憋喘 2 个月。伴声音嘶哑、吞咽困难、进食梗阻感、四肢乏力，2 个月内体重减轻 10kg。20 年前有"甲状腺功能亢进"病史，已治愈。否认高血压、糖尿病病史，否认食物、药物过敏史。查体：双肺呼吸音粗，无干湿啰音，心浊音界无扩大，心律齐，未闻及心脏杂音，双上肢近端肌力Ⅲ级，双下肢近端肌力Ⅱ级，远端肌力Ⅴ级。肝功能：ALT 61U/L，AST 139U/L。甲状腺功能、肿瘤标志物均正常。肌酸激酶2 145ng/ml，肌酸激酶同工酶550ng/ml。胸部CT：间质性肺炎。心电图无异常。

患者中年女性，结合病史及辅助检查，患者近端肌力下降。ALT 61U/L，AST 139U/L。肌酸激酶2 145ng/ml，肌酸激酶同工酶550ng/ml。胸部CT：间质性肺炎。患者CK升高特点为CK-MB/CK>25%，需进一步排除自身免疫系统疾病和肿瘤，患者肿瘤标志物、胸部CT暂未提示肿瘤性病变，予以完善抗核抗体谱提示nRNP、抗Ro-52抗体、SRP阳性，肌电图：受检肌可见纤颤，正向电位，轻收缩右胫前肌波幅降低，左股内侧肌时限缩短。考虑多发性肌炎可能性大，患者拒绝行肌肉活检确诊。多发性肌炎约1/4患者会发生恶性肿瘤，仍需进一步排除是否合并肿瘤性病变，排除恶性肿瘤后给予免疫抑制剂、糖皮质激素治疗。患者出院后规律专科门诊随访，症状明显改善，肌酸激酶明显下降，2年后患者因乳腺癌行手术治疗。

【思考题】
1．简述肌酸激酶升高常见病因。
2．简述肌酸激酶升高处理流程。
3．简述肌酸激酶升高转诊指征。

（董国霞）

第九节　甲状腺功能异常

【学习要点】
1．掌握甲状腺功能评价指标及其意义。
2．熟悉常见甲状腺疾病的甲状腺功能特点。

【概述】
甲状腺功能异常以女性患者居多，并且随年龄增加，患病率逐渐上升。

【定义与分类】

一、定义

甲状腺功能异常主要包括甲状腺功能亢进症、甲状腺功能减退症两类疾病。甲状腺功能亢进症（简称甲亢）指甲状腺腺体不适当地合成和分泌过多甲状腺激素而引起的内分泌疾病。甲状腺功能减退症（简称甲减）是由于甲状腺激素合成和分泌减少或组织作用减弱导致的全身代谢减低综合征。

二、分类

（一）按照发病部位和病因分类

1. 甲亢

（1）原发性甲亢：包括自身免疫性甲亢——Graves病（毒性弥漫性甲状腺肿）、多结节性毒性甲状腺肿等。以Graves病为最多见，约占所有甲亢的80%。

（2）中枢性甲亢：垂体促甲状腺激素（thyroid stimulating hormone，TSH）腺瘤分泌过多TSH所致甲亢。

2. 甲减

（1）原发性甲减：自身免疫、甲状腺手术和甲亢 ^{131}I 治疗所致的甲减。

（2）中枢性甲减：下丘脑和垂体肿瘤手术、放疗和产后垂体出血坏死所致。

（3）甲状腺激素抵抗综合征：属常染色体显性遗传病，由于外周组织对甲状腺激素不敏感，甲状腺激素不能发挥其正常的生物效应所引起的综合征。

（二）根据甲状腺功能异常的程度分类

1. 甲亢分为临床甲亢和亚临床甲亢。

2. 甲减分为临床甲减和亚临床甲减。

【检测】

一、需要进行甲状腺功能测定的人群

1. 既往曾患有甲亢或有甲亢家族史。

2. 有甲状腺功能检查异常、甲状腺结节或甲状腺肿者。

3. 有自身免疫性甲状腺疾病。

4. 长期服用含碘药物、胺碘酮、锂制剂、酪氨酸激酶抑制剂等药物者，或有颈部及甲状腺的放射治疗、甲状腺手术或功能异常史。

5. 长期失眠、焦虑或患有精神性疾病者。

6. 不明原因的消瘦、乏力、心动过速、心房颤动、易激惹等症状。

7. 计划妊娠及妊娠早期（<8周）的妇女、不孕妇女。

二、检测影响因素

1. 机体处于特殊生理或病理状态，如严重创伤、颅脑外伤、恶性肿瘤、脏器功能衰竭、库欣综合征、肢端肥大症、慢性营养不良等。

2. 检测前摄入药物（如抗甲状腺药物、肝素）及大量咖啡等。

3. 样本处理过程中的存储温度及时间，检测仪器、试剂、操作流程差异等因素。

基于以上因素，建议在甲状腺功能检测前应注意以下事项：①抽血 2 周应保持稳定的饮食习惯，忌暴饮暴食；抽血前 6～8 小时不喝咖啡及服用影响甲状腺功能的药物，避免剧烈运动。②用于检测的样本应于 24 小时内完成检测，否则应在相应条件下保存。

【诊断】

一、甲状腺功能评估指标

1. TSH 测定　评估原发性甲状腺功能异常最敏感和最早期的指标。临床甲亢、亚临床甲亢和非甲亢性甲状腺功能亢进症患者 TSH 均低于正常值下限。原发性甲减、亚临床甲减、临床甲减 TSH 高于正常值上限，而亚临床甲减仅有血清 TSH 增高，垂体性和 / 或下丘脑性甲减 TSH 正常或降低。

2. 甲状腺激素测定　临床甲亢患者血清总甲状腺素（total thyroxine，TT_4）、游离甲状腺素（free thyroxine，FT_4）、总三碘甲状腺原氨酸（total triiodothyronine，TT_3）、游离三碘甲状腺原氨酸（free triiodothyronine，FT_3）升高，T_3 型甲亢仅 TT_3、FT_3 升高，亚临床甲亢甲状腺激素水平正常。原发性甲减血清 TT_3、FT_3 在轻症患者可在正常范围,严重患者降低。亚临床甲减仅有血清 TSH 增高,而血清 TT_4、FT_4、TT_3、FT_3 正常。

TT_4 和 TT_3 测定受甲状腺球蛋白水平的影响。妊娠、病毒性肝炎等血清 TT_4 和 TT_3 水平升高。反之,低蛋白血症、应用糖皮质激素等血清 TT_4 和 TT_3 水平下降。FT_3、FT_4 不受甲状腺球蛋白影响,适用于甲状腺球蛋白水平存在变化的患者。

二、甲状腺自身抗体

1. TSH 受体抗体(TSH receptor antibody,TRAb)测定　对 Graves 病诊断、判断病情活动及评价停药时机有意义,并且是预测复发的最重要指标。

2. 甲状腺过氧化物酶抗体(thyroid peroxidase antibody,TPOAb)和甲状腺球蛋白抗体(thyroglobulin antibody,TgAb)测定 Graves 病患者可见 TPOAb、TgAb 阳性;如同时存在慢性淋巴细胞性甲状腺炎,TPOAb、TgAb 多呈高滴度阳性。

三、诊断标准

(一)甲亢诊断标准

1. 高代谢症状和体征。

2. 甲状腺肿大。

3. 血清甲状腺激素水平升高,TSH 水平降低。

具备以上 3 项,并除外非甲亢性甲状腺功能亢进症,甲亢诊断即可成立。注意部分不典型甲亢患者可表现为单一系统首发突出症状,如心房颤动、腹泻、低钾性周期性瘫痪等。淡漠型甲亢患者高代谢症状不明显。少数患者无甲状腺肿大。

(二)Graves 病诊断标准

1. 甲亢诊断成立。

2. 甲状腺弥漫性肿大(触诊和超声检查证实)。

3. 眼球突出和其他浸润性眼征。

4. 胫前黏液性水肿。

5. TRAb、TPOAb 阳性。

在以上标准中,1、2 项为诊断必备条件,3~5 项为诊断辅助条件。

（三）甲减诊断标准

1. 甲减的症状和体征。

2. 血清 TSH 增高，TT_4、FT_4 降低，即可诊断原发性甲减。

3. 血清 TSH 增高，TT_4、FT_4 和 TT_3、FT_3 正常，为亚临床甲减。

4. 血清 TSH 减低或正常，TT_4、FT_4 降低，考虑中枢性甲减，需寻找垂体和下丘脑的病变。

5. 如 TPOAb 和 / 或 TgAb 阳性，可考虑甲减的病因为自身免疫性甲状腺炎。

甲状腺功能异常诊疗流程图见 ER-4-9-1。

ER-4-9-1 甲状腺功能异常诊疗流程图
注：↓降低；↑升高；ATD 抗甲状腺药物

【治疗】

一、一般治疗

甲亢患者应低碘饮食，戒烟，补充足够的热量和营养，包括蛋白质、B 族维生素等。甲减患者有贫血者可补充铁剂、维生素 B_{12} 和叶酸，缺碘者应补碘。

二、药物治疗

甲亢患者常用硫脲类药物，主要为咪唑类和硫氧嘧啶类。

三、^{131}I 治疗

一般治疗 3～4 个月约 60% 以上患者的甲状腺功能恢复至正常。

四、手术治疗

当上述治疗效果欠佳或甲状腺肿大显著出现压迫症状时，可采取手术治疗。

五、健康教育

1. 宣传甲减、甲亢等防治知识，提高全社会对甲状腺疾病的认识。

2. 在地方性甲状腺肿流行区推广加碘食盐。加碘盐是消除碘缺乏病导致的甲减和克汀病最有效的方法。

3. 避免碘过量，碘过量可引起 TSH 升高，进而导致亚临床甲减。

4.碳酸锂、硫脲类、磺胺类、对氨基水杨酸钠、过氯酸钾、保泰松、硫氰酸盐、酪氨酸激酶抑制剂、白介素-2、γ-干扰素等可能导致甲减，应用时需监测甲状腺功能。

5.甲状腺功能正常、甲状腺自身抗体阳性的患者是甲减的高危人群，建议保持碘摄入适量。

6.新生儿 TSH 检测，可以早期发现先天性甲减患儿。

【随访与转诊】

一、随访

1.ATD 总疗程一般为 1～2 年。停药后初期每个月复查甲状腺功能，每 3 个月复查 TRAb，如病情稳定，则将随访间隔延长至 3～12 个月。

2.^{131}I 治疗后，建议 1～2 个月内复查甲状腺功能，之后 6 个月内每 4～6 周复查甲状腺功能，病情稳定后每 6～12 个月随访。术后建议每 6～8 周复查，病情平稳后延长随访间隔。

3.补充 L-T$_4$ 治疗初期，每隔 4～8 周测定血清 TSH 和 FT$_4$，根据 TSH 和 FT$_4$ 水平调整 L-T$_4$ 剂量，直至达到治疗目标。治疗达标后，至少需要每 6～12 个月复查 1 次上述指标。

4.甲亢/甲减的高危人群建议定期随访，每 6～12 个月检测甲状腺功能、TRAb 和甲状腺超声等。

二、转诊

（一）紧急转诊

1.甲亢患者出现甲状腺危象、ATD 致粒细胞缺乏症、低钾性周期性瘫痪。

2.甲减患者有嗜睡、木僵、精神异常、体温低下等情况，考虑黏液性水肿昏迷。

（二）普通转诊

1.基层医疗机构不能明确病因诊断。

2.甲亢症状重，出现明显消瘦、虚弱、浸润性突眼、多系统损害等。

3.规范治疗后效果不佳或出现不良反应，需要调整治疗方案。

4.需要 ^{131}I 或手术治疗。

5. 甲亢性心脏病。

6. 甲减患者计划妊娠及妊娠期，或妊娠期间初次诊断的甲亢／甲减患者。

7. 甲亢／甲减合并其他疾病，基层医疗机构处理困难者。

8. 呆小症、幼年甲减者，年龄<18岁发现甲状腺功能异常者。

【病例分析】

患者，女性，54岁，退休。消瘦10月，心悸、乏力、手抖1个月。否认高血压及糖尿病。查体：心率120次/min，律齐，皮肤潮湿，眼球突出，甲状腺双侧1度肿大，质韧，活动度良好，上下级未触及震颤，双手平伸细震颤(+)。辅助检查：甲状腺功能：FT_3 45.86↑pmol/L，FT_4>100.00↑pmol/L，TSH<0.01↓uIU/ml，TPOAb 316.50↑IU/ml，TgAb 57.00U/ml，TRAb 14.85↑IU/ml。

患者中年女性，有消瘦、心悸、手抖等高代谢临床表现；查体：心率增快，皮肤潮湿，甲状腺肿大，双手震颤(+)；辅助检查：甲状腺功能TSH↓和FT_4↑，患者考虑原发性甲状腺功能亢进。TPOAb↑、TRAb↑，需进一步考虑自身免疫系统受损，结合患者甲状腺肿大、高代谢状态、神经、循环系统兴奋性增高表现，诊断为Graves病。注意休息、低碘饮食加用抗甲状腺药物治疗。每月复查甲状腺功能，每3个月复查TRAb，如病情稳定，则将随访间隔逐步延长至3～12个月。

【思考题】

1. 甲状腺功能异常的常见人群有哪些？

2. 如何对甲状腺功能异常的人群有效地进行识别及治疗？

（李　霞）

第十节　甲状腺结节

【学习要点】　1. 掌握甲状腺结节的分级。

2. 熟悉甲状腺结节的管理。

【概述】

甲状腺结节检出率逐年上升,19%～68%的普通人群超声可测及甲状腺结节。甲状腺结节患者7%～15%为甲状腺癌。做好甲状腺结节的筛查、基本诊疗及随访,避免甲状腺结节过度诊疗,是对医疗资源的合理分配。

【定义与分类】

一、定义

甲状腺结节(thyroid nodule)指甲状腺细胞在局部异常生长或排列所引起的病变。可通过超声检查或其他敏感成像来区分的病变。

二、分类

目前被广泛接受和采用的分类系统:甲状腺影像报告和数据系统(thyroid imaging reporting and data system for ultrasonography,TI-RADS),基于该系统,2020甲状腺结节超声恶性危险分层中国指南(C-TIRADS)推荐的甲状腺结节分类如下(表4-10-1):

表4-10-1 基于计数法的C-TIRADS

结节	分值	恶性率	C-TIRADS 分类
无结节	无分值*	0	1,无结节
有结节	−1	0	2,良性
	0	<2	3,良性可能
	1	2～10	4A,低度可疑恶性
	2	10～50	4B,中度可疑恶性
	3～4	50～90	4C,高度可疑恶性
	5	>90	5,高度提示恶性
	—	—	6,活检证实的恶性

注:*无结节,不予赋分

【检测】

一、需行甲状腺相关辅助检查的人群

(一)需行甲状腺超声检查的人群

1. 甲状腺相关的症状和/或体征 颈部局部肿大、疼痛、声音嘶哑、呼吸困难、有压迫感,触诊异常,颈部淋巴结肿大等。

2. 其他检查发现甲状腺异常 如 CT、MRI 偶然发现的甲状腺结节,实验室检查发现的甲状腺功能异常等。

3. 甲状腺术前、术后评估及术中定位。

4. 甲状腺病变随访。

5. 超声引导下介入诊断和治疗。

6. 体检 尤其是有甲状腺癌家族史等高危因素的患者。

(二)需行甲状腺激素检查的人群

1. 建议所有甲状腺结节患者检测促甲状腺激素(TSH)水平,如伴有 TSH 水平低于正常值的结节为恶性的比例低于伴有 TSH 水平正常或升高者。

2. 当血清 TPOAb 水平正常时,对 US 或临床提示慢性淋巴细胞性甲状腺炎的患者进行甲状腺球蛋白(Tg)抗体水平检测。

3. 对于手术患者,术前可考虑检测血清 Tg 水平。

4. 当怀疑 Graves 病时,对 TSH 水平低于正常值的患者进行 TSH 受体抗体(TRAb)水平测定。

(三)需行甲状腺细针穿刺抽吸活组织检查(fine needle aspiration biopsy,FNAB)的人群

1. 最大直径为 5~10mm 的结节,有恶性超声特征及有颈部淋巴结肿大和甲状腺外侵犯可能。

2. 直径>10mm 的超声高风险结节和直径>20mm 的中等风险结节。

3. 当结节靠近甲状腺包膜或邻近气管、有可疑的淋巴结肿大、甲状腺结节存在甲状腺外侵犯、患者有甲状腺癌病史或家族史、临床上怀疑可能是甲状腺癌的表现(如声音嘶哑)时,无论结节大小均应行超声引导下的 FNAB。

二、检测项目

1. 影像学检查　甲状腺彩超检查是评估甲状腺结节最重要手段，可确定结节是单发还是多发、结节的大小、结节的形态学特征、结节的血供状况。结节的形态学结合其血供特征，有助于判断甲状腺结节的恶性风险。

2. 实验室检查　甲状腺功能包括 TSH、FT_4/T_4、FT_3/T_3、TPOAb、Tg。

3. 甲状腺结节细针穿刺细胞学检查。

三、检测影响因素

1. 甲状腺激素检测的准确性主要受以下因素影响：①昼夜节律；②血标本储存条件；③药物，如多巴胺、糖皮质激素、胺碘酮等可抑制垂体 TSH 分泌。

2. 基于以上因素，建议在行甲状腺结节相关辅助检查前应注意以下事项：

（1）按照相应甲状腺结节超声诊疗指南所要求的规范进行甲状腺彩超检查。

（2）如果患者需连续监测 TSH，建议采血时间相对固定。

（3）采血当日避免口服影响甲状腺功能检测的药物。

（4）用于检测的样本应在 24 小时内完成检测。

【诊断】

一、病史询问与体格检查

1. 病史询问　包括年龄，甲状腺疾病或癌症的个人或家族史，既往头部或颈部放射照射史，颈部肿块生长速度，有无颈前区疼痛、发音困难、吞咽困难、呼吸困难、甲状腺功能亢进或甲状腺功能减退症状，使用含碘的药物或补充剂史。

2. 体格检查　建议重点检查甲状腺和颈部淋巴结，主要包括结节的位置、一致性、大小和数量，有无颈部压痛或疼痛，有无颈部淋巴结肿大。

二、诊断标准

大多数结节不会引起临床症状，其管理的主要挑战是排除恶性肿瘤，US 和 FNAB 作为诊断基石。

1. US 是诊断和评估甲状腺结节的首选方法，根据相应超声结果对可疑甲状腺结节患者进行诊断和评估。

（1）高度可疑恶性（恶性风险 70%～90%）：实性或囊实性结节，同时具有以下一项或多项超声特征：①边缘不规则（浸润性、小分叶或毛刺样）；②微钙化；③纵横比>1；④边缘钙化中断，低回声突出钙化外；⑤甲状腺被膜受侵。

（2）中度可疑恶性（恶性风险 10%～20%）：①实性低回声结节；②边缘光滑、规则；③无微钙化；④纵横比≤1；⑤无被膜外侵犯。

（3）低度可疑恶性（恶性风险 5%～10%）：①等回声或高回声实性结节；②囊实性结节的实性部分偏心，无微钙化、边缘规则、纵横比≤1 及无腺体外侵犯。滤泡癌和滤泡变异性乳头状癌可表现为等回声或高回声，囊实性结节中恶性所占的比例<10%。

（4）良性可能性较大（恶性风险<3%）：①"海绵征"样结节；②囊实性结节的实性部分不偏心，无微钙化、边缘规则、纵横比≤1 及无腺体外侵犯。

（5）良性结节（恶性风险<1%）：指囊性结节。

2. 甲状腺结节的筛查主要对直径>1cm 的结节进行评估。超声提示有可疑或伴随淋巴结病变，或具有高危因素：①有头颈部放射性照射史；②甲状腺癌及多发性内分泌腺瘤病的家族史；③年龄<14 岁或>70 岁；④男性中前两项中的任意一项，对直径<1cm 的结节也需要进行评估。不建议对直径小于 1cm 结节过度诊断。初次评估时应检查血清 TSH 水平、甲状腺超声、结合超声恶性结节影像特征中特异性最高的 3 个特征即微钙化、边缘不规则、纵横比>1 判断结节性质。多发结节和单发结节有同样恶性病变的风险，应同等对待。

3. FNAB 是评估甲状腺结节最精确且性价比最高的方法，超声引导下 FNAB 较触诊下的穿刺更准确。甲状腺结节的诊治思路 ER-4-10-1。

ER-4-10-1 甲状腺结节诊治思路

【干预】

一、干预靶点

对于基层医疗机构的甲状腺结节诊治,主要在于初步评估甲状腺结节良恶性,做好甲状腺结节患者随访管理以及同专科医师协同管理。

二、干预策略

(一)非手术治疗

大部分良性甲状腺结节仅需定期随访,无须特殊干预。少数情况下可进行如下干预:TSH抑制治疗、放射性碘治疗或其他干预。

(二)手术治疗

对于有下述情况的患者,可考虑行手术治疗,建议转至专科医院行进一步诊治:①已确诊的恶性甲状腺结节首选手术治疗;②出现与结节明显相关的局部压迫症状;③合并甲状腺功能亢进,内科治疗无效者;④肿物位于胸骨后或纵隔内;⑤结节进行性生长,临床考虑有恶性变倾向或合并甲状腺癌高危因素;⑥因外观或思想顾虑过重影响正常生活而强烈要求手术者,可作为手术的相对适应证。

(三)中医中药治疗

中医药治疗甲状腺结节的方剂有半夏厚朴汤、柴胡疏肝散、海藻玉壶汤等。

【健康教育】

1. 饮食方面　以高蛋白、高维生素食物为主。少食或不食油腻、辛辣等刺激性食物,忌饮咖啡、浓茶,戒烟戒酒,保持血糖、血压平稳。

2. 运动方面　嘱患者日常生活中适当锻炼。

3. 碘摄入控制　根据临床检查结果确定补充或减少碘元素摄入。

4. 规律作息　保持良好作息、充足睡眠对防治疾病有积极作用。

【随访与转诊】

一、随访

1. 没有症状、没有临床和超声恶性风险,FNAB结果为良性甲状腺结节患者,平均间隔 12~18 个月进行随访。如果结节的形态、大小变化不大,随访可延迟至 2 年 1 次。每次随访内容包括病史采集和体格检查及颈部超声检查,必要时测定甲状腺激素水平。

2．经上级医院有效治疗达到缓解的伴有甲状腺功能异常患者,可在上级医院制订随访计划的情况下,间隔在社区中心和专科医师处随访。

3．绝大多数的良性结节不需要任何治疗,对于甲状腺功能正常的患者也不推荐使用药物治疗。

二、转诊

有下述情况的患者,需转诊:

1．暂未接受治疗的可疑恶性或恶性结节。

2．甲状腺结节伴甲亢或甲减者。

3．无论甲状腺功能是否正常,有颈部压迫症状包括颈部压迫感、吞咽困难、呼吸困难、疼痛等的甲状腺结节。

4．甲状腺的术后管理以专科诊疗为主。

【病例分析】

患者,男性,71 岁,退休人员,既往 X 线片室工作 30 余年。1 年前单位体检时发现左侧甲状腺结节,甲状腺超声可见甲状腺左叶一低回声结节,大小约 5mm×4mm,查甲状腺功能未见明显异常,遂遵医嘱随访。1 年后患者触及左侧颈前区时感轻微疼痛,病程中无声音嘶哑、吞咽困难、呼吸困难等不适。查体可触及左侧颈前区一硬质包块,伴轻微压痛。就诊某三甲医院行甲状腺超声:甲状腺左叶多发实性结节 TI-RADS-US 分级:4a 级,血常规、血生化未见异常,心电图、胸部 CT 未见异常,甲状腺功能五项结果如下表(表 4-10-2)。父亲有"甲状腺乳头状癌、高血压病"病史。

表 4-10-2 病例甲状腺功能五项结果

检验项目	结果	参考值
TSH	6.08 ↑	0.27~4.2μIU/ml
FT$_3$	5.58	3.1~6.8pmol/L
FT$_4$	17.04	12~22pmol/L
Anti-TPO	12.71	0~34U/ml
Anti-TG	11.31	0~115U/ml

考虑该患者甲状腺结节不排除恶性可能，遂进一步行 FNAB 检查，病理结果显示：红细胞中见少量甲状腺滤泡上皮细胞。嘱患者随访甲状腺彩超及甲状腺功能检查。

（李　霞）

第十一节　肺部结节

【学习要点】　1. 熟悉肺部结节的诊治流程。

2. 掌握肺部结节的管理。

【概述】

胸部 CT 在临床上应用得越来越普遍，肺部结节的检出率逐年升高。由于肺部结节可能是肺癌的表现，导致肺部结节的社会关注度极高。据研究显示，检出的肺部结节患者中大约 90% 为良性病变，因此，做好肺部结节的早期筛查、性质判定、基本诊疗及随访等工作，是避免过度诊疗、合理医疗资源分配的重要前提。

【定义和分类】

一、定义

肺部结节（pulmonary nodule）指肺影像学表现为直径≤3cm 的局灶性、类圆形、密度增高的实性或亚实性肺部阴影，可为孤立性或多发性。

二、分类

（一）根据结节数量

单个病灶定义为孤立性，2 个及以上的病灶定义为多发性。

（二）根据结节病灶大小

肺部结节中直径<5mm 者定义为微小结节，直径为 5～10mm 者定义为小结节。

（三）根据结节密度

分为实性肺部结节和亚实性肺部结节,后者又包含纯磨玻璃结节和部分实性结节。

1. 实性肺部结节　肺内圆形或类圆形密度增高影,病变密度足以掩盖其中走行的血管和支气管影。

2. 亚实性肺部结节　所有含磨玻璃密度的肺部结节均称为亚实性肺部结节,其中磨玻璃病变指 CT 显示边界清楚或不清楚的肺内密度增高影,但病变密度不足以掩盖其中走行的血管和支气管影。包括纯磨玻璃结节、磨玻璃密度和实性密度均有的混杂性结节,也称部分实性结节,前者病灶内不含实性成分,后者病灶内含有实性成分。

（四）根据结节性质

1. 良性结节病因包括感染性及非感染性,感染性病因有肺结核、细菌/真菌感染等造成的结节;非感染性包括新生物、血管源性、先天性异常及其他。

2. 恶性结节病因有肺原发肿瘤,或转移性肺恶性肿瘤,如胃癌、肠癌继发肺转移。

【检测】

一、需行肺结节相关辅助检查的人群

《肺结节诊治中国专家共识（2018 年版）》建议:

年龄≥40 岁且具有以下任一危险因素者:

1. 吸烟≥20 包/年（400 支/年）或曾经吸烟≥20 包/年（400 支/年）,戒烟时间 <15 年。

2. 有环境或高危职业暴露史（如石棉、铍、铀、氡等接触者）。

3. 合并慢性阻塞性肺疾病、弥漫性肺纤维化或既往有肺结核病史者。

4. 既往罹患恶性肿瘤或有肺癌家族史者。

二、检测项目

（一）实验室检查

1. 一般检查　血常规及炎症标志物、血清学检查、痰细胞学检查、微生物学检查、免疫组化等。

2. 肿瘤标志物　癌胚抗原、神经特异性烯醇酶、细胞角蛋白 19 片段、促胃液素释放肽前体、鳞状细胞癌抗原等。

3. 组织活检

（1）气管镜检查：是诊断肺癌最常用的方法，提高肺癌早期诊断的阳性率。

（2）经胸壁肺穿刺活检术：适用于紧贴胸壁或离胸壁较近的肺内病灶。

（3）手术活检：胸腔镜检查、纵隔镜检查和开胸肺活检。

（二）影像学检查

1. 胸部 X 线检查　是发现肺结节的常用方法之一，但大多数 <1cm 的结节在胸部 X 线检查上不显示，存在一定的局限性。

2. 胸部 CT　与胸部 X 线检查相比，CT 具有更高的分辨率，可以发现肺微小病变和普通 X 线片难以发现的部位（如位于心脏后、脊柱旁、肺尖、肋膈角及肋骨头等），结节处行薄层（≤1mm 层厚）扫描可更好地评价肺部结节的形态特征。增强 CT 能检出纵隔及肺门的淋巴结肿大，对鉴别肺结节的良恶性有一定价值。

3. PET-CT　对于实性成分>8mm 的肺部结节有助于鉴别良恶性，同时可评估全身肿瘤情况，但对于纯磨玻璃结节及实性成分≤8mm 的肺部结节的鉴别无明显优势。

【诊断】

一、询问病史与体格检查

1. 病史询问　包括年龄、职业、吸烟史、肺部疾病史、用药史及个人和家族的肿瘤史、治疗经过及转归，有无发热、消瘦、咳嗽咳痰、咯血、胸痛等症状。

2. 体格检查　早期一般无明显体征，建议仔细、重点检查肺部有无异常，浅表淋巴结是否有肿大（部位、大小、数目、硬度、活动度）、有无压痛。

二、诊断标准

胸部 CT 是初步诊断和评估肺部结节的首选方法，组织活检是确诊肺部结节性质的方法，根据相应检查结果对患者进行诊断和评估。

肺部结节的诊疗流程见 ER-4-11-1。

ER-4-11-1 肺部
结节诊疗流程

【治疗】

一、治疗目标

对于基层医疗机构的肺部结节诊治,其主要在于初步评估肺部结节良恶性,做好相应肺部结节患者随访管理,以及同专科医师协同管理相应患者。

二、治疗手段

(一)非手术治疗

大部分肺部结节患者无须特殊干预,仅进行随访即可。如出现临床症状需要干预,如为良性病变,选择相对应的治疗方案:若为感染性,进行抗炎治疗;若为结核,进行抗结核治疗;若为结节病,选择糖皮质激素治疗等。如为恶性病变,及时转诊。

(二)手术治疗

对于有下述情况的患者,可考虑行手术治疗,并建议转至专科医院行进一步诊治:①已确诊的恶性肺部结节首选手术治疗;②出现与结节明显相关的局部压迫症状;③结节进行性生长,临床考虑有恶性变倾向或合并肺癌高危因素;④因思想顾虑过重影响正常生活而强烈要求手术者,可作为手术的相对适应证。

【健康教育】

饮食上建议多食高蛋白、高维生素食物;少食或不食油腻、辛辣等刺激性食物。务必戒烟戒酒,保持血糖、血压平稳。运动方面,嘱患者日常生活中适当锻炼,强度以自身耐受为度。规律作息,保持良好作息、充足睡眠对防治疾病有积极作用。

【随访与转诊】

一、肺部结节的社区随访策略

已确诊肺部结节的随访策略:对无症状的肺部结节患者,建议每间隔 3～6 个月、6～12 个月进行一次随访。根据结节的形态、大小变化，调整随访周期，如果结节增大、增多，应缩短随访周期，或通过评估患者情况选择性切除局部病灶；如果结节减小、减少或消失，可适当延长随访周期。随访内容包括病史采集、体格检查、胸部 CT，必要时行组织活检。经上级医院有效治疗的患者，可在上级医院制订随访计划的情况下，间隔在社区卫生服务中心和专科处随访。

二、肺部结节的社区转诊指征

有下述情况的患者，建议转至专科并随访：初次检出未能明确性质的肺部结节；暂未接受治疗的可疑恶性或恶性结节；结节进行性生长且合并高危因素；如果是肿瘤相关手术后的肺部结节，应以专科诊疗为主。

【病例分析】

患者，女性，50 岁，4 年前体检发现左肺下叶前基底段肺结节 0.47cm，无发热，无咳嗽、咳痰，无胸闷、胸痛、气急，每年定期随访。今年 8 月 4 日复查胸部 CT 示左肺下叶前内基底段混合磨玻璃结节，直径 0.8cm，考虑原位腺癌 / 微浸润性腺癌（adenocarcinoma in situ/minimally invasive adenocarcinoma，AIS/MIA）可能。现为求进一步诊治前往某三甲医院胸外科就诊，完善血常规、肝功、肾功检查未见明显异常。患者无咳嗽、咯血、发热、胸痛等症状，发病以来，患者神志清、精神可，饮食、睡眠可，体重未见明显减轻。查体血压 120/85mmHg，心率 88 次 /min，呼吸 20 次 /min，浅表淋巴结未扪及肿大，肺部（−）。既往体健。

结合患者病史、查体、辅助检查，考虑该患者 AIS/MIA 可能，与患者沟通后，完善相关术前检查及评估后行"外科胸腔镜左下肺结节楔形切除术"。术后病理结果：（左下肺楔形）浸润性腺癌，Ⅱ级，腺泡型为主，少量贴壁型。脏胸膜未见肿瘤累及。肺切缘未见肿瘤累及。抗酸染色（−），PAS 染色（−）。并完善免疫组化及基因检测。术后患者恢复良好，给予"顺铂 + 培美曲塞"化疗以及"吉非替尼"靶向治疗，嘱患者定期复查，密切监测及防治不良反应，并及时调整治疗方案。

【思考题】

1. 肺部结节的分类。

2. 肺部结节患者的社区转诊指征。

（刘晓宇）

推 荐 阅 读

[1] 中华医学会,中华医学会糖尿病学分会,中华医学会临床药学分会,等. 国家基层糖尿病防治管理指南(2022). 中华内科杂志, 2022, 61(3): 249-262.

[2] 中华医学会,中华医学会杂志社,中华医学会全科医学分会,等. 甲状腺功能减退症基层诊疗指南(2019 年). 中华全科医师杂志, 2019, 18(11): 1022-1028.

[3] 中华医学会,中华医学会杂志社,中华医学会全科医学分会,等. 甲状腺功能亢进症基层诊疗指南(2019 年). 中华全科医师杂志, 2019, 18(12): 1118-1128.

[4] 中华医学会,中华医学会杂志社,中华医学会全科医学分会,等. 痛风及高尿酸血症基层诊疗指南(2019 年). 中华全科医师杂志, 2020, 19(4): 293-303.

[5] 中华医学会,中华医学会杂志社,中华医学会全科医学分会,等. 血脂异常基层诊疗指南(2019 年). 中华全科医师杂志, 2019, 18(5): 406-416.

[6] 中华医学会超声医学分会浅表器官和血管学组,中国甲状腺与乳腺超声人工智能联盟, 2020 甲状腺结节超声恶性危险分层中国指南: C-TIRADS. 中华超声影像学杂志, 2021, 30(3): 16.

[7] 中华医学会呼吸病学分会肺癌学组,中国肺癌防治联盟专家组. 肺结节诊治中国专家共识(2018 年版). 中华结核和呼吸杂志, 2018, 41(10): 763-771.

[8] 中华医学会内分泌学分会. 中国高尿酸血症与痛风诊疗指南(2019). 中华内分泌代谢杂志, 2020, 36(1): 1-13.

[9] 中华医学会肿瘤分学会,中华医学会杂志社. 中华医学会肺癌临床诊疗指南(2022 版). 中华医学杂志, 2022, 102(23): 1706-1740.

[10] 诸骏仁,高润霖,赵水平,等. 中国成人血脂异常防治指南(2016 年修订版). 中华健康管理学杂志, 2017, 11(1): 7-28.

[11] KIDNEY DISEASE: IMPROVING GLOBAL OUTCOMES(KDIGO) GLOMERULAR DISEASES WORK GROUP. KDIGO 2021 Clinical Practice Guideline for the Management of Glomerular Diseases. Kidney Int, 2021, 100(S4): S1-S276.

索 引

附　录

附录 1　Bristol 粪便分型

布里斯托大便分类法

		便秘
1. 坚果状便便	硬邦邦的小块状，像兔子的便便	
2. 干硬状便便	质地较硬，多个小块黏着在一起，呈香肠状	
3. 有褶皱的便便	表面布满裂痕，呈香肠状	
4. 香蕉状便便	质地较软，表面光滑，呈香肠状	正常
5. 软便便	质地柔软的半固体，小块的边缘呈不平滑状	
6. 略有形状的便便	无固定外形的粥状	
7. 水状的便便	水状，完全是不含固态物的液体	腹泻

附录2 便秘患者症状自评量表（PAC-SYM）

便秘患者症状自评量表

（patient assessment of constipation symptom，PAC-SYM）

患者自评，回顾时间最近2周

症状		严重程度（Likert 5 级评分法）				
		无（0分）	轻微（1分）	中等程度（2分）	严重（3分）	非常严重（4分）
粪便性状	粪质坚硬					
	粪量少					
直肠症状	排便次数减少					
	排便费力					
	排便疼痛					
	排便不尽感					
	有便意而难以排出					
	直肠出血或撕裂					
	直肠烧灼感					
腹部症状	胃痛					
	腹部痉挛疼痛					
	腹部胀满					
评分						

　　由法国 Mapi ResearchTrust 机构开发的，用来评估便秘患者症状及严重程度的量表。中文版量表通过调查患者近2周的便秘症状，评估便秘的严重程度和疗效。分别从粪便形状、直肠症状和腹部症状3个维度来评估，采用 Likert5 级评分法为其中12个条目进行评分，5级由轻到重依次为"无""轻""中""重""非常重"，赋予分值分别为0、1、2、3、4分，总分48分，得分越高，表示便秘症状和程度越重。

附录3　便秘患者生存质量量表(PAC-QOL)

便秘患者生存质量量表

(patient assessment of constipation quality of life, PAC-QOL)

PAC-QOL 是反映过去 2 周内便秘对您日常生活的影响。请按每个问题,认真选择回答。

过去 2 周中,下列症状的严重程度或强度	一点也不 0	有一点 1	一般 2	比较严重 3	非常严重 4
1. 感到腹胀					
2. 感到身体沉重					

过去 2 周中,便秘有多少时间影响到你的日常生活	没有时间 0	偶尔 1	有时 2	多数时间 3	总是 4
3. 感到身体不舒服(如痉挛、刺痛等)					
4. 有便意但排便困难					
5. 与他人在一起感到不自在					
6. 因为便秘,吃得越来越少吗					

过去 2 周中,便秘对你日常生活的影响程度有多大	一点也不 0	有一点 1	一般 2	比较严重 3	非常严重 4
7. 必须关心吃什么					
8. 食欲下降					
9. 担心不能随意选择食物(如在朋友家)					
10. 出门在外,因占用厕所时间太长而感到不自在					
11. 出门在外,因频繁去卫生间感到不自在					
12. 总是担心改变生活习惯(如旅行、外出门等)					

过去 2 周中,下列症状出现的时间频率	没有时间	偶尔	有时	多数时间	总是
	0	1	2	3	4
13. 感到烦躁易怒					
14. 感到不安					
15. 总是困扰					
16. 感到紧张					
17. 感到没有自信					
18. 感到自己完全受便秘控制,不能随心所欲					
过去 2 周中,下列问题的严重程度或强度	一点也不	有一点	一般	比较严重	非常严重
	0	1	2	3	4
19. 为不知何时排便而担心					
20. 担心不能够排便					
21. 因不排便而影响生活					
过去 2 周中,下列症状出现的时间频率	没有时间	偶尔	有时	多数时间	总是
	0	1	2	3	4
22. 担心情况越来越糟					
23. 感到身体不能正常工作					
24. 大便次数比想象的要少					
过去 2 周中,下列问题的严重程度和强度	很满意	比较满意	一般	有点不满意	很不满意
	0	1	2	3	4
25. 对大便次数满意吗?					
26. 对大便规律满意吗?					
27. 对排便功能满意吗?					
28. 对以往治疗满意吗?					

PAC-QOL 中文版量表具有较好的信效度,可用于中国便秘患者生存质量的测定。量表包括 28 个条目,涉及便秘患者生理、社会心理、担忧度及满意度 4 个方面的内容,反映了便秘患者生活质量的 4 个领域。可供选择的答案为:①关于程度:

没有、有一点、一般、比较严重、非常严重；②关于频率：没有、偶尔、有时、经常、一直是。对应的分数分别为0、1、2、3、4分。

生理积分：条目1、2、3的得分，总分12分。

社会心理积分：条目5、6、7、8、9、10、11、12的得分，总分32分。

担忧度积分：条目4、13、14、15、16、17、18、19、20、21、22、23的得分，总分48分。

满意度积分：条目24、25、26、27、28的得分，总分20分。

总分112分。前三项0~92分，分数越低，生活质量越高；满意度分量表整体得分0~20分，分数越低，满意度越高。

附录4　抑郁自评量表(SDS)使用与结果判读

抑郁自评量表(SDS)使用与结果判读

一、概述

抑郁自评量表(self-rating depression scale，SDS)由W.K.Zung于1965年编制的自评量表，1984年被中国学者翻译成中文开始在国内应用，因其设计精炼，计算方法简单，容易掌握和操作，并具有很高的信度和效果，是国际公认的抑郁自评量表，已广泛应用于门诊患者的粗筛、情绪状态评定以及调查科研当中。

二、SDS量表适用范围

SDS量表适用于各类人群的抑郁状态的轻重程度及其在治疗中的变化评估，不受年龄、性别、经济状况等因素影响，应用范围颇广，适用于各种职业、文化阶层及年龄段的正常人或各类精神病患者，包括青少年、成年、老年人，正常人和抑郁症患者。但本量表结果不能用于判断受试者是否存在精神障碍和临床严重程度。

三、SDS量表内容

SDS量表根据受试者一周内的情绪体验回答，包含20个条目(具体见下表)，每个条目按症状发生频率评定，分为4个等级：从无，有时，经常，总是如此。其中 10 项是正性词陈述句（条目 2，5，6，11，12，14，16～18，20），为反序记分（4～1 分）；10 项是负性词陈述句（条目 1，3，4，7～10，13，15，19），按正序记分（1～4 分）。总分在 20～80 分。

SDS 量表中的 20 个条目反映了抑郁状态四组特异性症状：精神性情感症状，包含忧郁（1）和易哭（3）2 个条目；躯体性障碍包含情绪的日间差异（2）、睡眠障碍（4）、食欲减退（5）、性兴趣减退（6）、体重减轻（7）、便秘（8）、心悸（9）、易疲劳（10）8 个条目；精神运动性障碍，包含精神运动性迟滞（11）和激越（12）2 个条目；抑郁的心理障碍，包含思维混乱（13）、绝望（14）、易激惹（15）、决断困难（16）、无用感（17）、生活空虚感（18）、反复思考自杀（19）和兴趣丧失（20）8 个条目。

表　抑郁自评量表（self-rating depression scale，SDS）

序号	条目内容	从无或偶尔	有时	经常	总是如此
1	我觉得闷闷不乐，情绪低沉（忧郁）				
2	我觉得一天中早晨最好（晨重夜轻）				
3	一阵阵哭出来或觉得想哭（易哭）				
4	我晚上睡眠不好（睡眠障碍）				
5	我吃得跟平时一样多（食欲减退）				
6	我与异性密切接触时和以往一样感到愉快（性兴趣减退）				
7	我发觉我的体重在下降（体重减轻）				
8	我有便秘的苦恼（便秘）				
9	心跳比平常快（心悸）				
10	我无缘无故地感到疲乏（易疲劳）				
11	我的头脑和平常一样清楚（精神运动性迟滞）				
12	我觉得经常做的事情并没有困难（精神运动性激越）				
13	我觉得不安而平静不下来（思维混乱）				
14	我对未来抱有希望（绝望）				
15	我比平时容易生气激动（易激惹）				

序号	条目内容	从无或偶尔	有时	经常	总是如此
16	我觉得作出决定是容易的（决断困难）				
17	我觉得自己是个有用的人，有人需要我（无用感）				
18	我的生活过得很有意思（生活空虚感）				
19	我认为如果我死了，别人会生活得更好（反复思考自杀）				
20	平时感兴趣的事我仍然感兴趣（兴趣丧失）				

注释：从无或偶尔（过去一周内，出现这类情况的日子不超过一天）；有时（过去一周内，有 1～2 天有过这类情况）；经常（过去一周内，有 3～4 天有过这类情况）；总是如此（过去一周内，有 5～7 天有过类似情况）。

四、SDS 量表的评分和结果判读

SDS 量表的评分包括粗分 / 标准分和抑郁严重指数两种评分方法。

（一）粗分 / 标准分评定法

SDS 量表的主要统计指标是总分，把 20 个项目的各项分数相加，即得到总粗分，然后通过公式转换：$Y=\mathrm{in}+(1.25\times)$，即用粗分乘以 1.25 后，取其整数部分，就得到标准分（index score，Y）。

总粗分的正常上限参考值为 41 分，标准分正常上限参考值 53 分。标准总分 53～62 为轻度抑郁，63～72 为中度抑郁，72 为重度抑郁。

按照中国常模结果，SDS 量表标准分的分界值为 53 分，其中 53～62 分为轻度抑郁，63～72 分为中度抑郁，72 分以上为重度抑郁。

（二）抑郁严重指数评定法

抑郁严重指数（0.25～1.0）＝粗分（各条目总分）/80（最高总分）。

抑郁程度判断方法：无抑郁（抑郁严重指数<0.5）；轻度抑郁（抑郁严重指数 0.5～0.59）；中度抑郁（抑郁严重指数 0.6～0.69）；重度抑郁（抑郁严重指数 0.7 以上）。

五、注意事项

关于抑郁症状的分级,除参考量表分值外,主要还要根据临床症状,特别是要害症状的程度来划分,量表分值仅能作为一项参考指标而非绝对标准。

附录5 抑郁症状的简易筛查——"90秒4问题询问法"

抑郁症状的简易评估——"90秒4问题询问法"

问题	阳性
1. 过去几周(或几个月)是否感觉到无精打采、伤感或对生活的乐趣减少?	是
2. 除了不开心之外,是否比平时更加悲观或想哭?	是
3. 经常有早醒吗?(事实上不需那么早醒来)	是
4. 近来是否经常想到活着没有意思?	"经常"或是

如果上述4个问题中有阳性结果,则需进一步作精神检查。

附录6 焦虑自评量表(SAS)使用与结果判读

一、概述

焦虑自评量表(self-rating anxiety scale,SAS)是由 W.K.Zung 于1971年编制,由20个与焦虑症状相关的项目组成。用于分析测试者焦虑的主观感受,可反映有无焦虑症状及其严重程度,常被作为了解测试者焦虑症状的临床自评工具。

二、适用范围

本量表多适用于有焦虑症状的成人，对心理咨询门诊及精神科门诊或住院精神病患者均可使用，具有广泛的应用性，也可用于流行病学调查。但由于焦虑是神经症的共同症状，故本表在各类神经症鉴别中作用不大。

三、测评要求

1. 此量表是不受任何人影响的自我评定。

2. 评定的时间范围是"现在或过去一周"。

3. 每次评定一般在十分钟内完成，由被试者按量表说明进行自我评定，依次回答每个条目。

4. 如果测试者不能理解或看不懂 SAS 的问题，可由专业人员念出，让测试者独自作出评定。

四、量表内容

SAS 包含 20 个与焦虑症状相关的项目（具体见下表），每项问题后有 1～4 的四级评分选择：1 分：没有或很少有该项症状；2 分：有时或小部分时间有该项症状；3 分：大部分时间有该项症状；4 分：绝大部分时间或全部时间有该项症状。

其中有 15 项是正向评分题，按 1、2、3、4 计分；有 5 项（项目 5、9、13、17、19）是反向评分题，按 4、3、2、1 计分。

表　焦虑自评量表（SAS）

序号	项目内容	没有或很少时间	有时或小部分时间	大部分时间	绝大部分或全部时间
1	我感到比往常更加过敏和焦虑				
2	我无缘无故感到担心				
3	我容易心烦意乱或感到恐慌				
4	我感到我的身体好像被分成几块，支离破碎				

序号	项目内容	没有或很少时间	有时或小部分时间	大部分时间	绝大部分或全部时间
5	我感到事事顺利,不会有倒霉的事情发生				
6	我的四肢抖动和震颤				
7	我因头痛、颈痛和背痛而烦恼				
8	我感到无力且容易疲劳				
9	我感到很平衡,能安静坐下来				
10	我感到我的心跳较快				
11	我有阵阵的眩晕而不舒服				
12	我有阵阵要晕倒的感觉				
13	我呼吸时进气和出气都不费力				
14	我的手指和脚趾感到麻木和刺痛				
15	我因胃痛和消化不良而苦恼				
16	我必须时常排尿				
17	我的手总是温暖而干燥				
18	我觉得脸发热发红				
19	我容易入睡,晚上休息很好				
20	我做噩梦				

注释:很少有该项症状(过去一周内,出现这类情况的日子不超过 1 天);有时或小部分时间有该项症状(过去一周内,有 1～2 天有过这类情况);大部分时间有该项症状(过去一周内,有 3～4 天有过这类情况);绝大部分时间有该项症状(过去一周内,有 5～7 天有过类似情况)。

五、结果判读

方法一:将所有项目评分相加,即总分(粗分)。总分(粗分)超过 40 分可考虑筛查阳性。分数越高,反映焦虑程度越重。

方法二:按中国常模结构,总粗分乘以 1.25 取整数即得标准分。其标准差的分界值为 50 分,50～59 分为轻度焦虑,60～69 分为中度焦虑,69 分以上为重度焦虑。

六、注意事项

关于焦虑症状的临床分级，除参考量表分之外，主要还应根据临床症状的严重程度来划分。本量表总分值仅作为一项参考指标，而非绝对标准。

附录7 焦虑症状的简易筛查——"90秒4问题询问法"

焦虑症状的简易筛查——"90秒4问题询问法"

问题	阳性
你认为你是一个容易焦虑或紧张的人吗？	是（了解是否有焦虑性人格或特质）
最近一段时间，你是否比平时更感到焦虑或忐忑不安？	是（了解是否有广泛性焦虑）
是否有一些特殊场合或情景更容易使得你紧张、焦虑？	是（了解是否有恐惧）
你曾经有过惊恐发作吗，即突然发生的强烈不适感或心慌、眩晕、感到憋气或呼吸困难等症状？	有（了解是否有惊恐）

如果回答阳性有2项或以上，则需进一步作精神检查。

附录8 患者健康问卷抑郁量表（PHQ-9）

9项患者健康问卷抑郁量表（patient health questionnaire，PHQ-9）

请根据您的真实情况，填写过去两周内是否存在下述描述的情况及频率，请在符合您的选项前的方框内画√，谢谢！

1. 做事时提不起劲或没有兴趣

　　□完全不会　□好几天　□超过一周　□几乎每天

2．感到心情低落，沮丧或绝望

　　□完全不会　　□好几天　　□超过一周　　□几乎每天

3．入睡困难，睡不安稳或睡得太多

　　□完全不会　　□好几天　　□超过一周　　□几乎每天

4．常感疲倦或没劲

　　□完全不会　　□好几天　　□超过一周　　□几乎每天

5．胃口不好或吃得太多

　　□完全不会　　□好几天　　□超过一周　　□几乎每天

6．觉得自己很糟，觉得自己很失败，或让自己和家人失望

　　□完全不会　　□好几天　　□超过一周　　□几乎每天

7．无法集中精力，例如读报纸或看电视时

　　□完全不会　　□好几天　　□超过一周　　□几乎每天

8．行动或说话缓慢到引起人们的注意，或相反，如坐立不安，烦躁易怒，到处走动

　　□完全不会　　□好几天　　□超过一周　　□几乎每天

9．有不如一死了之的念头，或有伤害自己的念头

　　□完全不会　　□好几天　　□超过一周　　□几乎每天

附录9　疲劳严重程度量表(FSS)

疲劳严重程度量表(fatigue severity scale, FSS)

目前国外多用疲劳严重程度量表，评价卒中患者的疲劳水平。FSS 是广为人知、应用最广泛的量表之一，由 9 个条目组成，7 个分值点评价，自 1～7 分为非常不同意逐渐过渡为非常同意。1989 年美国学者 Krupp 等研制了此量表。将之应用于系统性红斑狼疮和多发性硬化患者，并证实了其较高的内部一致性和共存效度、随时间和治疗的改变有着较高的敏感度，并可依照不同诊断区分患者。此量表曾应用于多发性硬化、帕金森病、慢性疲劳综合征及脑外伤等多种疾患。

1	2	3	4	5	6	7
非常不满意						非常满意

1．当我感到疲劳时，我就什么事都不想做了

2．锻炼让我感到疲劳

3. 我很容易疲劳

4. 疲劳影响我的体能

5. 疲劳带来频繁的不适

6. 疲劳使我不能保持体能

7. 疲劳影响我从事某些工作

8. 疲劳是最影响我活动能力的症状之一

9. 疲劳影响了我的工作、家庭、社会活动

评分结果：上述回答中"1""2""3""4""5""6""7"分别代表每个条目分数，然后把 9 个条目所得分数相加即为总得分。

总得分低于 36 分表明你或许不会感受到疲劳；总得分为 36 分或者高于 36 分表明你可能需要医生做进一步的评估。

附录 10　疲劳评定量表（FAS）

疲劳评定量表（fatigue assessment scale, FAS）

以下 10 个陈述是指您平常的感觉。在每一句陈述后，您可以从五个答案中选择一个，频度从"从来没有"到"总是"递增的。1= 从来没有；2= 有时；3= 通常；4= 经常；5= 总是。

条目	从来没有	有时	通常	经常	总是
1. 我被疲劳所困扰（WHOQOL）	1	2	3	4	5
2. 我很快感觉到累（CIS）	1	2	3	4	5
3. 我白天做的事情不多（CIS）	1	2	3	4	5
4. 我在日常生活中有足够的精力（WHOQOL）	1	2	3	4	5
5. 体力上，我感觉精疲力竭（CIS）	1	2	3	4	5
6. 我做事情有启动困难（FS）	1	2	3	4	5
7. 我思路不够清晰（FS）	1	2	3	4	5
8. 我没有愿望做任何事情（CIS）	1	2	3	4	5
9. 精神上，我感觉精疲力竭	1	2	3	4	5

注：条目后面的字母缩写是该条目所摘录量表的缩写。

CIS: checklist individual strength 个人强度清单 WHOQOL: World Health Organization Quality of Life assessment instrument 世界卫生组织生活质量评估工具 FS: fatigue scale 疲劳量表

评分方法：FAS 的每一个条目都用 5 分法作答，Likert 式量表评分范围是 1（"从来没有"）到 5（"总是"）。条目 4 和条目 10 是反向评分。总分范围 10～50 分，10 分代表疲劳程度最低，50 分代表疲劳程度最高。

附录 11　衰弱（FRAIL）量表

一、概述

FRAIL 量表（fatigue，resistance，ambulation，illness and loss of weight index，FRAIL）由国际营养与老龄化协会（International Association of Nutrition and Ageing，IANA）在 Fried 衰弱表型（fried frailty phenotype，FFP）和衰弱指数（frailty index，FI）基础上提出，包括疲劳、耐力下降、行动受限、多病共存、体质量减轻 5 项，具备其中 3 项及以上为衰弱。

二、适用范围

FRAIL 量表的优点在于评估便捷，可直接从 CGA 中获取所需信息，并对死亡等不良事件有较好的预测能力，国内外已有大型队列研究证实 FRAIL 在社区具有较好的筛查与评估能力，并能对老年患者的死亡和日常活动障碍进行预测。

三、量表内容

衰弱（FRAIL）量表

序号	条目	询问方式
1	疲乏	过去 4 周大部分时间或所有时间感到疲乏
2	阻力增加 / 耐力减退	在不用任何辅助工具及不用他人帮助的情况下，不休息爬一层楼梯有困难

续表

序号	条目	询问方式
3	自由活动下降	在不用任何辅助工具及不用他人帮助的情况下，走完100m较困难
4	疾病情况	医生曾告诉您存在5种以上如下疾病：高血压、糖尿病、急性心脏疾病发作、卒中、恶性肿瘤（皮肤微小肿瘤除外）、充血性心力衰竭、哮喘、关节炎、慢性肺疾病、肾脏疾病等
5	体重下降	1年或更短时间内出现体重下降≥5%

四、结果判读

具备以上5条中3条以上被诊断为衰弱；不足3条为衰弱前期；0条为无衰弱健壮老年人。

五、注意事项

及时筛查和评估以早期识别衰弱对指导早期干预至关重要。目前已有多种筛查与评估工具，大部分工具由国外专家及机构提出，不能很好地用于我国人群。

附录12　神经系统症状评分（NSS）

神经系统症状评分（NSS）

症状	描述	分值/分
肌无力症状（头部）	1. 眼外肌	
	2. 面肌	
	3. 舌肌	
	4. 咽喉肌	

症状	描述	分值/分
肌无力症状（四肢）	5. 肩带和上臂	
	6. 手	
	7. 臀部和大腿	
	8. 小腿	
感觉障碍"阴性"症状	9. 对口中物品识别困难	
	10. 对手中物品识别困难	
	11. 走路不稳	
感觉障碍"阳性"症状	12. 任何部位的"麻木感"、"针刺感"	
	13. 任何部位的疼痛（烧灼感、强烈的刺痛、压痛）	
自主神经症状	14. 体位性晕厥	
	15. 男性患者阳痿	
	16. 小便失禁	
	17. 夜间腹泻	
总分		

【使用说明】

1. 评分应该由从事神经病临床工作，并有一定经验的神经科专家完成。

2. 在评分过程中需详细记录患者自述的症状询问症状时不应带有暗示性。阳性症状应该左右交替检查证实。

3. 评分标准　神经系统症状评分为所有 17 项的得分之和。每项存在，记 1 分；不存在，记 0 分；最低分为 0 分；最高分：女性 16 分；男性 17 分；分数越高，提示可能存在神经功能障碍的症状越多。

附录 13　简易精神状态评价量表（MMSE）

简易精神状态评价量表（MMSE）

项目					积分				
定向力 （10分）	1. 今年是哪一年？							1	0
	现在是什么季节？							1	0
	现在是几月份？							1	0
	今天是几号？							1	0
	今天是星期几？							1	0
	2. 你住在哪个省？							1	0
	你住在哪个县（区）？							1	0
	你住在哪个乡（街道）？							1	0
	咱们现在哪个医院？							1	0
	咱们现在第几层楼？							1	0
记忆力 （3分）	3. 告诉你三种东西，我说完后，请你重复一遍并记住，待会还会问你（各1分，共3分）					3	2	1	0
注意力和计算力 （5分）	4. 100-7=？连续减5次（93、86、79、72、65。各1分，共5分。若错了，但下一个答案正确，只记一次错误）	5	4	3	2			1	0
回忆能力 （3分）	5. 现在请你说出我刚才告诉你让你记住的哪些东西？					3	2	1	0
语言能力 （9分）	6. 命名能力　出示手表，问这个是什么东西？							1	0
	出示钢笔，问这个是什么东西							1	0
	7. 复述能力　我现在说一句话，请跟我清楚地重复一遍（四十四只石狮子）！							1	0
	8. 阅读能力 （闭上你的眼睛）请你念念这句话，并按上面意思去做！							1	0

项目		积分			
语言能力（9分）	9. 三步命令　我给您一张纸请您按我说的去做，现在开始："用右手拿着这张纸，用两只手将它对折起来，放在您的左腿上。"（每个动作1分，共3分）	3	2	1	0
	10. 书写能力要求受试者自己写一句完整的句子			1	0
	11. 结构能力（出示图案）请你照上面图案画下来！			1	0

一、操作说明

1. 定向力（最高分：10分）

首先询问日期，之后再针对性地询问其他部分，如"您能告诉我现在是什么季节"，每答对一题得一分。

请依次提问，"您能告诉我你住在什么省市吗"（区县　街道　什么地方　第几层楼）每答对一题得一分。

2. 记忆力（最高分：3分）

告诉被测试者您将问几个问题来检查他/她的记忆力，然后清楚、缓慢地说出3个相互无关的东西的名称（如：皮球，国旗，树木，大约1秒钟说一个）。说完所有的3个名称之后，要求被测试者重复它们。被测试者的得分取决于他们首次重复的答案（答对1个得1分，最多得3分）。如果他们没能完全记住，你可以重复，但重复的次数不能超过5次。如果5次后他们仍未记住所有的3个名称，那么对于回忆能力的检查就没有意义了（请跳过Ⅳ部分"回忆能力"检查）。

3. 注意力和计算力（最高分：5分）

要求患者从100开始减7，之后再减7，一直减5次（即93，86，79，72，65）。每答对1个得1分，如果前次错了，但下一个答案是对的，也得1分。

4. 回忆能力（最高分：3分）

如果前次被测试者完全记住了3个名称，现在就让他们再重复一遍。每正确重复1个得1分。最高3分。

5. 语言能力(最高分:9分)

(1)命名能力(0~2分):拿出手表卡片给测试者看,要求他们说出这是什么,之后拿出铅笔问他们同样的问题。

(2)复述能力(0~1分):要求被测试者注意你说的话并重复一次,注意只允许重复一次。这句话是"四十四只石狮子",只有正确,咬字清楚的才记1分。

(3)三步命令(0~3分):给被测试者一张空白的平纸,要求对方按你的命令去做,注意不要重复或示范。只有他们按正确顺序做的动作才算正确,每个正确动作计1分。

(4)阅读能力(0~1分):拿出一张"闭上您的眼睛"卡片给被测试者看,要求被测试者读它并按要求去做。只有他们确实闭上眼睛才能得分。

(5)书写能力(0~1分):给被测试者一张白纸,让他们自发地写出一句完整的句子。句子必须有主语,动词,并有意义。注意你不能给予任何提示。语法和标点的错误可以忽略。

(6)结构能力(0~1分):在一张白纸上画有交叉的两个五边形,要求被测试者照样准确地画出来。评分标准:五边形需画出5个清楚的角和5个边。同时,两个五边形交叉处形成菱形。线条的抖动和图形的旋转可以忽略。

判定标准:最高得分为30分,分数在27~30分为正常,分数<27为认知功能障碍。

痴呆严重程度分级方法:轻度≥21分;中度10~20分;重度≤9分

二、使用指南

1. 定向力 每说对一个记1分,总共5分。日期和星期差一天可计正常。月、日可以记阴历。如受访者少说了其中一个或几个(如忘记说月份、星期几等),调查员应该补充再问一遍受访者遗漏的内容。

2. 记忆 要求患者记忆3个性质不同的物件,要告诉受访者你可能要考察他/她的记忆力。调查员说的时候需连续、清晰、一秒钟一个。第一次记忆的结果确定即刻记忆的分数,每说对一给1分,总共3分。如果受访者没有全部正确说出,调查员应该再重复说一遍让受访者复述。重复学习最多6次,若仍不能记忆,则后面的回忆检查则无意义。

3. 注意和计算

①记分方式为 0 或 2 分,没有 1 分。调查员不能帮助受访者记答案,如受访者说 20～3 等于 17,调查员不能说 17～3 等于多少?而只能说再减 3 等于多少。

②要求患者从 100 连续减 7。记分方式为 0 或 2 分,没有 1 分。调查员不能帮助受访者记答案。

③记分方式为 0 或 2 分,没有 1 分。

④记分方式为 0 或 2 分,没有 1 分。

4. 判别能力　该部分考察受访者的形成抽象概念的能力。

①按照 3 个部分分别给分。说出苹果和橘子的大小、颜色、长在树上都是属于表面特征,给 1 分。如受访者说出"能吃的"则再给 1 分。而说出都是水果或果实再给 1 分。总共 3 分。这个项目的记分不是受访者说出任意一个相同点就给 1 分,如果说出的几点都是表面特征只能给 1 分。

②按照 3 个部分分别给分。说出形状上的不同(如高/矮、外形)给 1 分。如果说出用途的不同单独给 1 分。如果说出两者设计依据上的不同(椅子以人腿的长度为设计依据,而桌子以人上半身高度为依据)再给 1 分。

5. 复述　考察受访者的短期记忆。说对一个给 1 分,总共 3 分。不论受访者第 18 项的完成情况如何,这里都要求受访者复述一遍。

6. 语言　从命名、语言的流畅性、听懂命令和阅读书写等方面考察受访者的语言能力。

①命名:给患者出示表和圆珠笔,能正确命名各记一分。

②语言复述:是检查语言复述能力,要求患者复述中等难度的短句子。调查员只能说一次,正确无误复述给 1 分。

③三级命令:准备一张白纸,要求患者把纸用右手拿起来,把它对折起来,放在左腿上。三个动作各得一分。调查员把三个命令连续说完后受访者再做动作。

④-1 阅读理解:让受访者看右边纸上"闭上您的眼睛三次",请患者先朗读一遍,然后要求患者按纸写命令去做。患者能闭上双眼给一分。

④-2 书写:让受访者看右边纸上第二个命令,受访者在纸上主动随意写一个句子。检查者不能用口述句子让受访者书写。句子应有主语和谓语,必须有意义,能被人理解。语法和标点符号不作要求。如

果受访者在 2 分钟之内仍不能写出合格的句子给 0 分。

④ -3 临摹：让受访者自己看右边纸上的命令完成。要求患者临摹重叠的两个五角形，五角形的各边长应在 2.5cm 左右，但并不强求每条边要多长。必须是两个交叉的五边形，交叉的图形必须是四边形，但角不整齐和边不直可忽略不计。

三、判定标准

1. 认知功能障碍　最高得分为 30 分，分数在 27～30 分为正常，分数<27 分为认知功能障碍。

2. 痴呆划分标准　文盲≤17 分，小学程度≤20 分，中学程度（包括中专）≤22 分，大学程度（包括大专）≤23 分。

3. 痴呆严重程度分级　轻度≥21 分；中度 10～20 分；重度≤9 分。

附录 14　临床痴呆评定量表（CDR）

临床痴呆评定量表（clinical dementia rating，CDR）

该量表是医生通过从与患者和其家属交谈中获得信息，加以提炼，完成对患者认知受损程度的评估，继而快速评定患者病情的严重程度。评定的领域包括记忆，定向力，判断与解决问题的能力，工作和社会交往能力，家庭生活和个人业余爱好，独立生活自理能力。以上六项功能的每一个方面分别作出从无损害到重度损害五级评估，但每项功能的得分不叠加，而是根据总的评分标准将六项能力的评定综合成一个总分，其结果以 0，0.5，1，2，3 分表示，分别判定为正常，可疑，轻，中，重度等五级。

	健康 CDR=0	可疑痴呆 CDR=0.5	轻度痴呆 CDR=1	中度痴呆 CDR=2	重度痴呆 CDR=3
记忆力	无记忆力缺损或只有轻微不恒定的健忘	轻微、持续的健忘；对事情能部分回忆；"良性"健忘	中度记忆缺损；对近事遗忘突出；缺损对日常生活活动有妨碍	严重记忆缺损；仅能记着过去非常熟悉的事情；对新发生的事情则很快遗忘	严重记忆力丧失；仅存片断的记忆

	健康 CDR=0	可疑痴呆 CDR=0.5	轻度痴呆 CDR=1	中度痴呆 CDR=2	重度痴呆 CDR=3
定向力	完全正常	除在时间关系定向上有轻微困难外，定向力完全正常	在时间关系定向上有中度困难；对检查场所能作出定向；对其他的地理位置可能有定向	在时间关系上严重困难，通常不能对时间作出定向；常有地点失定向	仅有人物定向
判断和解决问题的能力	能很好地解决日常、商业和经济问题，能对过去的行为和业绩作出良好的判断	仅在解决问题、辨别事物间的相似点和差异点方面有轻微的损害	在处理问题和判断问题上有中度困难；对社会和社会交往的判断力通常保存	在处理问题、辨别事物的相似点和差异点方面有严重损害；对社会和社会交往的判断力通常有损害	不能作出判断，或不能解决问题
社会事务	在工作、购物、一般事务、经济事务、帮助他人和与社会团体社交方面，具有通常水平的独立活动能力	在这些活动方面有损害的话，仅是可疑的或轻微的损害	虽然仍可以从事部分活动，但不能独立进行这些活动；在不经意的检查中看起来表现正常	很明显地不能独立进行室外活动；但看起来能够参加家庭以外的活动	不能独立进行室外活动，看起来病得很重，也不可能参加家庭以外的活动
家庭生活业余爱好	家庭生活，业余爱好、智力均保持良好	家庭生活，业余爱好、智力活动仅有轻微的损害	家庭生活有轻度而肯定的损害，较困难的家务事被放弃；较复杂的业余爱好和活动被放弃	仅能做简单的家务事；兴趣减少且非常有限，做得也不好	在自己卧室多，不能进行有意义的家庭活动

	健康 CDR=0	可疑痴呆 CDR=0.5	轻度痴呆 CDR=1	中度痴呆 CDR=2	重度痴呆 CDR=3
个人 照料	完全自理		需要监督	在穿衣、个人 卫生以及保持 个人仪表方面 需要帮助	个人照料 需要更多 帮助；通 常不能控 制大小便

只有当损害是由于认知功能缺损引起才进行记分，由其他因素（如肢体残疾）引起的不记分。

附录15　蒙特利尔认知评估量表（MoCA）

蒙特利尔认知评估量表

MoCA 对识别轻度认知障碍（mild cognitive impairment，MCI）及痴呆的敏感性和特异性较高，耗时约 15 分钟，总分 30 分，在不同地区、不同版本的 MoCA 的划界分有差异，中文版 MoCA 多以 26 分为分界线，≥26 分为认知正常，若受试者受教育年限小于 12 年，应在得分基础上加 1 分。

MoCA 量表						
姓名：	性别：	年龄：岁	受教育程度：	日期：	总分：	
视空间与执行功能						得分

画钟表（11 点过 10 分）

　　　__/5

轮廓[　]　数字[　]
指针[　]

MoCA 量表			

命名

	[ ]	[ ]	[ ]	___/3

记忆	读出下列词语，然后由患者重复上述过程，重复 2 遍，5 分钟后回忆。		面孔	天鹅绒	教堂	菊花	红色	不计分
		第一次						
		第二次						

注意和计算	读出下列数字，请患者重复（每秒 1 个）。	顺背[ ]	21 854	___/2
		倒背[ ]	742	
	读出下列数字，每当数字 1 出现时，患者敲一下桌面，错误数大于或等于 2 不给分。	[ ]5 213 9 411 806 2151 945 111 41 9 051 12		___/1
	100 连续减 7	[ ]93　　[ ]86　　[ ]79　　[ ]72　　[ ]65		

4～5 个正确给 3 分，2～3 个正确给 2 分，1 个正确给 1 分，全部错误为 0 分。 ___/3

语言	重复：我只知道今天张亮是来帮过忙的人。[ ]	___/2
	重复：狗在房间的时候，猫总是躲在沙发下面。[ ]	
	流畅性：在 1 分钟内尽可能多地说出动物名字。[ ] _____（N≥11 个名称）	___/1

抽象	词语相似性：香蕉 - 橘子 = 水果　[ ]火车 - 自行车　[ ] 手表 - 尺子	___/2

延迟回忆	回忆时不能提醒	面孔 [ ]	天鹅绒 [ ]	教堂 [ ]	菊花 [ ]	红色 [ ]	仅根据非提示记忆得分	___/5
	分类提示							
	多选提示							

定向	日期[ ]　月份[ ]年代[ ]　星期几[ ]　地点[ ] 城市[ ]	___/6

1. 单词回忆任务：被试者阅读 10 个单词，每个单词出示两秒钟。然后，让被试者大声回忆这些单词。核对每个正确回忆的单词。共进行三次阅读和回忆试验。该项评分等于三次试验中未能正确回忆的单词平均数。　三次试验平均错误分 ＿＿＿	4. 结构性练习：＿＿＿ 0= 四幅图全部正确　环绕？是　否 1=1 幅错误 2=2 幅错误 3=3 幅错误 4=4 幅均错误 5= 未作图；刻写；只有一部分图形；用文字代替图形
2. 命名物体或手指：＿＿＿ ＿＿花　＿＿沙发　＿＿哨子　＿＿铅笔 ＿＿毽子　＿＿假面具　＿＿剪刀 ＿＿梳子　＿＿钱夹　＿＿口琴 ＿＿听诊器　＿＿钳子　＿＿拇指 ＿＿小手指　＿＿示指　＿＿中指 ＿＿环指 0=0～2 件物品命名不正确 1=3～5 件物品不正确 2=6～8 件物品不正确　3=9～11 件物品不正确 4=12～14 件物品不正确　5=15～17 件物品不正确	5. 意象性练习：＿＿＿ 评分 = 不正确操作的步骤数 ＿＿叠信 ＿＿将信放进信封内 ＿＿将信封封口 ＿＿在信封上写地址 ＿＿在贴邮票处作标记
3. 命令：＿＿＿ 评分 = 不正确操作的步骤数 ＿＿握拳 ＿＿指天花板，然后指向地面 ＿＿将铅笔放在卡片的上面，然后将其放回去 ＿＿把手表放在铅笔的另一边，并且把卡片翻过来 ＿＿用两个手指在每一边肩膀上拍两下，同时要一直闭着眼睛	6. 定向力：＿＿＿ 评分 = 错误部分的总数 ＿＿人物 ＿＿星期 ＿＿日期(+/- 一天) ＿＿月份 ＿＿年份 ＿＿季节(季节变换前 1 周 / 后 2 周) ＿＿一天中的钟点(误差在 1 小时以内) ＿＿地点(部分命名也可接受)

7. 单词辨认任务 让患者大声阅读 12 个高度形象性的单词,然后将这些单词随机混入 12 个没有看过的单词中,要求患者指出哪个单词是刚才读过的,重复阅读与再认 2 次,得分是三次再认中错误数的平均数(最高 =12 分) 三次试验平均错误分__

10. 找词困难:____

0= 无

1= 很轻;出现一两次,不具临床意义

2= 轻度;明显的赘述或用同义词替代

3= 中度;偶尔缺词,且无替代词

4= 中重度;频繁缺词,且无替代词

5= 重度;几乎完全缺乏有内容的单词;言语听起来空洞;说一两个词即中断

8. 回忆测验指令 *:____

0= 无 * 评分结果来自单词辨认任务

1= 很轻;忘记一次

2= 轻度;必须提醒两次

3= 中度;必须提醒 3 或 4 次

4= 中重度;必须提醒 5 或 6 次

5= 重度;必须提醒 7 次或 7 次以上

11. 口头语言理解能力:____

0= 无;患者能理解

1= 很轻;有一次理解错误的情况

2= 轻度;3~5 次理解错误的情况

3= 中度;需要多次重复和改述

4= 中重度;仅偶尔正确回答;也就是说,只回答"是"或"否"

5= 重度;患者极少对问题作出恰当反应;而且并非因言语贫乏所致

9. 口头语言能力:____

0= 无

1= 很轻;有一次缺乏可理解性的情况

2= 轻度;<25% 的时间内存在言语可理解性困难

3= 中度;被试在 25%~50% 的时间内存在言语可理解性困难

4= 中重度;被试在 50% 以上的时间内存在言语可理解性困难

5= 重度;说一两个词即中断;说话虽流利,但内容空洞;缄默

12. 注意力:____

0= 无

1= 很轻;有 1 次注意力不集中

2= 轻度;有 2~3 次注意力不集中;出现坐立不安 / 心不在焉的表现

3= 中度;访谈过程中 4~5 次注意力不集中

4= 中重度;访谈过程中很多时候注意力不集中和 / 或经常注意力涣散

5= 重度;极其难以集中注意力和注意力极其易转移;无法完成任务

单词回忆任务

☐ **第一套**

家庭	
硬币	
铁路	
儿童	
军队	
旗子	
皮肤	
图书馆	
麦子	
海洋	

皮肤	
儿童	
家庭	
军队	
硬币	
铁路	
麦子	
旗子	
图书馆	
海洋	

铁路	
儿童	
硬币	
旗子	
皮肤	
图书馆	
海洋	
麦子	
家庭	
军队	

未能回忆的单词数:___　　**未能回忆的单词数:___**　　**未能回忆的单词数:___**

☐ **第二套**

血液	
帐篷	
棉花	
火	
大厅	
实验室	
植物	
河流	
蒸汽	
玩具	

植物	
火	
血液	
大厅	
帐篷	
棉花	
蒸汽	
实验室	
河流	
玩具	

棉花	
火	
帐篷	
实验室	
植物	
河流	
玩具	
蒸汽	
血液	
大厅	

未能回忆的单词数:___　　**未能回忆的单词数:___**　　**未能回忆的单词数:___**

评分 = 未能回忆的单词平均数:_____

单词辨认任务

□ 第一套

	是	否
寂静		■
肘	■	
女儿		■
粉末	■	
运河	■	
前额		■
老虎		■
黎明		■
龙		
卧室		
姐姐		
乞丐		■
回声		■
侄子		
义务		
村庄		■
角落		■
橄榄树		
音乐		
勇气		■
容器		■
丝带		
物体		■
项链		

错误数：_____

	是	否
气泡		
角落		■
珠宝		
淋浴器		
村庄		■
前额		■
寂静		■
老虎		■
会议		
容器		■
汽车		
洋葱		
乞丐		■
警报		
回声		■
勇气		■
女儿		
物体		■
器官		
饮料		
水盆		
夹克		
黎明		■
市长		

错误数：_____

	是	否
猴子	■	
寂静		■
岛屿		
季节		
黎明		■
针		
回声		
牛	■	
角落		■
王国		
老虎		
物体		
乞丐		■
喷泉	■	
村庄		■
人民		
猎人		
前额		■
投手	■	
容器		■
女儿		■
勇气		■
贝壳	■	
百合		

错误数：_____

□ 第二套

	是	否
天空		■
森林	■	
实质	■	
责任	■	
机器		■
救护车		■
事实	■	
坟墓	■	
优点	■	
足踝		■
背景	■	
机会		■
花束	■	
爪子		■
微笑		■
趋势		■
香烟	■	
竖琴		■
事件		■
资质		■
海报	■	
爬行动物	■	
树木		■
慎重	■	

错误数：_____

	是	否
母亲		■
香烟		■
公民权	■	
快艇	■	
趋势		■
救护车		■
天空	■	
事实	■	
奇迹		■
海报	■	
岩石		■
办法	■	
机会	■	
困难		■
花束	■	
资质	■	
实质	■	
树木	■	
结果		■
骡子		■
自我	■	
手肘		■
坟墓		■
民主政治	■	

错误数：_____

	是	否
男孩		■
天空	■	
思想		■
城市		■
坟墓	■	
答案		■
花束	■	
草地		■
香烟	■	
单位		■
事实	■	
树木	■	
机会	■	
酒精		■
趋势	■	
征服		■
菠菜		■
救护车	■	
等级		■
海报	■	
实质	■	
资质	■	
头盖骨		■
讽刺		■

错误数：_____

评分＝错误答案的平均数：_____

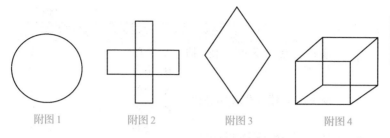

附图 1   附图 2   附图 3   附图 4

ADAS-Cog 的检查内容共 12 题（15～30 分钟），包括定向力、语言、结构、观念的运用、词语即刻回忆与词语再认，满分 70 分。

但是 ADAS-Cog 不适合极轻和极重度痴呆的评定，也不能用于痴呆病因的鉴别诊断。在用于血管性痴呆疗效评判的修订版本 VDAS-Cog 中，增加了语言流畅性、数字 - 符号转换测验、数字划销试验和数字倒背、迷宫测验等，弥补了执行功能的检测。ADAS-Cog 测评时会受教育程度的影响。

附录 17　12 项目瘙痒严重程度量表

12 项目瘙痒严重程度评估量表（12-PSS）是用于评估瘙痒的多维度简易量表。量表包含 5 个维度、12 个条目，分别为瘙痒强度（第 9～10 条）。瘙痒程度（第 11 条），瘙痒频率及持续时间（第 1 条），瘙痒对日常生活和情绪的影响（第 2～5 条），瘙痒的反应评估（第 6～8 条、第 12 条）。量表总分 3～22 分，评分越高瘙痒程度越重。

条目	问题	选项	得分
1	最近 3 天你感觉到瘙痒的频率是？	A. 总是	3
		B. 早晨 / 下午 / 夜晚 / 晚间频发	2
		C. 偶尔 / 短暂性发作	1
2	瘙痒会妨碍你做一些简单的事？比如看电视、听歌等？	A. 会的	1
		B. 不会	0
3	瘙痒会使你觉得烦躁或紧张吗？	A. 会的	1
		B. 不会	0

续表

条目	问题	选项	得分
4	瘙痒会使你觉得沮丧（抑郁）吗？	A. 会的	1
		B. 不会	0
5	瘙痒会影响你工作或学习吗？	A. 会的	1
		B. 不会	0
6	你会因为痒而抓挠皮肤吗？	A. 会的	1
		B. 不会	0
7	抓挠后你会觉得痒觉减轻吗？	A. 会的	1
		B. 不会	0
8	你会忍着不去抓挠吗？	A. 会的	1
		B. 不会	0
9	你最近会因为瘙痒而晚上睡不着觉吗？	A. 不会	0
		B. 会的，1~2 次	1
		C. 会的，3~4 次	2
		D. 会的，5 次或者更多	3
10	你能对自身最近 3 天的瘙痒程度做个评估吗？	A. 很轻	1
		B. 轻度	2
		C. 中度	3
		D. 严重	4
		E. 很严重	5
11	你能指出瘙痒的具体部位吗？	A. 只有一个部位痒	1
		B. 身体大部分	2
		C. 全身	3
12	你现在是否有抓痕或是抓伤的痕迹？	A. 有	1
		B. 没有	0

附录 18　疼痛评估

　　1. 视觉模拟评分（visual analogue scale，VAS）　用于疼痛程度的评估，基本方法是使用一条长约 10cm 的游动标尺，两端分别为"0"分端和"10"分端，0 分表示无痛，10 分代表难以忍受的最剧烈的疼痛（附图 1）。

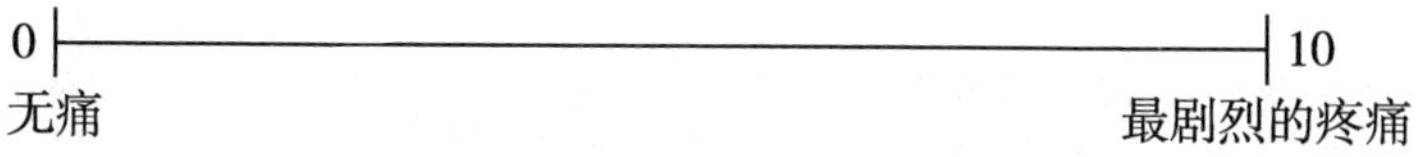

0 |————————————————————————————| 10

无痛　　　　　　　　　　　　　　　　最剧烈的疼痛

附图 1　视觉模拟评分法（VAS）

2. 数字评分法（numeric rating scale, NRS）　直接用 0~10 这 11 个数字表示疼痛程度，被测者根据个人疼痛感受选择一个数字表示疼痛程度。其中 0 为无痛；1~3 为轻度疼痛，不影响睡眠；4~6 为中度疼痛，可有夜间痛醒；7~10 为重度疼痛，疼痛导致难以入睡或一夜痛醒数次（附图 2，《社区常见疼痛疾病分级诊疗手册》图 0-2）。

0 1 2 3 4 5 6 7 8 9 10

附图 2　数字评分法（NRS）

3. 面部表情评分法（Wong-Baker 面部表情疼痛评估法）　评估疼痛时，使用从快乐到悲伤、哭泣的 6 个不同面容，分别表示无痛、有点痛、轻微痛、疼痛明显、疼痛严重和剧烈痛（附图 3，《社区常见疼痛疾病分级诊疗手册》图 0-4）。

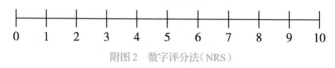

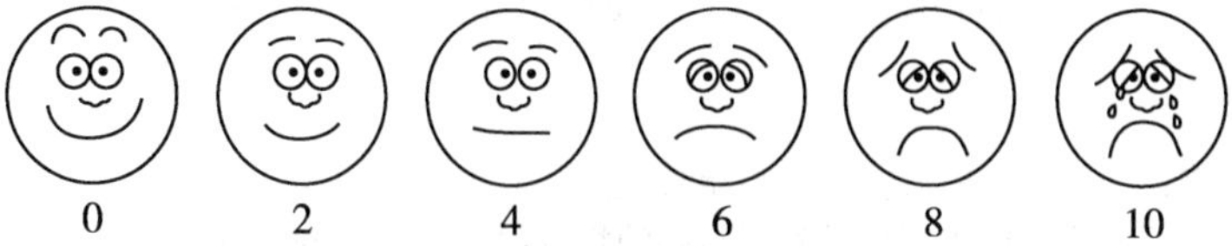

0　　2　　4　　6　　8　　10

附图 3　面部表情评分法与数字评分法的对应关系

附录 19　Glasgow 昏迷量表（GCS）

Glasgow 昏迷量表

睁眼反应	计分	言语反应	计分	运动反应	计分
自发睁眼	4	回答正确	5	按吩咐动作	6
呼唤睁眼	3	回答错误	4	对疼痛刺激定位反应	5

续表

睁眼反应	计分	言语反应	计分	运动反应	计分
刺痛睁眼	2	可说出单字	3	对疼痛刺激屈曲反应	4
无睁眼	1	只能发声	2	异常屈曲（去皮层状态）	3
因眼肿、骨折等不能睁眼	C	无言语反应	1	异常伸展（去脑状态）	2
		因气管插管或切开而无法正常发声	T	无运动反应	1
		平素有语言障碍史	D		

15分　意识清楚

13～14分　轻度昏迷

9～12分　中度昏迷

3～8分　重度昏迷

附录20　耳鸣致残量表（THI）

姓名：_____性别：_____年龄：_____

以下问卷将有助于我们了解您耳鸣的程度，请逐条回答问题。

1F. 耳鸣使你注意力难以集中吗？　○有　○没有　○有时候

2F. 耳鸣的声音使你很难听清别人讲话吗？○有　○没有　○有时候

3E. 耳鸣使你生气吗？　○有　○没有　○有时候

4F. 耳鸣使你困惑（烦恼）吗？○有　○没有　○有时候

5C. 耳鸣使你有绝望的感觉吗？○有　○没有　○有时候

6E. 你总是抱怨耳鸣吗？　○有　○没有　○有时候

7F. 耳鸣使你晚上入睡困难吗？○有　○没有　○有时候

8C. 你有不能摆脱耳鸣的感觉吗？○有　○没有　○有时候

9F. 耳鸣干扰你的社交活动吗？○有　○没有　○有时候

10E. 耳鸣使你沮丧吗？○有　○没有　○有时候

11C. 你认为耳鸣是种可怕的疾病吗？○有　○没有　○有时候

12F. 耳鸣使你很难享受生活吗？　○有　　○没有　　○有时候

13F. 耳鸣干扰你的工作和家务吗？　○有　　○没有　　○有时候

14E. 耳鸣让你容易发脾气吗？　　○有　　○没有　　○有时候

15F. 耳鸣使你阅读出现困难吗？静下心做事吗？○有　　○没有 ○有时候

16E. 耳鸣使你心烦意乱吗？○有　　○没有　　○有时候

17E. 耳鸣使你和朋友或家人的关系紧张吗？　○有　　○没有　　○有时候

18F. 注意力从耳鸣转移到其他事情有困难吗？○有　　○没有　　○有时候

19C. 你感到不能控制你的耳鸣吗？○有　　○没有　　○有时候

20F. 耳鸣使你经常感到疲惫吗？　　○有　　○没有　　○有时候

21E. 耳鸣使你情绪低落吗？○有　　○没有　　○有时候

22E. 耳鸣使你焦虑不安吗？　　○有　　○没有　　○有时候

23C. 你有拿耳鸣没办法的感觉吗？○有　　○没有　　○有时候

24F. 有压力时耳鸣会加重吗？○有　　○没有　　○有时候

25E. 耳鸣使你没有安全感吗？○有　　○没有　　○有时候

说明：

1. 评分标准　F 功能性评分；C 严重性评分；E 情感评分。选择"是"，记为 4 分，"有时"记为 2 分，"无"记为 0 分，最高分 100 分。

2. 根据耳鸣致残量表（THI）评分分级　1 级（轻微）：1～16 分；2 级（轻度）：18～36 分；3 级（中度）：38～56 分；4 级（重度）：58～76 分；5 级（灾难性）：78～100 分

附录 21　眼表疾病指数（OSDI）量表

OSDI 问卷

请患者回答如下 12 个问题，并勾选出最能符合其实际情况的答案（单选）

上周开始您有如下不适吗？	一直	经常	一半时间	有时	无	
1. 畏光	□ 4	□ 3	□ 2	□ 1	□ 0	
2. 异物感	□ 4	□ 3	□ 2	□ 1	□ 0	
3. 眼痛、眼酸	□ 4	□ 3	□ 2	□ 1	□ 0	
4. 视物模糊	□ 4	□ 3	□ 2	□ 1	□ 0	
5. 视力下降	□ 4	□ 3	□ 2	□ 1	□ 0	

续表

1~5 题得分合计____					
上周开始您在做如下事情时眼部有不适吗？	一直	经常	一半时间	有时	无
6. 阅读时	☐ 4	☐ 3	☐ 2	☐ 1	☐ 0
7. 夜间开车时	☐ 4	☐ 3	☐ 2	☐ 1	☐ 0
8. 电脑霍 ATM 机前	☐ 4	☐ 3	☐ 2	☐ 1	☐ 0
9. 看电视	☐ 4	☐ 3	☐ 2	☐ 1	☐ 0
6~9 题得分合计____					
上周您在如下环境中眼部有不适吗？	一直	经常	一半时间	有时	无
10. 有风时	☐ 4	☐ 3	☐ 2	☐ 1	☐ 0
11. 干燥环境	☐ 4	☐ 3	☐ 2	☐ 1	☐ 0
12. 空调环境	☐ 4	☐ 3	☐ 2	☐ 1	☐ 0
10~12 题得分合计____					
总分合计 __					

OSDI 评分 = 所有得分总和 ×100/（测评题目总数 ×4），得分在 0~100 之间

正常 0~12 分，轻度干眼 13~22 分，中度干眼 23~32 分，重度干眼 33~100 分

附录 22　中毒严重度评分 PSS 系统

器官与系统	轻度（1分）	中度（2分）	重度（3分）
消化系统	• 呕吐、腹泻、腹痛 • 激惹、口腔小溃疡、I 度烧伤 • 内镜下可见红斑或水肿	• 明显或持续性的呕吐、腹泻、梗阻、腹痛 • 重要部位的 I 度烧伤或局部位的 II 度或 III 度烧伤 • 吞咽困难，呃逆 • 内镜下可见黏膜溃疡	• 大出血、穿孔 • 大范围的 II 度或 III 度烧伤 • 严重的吞咽困难，呃逆 • 内镜下可见透壁性溃疡，伴周围黏膜病变

器官与系统	轻度(1分)	中度(2分)	重度(3分)
呼吸系统	• 咳嗽,轻度支气管痉挛 • 胸部 X 线片轻度或无异常	• 持续性咳嗽,支气管痉挛 • 胸部 X 线片出现异常伴中度症状	• 明显呼吸功能障碍,低氧需要持续供氧(如严重支气管痉挛、呼吸道阻塞、声门水肿、肺水肿、ARDS、肺炎、气胸) • 胸部 X 线片出现异常伴有严重症状
神经系统	• 头昏,头痛,眩晕,耳鸣 • 烦乱不安 • 轻度锥体束外系症状 • 轻度胆碱能或抗胆碱能症状 • 感觉异常 • 轻度的视觉和听力障碍	• 嗜睡,对疼痛反应正常 • 兴奋,幻觉,谵妄 • 中度锥体束外系症状 • 中度胆碱能或抗胆碱能症状 • 局部麻痹但不影响重要功能 • 明显视觉和听力障碍	• 意识丧失 • 呼吸抑制或功能障碍 • 极度兴奋 • 癫痫持续状态 • 瘫痪 • 失明、耳聋
心血管系统	• 偶发期前收缩 • 轻度或一过性血压过高或过低 • 窦性心动过缓 心率: 成人 50～60 次/min 儿童 70～90 次/min 婴儿 90～100 次/min • 窦性心动过速 心率: 成人 100～140 次/min	• 窦性心动过缓 心率: 成人 40～50 次/min 儿童 60～80 次/min 婴儿 80～90 次/min • 窦性心动过速 心率: 成人 140～150 次/min • 持续性期前收缩,心房颤动心房扑动,一度、二度房室传导阻滞,QRS 和 QT 间期延长,心肌缺血,明显高或低血压	• 窦性心动过缓 • 心率: 成人<40 次/min 儿童<60 次/min 婴儿<80 次/min • 心动过速: 心率: 成人>180 次/min • 致命性室性心律失常,三度房室传导阻滞,心肌梗死,急性心功能不全,休克,高血压危象

器官与系统	轻度（1分）	中度（2分）	重度（3分）
代谢系统	● 轻度酸碱平衡紊乱碳酸氢根 15～20或碳酸氢根 30～40mmol/L，pH 7.25～7.32 或 pH 7.5～7.59 ● 轻度水电解质紊乱钾 3.0～3.4 或 5.2～5.9mmol/L ● 轻度低血糖成人 50～70mg/dl或 2.8～3.9mmol/L ● 一过性高热	● 酸碱平衡紊乱明显碳酸氢根 10～14 或碳酸氢根>40mmol/L，pH 7.15～7.2 或pH 7.6～7.69 ● 水电解质紊乱明显钾 2.5～2.9 或 6.0～6.9mmol/L ● 低血糖明显成人 30～50mg/dl或 1.7～2.8mmol/L ● 持续高热	● 严重酸碱平衡紊乱碳酸氢根<10mmol/L，pH<7.15 或 pH>7.7 ● 严重水电解质紊乱钾<2.5 或>7mmol/L ● 严重低血糖成人<30mg/dl 或<1.7mmol/L ● 致命性高热或低热
肝脏	● 轻度血清酶升高AST、ALT 2～5 倍正常值	● 中度血清酶升高（AST、ALT 5～10 倍正常值），无其他生化异常（如血氨、凝血异常）或严重肝功能障碍的临床证据	● 重度血清酶升高（AST、ALT>50 倍正常值），其他生化异常（如血氨、凝血异常）或肝衰竭的临床证据
肾脏	● 轻度蛋白尿／血尿	● 大量蛋白尿／血尿 ● 肾功能障碍少尿多尿血清肌酐 200～500μmol/L	● 肾衰竭无尿血清肌酐>500μmol/L
血液系统	● 轻度溶血 ● 轻度高铁血红蛋白血症（10%～20%）	● 溶血 ● 明显高铁血红蛋白血症（30%～50%） ● 凝血异常，但无活动性出血 ● 中度贫血，白细胞减少，血小板减少症	● 重度溶血 ● 重度高铁血红蛋白血症（>50%） ● 凝血异常伴活动性出血 ● 重度贫血，白细胞减少，血小板减少症

器官与系统	轻度(1分)	中度(2分)	重度(3分)
肌肉系统	● 肌肉痛,压痛 ● 肌酸磷酸激酶 250～1 500U/L	● 僵硬,痉挛、肌束震颤 ● 横纹肌溶解肌酸磷酸激酶 1 500～10 000U/L	● 严重肌痛、僵硬,痉挛肌束震颤 ● 横纹肌溶解症 ● 肌酸磷酸激酶 >10 000U/L ● 骨筋膜间室综合征
局部皮肤	● 不适,Ⅰ度烧伤(发红)或小于体表面积10%的Ⅱ度烧伤	● 占体表面积10%～50%的Ⅱ度烧伤(儿童10%～30%)或Ⅲ度烧伤小于体表面积2%	● 占体表面积>50%的Ⅱ度烧伤(儿童>30%)或Ⅲ度烧伤大于体表面积2%
眼部	● 不适,发红,流泪,轻度眼睑水肿	● 剧烈不适、角膜擦伤 ● 轻度角膜溃疡	● 角膜溃疡或穿孔,永久性损伤
叮咬局部反应	● 局部瘙痒,肿胀 ● 轻微疼痛	● 明显的水肿,局部坏死 ● 疼痛明显	● 明显的水肿,接连部位水肿,广泛的坏死 ● 重要部位的水肿阻碍气道 ● 剧烈疼痛

注:无症状:0分。死亡:4分

附录23 主动脉夹层危险评分

条目	评分/分
高危病史	
Marfan 综合征等结缔组织病	1

续表

条目	评分/分
主动脉疾病家族史	1
主动脉瓣疾病	1
胸主动脉瘤	1
主动脉介入或外科手术史	1
高危胸痛特点	
突发胸痛	1
剧烈疼痛，难以忍受	1
撕裂样、刀割样尖锐痛	1
高危体征	
动脉搏动消失或无脉	1
四肢血压差异明显	1
局灶性神经功能缺失	1
新发主动脉瓣杂音	1
低血压或休克	1

注：总分 0 分为低度可疑，1 分为中度可疑，2~3 分为高度可疑

附录 24　失眠严重程度指数（ISI）

对于以下问题，请您圈出近 1 个月以来最符合您的睡眠情况的数字。

1. 入睡困难	无	轻度	中度	重度	极重度
	0	1	2	3	4
2. 睡眠维持困难	无	轻度	中度	重度	极重度
	0	1	2	3	4
3. 早醒	无	轻度	中度	重度	极重度
	0	1	2	3	4
4. 对您目前的睡眠模式满意度？	非常满意	满意	不太满意	不满意	非常不满意
	0	1	2	3	4

5. 您认为您的失眠在多大程度上影响了你的日常功能？	无	轻度	中度	重度	极重度
	0	1	2	3	4
6. 你的失眠问题影响了你的生活质量，你觉得在别人眼中你的失眠情况如何？	无	轻度	中度	重度	极重度
	0	1	2	3	4
7. 您对目前的睡眠问题的担心/痛苦程度如何？	无	轻度	中度	重度	极重度
	0	1	2	3	4

结果解读：0～7分：没有临床上显著的失眠；8～14分：阈下失眠；15～21分：临床失眠（中重度）；22～28分：临床失眠（重度）。

附录25　Epworth 嗜睡量表

在以下情况有无嗜睡发生	从不（0）	很少（1）	有时（2）	经常（3）
坐着阅读时				
看电视时				
在公共场所坐着不动时（如在剧场或开会）				
长时间坐车中间不休息时（超过1小时）				
坐着与人谈话时				
饭后休息时（未饮酒时）				
开车等红绿灯时				
下午静卧休息时				
注：评分≥9分考虑存在日间嗜睡				

附录 26　匹兹堡睡眠质量指数（PSQI）量表

匹兹堡睡眠质量指数（PSQI）量表

条目	项目	评分			
		0分	1分	2分	3分
1	近1个月，晚上上床睡觉通常在____点钟				
2	近1个月，从上床到入睡通常需要____min	☐ ≤15分钟	☐ 16～30分钟	☐ 31～60分钟	☐ ≥60分钟
3	近1个月，通常早上____点起床				
4	近1个月，每夜通常实际睡眠____h（不等于卧床时间）				
5	近1个月，因下列情况影响睡眠而烦恼				
	a．入睡困难（30分钟内不能入睡）	☐无	☐<1次/周	☐1～2次/周	☐≥3次/周
	b．夜间易醒或早醒	☐无	☐<1次/周	☐1～2次/周	☐≥3次/周
	c．夜间去厕所	☐无	☐<1次/周	☐1～2次/周	☐≥3次/周
	d．呼吸不畅	☐无	☐<1次/周	☐1～2次/周	☐≥3次/周
	e．咳嗽或鼾声高	☐无	☐<1次/周	☐1～2次/周	☐≥3次/周
	f．感觉冷	☐无	☐<1次/周	☐1～2次/周	☐≥3次/周
	g．感觉热	☐无	☐<1次/周	☐1～2次/周	☐≥3次/周
	h．做噩梦	☐无	☐<1次/周	☐1～2次/周	☐≥3次/周
	i．疼痛不适	☐无	☐<1次/周	☐1～2次/周	☐≥3次/周
	j．其他影响睡眠的事情 如有，请说明：	☐无	☐<1次/周	☐1～2次/周	☐≥3次/周
6	近1个月，总的来说，您认为您的睡眠质量：	☐很好	☐较好	☐较差	☐很差
7	近1个月，您用药物催眠的情况：	☐无	☐<1次/周	☐1～2次/周	☐≥3次/周
8	近1个月，您常感到困倦吗？	☐无	☐<1次/周	☐1～2次/周	☐≥3次/周
9	近1个月您做事情的精力不足吗？	☐没有	☐偶尔有	☐有时有	☐经常有

計分方法：

成分	内容	评分			
		0分	1分	2分	3分
A. 睡眠质量	条目6计分	□很好	□较好	□较差	□很差
B. 入睡时间	条目2和5a计分累计	□0分	□1～2分	□3～4分	□5～6分
C. 睡眠时间	条目4计分	□>7小时	□6～7小时（不含6小时）	□5～6小时（含6小时）	□<5小时
D. 睡眠效率	以条目1、3、4的应答计算睡眠效率*	□>85%	□75%～84%	□65%～74%	□<65%
E. 睡眠障碍	条目5b-5j计分累计	□0分	□1～9分	□10～18分	□19～27分
F. 催眠药物	条目7计分	□无	□<1次/周	□1～2次/周	□≥3次/周
G. 日间功能障碍	条目8和9的计分累计	□0分	□1～2分	□3～4分	□5～6分

*睡眠效率计算方法：睡眠效率 = $\frac{\text{条目4（睡眠时间）}}{\text{条目3（起床时间）}-\text{条目1（上床时间）}}×100\%$

PSQI总分 =A+B+C+D+E+F+G；0～5分：睡眠质量很好；6～10分：睡眠质量还行；11～15分：睡眠质量一般；16～21分：睡眠质量很差。

附录27　国际不宁腿综合征研究组评估量表（IRLS）

在过去的两周

1. 总的来说，您如何评价您腿部或手臂的不舒适？

十分严重	严重	中等	轻微	无

2. 总的来说,您如何评价因为腿部或手臂的不舒适而需要活动?

十分严重	严重	中等	轻微	无

3. 总的来说,活动后您腿部或手臂的不舒服多大程度上能缓解?

没有缓解	轻微缓解	中度缓解	几乎完全缓解	没有症状因此问题不存在

4. 您的睡眠受到腿部或手臂不舒服的影响有多严重?

十分严重	严重	中等	轻微	无

5. 因腿部或手臂的不舒适而导致的白天困倦、疲乏严重吗?

十分严重	严重	中等	轻微	无

6. 您的腿部或手臂的不舒适严重吗?

十分严重	严重	中等	轻微	无

7. 您的腿部或手臂的不舒适症状发作有多频繁?

十分严重 6～7 天 / 周	严重 4～5 天 / 周	中等 2～3 天 / 周	轻微 ≦ 1 天 / 周	无 无发作

8. 您的腿部或手臂不舒适平均每天有多严重?

十分严重 ≥8 小时发作	严重 3～8 小时发作	中等 1～3 小时发作	轻微 <1 小时发作	无 无发作

9. 总的来说,您的腿部或手臂不舒适对家庭生活、社交、学校、工作影响有多严重?

十分严重	严重	中等	轻微	无

10. 您是否因该病感到愤怒、抑郁、悲伤、焦虑、易激惹,这种情绪困扰对您影响程度如何?

十分严重	严重	中等	轻微	无

评分:十分严重(没有缓解)4分;严重(轻微缓解)3分;中等(中度缓解)2分;轻微(几乎完全缓解)1分;无(没有症状)0分;把以上分数相加。

无症状	轻微	中度	重度	十分严重
0 分	1～10 分	11～20 分	21～30 分	31～40 分

附录28 阻塞性睡眠呼吸暂停病情严重程度分度

程度	呼吸暂停低通气指数/(次·h^{-1})	最低血氧饱和度/%
轻度	5～15	85～90
中度	>15～30	80～<85
重度	>30	<80

附录29　睡眠信念和态度量表(DBAS-16)

　　包括4方面的内容，即对失眠造成影响的认识、对失眠的担忧、对睡眠的期待、用药情况。针对量表中的观点，受试者以视觉量表的形式作出评价。在一条100mm长的线上标有0～10的11个数字。0表示强烈不同意，10表示强烈同意。

　　1. 我需要睡足8小时，白天才能精力充沛和活动良好。

　　　　0　1　2　3　4　5　6　7　8　9　10
　　2. 当我一个晚上没有睡到足够的时间，我需要在第二天午睡或打盹，或晚上睡更长的时间。

　　　　0　1　2　3　4　5　6　7　8　9　10
　　3. 我担心长期失眠可能会对我的躯体健康产生严重的影响。

　　　　0　1　2　3　4　5　6　7　8　9　10
　　4. 我担心我正失去控制睡觉的能力

　　　　0　1　2　3　4　5　6　7　8　9　10
　　5. 如果晚上没睡好，我知道这会影响到我第二天白天的活动。

　　　　0　1　2　3　4　5　6　7　8　9　10
　　6. 为了在白天精力集中，我认为与其晚上睡不好，不如服用促睡眠药物。

　　　　0　1　2　3　4　5　6　7　8　9　10
　　7. 我整天烦躁、抑郁、焦虑是因为我前一天晚上没睡好觉。

　　　　0　1　2　3　4　5　6　7　8　9　10
　　8. 当我一个晚上睡不好，我知道这会影响我一整周的睡眠。

　　　　0　1　2　3　4　5　6　7　8　9　10

9. 没有足够的睡眠时间，我第二天精力和活动都差。

　　　　0＿＿1＿＿2＿＿3＿＿4＿＿5＿＿6＿＿7＿＿8＿＿9＿＿10

10. 我不能预测我睡得好还是不好。

　　　　0＿＿1＿＿2＿＿3＿＿4＿＿5＿＿6＿＿7＿＿8＿＿9＿＿10

11. 我对因睡眠被干扰后产生的负面影响无能为力。

　　　　0＿＿1＿＿2＿＿3＿＿4＿＿5＿＿6＿＿7＿＿8＿＿9＿＿10

12. 当我白天感到疲劳，没有力气或状态不好，通常因为我前天晚上没有睡好。

　　　　0＿＿1＿＿2＿＿3＿＿4＿＿5＿＿6＿＿7＿＿8＿＿9＿＿10

13. 我相信失眠主要是化学物质不平衡的结果。

　　　　0＿＿1＿＿2＿＿3＿＿4＿＿5＿＿6＿＿7＿＿8＿＿9＿＿10

14. 我感到失眠正在破坏我享受生活乐趣的能力，并使我不能做我想做的事。

　　　　0＿＿1＿＿2＿＿3＿＿4＿＿5＿＿6＿＿7＿＿8＿＿9＿＿10

15. 安眠药物可能是解决睡眠问题的唯一办法。

　　　　0＿＿1＿＿2＿＿3＿＿4＿＿5＿＿6＿＿7＿＿8＿＿9＿＿10

16. 在睡眠不好后，我会避免或取消要承担责任的事或工作。

　　　　0＿＿1＿＿2＿＿3＿＿4＿＿5＿＿6＿＿7＿＿8＿＿9＿＿10

　　评估：将所有得分加起来除以 16，平均≥4 分或者单项得分≥6，可能对睡眠有不切实际的期望，处理睡眠能力的不足已经成为睡眠的一个问题，得分越高，说明睡眠信念和态度越消极。

附录 30　STOP-Bang 问卷中文版

问题	是（1分）	否（0分）
1. 打鼾　您睡眠鼾声很大吗（比普通说话声音大，或者透过关闭的门可以听到）？		
2. 乏力　您常常觉得疲倦、乏力，或者白天昏昏欲睡吗？		
3. 目击呼吸暂停　有人看到您睡眠时停止呼吸吗？		
4. 血压　您以前有高血压或者正在接受高血压治疗吗？		

问题	是（1分）	否（0分）
5. BMI：>35kg/m^2 吗？		
6. 年龄：>50 岁吗？		
7. 颈围：>40cm 吗？		
8. 性别　是男性吗？		

注：总分 ≥ 3 分为阻塞性睡眠呼吸暂停高危，<3 分为阻塞性睡眠呼吸暂停低危

附录 31　嗓音障碍指数（VHI）量表

嗓音障碍指数（VHI）量表

为评估您发声的情况，请选择符合自己情况的数字，0= 无 1= 很少 2= 有时 3= 经常 4= 总是

第一部分　功能					
（1）人们听我说话有困难	0	1	2	3	4
（2）在嘈杂的屋子里，人们很难听懂我的话					
（3）我在家里呼唤家人时，他们很难听到					
（4）我用电话比以前减少了					
（5）因为我的嗓音，我喜欢避开人群					
（6）因为我的嗓音，我和朋友、邻居或亲戚说话少了					
（7）当和他人面对面说话时，人们常要我重复					
（8）我的嗓音问题限制了个人和社会生活					
（9）因为我的嗓音，我感觉谈话中插不上话					
（10）我的嗓音问题使我收入减少					
第二部分　生理					
（1）我说话喘不上气来	0	1	2	3	4
（2）我的说话声音一天中有变化					
（3）人们常问我，"你的嗓子怎么了？"					
（4）我的嗓音听起来嘶哑					
（5）我感觉发音时必须用力					
（6）我无法预知声音的清晰度					

续表

第二部分　生理					
（7）说话时我必须努力才能改善声音					
（8）我说话很费力					
（9）我的声音在晚上更差					
（10）我的嗓子在说话过程当中没劲了					

第三部分　情感					
（1）因为我的嗓音问题，我和别人说话时感到紧张	0	1	2	3	4
（2）人们因为我的嗓音感到恼怒					
（3）我发现别人不理解我的嗓音问题					
（4）我的嗓音问题使我感到苦恼					
（5）我的嗓音问题使我不安					
（6）我的嗓音使我觉得低人一等					
（7）当人们要我重复时，我感到恼怒					
（8）当人们要我重复时，我感到受窘					
（9）我的嗓音使我感到无能					
（10）我因我的嗓音问题感到羞耻					

注：该表无明确分界值，得分越高说明嗓音障碍越严重。

附录32　声音嘶哑评估 GRBAS 评分

声音嘶哑评估 GRBAS 评分

言语治疗师或医护人员对患者嗓音听感觉评估 0 分＝正常　1 分＝轻度
2 分＝中度　3 分＝重度

	0分	1分	2分	3分
总体嘶哑度（G）				
嗓音粗糙度（R）				
漏气程度（B）				
发音无力度（A）				
发声紧张度（S）				

附录 33 0~18 岁儿童青少年身高、体重百分位数值表（男）

0~18 岁儿童青少年身高、体重百分位数值表（男）

年龄	3rd		10th		25th		50th		75th		90th		97th	
	身高 /cm	体重 /kg	身高 /cm	体重 /kg	身高 /cm	体重 /kg	身高 /cm	体重 /kg	身高 /cm	体重 /kg	身高 /cm	体重 /kg	身高 /cm	体重 /kg
出生	47.1	2.62	48.1	2.83	49.2	3.06	50.4	3.32	51.6	3.59	52.7	3.85	53.8	4.12
2 月	54.6	4.53	55.9	4.88	57.2	5.25	58.7	5.68	60.3	6.15	61.7	6.59	63.0	7.05
4 月	60.3	5.99	61.7	6.43	63.0	6.90	64.6	7.45	66.2	8.04	67.6	8.61	69.0	9.20
6 月	64.0	6.80	65.4	7.28	66.8	7.80	68.4	8.41	70.0	9.07	71.5	9.70	73.0	10.37
9 月	67.9	7.56	69.4	8.09	70.9	8.66	72.6	9.33	74.4	10.06	75.9	10.75	77.5	11.49
12 月	71.5	8.16	73.1	8.72	74.7	9.33	76.5	10.05	78.4	10.83	80.1	11.58	81.8	12.37
15 月	74.4	8.68	76.1	9.27	77.8	9.91	79.8	10.68	81.8	11.51	83.6	12.30	85.4	13.15
18 月	76.9	9.19	78.7	9.81	80.6	10.48	82.7	11.29	84.8	12.16	86.7	13.01	88.7	13.90
21 月	79.5	9.71	81.4	10.37	83.4	11.08	85.6	11.93	87.9	12.86	90.0	13.75	92.0	14.70
2 岁	82.1	10.22	84.1	10.90	86.2	11.65	88.5	12.54	90.9	13.51	93.1	14.46	95.3	15.46
2.5 岁	86.41	11.11	88.6	11.85	90.8	12.66	93.3	13.64	95.9	14.70	98.2	15.73	100.5	16.83
3 岁	89.7	11.94	91.9	12.74	94.2	13.61	96.8	14.65	99.4	15.80	101.8	16.92	104.1	18.12

续表

年龄	3rd 身高/cm	3rd 体重/kg	10th 身高/cm	10th 体重/kg	25th 身高/cm	25th 体重/kg	50th 身高/cm	50th 体重/kg	75th 身高/cm	75th 体重/kg	90th 身高/cm	90th 体重/kg	97th 身高/cm	97th 体重/kg
3.5岁	93.4	12.73	95.7	13.58	98.0	14.51	100.6	15.63	103.2	16.86	105.7	18.08	108.1	19.38
4岁	96.7	13.52	99.1	14.43	101.4	15.43	104.1	16.64	106.9	17.98	109.3	19.29	111.8	20.71
4.5岁	100.0	1437	102.4	15.35	104.9	16.43	107.7	17.75	110.5	19.22	113.1	20.67	115.7	22.24
5岁	103.3	15.26	105.8	16.33	108.4	17.52	111.3	18.98	114.2	20.61	116.9	22.23	119.6	24.00
5.5岁	106.4	16.09	109.0	17.26	111.7	18.56	114.7	20.18	117.7	21.98	120.5	23.81	123.3	25.81
6岁	109.1	16.80	111.8	18.06	114.6	19.49	117.7	21.26	120.9	23.26	123.7	25.29	126.6	27.55
6.5岁	111.7	17.53	114.5	18.92	117.4	20.49	120.7	22.45	123.9	24.70	126.9	27.00	129.9	29.57
7岁	114.6	18.48	117.6	20.04	120.6	21.81	124.0	24.06	127.4	26.66	130.5	29.35	133.7	32.41
7.5岁	117.4	19.43	120.5	21.17	123.6	23.16	127.1	25.72	130.7	28.70	133.9	31.84	137.2	35.45
8岁	119.9	20.32	123.1	22.24	126.3	24.46	130.0	27.33	133.7	30.71	137.1	34.31	140.4	38.49
8.5岁	122.3	21.18	125.6	23.28	129.0	25.73	132.7	28.91	136.6	32.69	140.1	36.74	143.6	41.49
9岁	124.6	22.04	128.0	24.31	131.4	26.98	135.4	30.46	139.3	34.61	142.9	39.08	146.5	4435
9.5岁	126.7	22.95	130.3	25.42	133.9	28.31	137.9	32.09	142.0	36.61	145.7	41.49	149.4	47.24
10岁	128.7	23.89	132.3	26.55	136.0	29.66	140.2	33.74	144.4	38.61	148.2	43.85	152.0	50.01
10.5岁	130.7	24.96	134.5	27.83	138.3	31.20	142.6	35.58	147.0	40.81	150.9	46.40	154.9	52.93

年龄	3rd 身高/cm	3rd 体重/kg	10th 身高/cm	10th 体重/kg	25th 身高/cm	25th 体重/kg	50th 身高/cm	50th 体重/kg	75th 身高/cm	75th 体重/kg	90th 身高/cm	90th 体重/kg	97th 身高/cm	97th 体重/kg
11岁	132.9	26.21	136.8	29.33	140.8	32.97	145.3	37.69	149.9	43.27	154.0	49.20	158.1	56.07
11.5岁	135.3	27.59	139.5	30.97	143.7	34.91	148.4	39.98	153.1	45.94	157.4	52.21	161.7	59.40
12岁	138.1	29.09	142.5	32.77	147.0	37.03	151.9	42.49	157.0	48.86	161.5	55.50	166.0	63.04
12.5岁	141.1	30.74	145.7	34.71	150.4	39.29	155.6	45.13	160.8	51.89	165.5	58.90	170.2	66.81
13岁	145.0	32.82	149.6	37.04	154.3	41.90	159.5	48.08	164.8	55.21	169.5	62.57	174.2	70.83
13.5岁	148.8	35.03	153.3	39.42	157.9	44.45	163.0	50.85	168.1	58.21	172.7	65.80	177.2	74.33
14岁	152.3	37.36	156.7	41.80	161.0	46.90	165.9	53.37	170.7	60.83	175.1	68.53	179.4	77.20
14.5岁	155.3	39.53	159.4	43.94	163.6	49.00	168.2	55.43	172.8	62.86	176.9	70.55	181.0	79.24
15岁	157.5	41.43	161.4	45.77	165.4	50.75	169.8	57.08	174.2	64.40	178.2	72.00	182.0	80.60
15.5岁	159.1	43.05	162.9	47.31	166.7	52.19	171.0	58.39	175.2	65.57	179.1	73.03	182.8	81.49
16岁	159.9	44.28	163.6	48.47	167.4	53.26	171.6	59.35	175.8	66.40	179.5	73.73	183.2	82.05
16.5岁	160.5	45.30	164.2	49.42	167.9	54.13	172.1	60.12	176.2	67.05	179.9	74.25	183.5	82.44
17岁	160.9	46.04	164.5	50.11	168.2	54.77	172.3	60.68	176.4	67.51	180.1	74.62	183.7	82.70
18岁	161.3	47.01	164.9	51.02	168.6	55.60	172.7	61.40	176.7	68.11	180.4	75.08	183.9	83.00

附录34 0～18岁儿童青少年身高、体重百分位数值表（女）

0～18岁儿童青少年身高、体重百分位数值表（女）

年龄	3rd 身高/cm	3rd 体重/kg	10th 身高/cm	10th 体重/kg	25th 身高/cm	25th 体重/kg	50th 身高/cm	50th 体重/kg	75th 身高/cm	75th 体重/kg	90th 身高/cm	90th 体重/kg	97th 身高/cm	97th 体重/kg
出生	46.6	2.57	47.5	2.76	48.6	2.96	49.7	3.21	50.9	3.49	51.9	3.75	53.0	4.04
2月	53.4	4.21	54.7	4.50	56.0	4.82	57.4	5.21	58.9	5.64	60.2	6.06	61.6	6.51
4月	59.1	5.55	60.3	5.93	61.7	6.34	63.1	6.83	64.6	7.37	66.0	7.90	67.4	8.47
6月	62.5	6.34	63.9	6.76	65.2	7.21	66.8	7.77	68.4	8.37	69.8	8.96	71.2	9.59
9月	66.4	7.11	67.8	7.58	69.3	8.08	71.0	8.69	72.8	9.36	74.3	10.01	75.9	10.71
12月	70.0	7.70	71.6	8.20	73.2	8.74	75.0	9.40	76.8	10.12	78.5	10.82	80.2	11.57
15月	73.2	8.22	74.9	8.75	76.6	9.33	78.5	10.02	80.4	10.79	82.2	11.53	84.0	12.33
18月	76.0	8.73	77.7	9.29	79.5	9.91	81.5	10.65	83.6	11.46	85.5	12.25	87.4	13.11
21月	78.5	9.26	80.4	9.86	82.3	10.51	84.4	11.30	86.6	12.17	88.6	13.01	90.7	13.93
2岁	80.9	9.76	82.9	10.39	84.9	11.08	87.2	11.92	89.6	12.84	91.7	13.74	93.9	14.71
2.5岁	85.2	10.65	87.4	11.35	89.6	12.12	92.1	13.05	94.6	14.07	97.0	15.08	99.3	16.16
3岁	88.6	11.50	90.8	12.27	93.1	13.11	95.6	14.13	98.2	15.25	100.5	16.36	102.9	17.55

年龄	3rd		10th		25th		50th		75th		90th		97th	
	身高/cm	体重/kg	身高/cm	体重/kg	身高/cm	体重/kg	身高/cm	体重/kg	身高/cm	体重/kg	身高/cm	体重/kg	身高/cm	体重/kg
3.5岁	92.4	12.32	94.6	13.14	96.8	14.05	99.4	15.16	102.0	16.38	104.4	17.59	106.8	18.89
4岁	95.8	13.10	98.1	13.99	100.4	14.97	103.1	16.17	105.7	17.50	108.2	18.81	110.6	20.24
4.5岁	99.2	13.89	101.5	14.85	104.0	15.92	106.7	17.22	109.5	18.66	112.1	20.10	114.7	21.67
5岁	102.3	14.64	104.8	15.68	107.3	16.84	110.2	18.26	113.1	19.83	115.7	21.41	118.4	23.14
5.5岁	105.4	15.39	108.0	16.52	110.6	17.78	113.5	19.33	116.5	21.06	119.3	22.81	122.0	24.72
6岁	108.1	16.10	110.8	17.32	113.5	18.68	116.6	20.37	119.7	22.27	122.5	24.19	125.4	26.30
6.5岁	110.6	16.80	113.4	18.12	116.2	19.60	119.4	21.44	122.7	23.51	125.6	25.62	128.6	27.96
7岁	113.3	17.58	116.2	19.01	119.2	20.62	122.5	22.64	125.9	24.94	129.0	27.28	132.1	29.89
7.5岁	116.0	18.39	119.0	19.95	122.1	21.71	125.6	23.93	129.1	26.48	132.3	29.08	135.5	32.01
8岁	118.5	19.20	121.6	20.89	124.9	22.81	128.5	25.25	132.1	28.05	135.4	30.95	138.7	34.23
8.5岁	121.0	20.05	124.2	21.88	127.6	23.99	131.3	26.67	135.1	29.77	138.5	33.00	141.9	36.69
9岁	123.3	20.93	126.7	22.93	130.2	25.23	134.1	28.19	138.0	31.63	141.6	35.26	145.1	39.41
9.5岁	125.7	21.89	129.3	24.08	132.9	26.61	137.0	29.87	141.1	33.72	144.8	37.79	148.5	42.51
10岁	128.3	22.98	132.1	25.36	135.9	28.15	140.1	31.76	144.4	36.05	148.2	40.63	152.0	45.97
10.5岁	131.1	24.22	135.0	26.80	138.9	29.84	143.3	33.80	147.7	38.53	151.6	43.61	155.6	49.59

年龄	3rd 身高/cm	3rd 体重/kg	10th 身高/cm	10th 体重/kg	25th 身高/cm	25th 体重/kg	50th 身高/cm	50th 体重/kg	75th 身高/cm	75th 体重/kg	90th 身高/cm	90th 体重/kg	97th 身高/cm	97th 体重/kg
11岁	134.2	25.74	138.2	28.53	142.2	31.81	146.6	36.10	151.1	41.24	155.2	46.78	159.2	53.33
11.5岁	137.2	27.43	141.2	30.39	145.2	33.86	149.7	38.40	154.1	43.85	158.2	49.73	162.1	56.67
12岁	140.2	29.33	144.1	32.42	148.0	36.04	152.4	40.77	156.7	46.42	160.7	52.49	164.5	59.64
12.5岁	142.9	31.22	146.6	34.39	150.4	38.09	154.6	42.89	158.8	48.60	162.6	54.71	166.3	61.86
13岁	145.0	33.09	148.6	36.29	152.2	40.00	156.3	44.79	160.3	50.45	164.0	56.46	167.6	63.45
13.5岁	146.7	34.82	150.2	38.01	153.7	41.69	157.6	46.42	161.6	51.97	165.1	57.81	168.6	64.55
14岁	147.9	36.38	151.3	39.55	154.8	43.19	158.6	47.83	162.4	53.23	165.9	58.88	169.3	65.36
14.5岁	148.9	37.71	152.2	40.84	155.6	44.43	159.4	48.97	163.1	54.23	166.5	59.70	169.8	65.93
15岁	149.5	38.73	152.8	41.83	156.1	45.36	159.8	49.82	163.5	54.96	166.8	60.28	170.1	66.30
15.5岁	149.9	39.51	153.1	42.58	156.5	46.06	160.1	50.45	163.8	55.49	167.1	60.69	170.3	66.55
16岁	149.8	39.96	153.1	43.01	156.4	46.47	160.1	50.81	163.8	55.79	167.1	60.91	170.3	66.69
16.5岁	149.9	40.29	153.2	43.32	156.5	46.76	160.2	51.07	163.8	56.01	167.1	61.07	170.4	66.78
17岁	150.1	40.44	153.4	43.47	156.7	46.90	160.3	51.20	164.0	56.11	167.3	61.15	170.5	66.82
18岁	150.4	40.71	153.7	43.73	157.0	47.14	160.6	51.41	164.2	56.28	167.5	61.28	170.7	66.89

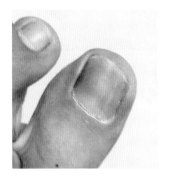

图 3-2-1　甲下出血示图

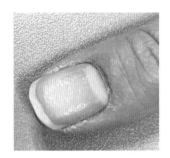

图 3-2-2　糙甲症示图

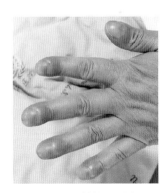

图 3-2-3　杵状甲示图